中医治未病发展报告

（2007—2020）

名誉主编：张伯礼

主　　编：王　琦

副 主 编：李玲孺　李英帅　倪　诚　王　济
　　　　　郑燕飞

编　　委：（按姓氏笔画排序）
　　　　　于文俊　马明越　马晓峰　白明华
　　　　　杨　正　杨玲玲　张　妍　罗　辉
　　　　　侯淑涓　姚海强

U0335445

中国中医药出版社

·北 京·

图书在版编目（CIP）数据

中医治未病发展报告：2007—2020/王琦主编．—北京：
中国中医药出版社，2022.1
ISBN 978-7-5132-3622-5

Ⅰ.①中…　Ⅱ.①王…　Ⅲ.①中医学-预防医学-研究报告-
2007—2020　Ⅳ.①R211

中国版本图书馆 CIP 数据核字（2016）第 217666 号

中国中医药出版社出版

北京经济技术开发区科创十三街 31 号院二区 8 号楼
邮政编码　100176
传真　010-64405721
廊坊市晶艺印务有限公司印刷
各地新华书店经销

开本 710×1000　1/16　印张 30　字数 476 千字
2022 年 1 月第 1 版　2022 年 1 月第 1 次印刷
书号　ISBN 978-7-5132-3622-5

定价　108.00 元
网址　www.cptcm.com

服 务 热 线　010-64405510
购 书 热 线　010-89535836
维 权 打 假　010-64405753

微信服务号　zgzyycbs
微商城网址　https://kdt.im/LIdUGr
官 方 微 博　http://e.weibo.com/cptcm
天猫旗舰店网址　https://zgzyycbs.tmall.com

如有印装质量问题请与本社出版部联系（010-64405510）

前　言

进入 21 世纪后，医学发展趋势由"以治病为目标，对高科技的无限追求"转向"预防疾病与损伤，维持和提高健康"，中医治未病"未病先防、早防早治"的理念成为人们关注的焦点。习近平总书记更是指出："当前，中医药振兴发展迎来天时、地利、人和的大好时机。""充分发挥中医药防病治病的独特优势和作用。""努力为人民群众提供全生命周期的卫生与健康服务。"

中医"治未病"健康工程于 2007 年正式启动。时任国务院副总理吴仪从历史和时代发展的战略高度，开创性地提出了开展中医"治未病"工作的要求。国家中医药管理局迅速响应、统筹规划、组织实施，出台了"治未病"健康工程实施方案（2008—2010 年）等系列指导性文件，建立健全政府引导、市场主导、多方参与的治未病工作运行机制，明确"治未病"预防保健服务机构、人员准入的条件和开展业务的范围等，为实施"治未病"健康工程、发展"治未病"预防保健服务提供了制度保障。经过 13 年的建设，全国二级以上中医院均有治未病科的设置，"治未病"理念得到广泛普及，技术和产品日益丰富，开展了大量工作；但至今尚未对其成果和面临的问题进行系统梳理。2019 年 10 月，国务院副总理孙春兰提出：要强化中医药在疾病预防中的作用，结合实施健康中国行动，促进中医"治未病"健康工程升级。总结既往经验、发现存在问题、指导未来实践是目前"治未病"工程迫切需要开展的工作。

王琦院士带领团队一直致力于中医体质与治未病研究。历经 43 年，取得了可喜的学术成果。制定了我国第一部《中医体质分类与判定》行业标准，创立涵盖儿童、成人、老年全生命周期的体质辨识适宜技术，相关成果先后纳入《国家基本公共卫生服务规范》《中国防治慢性病中长期规划（2017—2025 年）》，仅老年人群服务人次达 31301.5 万人次。2015 年 4 月，王琦教授正式提出"九体医学健康中国计划"，致力于中国特色的全民健康管理模式的构建，取得了系列研究成果，并于 2021 年得到李克强总理、孙春兰副总理的批示。2020 年 6 月，王琦院士领衔的北京中医药大学国家中医体质与治未病研究院承担的"基于中医体质辨识和多模态技术的老年心身健康评估体系及服务模式研究"获得国家重点研发计划"主动健康和老龄化科技应对"重点专项立项（2020YFC2003100）；同年 12 月，中医体质治未病传承创新团队还入选国家中医药管理局中医药创新团队及人才支持计划项目（ZYYCXTD－C－202001）。王琦院士带领团队全面推进中医治未病参与到大医学基本公共卫生服务、慢性病防控和大健康中，并已积累了丰富的经验。

在承担的中国工程院重大咨询研究项目《中医治未病与建立中西医结合疾病防控体系的战略研究》、《全民健康与医药卫生事业国家发展战略研究》中"全民健康事业中医服务体系建设—中医治未病研究"课题、《新形势下我国中医药事业发展战略研究》之"中医服务能力提升研究—中医治未病与慢病管理"专题的支持下，在院士、国医大师等专家的指导下，王琦院士带领团队历时三年，全面调研梳理了 2007 年以来国家推行的治未病相关政策、5826 篇治未病文献、1734 家二级及以上中医医院治未病实施情况，形成了一份迄今为止有关中医治未病的最为系统而详尽的报告。包括中医治未病的背景与意义、国家层面工作调研报告、实施单位工作调研报告、文献调研报告、体质辨识治未病应用情况报告、中医治未病工作存在的问题及对策、中医治未病相关政策梳理等七个部分，内容涵盖战略分析、工作成绩、经验总结、存在问题、发展路向及重大事件等。这份报告旨在为实现国家健康中国的战略目标提供"治未病"政策制定的参考，为"治未病"健康工程的实施提供理论与实践依据。

《中医治未病发展报告（2007—2020）》编写组
2021 年 8 月

目　　录

附　篇

第一部分 中医治未病的背景与意义

一、中医治未病实施的背景

进入 21 世纪后，随着医学模式的转变及医学发展趋势由"以治病为目标对高科技的无限追求"转向"预防疾病与损伤，维持和提高健康"。随着社会经济水平的提升，人们的生活方式发生了很大的改变，由此引发的群体健康问题与疾病高发趋势不容忽视。党的十七大确定了"坚持预防为主、坚持中西医并重"的卫生工作方针及"扶持中医药和民族医药事业发展"的要求，提出了"人人享有基本医疗卫生服务"的宏伟目标，明确了"提高全民健康水平"的战略部署。党的十九大作出实施"健康中国战略"的重大决策部署，再次强调"坚持预防为主，倡导健康文明生活方式，预防控制重大疾病。为加快推动从以治病为中心转变为以人民健康为中心，动员全社会落实预防为主的方针，实施健康中国行动，提高全民健康水平"。"健康中国战略"离不开中医药的参与，中医治未病体现了中医预防保健的特色和优势。

（一）医疗卫生改革成为世界性难题

全球医疗卫生遇到健康管理个体化、人口老龄化、慢性病高发、医疗经济负担重、医疗保障覆盖面不足等五大问题，促使世界各国在医疗体制改革方面不断探索与实践，但一次一次的改革并没有带来显著的成效：美国医疗支出还在上升之中，已成为影响美国经济的重要问题；日本人口老龄化问题使得日本医疗保险资金屡屡出现入不敷出。面对全球医疗卫生问题，如何找到突破口成为破解医改难题的关键点之一。针对这些问题，《2013 年世界卫生报告》中提出"全民健康覆盖"的新概念。英国国家健康服务体系（NHS）始终坚持"治病不如防病"的观点，而成为全世界健康服务的典范，对解决基本医疗服务问题做出了很大的贡献。

综合我国医疗卫生现状，国务院总理李克强在 2014 年 3 月 5 日十二届全国人大二次会议开幕式政府工作报告中指出：要巩固全民基本医保，通过改革整合城乡居民基本医疗保险制度，加强人均基本公共服务补助标准、扶持中医药和民族医药事业发展等，推动医疗体制改革纵深发展，用"中国式办法"解决好医改这个世界性难题。显然，"中国方式"离不开中医药的参与。2015 年，党的十八大提出健康中国战略。健康时代、健康医学、健康服务的时代大背景，给中医治未病这一古老命题带来了前所未有的发展机遇。国家领导人深刻地认识到中医治未病思想对预防保健工作的重要意义和实践价值，提出在全社会实施治未病工程。

2007 年初，时任国务院副总理吴仪在全国中医药工作会议上指出："中医学中有一个理念——'上工治未病'，我理解就是重视预防和保健的医学，也就是防患于未然。我们现在讲如何治病，如果预防工作做得好，身体强壮，抵抗力增强了，不生病或少生病不是更好吗？我以为，随着疾病谱的改变，医学模式由生物模式向生物、心理、社会和环境相结合模式的转变，以及现代医学的理念由治愈疾病向预防疾病和提高健康水平方向做出调整，'治未病'的重要性将会进一步凸显出来。我建议把'治未病'作为一个课题来研究，可以先选几个中医院进行试点探索。"2008 年 1 月，由国家中医药管理局主办的首届"治未病"高峰论坛暨"治未病"健康工程启动仪式在北京钓鱼台国宾馆举行，标志着由政府主持的治未病理论研究和社会实践工作正式展开。

（二）世界与中国正面临老龄化，老年健康问题不容忽视

21 世纪的人口老龄化具有普遍性和长期性的特点，自 20 世纪 50 年代开始，无论是在经济发达国家还是发展中国家，全球的老年人口抚养比的发展趋势都是在不断上升的，从 1950 年的 8.4% 上升到 2010 年的 12% 左右，而且预计这一比率将在 2050 年上升到约 25%，到时老龄人口将可能超过儿童人口，成为抚养比中最主要的构成部分。而由此导致的健康管理个体化、慢性病高发、医疗负担重、医疗保障广覆盖及养老等医疗卫生问题突出。尽管世界各国医疗体制改革方面不断探索与实践，但这一世界性难题未能找到较好

的出路。

在我国，据民政部印发的《2013年社会服务发展统计公报》统计数据显示：截至2013年底，我国60岁以上老龄人口达到2.02亿，占总人口的14.9%；其中，65岁及以上人口13161万人，占总人口的9.7%；预计到2050年将达到4.8亿，占全国人口的1/3。相较于其他国家，我国人口老龄化发展速度快，老年人口抚养比增速明显快于世界及其他欠发达经济体的同期平均水平，是"跑步进入老龄化"社会；由于人口老龄化与经济社会发展不同步，呈现明显"未富先老"的特征。在老龄化进程方面，法国115年，瑞士85年，英国80年，美国60年，而中国仅仅用了18年。在人均GDP方面，发达国家进入老龄化时，人均GDP在5000~8000美元，而2003年我国"未富先老"，人均GDP仅为1000美元。

伴随我国老年人口井喷式增长的同时，老年人健康大数据的分析结果也不容乐观。全国老龄办和中国老龄科学研究中心发布的《全国城乡失能老年人状况研究》报告显示：2015年全国失能、半失能老人将达4000万人，占老年人口19.5%。《中国人健康大数据》报告显示：60岁以上的人群患病率为56%，女性发病率为60%~70%，其中骨折发生率接近1/3；老年人口平均健康余寿仅为9年，其余时间基本处于患病、失能或半失能状态；全世界痴呆病人已达2400多万，平均每7秒增加1个，中国老年痴呆患者约占全世界病例总数的1/4，平均每年增加30万的新发病例。

《国务院关于实施健康中国行动的意见》明确指出：实施老年健康促进行动。老年人健康快乐是社会文明进步的重要标志。面向老年人普及膳食营养、体育锻炼、定期体检、健康管理、心理健康及合理用药等知识。健全老年健康服务体系，完善居家和社区养老政策，推进医养结合，探索长期护理保险制度，打造老年宜居环境，实现健康老龄化。到2022年和2030年，65至74岁老年人失能发生率有所下降，65岁及以上人群老年期痴呆患病率增速下降。目前，老年人对健康的关注点已从以往的单纯追求寿命长度转向"健康老年"，即寿命长度加生命质量的综合要求。因此，在面对庞大老年群体健康问题时，更应该注重健康老年服务的预防性管理、分层管理及慢病管理，最终实现健康老年的目标。

（三）中国人的大健康数据不容乐观

根据近期公布的《2015年中国人健康大数据》报告显示，中国人的健康状况存在诸多问题。

1. 慢性病高发

进入21世纪以来，环境污染、人口老年化，以及疾病谱的变化，如心脑血管病、癌症、糖尿病、慢性阻塞性肺病等慢性病的高发病率、高致残率、高死亡率，成为困扰人类健康的主要问题。中国高血压人口有1.6～1.7亿人，高脂血症患者约有1亿人，糖尿病患者达到9240万人，超重或肥胖症人群7000万～2亿人，血脂异常者约1.6亿人，脂肪肝患者约1.2亿人。平均每30秒，就有1人罹患癌症，或有1人罹患糖尿病，或至少有1人死于心脑血管疾病。原卫生部公布的资料显示，2008年全球有5700万人死于慢性病，占所有死亡人数的63%，预计2030年这一比例将上升至75%，慢性病已成为当今世界的头号杀手。慢性病亟须早干预、早截断的管理手段。《国务院关于实施健康中国行动的意见》指出：到2022年和2030年，将心脑血管疾病死亡率分别下降到209.7/10万及以下和190.7/10万及以下，总体癌症5年生存率分别不低于43.3%和46.6%，70岁及以下人群慢性呼吸系统疾病死亡率下降到9/10万及以下和8.1/10万及以下，糖尿病患者规范管理率分别达到60%及以上和70%及以上。要实现以上目标，需要充分发挥中医治未病的作用。

2. 疾病呈现年轻化

中国社会科学院《人才发展报告》显示：约七成人有"过劳死"的危险，处于过劳状态的白领接近六成，真正意义上的健康人比例不足3%，目前我国主流城市的白领亚健康比例高达76%。如果中国知识分子不注意调整亚健康状态，不久的将来这些人中的2/3将死于心脑血管疾病。中青年女性更容易受到妇科、心脑血管疾病的威胁；男性则面临猝死、过劳、癌症等问题。2013年，慢性病患病率已达20%，死亡数已占总死亡数的83%。2013～2014年，35～46岁死于心脑血管病的人，中国是22%，美国是12%。在过去10年，全国平均每年新增慢性病例接近前一年的2倍，心脏病和恶性肿瘤病例增加了近1倍，肥胖人口即将达到3.25亿。而未来20年，全国平均每年新增慢性病例同前一年相比预计将会增长 1 倍；中国人的腰围增长速度将成为世界之最，而腰围只要增长一英寸（2.54 厘米），患癌风险也将提高 8 倍。

3. 青少年健康状况堪忧

中国预防医学科学院调查显示：目前中国 2.7 亿在校生的蛋白摄入量仅为标准的 65%，铁、钙、锌的摄入量严重不足，维生素 A 的摄入量仅为标准的 15%。青春期贫血的发病率达 38%。2013 ~ 2014 年度，北京中小学肥胖检出率为 19.5%，其中 10% 出现脂肪肝，而全国肥胖儿中脂肪肝发生率达 40% ~ 50%。2 型糖尿病发病率 20 年间增长了 11 ~ 33 倍。教育部《2013 年全国学生体质健康监测报告》显示：小学生近视率 32.5%，初中生 59.4%，高中生 77.3%，大学生 80%；沿海城市高中毕业生视力低下率 85%，高度近视率呈急剧上升趋势。

二、中医治未病实施的意义

中医未病学理论及其实践应用是中医学的特色和优势。当代开展中医治未病的理论研究和社会实践，对于策应全球卫生战略目标及医学目的与医学模式的转变，策应中国式的医疗卫生保障和医疗政策，构建中医预防医学和拓展中医学的服务功能，具有重要的战略意义和现实意义。

（一）弘扬自身确立的崇高医学思想

早在两千多年前，中医学已提出富有原创精神的医学思想——"治未病"。最著名的论断如《素问·四气调神大论》提出的"圣人不治已病治未病，不治已乱治未乱，此之谓也。夫病已成而后药之，乱已成而后治之，譬犹渴而穿井，斗而铸锥，不亦晚乎"。嗣后的历史进程中，中医学一直把"治未病"作为医疗卫生实践的理想境界，如"今以顺四时，调养神志，而为治未病者，是何意耶？盖保身长全者，所以为圣人之道"（《丹溪心法·不治已病治未病》）；"祸始于微，危因于易，能预此者，谓之治未病，不能预此者，谓之治已病。知命者，其谨于微而已矣"（《类经》）；"欲求最上之道，莫妙于治其未病"（《证治心传·证治总纲》）。

"治未病"还是衡量医者水平的重要标志。唐代医家孙思邈《备急千金要方·诊候第四》云："古之善为医者，上医医国，中医医人，下医医病……又曰上医医未病之病，中医医欲病之病，下医医已病之病。"不仅指出了未病、欲病、已病的三种医学研究对象，而且界定了上医、中医、下医的三个医疗水平层次。时至今日，开展中医未病学研究，对于弘扬中医学自身确立的崇高医学思想，实现无病先防、欲病早治、既病防变的"治未病"目标，具有重要的理论和实践价值。

（二）策应全球卫生战略目标、医学目的与医学模式的转变

随着世界卫生组织（WHO）将全球卫生战略目标确定为"人人享有卫生保健"，医学目的由疾病医学转向健康医学，21世纪医学发展的总趋势是生命与健康规律认识趋向整体，疾病控制策略趋向系统——4P医学模式，即预防性（preventive）、预测性（predictive）、个体化（personalized）、参与性（participatory）。中医未病学研究策应了全球卫生战略目标、医学目的与医学模式的转变。

1. 预测性、预防性

中医未病学研究通过发现某些疾病的高危人群起到预测、预警作用，并可调整高危人群的体质预防相关疾病的发生。

2. 个体化

中医未病学基于以人为本、因人制宜的思想，充分注重人的个体差异性，进行个体医疗设计，采取优化的、针对性的治疗干预措施，使之更具有有效性与安全性。并据此拓展到个性化养生保健及包括人类生命前期的生命全过程，从而实现由疾病医学向健康医学的转化、从注重局部病变治疗向注重人的整体功能状态调整的转化。《国务院关于实施健康中国行动的意见》强调"全方位干预健康影响因素"，包括合理膳食、全民健身行动、心理健康促进行动、健康环境促进行动，体现了服务对象的参与性。

3. 参与性

中医未病学在未病不同状态辨识过程中比较重视服务对象的主观感受及对治疗手段的反应性，将其应用于公共卫生服务，可推动大面积群体的积极参与。

（三）策应中国式的医疗卫生保障和医疗政策

健康是促进人的全面发展的必然要求。随着疾病谱变化、健康转型、老龄化社会的到来，人民群众对健康的高层次、多样化的需求日益增长。我国政府针对目前医疗负担重的现状，指出要为群众提供安全有效、方便价廉的公共卫生和基本医疗服务；强调在医改中发挥中医药作用，有利于促进医改目标的实现，促进基本医疗卫生制度的构建。

20 世纪 60~70 年代推行的以"一根银针、一把草药"为主要治疗手段的中医药服务基层推广应用，构建了低成本、广覆盖与及时有效的医疗保健制度，被世界卫生组织和世界银行誉为"以最少的投入获得了最大的健康收益的中国模式"。因此，充分发挥中医药的医疗特色、大力建设中医治未病工程，是加快发展"中国式"医疗卫生保障事业的重要战略选择，是用"中国式"方法破解医改这一世界性难题的重要支撑。

（四）治未病关乎国计民生，在我国经济社会发展中具有重要地位

大力发展中医治未病健康服务是加快"中国式"健康服务业转型与发展的重要战略选择。随着疾病谱变化、健康转型、老龄化社会的到来，人民群众对健康服务的高层次、多样化的需求日益增长。健康服务业的发展水平关乎国计民生，直接影响人民群众的健康需求乃至国家（地区）的经济发展。加快发展健康服务业，是深化医改、改善民生、提升全民健康素质的必然要求，是进一步扩大内需、促进就业、转变经济发展方式的重要举措，对稳增长、调结构、促改革、惠民生，全面建成小康社会具有重要意义。我国新一轮医药卫生体制改革实施以来，已取得重大阶段性成效。计划到 2020 年，基本建立覆盖全生命周期、内涵丰富、结构合理的健康服务业体系，打造一批知名品牌和良性循环的健康服务产业集群，并形成一定的国际竞争力，基本满足广大人民群众的健康服务需求。治未病健康服务业的发展，对于建立我国健康服务新模式、构建我国健康服务新业态、树立我国健康文化新理念，具有十分重要的作用和意义。

（五）构建中医预防医学，拓展中医学的服务功能

中医未病学为中医预防医学构建了三级预防体系：①一级预防——养生保健，阻止相关疾病的发生；②二级预防——疾病临床前期的早期治疗；③三级预防——确定疾病的变化趋向，防治疾病的加重与并发症的发生。

中医治未病工程可为中医预防保健服务搭建四个平台：一是中医预防保健服务提供平台，中医医院建立"治未病"科，开展"治未病"服务；二是中医预防保健服务技术支撑平台，制定了常见疾病的高危人群中医预防保健技术指南和中医养生保健技术操作规范；三是中医预防保健服务人才队伍平台；四是中医预防保健服务政策保障平台，将中医药健康管理项目列入国家基本公共卫生服务项目之中。

中医治未病工程还可拓展中医学服务功能，创建健康服务的新模式，即以"疾病"为中心转向以"人"为中心，以"治"为主转向以"防"为主；医疗重心由"医院"下移到"家庭－社区"；服务形式变"医生指导"为"自主自助"，最终形成家庭－社区－医院综合服务的新型健康服务模式。

第二部分 中医治未病国家层面工作调研报告

本部分系统梳理国家对治未病工作的规划，调查试点单位治未病工作落实情况，调研治未病工程提出以来文献发表情况，为相关政策制定、工作改进等提供参考。

国家在治未病服务提供体系、技术支撑体系、人才队伍平台、推广交流平台建设等方面做出了长远的规划，但是通过试点单位落实反馈及现况调研类文献汇总来看，在治未病开展过程中群众认可度低、人才匮乏、收费标准不统一、未纳入医保范围、经费不足等，仍是集中存在的问题。通过治未病文献数据调研发现，治未病工作还存在理论水平不够、实践不够、发展速度参差不齐、基层机构力量薄弱、干预手段不规范等问题。今后在治未病工作实施中，应加大宣传力度、加强自上而下的监管力度、进行规范化管理、鼓励市场化运营、制定人才激励政策。

一、中医治未病国家规划调研

自 2007 年初时任国务院副总理吴仪提出要开展"治未病"工作以来，国家中医药管理局对"治未病"健康工程进行了深入的探索，着力进行 5 个方面的建设：①"治未病"健康工程服务提供体系建设；②"治未病"健康工程技术支撑体系建设；③"治未病"健康工程人才队伍平台建设；④"治未病"健康工程交流推广平台建设；⑤"治未病"健康工程政策保障平台建设。经过 9 年的发展，中医"治未病"理念已深入人心，技术和产品日益丰富，中医健康管理参与到基本公共卫生服务，取得了引人瞩目的成果。

（一）治未病健康工程的提出

进入 21 世纪后，随着医学模式的转变及医学发展趋势由"以治病为目标，对高科技的无限追求"转向"预防疾病与损伤，维持和提高健康"，给"治未病"这一古老命题带来了前所未有的发展机遇。国家领导人深刻认识到中医"治未病"思想对预防保健工作的重要意义和实践价值，提出在全社会实施"治未病"健康工程。

1. 提出"治未病"健康工程的时代背景

党的十七大确定了"坚持预防为主、坚持中西医并重"的卫生工作方针及"扶持中医药和民族医药事业发展"的要求，提出了"人人享有基本医疗卫生服务"的宏伟目标，明确了提高全民健康水平的战略部署。2007 年初，时任国务院副总理吴仪在全国中医药工作会议讲话中指明了中医治未病的意义，并建议把"治未病"作为一个课题来研究，可以先选几个中医院进行试点探索。

根据吴仪副总理的指示，国家中医药管理局进行了认真研究，积极推动各地开展中医治未病试点工作。广东省中医院通过整合中医体质辨识、健康调养咨询门诊及传统疗法中心，成立了我国首家"治未病中心"，积极开展中医治未病服务。浙江省中医院在开展中医治未病工作中进行"辨体优育"，实施孕产妇体质辨识，提供孕前、孕中和产后的辨体干预和辨体施养，其着眼点、切入点紧紧扣住了中医治未病的重点，取得建设性成效。

为全面总结"治未病"试点工作经验，国家中医药管理局于 2007 年 6 月召开中医"治未病"试点工作座谈会，这次会议是国家中医药管理局成立以来，首次从以往的以治疗为重心转到更关注预防的会议。会上，国家中医药管理局鼓励全国各中医院从保健、养生、康复等方面发挥中医药特色，拓展中医药服务功能；初步确定广东省中医院等全国 14 家中医院作为开展"治未病"工作的试点，未来 3～5 年建成一批"治未病中心"，并将经验在全国推广。

2009 年，随着深化医药卫生体制改革的全面实施，国务院制订并下发了《国务院关于扶持和促进中医药事业发展的若干意见》（以下简称《若干意见》）。《若干意见》作为新时期推进我国中医药事业科学发展的纲领性文件，对于深化医药卫生体制改革、提高人民群众健康水平、弘扬中华文化、促进经济发展和社会和谐，都具有十分重要的意义；《若干意见》中还明确提出了积极发展中医预防保健服务的要求，指出要"充分发挥中医预防保健特色优势，将中医药服务纳入公共卫生服务项目，在疾病预防与控制中积极运用中医药方法和技术。推动中医医院和基层医疗卫生机构开展中医预防保健服务。鼓励社会力量投资兴办中医预防保健服务机构。制定中医预防保健服务机构、人员准入条件和服务规范，加强引导和管理"，为中医"治未病"工作的开展指明了方向。

2014 年 12 月 18 日，国家中医药发展会议暨"珠江会议"第十六届学术研讨会在广州召开，就工程实施的成果、问题，以及如何完善"治未病"理论体系，规范运行机制等展开讨论。2015 年 8 月 6 日，中加国际健康管理中心和中西医院士工作站启用暨 2015 医疗健康服务产业（日照）论坛在日照市召开，中医"治未病"和西医健康管理的"跨国联姻"——中加国际健康管理中心成立。

2. "治未病"健康工程启动

2008 年 1 月，由国家中医药管理局主办的首届"治未病"高峰论坛暨"治未病"健康工程启动仪式在北京钓鱼台国宾馆举行（图 2 - 1）。论坛主题是贯彻党的十七大关于提高全民健康水平的战略部署，牢固树立"治未病"是健康基石的理念，通过实施"治未病"健康工程，探索构建中国特色的预防保健服务体系和服务模式，交流各地开展"治未病"工作的经验，促进中医药事业又好又快地发展，在中国特色医药卫生体系中发挥更大的作用。会议要求，要充分发挥中医"治未病"的特色和优势，实施"治未病"健康工程，积极开展中医预防保健服务，探索构建中医特色明显、技术适宜、形式多样、服务规范的保健服务体系。

王国强副部长在会议讲话中提出"五个必须"：

第一，必须始终把坚持中医药理论和规律、满足群众对中医药预防保健服务的需求作为第一要务，这是"治未病"理念和实践乃至整个中医药工作得以存在和发展的根本。特别是在工作起始阶段，要抓好试点，树立样板，把握精髓，求真务实，避免一哄而起，力戒形式主义，既不能把一些"治未病"的技术方法简单等同于"治未病"，更不能把"治未病"泛化最终导致庸俗化。

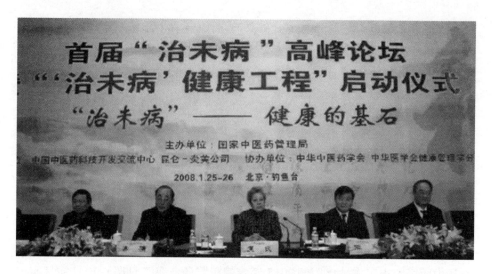

图 2 −1　首届治未病高峰论坛（2008. 1. 25 − 26）

第二，必须加强"治未病"文化传播与健康信息化建设。健康知识和行为方式是影响人们健康的重要因素，信息是沟通的基础和社会发展的重要资源，要通过"治未病"文化传播和知识方法的普及，增强人们的健康意识和应用"治未病"知识方法自主改善生活方式和健康相关行为的自觉性；通过建立广覆盖的健康状态信息网络，为群众提供全面的、连续的中医特色预防保健服务。

第三，必须建立健康保障模式和与之相应的健康服务模式。健康保障模式是为保证预防保健服务的可及性与有效性所做的制度安排。要努力实现医疗保障向健康保障的转型，以"治未病"理念为先导，将"治未病"方法融入健康监测、分析、评估、维护的全过程。要通过金融契约，探索建立健康保障的防范机制和补偿机制。与此相应的健康服务模式要为群众建立健康状态信息库，为群众了解自己的健康状态服务，为指导群众应用"治未病"知识和方法维护和提高健康服务，为群众提供维护健康、防治疾病所需的名医、名科、名院服务。要认真探索和完善"KY3H 健康保障模式"及服务方法。

第四，必须探索建立有效的运行机制和管理机制。要制定扶持政策，推动资源整合，制定运行规则，规范市场行为，探索建立并不断完善政府组织引导、充分发挥市场作用、系统整合各种社会资源的"政府引导、市场主导、多方参与"机制。要研究制定机构、人员准入的条件和开展业务的范围，健全有关管理规范，为中医预防保健服务的发展提供制度保障。

第五，必须提供人力与科技支撑。要充分发挥专家的作用，指导试点地区和单位搞好试点。要培养一批中医药基本功扎实、具有丰富的临床实践经验、掌握中医养生保健知识和技能的医师队伍，培养一批具有养生保健康复基本知识、掌握中医特色技术方法等中医"治未病"职业技能的实用型人才。围绕实践加强科研对中医"治未病"工作的支撑，完善技术手段操作规程，规范技术方案，科学总结服务效果。要组织研制、筛选、推广一批中医"治未病"的器械、设备、技术方法和手段。

3. "治未病"健康工程实施方案出台

"治未病"高峰论坛的举办，标志着中医"治未病"健康工程正式在全国全面开展实施。为此，国家中医药管理局在 2008 年 8 月出台了《"治未病"健康工程实施方案（2008—2010）》（以下简称《方案》）。计划经过 3 年的努力，初步形成中医特色明显、技术适宜、形式多样、服务规范的"治未病"预防保健服务体系框架，中医特色预防保健服务的能力和水平明显提高，基本满足人民群众日益增长的、多层次多样化的预防保健服务需求。

具体目标包括：建立、完善政府引导、市场主导、多方参与"治未病"工作的运行机制；建立较为系统和完善的"治未病"预防保健服务提供、服务技术（产品）和服务支持的示范体系；总结完善以"治未病"理念为指导的融健康文化、健康管理、健康保险为一体的新型健康保障服务模式（即"KY3H 健康保障服务模式"）；创新"治未病"预防保健服务的内容和方法，建立规范的技术方案和服务流程；建立、完善"治未病"预防保健服务评价体系。

《方案》明确了"治未病"健康工程的主要任务：

（1）构建服务提供体系　以中医医院和综合医院等设立的"治未病"中心、社区卫生服务中心等基层医疗卫生机构设立的"治未病"服务点及中医预防保健机构为主要结点，应用新型健康保障服务模式，建立规范的服务流程和技术方案，完善运行机制，形成中医特色预防保健服务网络。

（2）完善服务技术（产品）体系　以"治未病"理念为核心，借鉴并结合健康管理经验和方法，建立以中医理论为指导，充分利用现代医学及其他多学科技术方法，针对人体健康状态动态辨识、评估、干预及其效果的动态再评估等"治未病"预防保健服务各个环节并全程连贯的技术（产品）体系。

（3）建立服务支持体系　探索建立并不断完善政府引导、市场主导、多方参与的"治未病"工作运行机制，加强"治未病"人才培养、科技创新、文化传播，建立政策保障制度，推动健康保险创新，为"治未病"预防保健服务的开展提供支撑。

《方案》同时明确了"治未病"健康工程的主要内容与实施计划，包括服务提供体系的建设与运行、服务技术（产品）体系的建立与完善、人才培养与队伍建设、研讨交流与传播推广及运行机制与制度保障等。下文将从以上几个方面总结"治未病"健康工程的实施情况与成效。

（二）治未病健康工程服务提供体系建设规划

"治未病"健康工程服务提供体系是实施"治未病"的基础。国家中医药管理局在全国范围内先后确定了 4 批 173 家"治未病"预防保健服务试点单位，组织制定了相关服务规范性文件，逐步形成区域预防保健服务网络。

1. 建设目标

（1）总体目标和步骤　力争用 30 年时间构建起比较完善的中医预防保健服务体系。第一个 10 年的前 5 年是各试点单位探索阶段，后 5 年是由点到面阶段，开展区域中医预防保健服务试点，并制定各类标准、规范和指南等；第二个 10 年是由片到面阶段，扩大区域中医预防保健服务试点，初步建立中医预防保健服务体系；第三个 10 年是完善提高阶段，建立起比较完善的中医预防保健服务体系。

（2）近期建设目标　在一个实施周期内，初步形成"治未病"预防保健服务提供体系的框架，在部分地区建立"治未病"预防保健服务网络。规范开展"治未病"预防保健服务。规范运行"治未病"预防保健服务体系。

2. 体系框架

以国家中医药管理局"治未病"预防保健服务试点单位为骨干，以现有的医疗卫生服务机构为主要依托，采用新型健康保障服务模式，在一批中医医院、综合医院及专科医院等建立"治未病"中心，在社区卫生服务机构（特别是中医特色社区卫生服务示范区的社区卫生服务中心）建立"治未病"

服务点，建立一批中医预防保健服务专门机构。

3. 体系运行

一是开展"治未病"预防保健服务的医疗卫生机构内，"治未病"预防保健服务科室与其他临床科室分工合作，相互促进，形成"治未病"预防保健服务与医疗服务的有机联系。

二是开展"治未病"预防保健服务的机构之间，协作配合，协同提供规范的"治未病"预防保健服务，形成中医特色预防保健服务网络。

三是开展"治未病"预防保健服务的机构与专门的健康管理机构等合作，形成"治未病"预防保健服务链。

（三）治未病健康工程技术支撑体系建设规划

"治未病"健康工程的顺利实施，除了有服务机构外，还需要良好的、成熟的技术和产品。国家中医药管理局通过科研立项、制定相关技术规范和标准，为"治未病"预防保健服务提供技术支撑。

1. 建设目标

以中医学为主体，融合现代医学及其他学科的技术方法，丰富和发展"治未病"预防保健服务各个环节的技术方法及产品，并使之有机联系、构成体系。

2. 体系框架

包括：个体人的健康状态的动态辨识技术方法与产品；个体人的健康状态信息的动态检测与监测技术方法与产品；个体人的健康状态信息的采集、存储、整合技术方法与产品；个体人的健康状态的动态分析评估技术方法与产品；以"治未病"理念为核心，以中医理论为指导，针对维护和提高个体人的健康状态所采取的干预技术方法与产品。以及基于上述各项（各类）技术方法与产品，体现个体、系统、全程健康保障服务的成套技术方法与产品。

（四）治未病健康工程人才队伍平台建设

一支具有丰富的中医理论基础与临床经验、基本功扎实的人才队伍，是实施"治未病"健康工程的主体。国家中医药管理局综合运用岗位培训、院校教育、职业技能鉴定等方法，积极培养中医"治未病"的全方位人才。

1. 建设目标

为开展"治未病"预防保健服务及实施"治未病"健康工程提供人才支撑。

2. 人才队伍结构

一类是"治未病"预防保健服务专业技术人员，包括：中医药基本功扎实、具有丰富的临床实践经验、掌握中医养生保健知识和技能的医师队伍；具有养生保健康复基本知识、掌握中医特色技术方法等中医"治未病"职业技能的实用型人才。

另一类是其他专业人才，包括："治未病"健康文化传播专业人才；"治未病"健康管理专业人才；"治未病"健康保险专业人才。

（五）治未病健康工程交流推广平台建设

国家中医药管理局于 2008 年启动了中医"治未病"健康工程，探索构建中医特色预防保健服务体系。近年来，通过各种形式的研讨交流、宣传推广，"治未病"的理念在业界及大众中得到广泛传播，群众对"治未病"的认知度、认同度及欢迎度不断提高，社会影响力明显扩大。

自 2008 年中医"治未病"健康工程启动以来，广泛开展各种形式的研讨交流、宣传推广。

国家中医药管理部门、试点地区及试点单位，针对不同的传播对象、传播内容和传播方式，加强与有关部门、机构的合作，构建形式多样的"治未病"健康文化传播平台。在 2008 年成功举办首届"治未病"高峰论坛的基础上，2009、2010 年继续由国家中医药管理局主办第二、三届"治未病"高峰论坛。国家中医药管理局从 2008 年 10 月至 2009 年 5 月，相继举办 4 期"治未病"高峰论坛系列讲坛——"治未病"与疾病防治专题讲坛，是"治未病"健康工程的重要组成部分。

中医"治未病"健康工程借助"中医中药中国行"活动，在全国得到广泛传播。同时，"治未病"百姓健康公益大讲堂活动足迹遍布全国 28 个省、市、自治区，开展公益"治未病"科普活动上百场，直接或间接受众达 80 余万人，为国家中医"治未病"工程的开展奠定了良好的群众基础。

国家中医药管理局政府网站及《中国中医药报》等开设"治未病"宣传专栏。2009 年受北京市中医管理局委托,北京中医协会组织编写的 12 本《中医治未病丛书》由北京科技出版社出版发行。

通过以上工作,"治未病"的理念在业界及大众中得到广泛传播,群众对"治未病"的认知度、认同度及欢迎度不断提高,社会影响力明显扩大。

1. 建设目标

提高社会对"治未病"理念的认知度与普及率,提高广大群众增进和维护健康的自主行为能力。促进"治未病"预防保健服务技术水平的提高,满足并引导、激发广大群众对"治未病"预防保健服务的需求。

2. 建设内容

一是研究探讨中医"治未病"的理论与内涵,继承创新"治未病"的学术思想,探讨完善提供健康保障服务的模式。

二是总结交流"治未病"健康工程实施、中医特色预防保健服务体系构建中的成功经验,研究分析存在的问题及其原因,并提出切实可行的解决方法。

三是宣传中国传统健康文化,传播"治未病"理念,普及"治未病"预防保健知识与方法,介绍"治未病"服务信息及服务效果等。

四是交流推广"治未病"的最新研究成果及相关技术、产品和服务进展等。

(六)治未病健康工程政策保障平台建设

2007 年 1 月,时任国务院副总理吴仪在全国中医药工作会议上强调指出,要专门思考和研究中医学早已有之的"治未病"的理念,进一步凸显其防患于未然的重要价值。2014 年 3 月,国务院副总理刘延东在省部级干部医改座谈会上强调,要认真贯彻落实党中央国务院决策部署,进一步深化医改,探索出破解医改难题的中国式办法;要强化公共卫生服务,注重"治未病"。时隔七年,两届副总理都围绕中医"治未病"做出了重要指示,可见,积极发展中医"治未病"预防保健服务,是国家一如既往贯彻的方针政策。从中央到地方,各级政府不断出台新的政策、制度,为"治未病"健康工程的顺利实施保驾护航(表 2-1)。

1. 政策扶持

2009 年初，新医改方案经国务院审议通过。其中，逐步促使卫生服务均等化，在全国建立统一的居民健康档案及充分发挥中医药的作用赫然在册，这无疑表明政府引导思路的转变，将国民健康的重点放在病前控制，而不仅仅是病后的治疗。

在新医改方案和《国务院关于扶持和促进中医药事业发展的若干意见》中分别明确提出"充分发挥中医药（民族医药）在疾病预防控制、应对突发公共卫生事件、医疗服务中的作用"，"要将中医药服务纳入公共卫生服务项目"后，原卫生部下发《国家基本公共卫生服务规范（2009 年版）》，以文件的形式明确了中医药在公共卫生服务体系中的地位，这不仅体现了"中西医并重"的卫生工作方针，更给了中医"治未病"一个更加广阔的舞台。长期以来，中医药服务主要限于医疗领域，同样体现中医药特色优势的"治未病"，在我国现有卫生体系中一直欠缺。事实上，运用和发挥中医"治未病"优势的中医预防保健服务，不仅可以节省医疗成本，还可以正确引导人们的生活方式。近几年出现的中医药科普热，就反映了广大人民群众对中医药预防保健理念的认可和需求。深化医药卫生体制改革的三个方针之一就是坚持预防为主，贯彻这一方针，中医药"治未病"可大显身手。2013 年开始中医药健康管理单独列为一个服务包，包括 0~3 岁小孩的调养和老年人的体质辨识，将进一步扩大中医预防保健参与公共卫生服务的领域。

2013 年 10 月，国家出台《国务院关于促进健康服务业发展的若干意见》（国发〔2013〕40 号）。文件中指出要全面发展中医药医疗保健服务，提升中医健康服务能力；提出要充分发挥中医医疗预防保健特色优势，鼓励多形式中医预防保健服务，开发中医诊疗、中医药养生保健仪器设备。

为贯彻落实 40 号文件，国家卫生计生委副主任、国家中医药管理局局长王国强发表了关于"谋划发展中医药健康服务的战略布局"的重要讲话。他在讲话中指出：中医药健康服务的基本内涵包括中医医疗服务、预防保健服务、养生保健文化传播及相关服务，涉及与中医药有关的药品、医疗器械、保健用品、保健食品、健身产品等支撑产业；中医药健康服务要充分体现中医药的特点和要求，坚持以人为本，以健康为中心；要构建包含中医药健康服务提供体系、技术产品体系、支持体系等 3 个子体系的中医药健康服务产业体系，形成以"治未病"为核心理念，以个体人健康状态为中心，融健康文化、健康管理、健康保险为一体的健康保障—服务模式。至此，"治未病"理念被提升到前所未有的高度，在国家各项政策扶持下（表 2 - 1），"治未病"健康工程有了更广泛的发展前景。

2015 年 5 月 7 日，国务院办公厅印发《中医药健康服务发展规划（2015—2020 年)》（国办发〔2015〕32 号，以下简称《规划》)，对当前和今后一个时期我国中医药健康服务发展进行全面部署，是促进中医药健康服务发展制定的专项规划，也是我国第一个关于中医药健康服务发展的国家级规划。《规划》设置的 4 项具体目标及 7 项主要任务中，均把建立健全养生保健服务网络和大力发展中医养生保健服务，支持中医养生保健机构发展，规范中医养生保健服务，开展中医特色健康管理放在极其突出的位置，为中医"治未病"的发展提出了明确的方向。《规划》更就治未病服务能力建设设立专栏，提出在中医医院及有条件的综合医院、妇幼保健院设立治未病中心，开展中医健康体检，提供规范的中医健康干预服务。这是首次以国家级规划的形式明确提出鼓励在综合医院、妇幼保健机构设立治未病中心。2015 年 4 月以来，国家卫生计生委妇幼司与国家中医药管理局医政司联合主办两期妇幼保健机构中医技术省级师资培训，并成立全国妇幼中医药服务推广研究项目，在妇幼保健机构中推进中医技术的开展。

为确保目标任务顺利实现，《规划》一方面强调完善政策，包括放宽市场准入、加强用地保障、加大投融资引导力度、完善财税价格政策；另一方面从加强组织实施、发挥行业组织作用、完善标准和监管、营造良好氛围等方面提出一系列保障措施。同时，《规划》通过重大建设项目的组织实施来引导推动《规划》主要任务得到有效落实。重大建设项目实施分 3 类：一是引导社会力量投入实施；二是在有关部门职责范围内，通过已有专项渠道实施；三是公益类基础设施建设由中央或地方财政投入实施。下一步，国家中医药管理局将按照规划要求，发挥牵头作用，制定规划实施方案，积极协商发展改革、财政、民政、人力资源社会保障、商务、文化、卫生计生、旅游等各有关部门，明确责任，加强协作，发挥合力，共同努力实现《规划》提出的各项目标。同时加强规划实施监测评估，指导各地区认真抓好落实。

2016 年 8 月 19～20 日，全国卫生与健康大会在京召开。中共中央总书记、国家主席、中央军委主席习近平出席会议并发表重要讲话。他强调，没有全民健康，就没有全面小康。要把人民健康放在优先发展的战略地位，以普及健康生活、优化健康服务、完善健康保障、建设健康环境、发展健康产业为重点，加快推进健康中国建设，努力全方位、全周期保障人民健康，为实现"两个一百年"奋斗目标、实现中华民族伟大复兴的中国梦打下坚实的健康基础。

习总书记指出，在推进健康中国建设的过程中，我们要坚持中国特色卫生与健康发展道路，把握好一些重大问题。要坚定不移地贯彻预防为主的方针，坚持防治结合、联防联控、群防群控，努力为人民群众提供全生命周期的卫生与健康服务。要重视重大疾病防控，优化防治策略，最大程度减少人群患病。要倡导健康文明的生活方式，树立大卫生、大健康的观念，把以治病为中心转变为以人民健康为中心，建立健全健康教育体系，提升全民健康素养，推动全民健身和全民健康深度融合。

习总书记还在讲话中强调，要着力推动中医药振兴发展，坚持中西医并重，推动中医药和西医药相互补充、协调发展，努力实现中医药健康养生文化的创造性转化、创新性发展。

表 2 - 1　国家积极发展中医"治未病"预防保健服务的相关政策文件

序号	文件名称	颁布单位	颁布时间
1	"治未病"健康工程实施方案（2008—2010）	国家中医药管理局	2008.8
2	医药卫生体制改革近期重点实施方案（2009—2010）	国务院	2009.5
3	关于扶持和促进中医药事业发展的若干意见	国务院	2009.5
4	关于积极发展中医预防保健服务的实施意见	国家中医药管理局	2009.7
5	实施"治未病"健康工程 2009 年工作计划	国家中医药管理局	2009.7
6	中医特色健康保障服务模式服务基本规范（试行）	国家中医药管理局	2009.8
7	中医预防保健服务提供平台建设基本规范（试行）	国家中医药管理局	2009.8
8	关于促进基本公共卫生服务逐步均等化的意见	卫生部	2009.10
9	国家基本公共卫生服务规范（2009 年版）（卫妇社发〔2009〕98 号）	卫生部	2009.10

续　表

序号	文件名称	颁布单位	颁布时间
10	区域"治未病"预防保健服务试点工作方案	国家中医药管理局	2011.8
11	国家基本公共卫生服务规范（2011 年版）（卫妇社发〔2011〕38 号）	卫生部	2011.4
12	中医预防保健（治未病）服务科技创新纲要（2013—2020）	国家中医药管理局	2013.3
13	中医药健康管理服务规范（国卫基层发〔2013〕7 号）	国家卫生计生委国家中医药管理局	2013.7
14	区域中医预防保健服务工作指南	国家中医药管理局	2013.9
15	关于促进健康服务业发展的若干意见	国务院	2013.9
16	关于加快发展养老服务业的若干意见	国务院	2013.9
17	区域中医预防保健服务工作指南（试用稿）（国中医药办医政函〔2013〕128 号）	国家中医药管理局	2013.9
18	基层"治未病"服务指南（试用稿）	国家中医药管理局	2013.11
19	基层医疗机构"治未病"服务工作指南（试用稿）（国中医药办医政发〔2013〕44 号）	国家中医药管理局	2013.11
20	国家中医"治未病"重点专科建设要求（2014版）（国中医药办医政发〔2014〕1 号）	国家中医药管理局	2014.1
21	中医医院"治未病"科建设与管理指南（修订版）（国中医药医政发〔2014〕3 号）	国家中医药管理局	2014.1
22	中医药健康服务发展规划（2015—2020 年）	国务院	2015.5
23	中国的中医药（白皮书）	国务院	2016.12
24	国务院关于印发"十三五"推进基本公共服务均等化规划的通知（国发〔2017〕9 号）	国务院	2017.1
25	国家基本公共卫生服务规范（第三版）（国卫基层发〔2017〕13 号）	国家卫生计生委	2017.2
26	中国防治慢性病中长期规划（2017—2025 年）（国办发〔2017〕12 号）	国务院	2017.2
27	关于实施健康中国行动的意见	国务院	2019.6
28	健康中国行动（2019—2030 年）	国务院	2019.6
29	健康中国行动组织实施和考核方案	国务院	2019.7

2. 制度保障

针对"治未病"预防保健服务机构、人员准入的条件和开展业务的范围，建立定期考评制度，健全有关管理规范，制定运行规则，规范市场行为，为实施"治未病"健康工程、发展"治未病"预防保健服务和构建中医特色预防保健服务体系，提供制度保障。

（1）《中医医院"治未病"科建设与管理指南（修订版）》①

2014 年，国家中医药管理局发布《中医医院"治未病"科建设与管理指南（修订版）》。该版本在 2012 年 12 月推出的试行版基础上形成，明确要求二级以上中医医院均成立"治未病"科，开展"治未病"服务。其中特别指出，在治未病科室初期建设及发展阶段，医院应给与扶持及建立激励机制，"治未病"科应为中医医院兼具管理与临床职能的一级科室。

该指南适用于二级以上中医医院"治未病"科的建设和管理，并可作为各级中医药管理部门制定中医医院"治未病"科工作评价指标的依据。

相比于试行版，"治未病"科修订版指南指出："治未病"科的服务特点以人的健康状态的辨识、评估和干预为主，而非着眼于疾病治疗；突出非药物方法的运用，注重整体调节，求得整体效果；重视连续、动态、全程的管理，并充分发挥服务对象的参与意识及能力，求得长远效果；并将"治未病"科的服务对象分为中医体质偏颇人群、亚健康人群、病前状态人群、慢性疾病需实施健康管理的人群，以及育龄妇女、老年人等其他关注健康的特殊人群共 5 类。

修订版指南提出，"治未病"科应为中医医院兼具管理与临床职能的一级科室，由院领导直接管理，设立专职的科室负责人，可涵盖或设置体检（提供中西医健康评估）、健康咨询指导、中医调养、随访管理及健康宣教等部门。不得把针灸科、推拿科、康复科、理疗科等临床科室及国医堂、名中医工作室等纳入"治未病"科范畴。原则上以"治未病科"（"治未病中心"）作为科室名称。特别指出，不得以"国医堂""名医工作室""保健中心""体检部""预防保健科"等或同类含义文字的名称作为本科室名称。

修订版指南明确"治未病"科管理职能为：统筹并整合资源，构建"治

---

① 胡彬.中医院应扶持治未病科建设.中国中医药报，2014 - 02 - 19.

未病"服务链，协调各相关专科介入疾病病前管理；并特别强调辐射基层，即通过为社区卫生服务中心等基层医疗机构培养"治未病"人才、支持开展"治未病"相关业务，延伸拓展中医"治未病"服务，提高基层"治未病"服务水平。

修订版指南将"治未病"科服务项目分为健康状态辨识及评估项目、健康调养咨询服务、中医特色干预技术、产品类等4类。此外，健康档案建立、慢性病健康管理、健康信息管理，以及管理效果评价等也可纳入治未病服务项目。

修订版指南中还特别指出：在治未病科室初期建设阶段，医院应给予扶持，保证人员收入；在治未病科发展阶段，医院应建立激励机制，促进其进一步发展，人员收入不低于医院平均水平；同时尽可能从医院层面为"治未病"科室从业人员提供可预期的职业发展前景，以保证人员的积极性与稳定性。

(2)《国家中医"治未病"重点专科建设要求（2014版）》[1]

国家中医药管理局制定《国家中医"治未病"重点专科建设要求（2014版）》，对科室基本条件、人才队伍、服务水平能力、科研教学等做出明确规定。专科建设应符合《中医医院"治未病"科建设与管理指南（修订版）》有关规定。

该要求明确：专科专职医护人员不少于8人，中医类医护人员比例不低于70%；具有副高级以上专业技术职务任职资格的中医执业医师占科室医师比例不低于30%；具有中医专业硕士研究生以上学历人员占科室医师比例不低于30%。《要求》还对专科负责人、学术带头人、学术继承人、技术骨干做出明确资格要求。

该要求指出：组织制订符合本地实际情况的常见病、多发病高危人群和偏颇体质人群中医预防保健服务技术指南；对"治未病"服务人群进行随访追踪，并对常见病、多发病高危人群和偏颇体质人群中医预防保健服务技术指南的应用进行效果总结分析。根据《中医医疗技术手册（2013普及版）》

---

[1]　胡彬. 国家中医药局明确治未病重点专科建设要求. 中国中医药报，2014-02-19.

的技术目录，积极应用中医药特色干预技术和方法。规定专科特色"治未病"服务技术项目不少于8种。

该要求还对专科开展中医预防保健服务信息化建设，面向公众开展健康教育指导，为辖区内其他中医预防保健服务机构提供技术指导等做出规定。

（3）《基层医疗机构"治未病"服务工作指南（试用稿）》①

2013年国家中医药管理局发布《基层医疗机构"治未病"服务工作指南》（试用稿）。该指南将指导社区卫生服务中心、乡镇卫生院等基层医疗机构开展"治未病"服务工作，同时可作为中医药管理部门对基层医疗机构开展"治未病"服务工作的评价参考和依据。

该指南规定：基层医疗机构将按每万服务人口配备0.5～1名"治未病"服务工作人员。基层医疗机构的中医类别执业医师及其他从事中医药服务的执业医师，应当每年接受80学时以上的中医预防保健服务知识与技能在岗培训，社区公共卫生医师和护师（士）应接受中医预防保健服务知识和技能培训；管理人员应接受中医药政策和中医预防保健服务知识培训。

该指南明确：服务对象为包括常住居民和流动人口的社区居民，以妇女、儿童、老年人、慢性病患者和亚健康人群为重点服务人群。

根据该指南，社区居民在基层医疗机构不仅能享受到针刺、艾灸、推拿、拔罐、穴位敷贴等中医"治未病"技术，还将获得体质辨识、制定个性化中医健康调养方案等服务。基层医疗机构将在居民健康档案中建立中医药健康管理专项。除开展纳入基本公共卫生服务的老年人体质辨识和儿童中医调养服务，还将开展对孕产妇、高血压和糖尿病患者等人群的中医药健康管理服务。基层医疗机构还将采取多种形式开展中医药养生保健科普宣传活动，传播中医养生、慢病调养和健康生活方式；针对季节性易感疾病、传染性疾病的易感人群，开展中医药健康教育，并采取中医药干预措施。

该指南中还提出，将建立"治未病"服务效果评估指标体系，并明确了一系列评估指标：其中，居民中医预防保健常识知晓率不低于90%，基层医疗机构中医药人员对中医预防保健相关政策知晓率不低于85%；老年人体质辨识、儿童中医调养服务目标人群覆盖率达30%；居民健康体检体质辨识覆

---

① 胡彬.基层"治未病"服务有了指南.中国中医药报，2013 - 11 - 20.

盖率达到 40% 以上；高血压患者中医药健康管理率达到 35% 以上；糖尿病患者中医药健康管理率达到 20% 以上。

（4）《区域中医预防保健服务工作指南（试用稿）》①

2013 年，国家中医药管理局印发《区域中医预防保健服务工作指南（试用稿）》，指导区域中医预防保健服务工作的开展，推进区域中医预防保健服务体系建设。该指南为我国区域中医预防保健服务工作发展中的首次尝试，将在各"治未病"预防保健服务试点地区中试用。

该指南分为区域中医预防保健工作政策措施、服务提供平台建设、服务人才队伍建设、服务主要内容与方法、区域中医健康文化传播与推广、中医预防保健服务工作绩效评价、附录（区域中医预防保健服务工作绩效评价指标）等部分。

区域中医预防保健服务，是指在一定行政区域内，由区域政府主导，通过完善政策措施、健全服务网络、构建服务平台、加快人才培养、促进知识传播、实施效果评价等，开展中医预防保健服务能力建设工作。该指南内容包括区域中医预防保健工作政策措施、区域中医预防保健服务提供平台建设、人才队伍建设、区域中医健康文化传播与推广、中医预防保健服务工作绩效评价等内容。

自国家中医药管理局 2007 年启动"治未病"健康工程以来，全国先后确定了 65 个地区为"治未病"预防保健服务试点地区，探索建立以区域为单位开展中医预防保健服务工作的机制和模式。

（5）《中医养生保健服务机构基本标准（试用稿）》

2011 年国家中医药管理局发布《中医养生保健服务机构基本标准（试用稿）》，进一步规范中医养生保健服务市场，加强社会上中医养生保健服务机构管理，促进中医养生保健事业的健康发展。该标准明确了中医养生保健服务机构，是指运用中医养生保健的理论、理念及其方法和手段，开展保养身体、减少疾病、增进健康、延年益寿等服务活动，不以治疗为目的（非医疗性质）的独立机构。该标准对服务项目、场所环境、设备设施、人员配备、管理机制等做出了明确规定，是注册中医养生保健服务机构的

---

① 胡彬．区域中医预防保健服务工作指南发布．中国中医药报，2013 – 10 – 09.

最低要求。

3. 加强政策协调，"治未病"保障措施不断完善

中医"治未病"预防保健服务体系的建设，是一项开创性的工作，涉及现有医疗卫生政策的调整，以及新的政策措施的制定。只有配套的政策保障措施，才能有力促进中医"治未病"工作的顺利开展和健康发展。国家中医药管理局和一些试点地区积极探索，推进政策保障体系建设工作，努力将"治未病"工作与现有政策有效衔接，逐步将"治未病"服务纳入到现有的政策框架体系，同时也积极研究出台新的政策。

通过协调，《国家基本公共卫生服务规范（2011 年版）》新增了儿童保健的中医药服务要求，细化了高血压、2 型糖尿病患者健康管理中医药服务要求，制定了儿童、孕产妇、老年人及高血压、糖尿病患者中医健康管理技术规范，同时启动了基本公共卫生服务中医药服务项目试点工作。各地将普及中医药文化、推广应用中医药预防保健方法和技术作为促进公共卫生服务均等化的重要措施，研究探索将中医药服务纳入基本公共卫生服务项目的有效途径，发挥中医药在健康促进中的优势和作用。

治未病工作的开展需要借助一定的服务载体，依托现有医疗卫生服务体系是目前开展治未病工作的重要形式。一方面，要依托现有医疗卫生机构，通过建立"治未病"科室或"治未病"中心等方式逐步构建起"治未病"服务平台，利用现有的医疗服务政策和医保政策，将"治未病"服务在医疗服务体系框架下作为医疗服务功能的延伸，发展"治未病"服务；另一方面，要与基本公共卫生服务紧密结合，将"治未病"纳入公共卫生工作范围，依托专业公共卫生机构和社区卫生服务机构以及乡镇卫生机构，以公共卫生服务的政策和项目为保障，促进"治未病"服务向基层和不同领域渗透。

积极推进"治未病"健康工程，对发展中医药事业具有重大的战略意义。积极发展"治未病"服务，是中医药事业又好又快发展的重要内容。随着"治未病"相关理论、技术及产品在实践中的不断应用，将会进一步促进中医药的继承与创新。以"治未病"为核心理念指导的中医养生理论和技术方法，是中华民族独特的健康文化，开展中医"治未病"服务，已成为传播中医药文化的特殊载体。

"十二五"期间，发展中医预防保健被列入国家中医药管理局中医药"十二五"事业发展规划。"治未病"工作的顺利开展，离不开必要的政策保障，因此要大力加强相关政策的研究，进一步发挥政策的保障和推动作用。目前"治未病"服务工作遇到的需要尽快协调制定的主要政策包括：有关服务项目纳入医保和公共卫生服务的政策；"治未病"服务的收费项目及收费标准；社会养生保健机构的市场准入标准、市场监管办法；"治未病"服务人员的准入标准；"治未病"服务技术的监管规范等。这些政策的研究制定包括两个方面，一是我们要靠实实在在的工作和成效赢得支持，另一方面是需要各有关部门高度的重视和积极支持。各级中医药管理部门要进一步提高对"治未病"工作的认识，切实履行政府部门的责任，发挥主要作用，积极加强与卫生、工商、发改、财政、人保、科技等有关部门的协调和合作，根据"治未病"服务开展的需求，结合本地区实际情况，研究制定有利于"治未病"工作的相关政策。

目前，我国正处于深化医药卫生体制改革的重要时期，改革的重点是医疗服务相关体制和机制的调整和完善，目的是建立健全覆盖城乡的基本医疗卫生制度，以最小的成本取得最大的健康服务效益，更好地满足人民群众的健康需求。充分利用中医药资源，充分发挥中医药作用，充分彰显中医药优势，有利于建立健全覆盖城乡的基本医疗卫生制度，有利于开辟一条供得起、重预防、可持续的中国特色医药卫生发展道路。当前，正值深化医药卫生体制改革的关键时期，贯彻落实《国务院关于扶持和促进中医药事业发展的若干意见》，继续推进"治未病"健康工程，发展"治未病"服务，必将对我国医改任务的完成和医改目标的实现发挥更大的作用，为人民群众的健康做出新的更大的贡献！

二、中医治未病的总体工作成果

早在 20 世纪新中国成立初期，党和政府就提出了"预防为主"的卫生工作方针。2007 年，时任国务院副总理吴仪同志从历史和时代发展的战略高度，开创性地提出了开展中医"治未病"工作的要求。国家中医药管理局认真落实吴仪同志的重要指示，于 2007 年 6 月 24 日正式启动了"治未病"试点工作。特别是 2009 年配套新医改方案出台的《国务院关于扶持和促进中医药事业发展的若干意见》明确提出了积极发展中医预防保健服务的要求。国务院副总理刘延东同志也提出了"要重视'治未病'"。在各级领导的指导和关怀下，广大中医药专业技术人员不懈努力，经过近几年的摸索与实践，在"治未病"理念传播、服务提供、保障措施和探索"治未病"服务体系构建等方面做了大量工作，取得了显著成绩，积累了宝贵经验。

（一）治未病理论体系建设

任何一门学科，都必须有不同于其他学科的理论体系，理论体系的架构是学科的构建基础。随着治未病工作在全国大范围开展，人才需求量日益上涨，急需完善治未病理论、解决学术内涵等问题。为卫生管理部门制定相关政策、进行科学管理提供理论依据。

国家中医药管理局于 2014 年 3 月发布了《中医预防保健"治未病"服务科技创新纲要》（2013—2020 年）。该纲要确定的重点任务之一就是要开展中医预防保健的理论研究，包括系统整理中医"治未病"的理论，阐述中医"治未病"理论科学内涵，探索建立中医"治未病"的理论构架。理论研究是重中之重，是指导一切实践活动的纲领，是需要首要解决的问题。

自春秋战国时期初步形成中医未病理论以来，历代医家对未病均有阐述，并逐渐在实践中积累了丰富的中医未病理论，但这些理论尚属于散在论述，未能形成理论体系。构建中医未病理论体系并从学科角度进行架构，使中医治未病实践得到专业系统知识的指导，是时代所需。

作为国家中医药管理局中医体质辨识重点研究室所在单位，国医大师王琦教授带领学术团队，一直致力于中医"治未病"研究。在启动中医治未病工作之初，王琦教授团队主编出版了第一部中医"治未病"的专著——《中医治未病解读》（图 2 - 2），提出"养生——治未病的基础；体质——治未病的根本；亚健康——治未病的重点；特殊人群——治未病的关注对象"四要素，初步进行了治未病理论体系的梳理。2014 年在国家中医药发展会议（珠江会议）——中医"治未病"发展战略研讨会上，王琦教授作了"中医治未病理论体系的架构"主题报告。对治未病理论体系进行了清晰的阐释，得到与会领导与专家的认可。

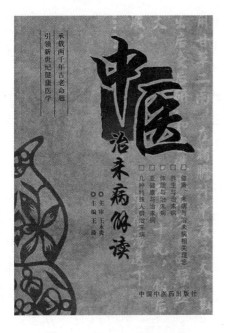

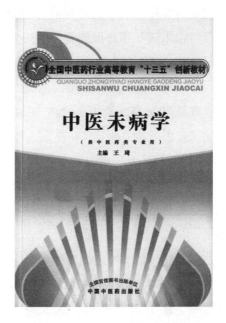

图 2 - 2 　《中医治未病解读》　　　　图 2 - 3 　《中医治未病解读》

　　在新的形势下，王琦教授又组织专家学者及时推出了全国中医药行业高等教育"十三五"创新教材《中医未病学》（图 2 - 3），系统构建了中医治未病理论体系。国家卫生计生委副主任、国家中医药管理局局长王国强在该书序言中指出：加快推进中医"治未病"健康工程，需要加大科技支撑力度，发展中医"治未病"理论和实践，创新中医"治未病"技术和方法，探索建立中医"治未病"的理论构架。以王琦教授为首的学术团队，一直致力于中医"治未病"研究……在新的形势下，王琦教授审时度势，把握契机，组织专家学者及时推出《中医未病学》一书，从基本概念、基本范畴、方法论体系和价值体系等四个方面，系统构建了中医"治未病"理论体系，主题鲜明，内容详实，为中医未病学理论构架做出了创造性工作。

（二）治未病科技支撑平台建设

1. 实施科研专项计划

　　国家中医药管理局组织制定"治未病"科研规划纲要并组织实施专项计划，以"治未病"预防保健服务技术方法为重点，以试点单位和地区为主体，实施了一批科研项目。省级中医药管理部门及试点单位，按照"治未病"科研规划纲要和"治未病"预防保健服务技术（产品）体系建设的总体要求，根据"治未病"预防保健服务的现实需求，结合当地及本单位的实际，也开展了有关"治未病"的科学研究。

为发挥科技的支撑作用，积极推动中医"治未病"试点工作，国家中医药管理局2008年设立中医"治未病"科研专项，确定"痰湿体质与心脑血管疾病风险因子相关性及其在高危人群预警中的应用研究"等21个课题为中医"治未病"科研专项第一批立项课题。

在"十一五"国家科技支撑计划项目中，上海交通大学和有关医疗机构、昆仑—炎黄公司等单位结合实践进展，继续深入开展"KY3H健康保障服务模式"研究，认为这一模式为"治未病"理念落实于社会实践开辟了道路，为建立既能满足当代人健康保障需求、又在经济上可持续的社会健康保障体系提供了范式。课题组进而以"治未病"理念为指导，运用系统工程的原理和方法，结合试点经验，从服务准则、服务流程、服务内容等方面，对"KY3H健康保障服务"模式进行了结构化设计，形成了一系列规范化的模块，为实现高起点、科学规范管理和服务奠定了基础。

中医药行业科技专项关于"体质－脏腑－相关易发疾病群防治研究"课题，以中医学为理论基础，运用"KY3H健康保障服务"模式，创新性地提出了个体人健康状态分类框架，并采用宏观、中观、微观相结合的办法，研究了肝病、肺病等12种疾病的《KY3H个体人健康状态辨识规范》，为规范开展"治未病"服务提供了有效方法。

2009年由国家中医药管理局与世界卫生组织合作推动的"中医药'上工治未病'工程项目及中医药对亚健康防治干预研究"项目通过验收，该项目揭示了中医"治未病"的理论内涵，确定中医"治未病"理论的核心内容，建立理论基本框架，完善理论体系，遴选了行之有效的方法。

2011年"十一五"国家科技支撑计划"中医'治未病'及亚健康中医干预研究"重点项目课题通过验收，该项目围绕亚健康研究领域急需解决的问题，以亚健康状态为切入点，从理论基础、测量方法、辨识技术、干预措施、健康管理模式、技术平台等方面开展了研究，提出了测量和辨识方法，构建了健康测量研究的技术支撑平台，为干预效果评估提供了标准；形成了针对亚健康疲劳、失眠、疼痛、心理失调等常见类型的6种干预方案；初步建立了亚健康人群监测机制，探索了健康管理模式，在健康管理内容中体现了中医内涵。

"十一五"支撑计划和行业专项课题，通过名老中医学术思想及古籍整理研究，发掘"治未病"相关内涵，目前已形成《中医养生学古籍整理丛书》《中医养生学各家学说》《中医养生理论研究》及《名老中医养生保健经验研究》等书籍初稿，对今后的"治未病"服务发展及技术研究奠定了理论基础。此外，国家中医药管理局还设立中医专款项目进行中医治未病技术研究。

2. 建立科技创新机制

中医"治未病"工程的推进和提升，需要一批在中医理论指导下的中医"治未病"健康理论和方法的突破，这就需要中医药的科学研究不断加大研究力度，使研究成果更好地服务于中医"治未病"健康工程。为了做好推进工作，国家中医药管理局于2013年3月发布了《中医预防保健"治未病"服务科技创新纲要》（2013—2020年）。希望通过6~7年的推动，对中医预防保健理论的系统性和科学性、实用技术的规范性和创新性两个方面取得一些进展和提升，从标准、模式建设等方面实现一定的突破和创新，总体提高中医预防保健服务创新能力和服务能力。同时，为中医"治未病"健康工程的实施，特别是为完成《国家中医药管理局中医药服务百姓健康推进行动方案》中提出的推进"治未病"服务网络和平台建设、推进"治未病"服务技术规范使用、推进区域"治未病"服务体系的构建、推动"治未病"在公共卫生服务中作用的发挥四项主要任务的完成，不断提供技术、方法、知识和标准等科技支撑。

该纲要确定的重点任务为：

（1）中医预防保健理论研究　在理论研究方面，有三个方面的内容：系统整理中医"治未病"的理论；阐述中医"治未病"理论科学内涵；探索建立中医"治未病"的理论构架。

（2）中医预防保健服务技术产品研究　这方面要完成三项任务：健康状态辨识技术和方法的研究；健康状态干预技术方法的研究；相关产品的研发工作。产品的研发包括辨识产品、干预产品、信息服务产品、健康宣教产品四个方面。

（3）中医预防保健服务标准研究　要重点开展三个方面的内容：中医预防保健服务标准化共性技术的研究；中医预防保健服务标准体系的构建研究；中医预防保健服务标准的研制。

（4）中医预防保健服务科技成果的应用 要进行四方面的研究：集约化服务形式的研究；服务标准研制与推广；服务效果评价方法研究；主要领域应用示范的研究。

（三）治未病转化情况

通过这几年有关科研项目的支持和"治未病"工作实践，传统的服务技术和方法正在得到进一步的挖掘和推广，现代服务内容有了创新和发展。推拿、膏方、贴敷、艾灸、拔罐、刮痧、药浴、药膳、茶饮等传统养生保健方法运用进一步规范，体质辨识、经络调理、音乐治疗等新型服务手段广泛开展。太极拳、五禽戏、八段锦等强身健体的养生功法在群众中也得到进一步推广。"治未病"服务形式也由试点初期简单地将一种或几种中医预防保健技术方法的应用逐步转变为以个体人的健康状态为中心，充分体现个性化、系统化、全程化的服务。在技术产品不断丰富的前提下，一些地区和单位还积极探索了针对妇女、儿童、老年人、中年人的不同人群、不同健康状态的模式化干预方式，并取得了初步的效果。例如广东省佛山市南海妇幼保健院创新性地提出了女性孕前、男性育前、儿童等中医体质辨识调养，并通俗易懂地形容为"沃土、松土、育种、护苗"综合干预服务方案。

试点单位和有关机构加强合作，积极创新，以中医学为主体，融合现代科学技术方法，紧紧围绕健康状态辨识、评估、干预各个方面，整理挖掘、发展创制了体质辨识仪、五脏相音辨识仪、证素辨识仪、经络诊断仪、舌象仪、脉象仪等中医"治未病"服务产品和设备。这些设备在"治未病"服务中发挥了重要的作用，极大地增加了"治未病"服务的技术含量，丰富了"治未病"服务的手段和内容，在为"治未病"服务提供技术支撑的同时，也带来了良好的社会效益和经济效益。例如在首届北京国际服务贸易交易会期间，"海上中医"国际（远程）会诊平台、五音辨识仪、中医四诊仪等作为中医重大技术创新成果在核心展区展出，成为亮眼的内容。

（四）治未病标准化建设

1. 建立技术规范和标准

由中华中医药学会发布的《中医体质分类与判定》标准，在全国各试点单位应用,为中医"治未病"工作的开展提供了有效的方法和工具。

国家中医药管理局还组织制定并发布了《常见疾病高危人群中医预防保健技术指南》,包括高血压、糖尿病、高脂血症、颈椎病等 11 种疾病的高危人群。2013 年国家中医药管理局印发《老年人中医药健康管理服务技术规范》,被纳入国家基本公共卫生服务项目,从服务要求、管理程序、老年人中医体质特征和判定、老年人常用养生保健知识和体质保健方法等方面对老年人中医药健康管理服务做出了规定;还印发了《关于加强对医疗机构膏方推广应用管理的通知》和《关于加强对冬病夏治穴位贴敷技术应用管理的通知》,加强了对膏方、穴位贴敷等中医技术的规范使用和管理。2014 年 10 月国家中医药管理局制定了《第一批中医养生保健技术》,收集整理了推拿、砭术类、刮痧、拔罐、艾灸等 5 大类、共 23 项中医养生保健技术;11 月国家中医药管理局"治未病"重点专科协作组又组织起草了 20 个疾病高危人群的调理方案。这些方案和技术的制定为建立"治未病"预防保健服务质量控制体系提供了支持。

国家中医药管理局委托相关的技术部门制定了包括拔罐、刮痧、足浴、头部保健等 12 项内容的《中医养生保健技术规范》,从术语、定义、操作步骤与要求、注意事项与禁忌等方面对这些中医保健技术做出了明确、详细的规定。以中华中医药学会的名义印发,在全国范围内推广应用。

与此同时,民族医药养生保健工作也得到了发展。中国民族医药学会藏医药分会成立了藏医药养生分会,开展藏医养生保健技术的挖掘整理和研究工作;宁夏也积极研究推广"汤瓶八诊"等回医保健调理技术。

2. 拟定治未病服务规范

大力推进中医治未病标准化建设,对于规范治未病行业管理,提高治未病学术水平和服务质量,加速治未病文化传播具有重要意义。标准化是治未病工作的支撑平台之一。国家中医药管理局先后出台《中医特色健康保障—服务模式服务基本规范》《中医预防保健服务提供平台建设基本规范》,对中医特色健康保障—服务模式、中医预防保健服务提供平台的服务理念、服务准则、服务流程、服务内容、服务功能、服务作用等进行了规范。

明确了提供中医预防保健服务的各级各类医疗卫生机构的服务功能,要以"治未病"理念为核心,针对个体人健康状态,系统维护和提升个体人整体功能状态，管理个体人健康状态风险，实现"未病先防、欲病早治、既病防变、瘥后防复"的目标，达到防病治病、健康长寿的目的。

服务内容包括健康状态信息采集与管理、健康状态辨识与评估、健康干预（包括健康咨询与指导）、干预效果评估等全面、综合、规范的中医预防保健服务（"治未病"服务）。

服务流程包括健康状态信息采集、健康状态信息管理（建立健康状态信息库）、健康状态辨识、健康状态评估、健康干预方案制定、健康干预措施实施、干预效果评估等。

服务区域包括健康状态信息采集与管理区域、健康状态辨识及其风险评估区域、健康咨询与指导区域、健康干预区域和辅助区域。

该规范还对机构的人员配备、设备配置、制度管理等进行了规定，为中医预防保健服务工作提供了依据。

（五）治未病示范区建设

国家中医药管理局在全国范围内先后确定了 5 批 235 家"治未病"预防保健服务试点单位，组织制定了相关服务规范性文件，逐步形成区域预防保健服务网络。涉及全国 31 个省（区、市）、局直属直管医院和军队医疗系统；既有中医医院、中西医结合医院、民族医医院、综合医院、专科医院，也有社区卫生服务中心、乡镇卫生院、疾病预防控制机构、妇幼保健机构和疗养院，还有社会独立中医养生保健机构；既有政府举办的，也有非政府举办的机构。2012 年国家中医药管理局批复了 29 个预防保健科（治未病科）成为"十二五"国家中医重点专科（培育项目），2014 年又公布了 206 个预防保健科（治未病科）成为"十二五"国家中医重点专科成员单位。各试点单位不断加强内涵建设，普遍建立"治未病"科室（中心），从科室规划布局到设备配备，从队伍建设到服务内容，都在不断完善和提高。大多数试点单位结合本地和自身实际，充分发挥中医预防保健特色优势，积极开展以中医体质辨识为基础的规范化"治未病"服务，在服务理念、思路、方法、机制及模式等方面积极探索和总结，服务方式和内容不断拓展和丰富，服务技术和流程逐步规范，服务水平明显提升，服务对象的满意度不断提高。

同时，社会独立养生保健机构也得到了快速发展，据《中国保健服务产业发展蓝皮书》统计，目前，我国大大小小的保健服务企业总数已达 140 余万家。为规范中医养生保健服务市场，加强社会中医养生保健服务机构管理，促进中医养生保健事业的健康发展，国家中医药管理局在全国 21 个地区开展了中医养生保健服务机构准入试点工作，探索开展中医养生保健服务机构准入管理的方法、途径、机制和模式。例如河北省保定市联合工商、公安、社保、物价、广电等部门整顿规范中医养生保健和中医美容市场，全力打造中医药养生保健准入示范区。北京市东城区和上海浦东新区制定管理办法，加强辖区内中医养生保健服务机构负责人和从业人员培训，并成立了中医药养生保健协会，在规范服务标准、促进行业健康发展方面进行了积极的探索。

　　除此之外，国家中医药管理局积极推进区域"治未病"预防保健服务试点工作，先后在全国确定了 57 个地区，探索区域中医预防保健服务工作的机制和模式。国家中医药管理局还在总结各地工作经验的基础上组织起草了《区域中医预防保健服务工作指南》，以指导各地区域"治未病"试点工作。一些地区注重区域内不同机构之间的协调与合作，通过资源共享、优势互补，推进了区域中医预防保健服务体系建设。

　　各试点单位不断加强内涵建设，普遍建立"治未病"科室（中心），从科室规划布局到设备配备，从队伍建设到服务内容，都在不断完善和提高，大多数试点单位结合本地和自身实际，充分发挥中医预防保健特色优势，积极开展以中医体质辨识为基础的规范化"治未病"服务，在服务理念、思路、方法、机制及模式等方面积极探索和总结，服务方式和内容不断拓展和丰富，服务技术和流程逐步规范，服务水平明显提升，服务对象的满意度不断提高。

（六）治未病服务支撑平台建设

1. 建设服务平台

　　试点医院（包括中医医院、综合医院、专科医院等），设立组织结构和功能定位相对独立、业务工作与医疗服务科室有机联系的"治未病"中心。试点社区卫生服务机构，设立"治未病"服务点，与"六位一体"服务功能有机结合，因地制宜开展"治未病"预防保健服务。试点中医预防保健服务专门机构，全面、综合提供"治未病"预防保健服务。

2. 推进网络建设

试点地区在推进本地区医疗卫生机构等开展"治未病"预防保健服务的基础上，建立本地区的"治未病"预防保健服务提供网络。由中国中医药科技开发交流中心会同有关机构，联合"治未病"预防保健服务试点单位及其他有关机构，建立"中华'治未病'网"服务网络，为提供一站式、全方位的新型健康服务搭建网络平台。

（七）治未病人才队伍平台建设

1. 培养"治未病"预防保健服务医师

国家中医药管理局组织实施中医预防保健服务技术业务骨干与管理人员专项培训。开展中医预防保健服务的机构，特别是各中医医院，遴选中医基本功扎实、具有一定临床经验的中医医师，进行中医"治未病"理念及其内涵、中医特色健康保障服务模式的内涵、中医预防保健服务知识与技能及服务基本要求等方面的培训，并作为上岗的必要条件；利用各种形式开展全员培训，使全体医务人员理解中医"治未病"理念的主要内涵、了解发展中医预防保健服务的意义、掌握中医预防保健服务的主要内容及其基本技能。

高等中医药院校附属医院充分利用人才优势，精心选拔具有深厚中医理论造诣和丰富实践经验的医师，认真总结试点实践经验，研究制定规范化培训计划，组织编写"治未病"预防保健服务专业技术人员岗位培训教材。

各高等中医药院校加强对中医临床专业学生的"治未病"理念及其内涵的教育，"治未病"基本技术与方法的训练。例如杭州师范大学"治未病与健康管理"服务国家特殊需求博士人才培养项目 2013 年经国务院学位委员会批准实施，授予学位学科是公共管理学，授予管理学博士学位，2014 年正式招生。标志着杭州师范大学形成了健康管理本科、硕士研究生、博士研究生齐全的人才培养项目。

2013 年，国家中医药管理局印发《国家基本公共卫生服务中医药服务项目培训指导方案》，以进一步提高基层卫生人员开展中医药健康管理服务的能力，培养基层医疗卫生专业技术人员中医"治未病"和团队服务的理念，提高其提供中医药公共卫生服务的能力。

该方案要求：

对基层医疗卫生机构管理人员进行 12 学时的培训。培训对象包括乡镇卫生院、社区卫生服务中心（站）、村卫生室负责人。培训内容为国家基本公共卫生服务及其有关中医药政策、公共卫生的概念及中医"治未病"的理念、老年人及儿童中医药健康管理服务规范等。培训由县级中医药管理部门组织，或委托有能力承担培训工作的中医药院校、中医医院、行业协会（学会）等机构承担。

对基层中医药服务团队进行 24 学时培训。培训对象包括从事中医药健康管理服务工作的医师、预防保健人员、注册护士和乡村医生。培训内容为国家基本公共卫生服务项目设计思路及其有关中医药内容概述、老年人及儿童中医药健康管理服务规范及技术规范，孕产妇、高血压患者、2 型糖尿病患者中医药健康管理技术规范等。以市县级中医医院为主要培训基地。无市县级中医医院的地区，则由有能力承担培训工作的其他医疗卫生机构承担。

2. 建设"治未病"预防保健服务职业技能人员队伍

建立"治未病"预防保健服务的职业技能鉴定制度。以设立"治未病"新型职业系列、建立"治未病"职业技能鉴定制度为目标，国家中医药管理局"治未病"工作领导小组办公室协调，由中医药职业技能鉴定指导中心（国家中医药管理局中医师资格认证中心）具体负责，结合"治未病"试点的开展和"治未病"健康工程的实施，按照职业技能鉴定制度建立的要求进行研究，并开展有关试点工作。目前已开展《中医预防保健调理师》培训试点。2014 年 3 月《中医体质辨识与调理师》职业培训项目经国家人力资源和社会保障部中国就业培训技术指导中心（CETTIC）立项并批准在全国实施，是国家大力倡导的新职业、新知识、新技术和新技能的精品职业培训项目。中华中医药学会开展了"全国基层医疗机构中医体质健康管理培训项目"，已在广东、广西、重庆、云南、山东、湖南等地举办 8 期培训，为 3000 余名学员颁发了结业证书。

鼓励现有中等中医药院校发展"治未病"预防保健服务职业技能型人才的培养。总结试点工作经验，由国家中医药管理局教育主管部门组织研究"治未病"预防保健服务职业技能型人才的知识结构与技能要求，制定教学大纲及相关专业设置基本要求，指导教材编写。

3. 培训其他"治未病"专业人员

试点单位及地区业务管理人员的培训。以国家中医药管理局"治未病"预防保健服务试点单位和地区，以及"治未病"健康工程实施参与单位的管理人员及业务骨干为主要培训对象。培训内容主要包括："治未病"的理念及其内涵，以"治未病"为核心理念的新型健康保障模式及其服务模式，"治未病"预防保健服务的主要内容、方式方法，现代健康管理的理论及其方法等。由国家中医药管理局"治未病"工作领导小组办公室组织，有关机构具体承办。同时，也开展了"治未病"健康文化传播、健康管理、健康保险等方面专业技术人员的培训工作。

4. 建立"治未病"培训基地

依托试点单位，特别是三级中医医院，建立"治未病"预防保健服务专业技术人员的实践培训基地。依托试点单位及高等院校等，引导和促进相关资源的整合，院校教育和岗位培训相结合，创新培养机制，建立"治未病"综合培训基地。

高等中医药院校附属医院充分利用人才优势，研究制定规范化培训计划，组织编写"治未病"预防保健服务专业技术人员岗位培训教材。同时各高等中医药院校加强对中医临床专业学生的"治未病"理念及其内涵的教育，"治未病"基本技术与方法的训练。

5. 探索"治未病"职业技能鉴定制度

探索建立"治未病"预防保健服务的职业技能鉴定制度。目前已开展《中医预防保健调理师》培训试点。2014 年 3 月《中医体质辨识与调理师》职业培训项目经国家人力资源和社会保障部中国就业培训技术指导中心（CETTIC）立项并批复在全国实施，是国家大力倡导的新职业、新知识、新技术和新技能的精品职业培训项目。

（八）治未病交流推广平台建设

1. 举办"治未病"高峰论坛

在 2008 年成功举办首届"治未病"高峰论坛的基础上，2009、2010 年继续由国家中医药管理局主办第二、三届"治未病"高峰论坛（以下简称"论坛"）。

第二届"治未病"高峰论坛以"'治未病'——把握健康"为主题。围绕总结"治未病"健康工程的实施经验，讨论推进中医特色健康保障—服务模式（"KY3H模式"）的实践效果，促进规范"治未病"的目标、思路、准则、路线和模式，以进一步扩大"治未病"健康工程和构建中医特色预防保健服务体系工作及中医特色健康保障—服务模式（"KY3H模式"）在国内外的影响力，提高社会对中医特色预防保健服务体系及中医药的认识，从而推动"治未病"理念及知识的深化和传播，推进"'治未病'健康工程"的实施。

第三届"治未病"高峰论坛以"'治未病'——维护提升健康状态"为主题。"论坛"回顾"治未病"健康工程推广历程，重点总结健康工程实施情况，完善中医特色健康保障服务模式（"KY3H模式"）及其服务规范，探讨构建中医特色预防保健服务体系的组织形式，推进"治未病"预防保健服务的科学研究，加快构建中医特色预防保健服务体系，积极发展中医预防保健服务等问题。

通过举办"论坛"，研究探讨相关理论、总结交流实践经验、分析存在问题及其原因、展示相关技术产品和服务，为应用"KY3H健康保障"模式及其服务模式、实施"治未病"健康工程、构建中医特色预防保健服务体系提供理论依据、实践依据和基础支撑等；从而推动"治未病"理念及知识的深化和传播，推动工程的健康实施，推动相关产业的发展，推动中医特色预防保健服务体系的构建。

2. 举办"治未病"与疾病防治专题讲坛

为巩固"治未病"高峰论坛的成果，扩大其影响，深化其内涵，国家中医药管理局从2008年10月到2009年5月，相继举办4期"治未病"高峰论坛系列讲坛——"治未病"与疾病防治专题讲坛（以下简称"讲坛"），是"治未病"健康工程的重要组成部分。

2008年10月第一期"讲坛"在上海举办，以"体质－肝/胆－易发疾病防治"为主题。总结了"治未病"健康工程启动10个月以来取得的新进展，"治未病"预防保健的服务人群不断增加，相关研究取得阶段性成果。"KY3H模式"（融健康文化、健康管理、健康保险为一体的新型健康保障服务模式）的研究形成了一系列规范化模块，中医药行业科技专项关于体质、脏腑相关易发疾病防治研究的课题，创新性地提出个体人健康状态分类框架，并采用宏观、中观、微观相结合的方法，提出 KY3H 个体人健康状况规范，制定了肝癌等 7 种疾病个体人健康状态规范，为规范开展"治未病"服务提供了有效方法。

2008 年 11 月第二期"讲坛"在杭州举办，以"体质－肺/大肠－易发病群防治"为主题。与会领导专家就治未病与医学目的调整和医学模式的改变，体质脏腑功能与人的健康状态，个体人的健康状态分类与风险管理及其在健康管理中的应用，KY3H 健康保障服务等做了专题宣讲，就肺与大肠易发疾病的本质与演变规律，肺癌、哮喘、慢性阻塞性肺炎、过敏性鼻炎、银屑病等肺与大肠易发疾病防治的 KY3H 健康保障服务做了专题讲座；同时，还就 KY3H 治未病中心的服务模式、健康医院的建设实践、治未病健康保障服务的推广、管理个体人健康状态风险的服务产品等做了专题发言。讲坛还设立了现场展览、演示和体验活动，通过音像、文字、图片资料及实物等，使参加者了解"治未病"背景与工作进展、相关科学研究和服务实践成果、"治未病"的技术与产品等。

2008 年 12 月第三期"讲坛"在广州、上海两地举办，以"体质－肾/膀胱－易发疾病防治"为主题；同时"中医特色健康保障服务模式（KY3H 模式）"的展示、演示和体验活动在上海、广东、浙江、江苏等地的 6 家医院同步展开。各地专家学者齐聚讲坛，就"治未病"与医学目的调整和医学模式的转变，体质、脏腑、易发疾病与人的健康状态，中医特色健康保障服务模式的服务理念、准则、路线、模式，肾/膀胱易发疾病的演变规律，以及易发疾病防治的 KY3H 模式，医院建设 KY3H 治未病中心的意义和服务提供等方面，做专题宣讲、专题讲座和专题发言。同时，为进一步扩大讲坛的社会影响，更好地推广科技成果服务群众，本次讲坛的展览和体验活动还在 6 家医院开展"中医特色健康保障服务模式体验活动"。该体验活动历时一年，集中展示"治未病"健康工程、中医特色健康保障服务模式、"治未病"科技成果和技术产品、"治未病"服务提供平台等相关内容，演示 KY3H 模式的服务技术和产品，并为受众提供相应的体验服务。

2009 年 5 月第四期"讲坛"在福州举办，以"体质－心/脑/小肠－易发疾病防治"为主题。之前国务院出台的《关于扶持和促进中医药事业发展的若干意见》明确提出要积极发展中医预防保健服务，充分发挥中医预防保健特色优势，为中医"治未病"工作的发展指明了方向。在深入学习实践科学发展观、深化医改、贯彻落实《意见》精神的新形势下，"治未病"是一项对中医药事业发展具有重大战略意义、事关经济社会发展大局的开创性工作。与会专家学者就"治未病"医学模式的转变，中医脏腑功能与养生保健，中医特色健康保障服务模式的服务理念、准则、路线、模式，心/脑/小肠易发疾病的演变规律等内容做了专题讲座和发言。同时现场还开展"中医特色健康保障服务模式体验活动"，展示"治未病"健康工程、中医特色健康保障服务模式、"治未病"科技成果和技术产品，演示了KY3H模式的服务技术和产品。

通过举办"讲坛"，介绍在"治未病"理念指导下，防治有关疾病和养生保健的文化、知识、方法，防治有关疾病的最新研究成果及相关技术方法的应用，KY3H健康保障服务模式及其服务产品在防治有关疾病中的应用，交流展示相关技术、产品和服务，从而创建可持续发展的"治未病"健康工程主流传播平台，促进"治未病"理念指导下防治有关疾病的科技成果转化及相关技术应用，打造"治未病"理念指导下防治有关疾病的示范服务提供机构，建立"治未病"领域的专家团队，促进"治未病"健康工程的切实、规范实施；同时向大众传播"治未病"理念的精粹及有关疾病防治知识、方法、技术，普及新型健康保障服务模式，满足各类人群的健康需求。

3. 丰富传播形式，创制传播产品

国家中医药管理部门、试点地区及试点单位，针对不同的传播对象、传播内容和传播方式，加强与有关部门、机构的合作，构建形式多样的"治未病"健康文化传播平台。试点单位在开展"治未病"预防保健服务及医疗服务的同时，利用各种方式加强宣传，成为"治未病"健康文化、知识与方法等传播的重要窗口。

由国家中医药管理局、中共中央宣传部、全国人大教科文委员会等单位联合主办的"中医中药中国行"活动，是目前为止规模最大、范围最广、内容最丰富的一次中医药科普宣传活动。该活动历时三年，活动的主题是传承中医国粹、传播优秀文化、共享健康和谐，主要目的是面向基层、服务农村、惠及百姓。活动大力弘扬中医药文化，展示中医药悠久的历史、科学的理论、独特的方法和良好的疗效，推动中医药更广泛地进农村、进社区、进家庭，为维护民众的健康服务。中医"治未病"健康工程借助"中医中药中国行"活动，在全国得到广泛传播。

"治未病"百姓健康公益大讲堂活动，是中国医师协会为配合"治未病"全民健康工程而开展的重要宣传活动。目前，"治未病"百姓健康公益大讲堂活动足迹遍布全国28个省、市、自治区，开展公益"治未病"科普活动上百场，直接或间接受众达80余万人，在全国掀起了中医"治未病"科普及服务的热潮，为国家中医"治未病"工程的开展奠定了良好的群众基础。此外，各地还举办养生保健（治未病）宣传月、中医养生大讲堂等活动，进行"治未病"思想和方法的传播。

中医药管理部门、试点单位及有关专家，加强与电视、网络、广播、报刊等媒体及相关机构、单位的合作，根据大众传播、群体传播、组织传播等不同形式的要求，积极创制"治未病"健康文化的传播产品。国家中医药管理局政府网站及《中国中医药报》等开设"治未病"宣传专栏。2009年，受北京市中医管理局委托，北京中医协会组织编写的12本《中医治未病丛书》由北京科技出版社出版发行。该套丛书以高血压、糖尿病、老年痴呆、肿瘤等严重危害人体健康的常见病、多发病、难治病为切入点，用通俗易懂的语言和图文并茂的形式介绍了中医药自我保健方法；从肺胃养护、经络自我保健、中医食疗等入手，展示了中医治未病丰富深刻的思想内涵。通过发行这套丛书，使中医治未病理念和中医药防治疾病的知识方法走进社区、走进农村、走进家庭，传播普及中医特色健康保障服务模式，让人们主动把握自己的健康。

通过各种形式的宣传推广，治未病的理念得到广泛传播，社会对治未病的认知度、认同性和欢迎程度不断提高，社会影响明显扩大。与此同时，群众对中医治未病知识、技术、方法的需求进一步扩大，各类服务提供机构治未病的服务量明显增大，社会上的中医养生保健机构数量明显增多，中医预防保健产品不断涌现，中医药养生保健旅游这一新兴产业也伴随中医治未病的发展而取得新的进展。

三、中医治未病取得的经验及成效

（一）中医治未病取得的经验

1. 国家对健康服务业和中医药事业的支持是政策保障

中医治未病预防保健服务体系的建设，是一项开创性的工作，涉及现有医疗卫生政策的调整及新的政策措施的制定。只有配套政策保障措施，才能有力促进中医治未病工作的顺利开展和健康发展。通过系列国家文件的推动，使各方进一步对治未病工作认清了形势，提高了认识，统一了思想，理清了思路。国家中医药管理局和一些试点地区积极探索，推进政策保障体系建设工作，努力将治未病工作与现有政策有效衔接，逐步将治未病服务纳入到现有的政策框架体系，同时也积极研究出台了很多新的政策。这些针对健康服务业和中医药事业系列文件和规范的出台是治未病行业取得快速发展的政策保障。

2. 运行机制的创新与科室建设规范的制定提供了制度保障

建立健全政府引导、市场主导、多方参与的治未病工作运行机制，明确"治未病"预防保健服务机构、人员准入的条件和开展业务的范围，建立定期考评制度，健全有关管理规范，制定运行规则，创新运行机制，规范市场行为，为实施"治未病"健康工程、发展"治未病"预防保健服务和构建中医特色预防保健服务体系提供制度保障。

国家中医药管理局关于治未病科室建设等文件的出台，使中医院设置和发展治未病科有了明确的要求和规范。正因为治未病工作充分体现了中医药的优势，科室建设又有章可循，把"治未病"的理念贯彻到诊疗服务全过程，科室设置、诊疗流程、诊疗行为都紧紧围绕治未病工作的特点制定，这为治未病工作在各级医院、社区卫生服务中心的推进提供了强有力的制度保障。

3. 完善治未病服务平台，创新健康服务模式，是建设治未病网络的有力武器

治未病工作的开展需要借助一定的服务载体，依托现有医疗卫生服务体系是目前开展治未病工作的重要形式。一方面，要依托现有医疗卫生机构，通过建立治未病科室或治未病中心等方式逐步构建起治未病服务平台，利用

现有的医疗服务政策和医保政策，将治未病服务在医疗服务体系框架下作为医疗服务功能的延伸，发展治未病服务；另一方面，要与基本公共卫生服务紧密结合，将治未病纳入公共卫生工作范围，依托专业公共卫生机构和社区卫生服务机构及乡镇卫生机构，以公共卫生服务的政策和项目为保障，促进治未病服务向基层和不同领域渗透。各地将普及中医药文化、推广应用中医药预防保健方法和技术作为促进公共卫生服务均等化的重要措施，积极研究探索将中医药服务纳入基本公共卫生服务项目的有效途径，发挥中医药在健康促进中的优势和作用。

以三级中医医院作为"治未病"服务主要载体，借助其较雄厚的技术力量和其他资源进行探索，提供经验，并且将其作为服务提供体系的骨干结点，发挥示范辐射作用，带动二级以上中医院建设和"治未病科"或"治未病中心"的发展，并指导带动基层医疗机构和社区卫生服务中心提供基本"治未病"服务，初步形成了全方位、广覆盖的治未病服务平台整体构建，这是治未病服务在全国医疗机构中得到快速发展的重要经验。

4. 建立技术服务体系是"治未病"工作得以规范发展的保证

国家中医药管理局组织制定了《中医养生保健技术规范》《常见疾病高危人群中医预防保健技术指南》《老年人中医药健康管理服务技术规范》《关于加强对医疗机构膏方推广应用管理的通知》《关于加强对冬病夏治穴位贴敷技术应用管理的通知》等系列规范文件，以国家中医药管理局或中华中医药学会的名义发布，在全国范围内推广应用，部分项目被纳入国家基本公共卫生服务项目。制定的《第一批中医养生保健技术》和组织起草的25个疾病高危人群的调理方案为建立"治未病"预防保健服务质量控制体系提供了支持。由中华中医药学会发布的《中医体质分类与判定》标准，在全国各试点单位应用，为中医治未病工作的开展提供了有效的方法和工具。

5. 多种模式的人才培养机制为治未病行业发展提供了人才保障

针对治未病服务所需的三类人才，国家和行业通过以下4种模式进行培养：①建立治未病培训基地，依托试点单位，特别是三级中医医院，实施中医预防保健服务技术业务骨干与管理人员专项培训；②高等中医药院校加强对中医临床专业学生的"治未病"理念及其内涵的教育，治未病基本技术与方法的训练；③建立"治未病"预防保健服务的职业技能鉴定制度，开展

《中医预防保健调理师》《中医体质辨识与调理师》等职业技能培训，鼓励现有中等中医药院校发展"治未病"预防保健服务职业技能型人才的培养；④跨专业开展"治未病"健康文化传播、健康管理、健康保险等方面专业技术人员的培训工作。

6. 产学研用紧密结合，积极开发养生保健服务技术产品和设备

为了快速促进行业发展，在治未病行业战略规划中将"产学研用"紧密结合，把传统中医诊疗技术与现代技术及设备运用于治未病综合健管服务，带动各项中医药技术的研发、推广和运用，促进产业的创新、服务和发展。

试点单位和有关机构加强合作，积极创新，以中医学为主体，融合现代科学技术方法，紧紧围绕健康状态辨识、评估、干预各个方面，整理挖掘、发展创制了体质辨识仪、五脏相音辨识仪、证素辨识仪、经络诊断仪、舌象仪、脉象仪等中医"治未病"服务产品和设备。这些设备在"治未病"服务中发挥了重要的作用，极大地增加了治未病服务的技术含量，丰富了治未病服务的手段和内容，在为治未病服务提供技术支撑的同时，也带来了良好的社会效益和经济效益。

7. 把科研放在突出位置，发挥其对行业的强力带动作用

国家在中医"治未病"健康工程实施之初，即认识到需要一批在中医理论指导下的中医"治未病"健康理论和方法的突破，需要加大对治未病的科学研究力度，使研究成果更好地推动中医治未病事业的发展。

国家中医药管理局组织制定"治未病"科研规划纲要并组织实施专项计划，以"治未病"预防保健服务技术方法为重点，以试点单位和地区为主体，实施科研项目。为了做好推进工作，国家中医药管理局于 2013 年发布了《中医预防保健"治未病"服务科技创新纲要》（2013—2020 年），对中医预防保健的理论研究、中医预防保健服务技术、产品研究、中医预防保健服务标准的研究、中医预防保健服务科技成果的应用等四个方面展开科研支持。

通过国家和省市层面对中医治未病服务科技创新的支持和推动，相关重大科研项目陆续启动，推动了中医预防保健理论系统性和科学性的提升，促进了中医预防保健实用技术规范性和创新性的进展，在标准、模式建设等方面实现了一定的突破和创新，提高了中医预防保健服务创新能力，发挥了对行业的强力带动作用。

8. 交流推广平台的应用是治未病工作发展的加速器

国家中医药管理局通过举办一系列"治未病"高峰论坛和"治未病"与疾病防治专题讲坛，创建了可持续发展的"治未病"健康工程主流传播平台，促进"治未病"理念指导下防治有关疾病的科技成果转化及相关技术应用，打造"治未病"理念指导下防治有关疾病的示范服务提供机构，建立治未病领域的专家团队，促进"治未病"健康工程的切实、规范实施；同时向大众传播"治未病"理念的精粹及有关疾病防治知识、方法、技术，普及新型健康保障服务模式，满足各类人群的健康需求。

通过各种形式的宣传推广，"治未病"的理念得到广泛传播，社会对治未病的认知度、认同性和欢迎程度不断提高，社会影响明显扩大。与此同时，群众对中医治未病知识、技术、方法的需求进一步扩大，各类服务提供机构治未病的服务量明显增大，社会中医养生保健机构数量明显增多，中医预防保健产品不断涌现，中医药养生保健旅游这一新兴产业也伴随中医治未病的发展而取得新的进展。

（二）中医治未病取得的成效

1. 治未病改善居民健康水平，形成良好的社会效益

中医治未病是以健康为目标，着眼于把握健康，防患于未然，是一种积极主动的健康观和方法论。实施治未病健康工程 8 年以来，地区调研、文献调研的结果显示，治未病明显改善了居民健康状况。多家治未病中心在体检候诊室内悬挂内容丰富的体质辨识、四季养生等"治未病"宣传资料，让体检者认识、了解治未病的知识，深受体检单位和个人的好评，产生了良好的社会效益。同时，通过报道，发现体质辨识成为治未病的核心内容和手段。中医体质辨识已纳入国家及各级政府中医预防保健服务体系，广泛应用于公共卫生领域。从 2009 年起，原卫生部《国家基本公共卫生服务规范》中就纳入了九种体质辨识的内容，实现了中医药首次进入国家公共卫生体系。2011年原卫生部、国家中医药管理局发布了《关于开展基本公共卫生服务中医药服务项目试点工作的通知》（国中医药办医政发〔2011〕40号），在全国74个区、县应用体质辨识技术开展中医药公共卫生服务试点。自此，依托"城乡居民健康档案管理服务规范"政策，各地区开展了体质调查。目前，国家中医药管理局已遴选确定了 235 家"治未病"预防保健试点单位并建立体质辨识中心，体质辨识技术已在全国 32 省市医疗卫生服务机构投入使用。

国家中医药管理局确定的全国 235 家"治未病"预防保健试点单位，均建立了体质辨识中心，并制定有体质调养方案。广东省中医院成立全国首家治未病中心，已进行 5 万余人次体质辨识。浙江省中医院、上海中医药大学附属曙光医院等体质辨识中心已对 3 万余人进行了体质辨识，根据九种体质研制出辨体调理膏进行干预，获得了很好的经济效益。青岛市选择黄岛、市南、李沧 3 个区开展"中医体质量化辨识与调养指导"公共卫生服务，为 7 万多名居民免费提供个性化养生指导，居民健康状况改善率达 58%。据佛山日报报道，广东省佛山市三水区中医"治未病"预防保健服务示范单位建设项目自 2015 年 1 月实施以来，受到了广大市民和基层医务人员的欢迎。佛山市中医院三水医院中医"治未病"预防保健服务示范单位建设项目办公室副主任黎碧莹介绍，在加强基层中医文化和保健知识宣传中，三水市开展了一系列的中医"治未病"健康讲堂和义诊，针对本地不同的群体及根据体质辨识结果，在不同时节拟定对应的养生保健知识，有兴趣的市民都可免费参加。目前，已开展健康讲堂 31 场，大型义诊 5 场，服务了 7000 多人次。至 2017 年 10 月，该项目共服务三水市 30 万人次。北京中医药大学国医堂门诊部开设体质辨识门诊，已对 1 万余人进行了体质辨识和健康指导。港台地区亦应用体质辨识开展疾病预防及健康管理。香港东华三院开设"上医馆"，开展体质辨识。2009 年 5—10 月对 829 人进行体质辨识，发现香港男性多为湿热体质，女性多气虚体质，为养生保健、未病先防提供了依据。台北地区开展体质辨识，特别针对气郁质进行了分析，发现气郁质发生率接近 10%；对气郁体质的判定及体质干预，可以对抑郁症的早期发现与治疗提供指导。全国 4374 例治未病服务满意度调查显示，民众对"服务的总体感觉"满意率达 90.64%（3764 人），其中认为"非常满意"的有 1047 人，占 25.21%，认为"满意"的有 2717 人，占 65.43%。在 38 项不适表现（除去选项为"无"）中，选择"比半年前好多了"的比例为 46.84%，选择"比半年前好一些"的比例为 26.2%，总占比达 73.04%。服务项目满意度调查结果显示，选择对健康改善"重要的"的比例由高到低前 5 位是：健康指导、中医体质辨识、健康档案建立、饮食调理、内服药物调理。这说明 90% 以上的人对治未病预防保健服务表示满意，70% 以上的居民认为通过治未病可以改善健康状况，而对"体质辨识"的服务满意度排在第二位，仅次于综合的健康指导。

2. 治未病为科室创收，形成良好的经济效益

中医治未病项目明显提高了基层中医药的服务能力，通过增加体质辨识、健康教育等项目，引进健康干预手段，如体质干预、药物熏蒸、足疗等，为科室带来了良好的经济创收，降低了门诊人均投入，减轻了国家医疗负担。其中，体质辨识是重要的经济创收点和减轻医疗负担的重要手段。

2011 年，卫生部、国家中医药管理局联合发文指出：要扩大中医体质辨识人群，在医改工作中发挥中医药作用。国家中医药管理局启动"基本公共卫生服务中医药服务项目试点工作"，文件提出"运用中医体质辨识理论进行健康状态评估，根据不同体质和健康状态提供中医养生保健和疾病防治等健康指导"作为试点地区的项目服务内容。确定 74 个试点地区，覆盖人口达 6287 万（图 2－4）。浙江、山东、河北、甘肃等省及青岛、泰安、宁阳、石家庄等市将体质辨识纳入当地公共卫生服务项目。仅上海市长宁区北新泾社区卫生服务中心，就为 40 余万社区居民进行了中医体质辨识，提供个体化的健康调养方案，使门诊均次费从 114 元下降到 106. 80 元。

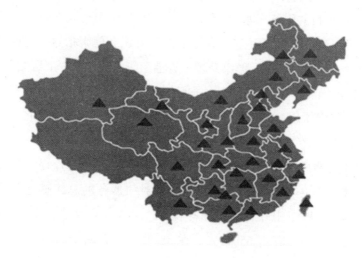

图 2－4　基本公共卫生服务中医药服务项目试点

广东省乐昌市中医院"治未病"中心继续在专科专病诊室增设"治未病"内容，利用专科门诊定期组织医生开展"治未病"咨询服务等工作。积极开展体检工作，通过健康体检，并予以相应的健康教育，使人们掌握一定的健康保健、养生知识，学会预防疾病，同时早期发现疾病进行干预治疗。该医院目前拥有 3 台电脑治疗仪，2 台中药熏蒸机，6 台足疗机，10 台高电位治疗仪，1 套中医辨识软件。全年门诊 3351 人次，业务总收入 139 万元，其中全年共体检 2010 人次，中医辨识 230 人次，创经济收入 63 万余元，中医健康干预创收 76 万元。在体检候诊室内悬挂了内容丰富的体质辨识、四季养生等"治未病"宣传资料，让体检者认识、了解"治未病"的相关知识，深受体检单位和个人的好评，带来了良好的社会效益和经济效益。

第三部分　中医治未病实施单位工作调研报告

为摸清全国中医院治未病中心的中医治未病工作开展情况，及时总结经验并发现工作中出现的问题，课题组通过问卷调查结合实地考察的形式，针对中医医院治未病科室展开调研，内容包括科室设置情况、设备配备情况（治未病科设备总值、健康状态辨识评估设备）、服务内容（治未病服务人群、服务项目、干预技术）、实施情况（治未病干预方案实施情况、中医健康档案建设情况、年服务人次）、实施效果（效果追踪）、本辖区制定的推进治未病工作的特殊政策和管理措施等七大方面展开调查，为治未病服务政策制定、治未病科室建设规范化及评估等提供依据，从管理层面提高治未病的服务能力。

一、调查总体情况介绍

1. 调查目的

调查全国二级及以上中医医院"治未病"科科室基本情况和治未病工作进展情况。

2. 调查对象

全国范围内二级及以上中医医院治未病科。

3. 调查内容

二级及以上中医医院治未病科室设置情况、设备配备情况、服务内容、实施情况、本辖区制定的推进治未病工作的特殊政策和管理措施等项目。统一以 2014 年的统计数据为准。

4. 调查表

经过多次专家编写、修订、论证，并经预调查后修改定稿。

5. 组织方式、数据填报及整理方法

由国家中医药管理局医政司组织调查，各省级中医药管理部门负责本区域医院的组织工作，各医院负责调查表的填报。采取统一电子邮件加纸质报表报送形式，由专业技术人员将收回的调查表统一进行内容整合录入。数据填报齐全并经过逻辑验证后，进行统计分析。

6. 调查完成情况

本次调查共通知全国 2000 多家二级及以上中医医院填报调查表，其中回收的有效调查表共来自 1734 家单位。

二、治未病实施单位执行情况

（一）治未病科设置情况

1. 二级以上中医医院治未病科基本设置完成

有效填报调查表的 1734 家单位，设立治未病科的医院有 1713 家（其中包含 10 家虽未明确设立治未病科，但是明确以针灸推拿科或康复科等名义开展治未病工作的医院）；未设置或正在筹建治未病科的医院有 21 家（其中三级中医医院 2 家，二级中医医院 15 家，未定级医院 4 家）。剔除未设置治未病科医院提交的调查表 21 份，下列数据统一以 1713 家有效调查表的内容进行统计分析。

医院等级分布情况：三级医院 356 家，占比 20.78%；二级医院 1329 家，占比 77.58%；未定级医院 28 家，占比 1.63%。医院等级分布比例，二级医院整体占比超过 3/4，三级医院占比略大于 1/5。

在医院类别方面：中医医院 1520 家，中医专科医院 49 家，两者相加占比 91.6%；中西医结合医院 100 家，占比 5.84%；民族医医院 44 家，占比 2.57%。显示中医医院是我国治未病工作的主要实施场所。

2. 治未病科名称基本规范，与预防保健、体检、康复理疗、针灸推拿等科室有重叠现象

在科室名称设置方面：应用治未病科（治未病中心、治未病门诊）名称的 1494 家，占比 81.76%；应用预防保健科（预防保健中心、预防保健指导中心）名称的 108 家，占比 6.3%；应用体检科（体检中心、健康体检中心

等）名称的有36家；应用康复科（康复理疗中心、康复中心、针灸推拿康复科、理疗科等）名称的有30家。不少医院治未病科在科室名称方面有重叠现象。显示目前超过80%的二级以上中医医院已经明确设置治未病科，这与国家政策的推动及治未病工作的民众接受度有关。从科室名称分析，除了专门组建的治未病科以外，部分医院是由院内的预防保健科、体检中心、康复科、针灸科、推拿科、理疗科等科室合并或改编而成。

3. 治未病科下设科室多样化，中医体质辨识室是重要部分

设置独立的下设科室按照"室"命名的主要有：中医体质辨识室、健康评估室、宣教室、保健指导室、职业病指导室、传统疗法室、艾灸室、膏方室、理疗室、药浴室、音疗室等。

设置独立的下设科室按照"区"命名的主要有：信息采集区、中医体质辨识评估区、中医健康咨询指导区、健康干预区（中医综合治疗区）、健康宣教区等。

设置独立的下设科室中包含的临床科室及功能科室主要有：针灸科、推拿科、理疗科、康复科、骨科、检验科、心血管科、国医堂、脑病科、脾胃病科、妇科等。

下设科室中单独设立中医体质辨识室的医院有339家，占全部医院的19.79%，显示了将"中医体质辨识"作为治未病科特色、抓手和根基，已经得到中医医院较高的认可度。

4. 治未病科使用面积基本满足应用，医院间差别较大

治未病科平均使用面积346.76m^2。医院间差别明显，面积在500m^{2}以上的医院数占比18.81%，面积在100m^{2}以下的占比35.79%（表3-1）。

表3-1 治未病实施单位治未病科使用面积

面积（m^2）	单位数（家）	比例（%）
≥3000	23	1.34%
3000＞面积≥1000	141	8.23%
1000＞面积≥500	153	8.93%
500＞面积≥300	195	11.38%
300＞面积≥100	588	34.33%

续　表

面积（m²）	单位数（家）	比例（%）
100 > 面积≥40	396	23.12%
< 40	217	12.67%

（二）治未病科室人员配备情况

1. 科室专职人员数平均为 8.4 人，但有将近三成单位未达到基本要求

按照国家中医药管理局 2014 年发布的《中医医院"治未病"科建设与管理指南（修订版)》要求，治未病科人员包括中医执业医师、医技人员、中药师、护理人员、管理人员等，专职医护人员二级中医医院应当不少于 5 人，三级中医医院应当不少于 6 人。调查结果中显示：专职医护技等技术人员总数 14574 人，平均每家单位 8.4 人；符合基本要求不少于 5 人的医院共有1239 家，占比 72.33%；少于 5 人的甚至没有专职人员的医院有 495 家，占比28.9%（表 3 - 2）。

表 3 - 2　治未病实施单位治未病科室人员配备

科室专职人员数	医院数（家）	占比（%）
≥50	12	0.70%
50 > 人数≥20	95	5.55%
20 > 人数≥10	349	20.37%
10 > 人数≥5	783	45.71%
5 > 人数≥1	381	22.24%
0	114	6.65%

科室专职人员数超过 50 人的单位有 12 家（表 3 - 3），其中三级医院 9家，二级医院 3 家。平均科室使用面积 3552.75m²。三级医院中均以治未病科为主，而二级医院进入的三家单位均是涵盖了康复科。结果显示三级医院设立整合治未病的力度较强，具有示范作用。

表 3 – 3　治未病科室专职人员数超过 50 人的单位

省、市、自治区	医院名称	医院级别	医院类别	是否建立"治未病"科	使用面积（m²）	科室名称	下设科室情况	治未病科室人员配备
福建	福建中医药大学附属第二人民医院	三级	中医医院	是	8000	中医预防保健科	健康状态信息采集与辨识评估区域、健康咨询与指导区域、健康干预区域、健康宣教区等辅助区域	240
湖北	湖北省中医院	三级	中医医院	是	4000	干保处	体检中心、针灸科、康复推拿科、康复医疗部、老年病科	118
福建	福建中医药大学附属人民医院	三级	中医医院	是	2500	治未病科	传统特色诊疗中心、健康体检部、美容科	102
河南	洛阳市第一中医院	三级	中医医院	是	4500	治未病中心	健康体检区、中医特色 VIP、针灸科、推拿科	83
广西	北海市中医医院	三级	中医医院	是	3180	"治未病"中心	体检办公室、国医堂、脑病科、针推科	76
广西	广西中医药大学附属瑞康医院	三级	中西医结合医院	是	4000	治未病中心	健康管理中心、弘中健康中心、贵康手法培训基地、健康调养咨询门诊	69
江苏	睢宁县中医院	二级	中医医院	是	520	康复科	针灸科、推拿科、健康干预室、体质辨识室、足疗室、理疗室、药浴	62
湖北	公安县中医医院	三级	中医医院	是	4453	治未病中心	体检科、针灸科、推拿科	60
湖南	湖南中医药高等专科学校附属第一医院	三级	中医医院	是	1980	治未病科	健康状态辨识及风险评估区、健康咨询指导区、健康干预区	54
山东	高密市中医院	二级	中医医院	是	5000	高密市医学康复中心	康复医学科、针灸推拿科	53

续 表

省、市、自治区	医院名称	医院级别	医院类别	是否建立"治未病"科	使用面积（m²）	科室名称	下设科室情况	治未病科室人员配备
山东	潍坊市中医院	三级	中西医结合医院	是	4000	治未病中心	老专家门诊、针灸科、推拿科、中西医结合门诊、检验科	52
河南	信阳市第二中医院	二级	中医医院	是	500	针灸康复科	无	50

2. 治未病科室人员学历分布情况

治未病科室人员学历以本科为主，硕士研究生人数占比超过16%，显示了中高学历为主的技术骨干队伍，为治未病工作的开展奠定了一定的人才基础（表3-4）。博士作为目前最高学位，一般具有良好的理论、临床与研究功底，具备出原创成果的能力，是治未病科室未来从学术到科室发展的核心人才，目前在治未病科室队伍中占比极低，具有较大的提升空间。

表3-4 治未病科室人员学历分布

学历	总人数（人）	单位平均人数（人）	占比（%）
大专	21	0.012	0.30%
本科	5940	3.43	83.63%
硕士	1139	0.66	16.04%
博士	3	0.0017	0.04%

3. 治未病科室人员类别以医护为主，医药护技管配比尚有待研究

治未病科作为中医特色非常突出的临床一级科室，中医师发挥临床业务核心作用，作为护理、医技、中药、管理等支持科室的人员比例应该达到什么比例较为合适，尚需进一步研究和验证。国家中医药管理局2014年发布的《中医医院"治未病"科建设与管理指南（修订版）》规定治未病科室应为中医医院兼具管理与临床职能的一级科室，因此增加管理人员比例，强化管理人员职能和院内协调能力，对治未病科室发展将有较大的促进作用。治未病工作中主要运用中医药养生保健技术和方法进行干预，目前调研情况显示职业技能人员占比较低，仅有9.3%（表3-5）。在治未病科室建设工作中，医护技人员力量难以快速增长时，有针对性地加强中医药健康行业相关职业技能人员的数量和质量也是一条重要途径。

表3-5　治未病科室人员医药护技管配比

类别	人数（人）	平均人数（人）	占比（%）
中医师	7646	4.41	44.22%
中药人员	867	0.5	5.01%
护理人员	3993	2.3	23.09%
医技人员	1948	1.12	11.27%
管理人员	1228	0.74	7.10%
职业技能人员	1608	0.93	9.30%

4. 治未病科室技术人员职称分布情况

治未病科室技术人员中，高、中、初级职称人员分布较为均衡，高级职称人数占比1/4，中、初级技术人员占比3/4，既有高级职称人员的专业能力作保障，又有年轻骨干人员作为科室日常工作的主力（表3-6）。

表3-6　治未病科室技术人员职称分布

职称	人数（人）	平均人数（人）	占比（%）
高级职称	2598	1.5	25.84%
中级职称	3444	1.99	34.26%
初级职称	4011	2.31	39.90%

（三）治未病服务内容情况

1. 治未病科服务目标人群来源广泛、疾病覆盖全面

从目标人群的来源看，主要有门诊患者、住院患者，对口支援的县市及社区居民、流动人口等；从人群分布看，主要有中老年慢性病人群、亚健康人群、健康体检人群、中医体质偏颇人群、病前状态人群、孕产妇及儿童、有养生保健意愿人群、门诊咨询及随访人群等；从职业分布来看，主要有机关事业单位工作人员、企业工作人员、城镇居民、农民、教师等。

从疾病种类和亚健康情况来看，主要有：

（1）颈椎病、腰椎病、风湿性关节炎、类风湿关节炎、骨性关节炎、肩周炎、肌肉关节疼痛、肌筋膜炎、腱鞘炎、腰肌劳损、神经痛等炎性或疼痛性疾病。

（2）上呼吸道感染、慢性支气管炎、支气管哮喘、慢性胃炎、胃溃疡、冠心病、便秘、中风病等内科常见病或老年病。

（3）糖尿病、高血脂、代谢异常、脂肪肝、高血压等代谢性疾病或心脑血管危险因素突出的疾病。

（4）大病或手术创伤后康复期、骨伤恢复期、骨质疏松、中风后遗症等需要调理或康复类的疾病。

（5）早衰、虚损、营养不良、体虚易感、慢性疲劳综合征、睡眠障碍、郁证等虚损类或心身睡眠类疾病。

（6）月经不调、痛经、围绝经期综合征、乳腺增生、孕前产后调理、不孕症等妇产科方面，以及阳痿、早泄、不育等男科疾病。

（7）慢性咽炎、近视、弱视、视疲劳、干眼症、结膜炎、角膜炎等五官科疾病。

（8）过敏性鼻炎、过敏性哮喘、荨麻疹等过敏性疾病。

（9）肥胖、黄褐斑、粉刺、斑秃等与体重控制或美容相关的疾病。

2. 治未病科服务项目开展丰富，中医体质辨识是重要评估手段

根据国家中医药管理局 2014 年发布的《中医医院"治未病"科建设与管理指南（修订版）》，所列举的治未病科服务项目既可以按照分类写，也可以写具体技术：①健康状态辨识及评估项目，如中医体质辨识，中医经络、脏腑功能、血气状态评估等；②健康调养咨询服务，如开具健康处方、养生功法示范指导、中药调养咨询指导等；③中医特色干预技术，包括针刺、灸法、拔罐、推拿、穴位贴敷、埋线、药浴、熏洗（蒸）、刮痧、砭石、音疗，以及热疗、电疗等其他理疗技术；④产品类，如膏方、养生调养茶饮等；⑤健康档案建立、慢性病健康管理、健康信息管理，以及管理效果评价等，也可纳入治未病服务项目。

本次调查当中，由于各地开展的服务项目有所不同，有部分单位填写的是分类服务，部分单位填写的是服务技术，涵盖了上述内容的多个方面，导致统计中出现困难。主要有：中医体质辨识、健康状态评估、健康咨询指导、中医特色干预技术、中药调理、健康体检、健康处方，以及针灸、拔罐、理疗、推拿、穴位贴敷、埋线、中药熏蒸等服务项目和技术。

中医体质辨识项目作为健康状态辨识及评估的主要手段，据调查统计，目前开展"中医体质辨识"或"体质辨识"项目的单位数为1038家，占比60.6%。明确开展中医经络检测的有152家，开展中医脏腑功能评估的有151家，开展中医气血状态评估的有10家，均远低于中医体质辨识开展的单位数，显示了中医体质辨识作为中医健康状态评估的重要手段已经得到了专业人士的普遍认可。

3. 治未病科中医干预技术比较集中，新型技术需要继续加大培育推广力度

目前治未病科的中医干预技术，主要是常规的针灸、推拿、拔罐刮痧、穴位贴敷等传统中医技术，开展比例均在88%以上；中药药浴、熏洗（蒸）等有一定的场地和设备要求，虽然未及上述传统技术开展比例高，但是仍有50%和70%以上的比例，显示了这类外治与中药相结合的技术具有良好的市场接受度。埋线、砭术、音疗等技术开展比例较低，还需要一定的培训和推广。参见表3-7。

表3-7 中医干预技术开展情况

中医干预技术	开展单位数（家）	开展比例（%）
针刺	1641	95.80%
艾灸	1659	96.85%
推拿	1616	94.34%
拔罐	1674	97.72%
穴位贴敷	1574	91.89%
刮痧	1520	88.73%
埋线	695	40.57%
药浴	880	51.37%
熏洗（蒸）	1251	73.03%
砭术	185	10.80%
音疗	168	9.81%

除了上述中医干预技术外，尚有部分单位开展了一些具有中医特色的干预技术，包括热疗、火疗、红外、中药离子导入、腹针、火针、套管针、小针刀、火针刀、耳针、刺血、火龙灸、长蛇灸、药锭灸、天灸、身柱灸、经络导平、经络疏通、冬病夏治、中药精油、药膳等。

（四）最受群众欢迎、服务量大的治未病项目

本次调研还调查了治未病科开展的在本院最受群众欢迎、服务量大的特色优势项目和技术，共有1654家医院答复了该项内容（表3-8）。其中，健康状态辨识及评估项目最受群众欢迎，服务量大的特色优势项目为中医体质辨识，选择的医院数为322家，选择体检的有49家，选择经络检测的为21家。

在中医特色干预技术中，选择技术较多的是针刺1078家，穴位贴敷756家，拔罐575家，艾灸561家等。其他比较受欢迎的特色优势项目和技术还有刮痧320家，熏洗（蒸）315家，药浴130家，冬病夏治180家，膏方203家。

还有一些项目和技术虽然被选择的不多，但是能体现中医特色、受到社会认同，比如经络疏通调理，健康调养咨询，扶阳罐，针刀技术，耳穴疗法，小儿推拿，失眠调治，针刺减肥，孕前、产后、哺乳期、术后中医调理，骨质疏松防治调养，肾脏疾病中医防控，健康养生知识讲座等。

表3-8　最受群众欢迎、服务量大的特色优势项目和技术

项目、技术名称	选择单位数（家）	占比（%）
中医体质辨识	322	19.47%
体检	49	2.96%
经络检测	21	1.27%
针刺	1078	65.18%
穴位贴敷	756	45.71%
拔罐	575	34.76%
艾灸	561	33.92%
刮痧	320	19.35%

续　表

项目、技术名称	选择单位数（家）	占比（%）
熏洗（蒸）	315	19.04%
药浴	130	7.86%
膏方	203	12.27%
冬病夏治	180	10.88%

（五）治未病科研发产品情况

共有 201 家单位回复开展了治未病科产品研发，主要有院内制剂、外用制剂、特定功效的贴敷、保健茶或食品、中药膏方、外用药膏或酊剂、中药面膜、药枕香囊、保健操、仪器设备或软件等。

其中应用中医体质学理论进行开发的单位有 21 家。开发中医体质辨识软件的有 8 家，开发中医治未病体质监测系统的有 1 家，开发体质养生茶的有 4 家，开发体质膏方食疗药膳产品的有 6 家，开发体质药浴产品的有 2 家。显示了中医体质学理论在治未病产品研发方面的指导作用。

（六）治未病科设备配备情况

1. 治未病科设备总值整体不高，医院间差别巨大

治未病科设备总值平均值为 97.33 万元，每家医院平均设备数 35 台，5000 元以上设备平均每家医院 11.92 台。但是医院之间差别巨大。设备总值在 50 万元以下的占比 62.81%，显示大多数治未病科在设备购置上应予以更多扶持。见表 3-9。

表 3-9　治未病科设备配备情况

设备总值（万元）	选择单位数（家）	占比（%）
≥2000	6	0.35%
2000＞总值≥1000	17	0.99%
1000＞总值≥500	36	2.10%
500＞总值≥300	84	4.90%
300＞总值≥100	230	13.43%

续　表

设备总值（万元）	选择单位数（家）	占比（%）
100 > 总值≥50	264	15.41%
50 > 总值≥20	362	21.13%
20 > 总值≥10	256	14.94%
< 10	458	26.74%

2. 治未病科中医设备总值低，价值高的设备配置少

治未病科中医设备总值平均值为38.43万元，每家医院平均设备数17.26台，5000元以上设备平均每家医院8.76台。科室中医诊疗设备总价在20万元以下的占比57.15%，显示中医设备呈现出设备总值低、单价高、设备数量少的特点。见表3-10。

表3-10　治未病科中医设备配备情况

设备总值（万元）	选择单位数（家）	占比（%）
≥1000	5	0.29%
1000 > 总值≥300	19	1.11%
300 > 总值≥100	135	7.88%
100 > 总值≥50	212	12.38%
300 > 总值≥100	230	13.43%
50 > 总值≥20	363	21.19%
20 > 总值≥10	285	16.64%
10 > 总值≥5	213	12.43%
< 5	481	28.08%

3. 健康状态辨识评估设备种类丰富，体质辨识仪为配置率最高设备

根据此次调查，健康状态辨识评估设备中主要采用有体质辨识仪、红外线热成像仪、经络检测仪、五脏相音辨识仪、中医舌诊仪（舌象诊测信息采集系统）、中医脉诊仪（脉象诊测信息采集系统）、中医四诊仪（舌面脉信息采集体质辨识仪）、身高体重测量仪、生物体微弱磁场检测仪、人体成分分析仪、骨密度检测仪、无创过敏原检测仪等，以及常规医技检验科室现代设备。其中应用体质辨识仪（体质辨识设备）的单位有942家，占比55%，远超过

其他健康状态辨识评估设备购置比例，是中医健康状态辨识评估设备的首选配置设备。

（七）治未病实施情况

本次调研还对治未病干预方案实施情况、中医健康档案建设情况、年服务人次等方面进行了调查。

1. 治未病科应用健康状态中医干预方案情况

应用健康状态中医干预方案年度总计 2961681 人次，平均 1729 人次。开展 300 人次以下的医院超过 50%，说明多数医院开展规范的健康状态中医干预方案基数低。见表 3 – 11。

表 3 – 11　健康状态中医干预方案应用情况

应用人数（人次）	医院数（家）	占比（%）
≥100000	2	0.12%
100000 > 人数 ≥20000	27	1.58%
20000 > 人数 ≥8000	55	3.21%
8000 > 人数 ≥2000	189	11.03%
2000 > 人数 ≥1000	198	11.56%
1000 > 人数 ≥300	384	22.42%
<300	858	50.09%

2. 治未病科开展健康体检情况

开展健康体检年度总计 9715085 人次，平均 5671 人次。主要分布区间为 2000～8000 人次之间。低于 2000 人次的开展健康体检的医院比例占 48.16%。见表 3 – 12。

表 3 – 12　健康体检开展情况

健康体检人数（人次）	医院数（家）	占比（%）
≥100000	7	0.41%
100000 > 人数 ≥20000	107	6.25%
20000 > 人数 ≥8000	230	13.43%

续　表

健康体检人数（人次）	医院数（家）	占比（%）
8000＞人数≥2000	544	31.76%
2000＞人数≥1000	259	15.12%
1000＞人数≥300	303	17.69%
＜300	263	15.35%

3. 治未病科开展中医体质辨识情况

开展中医体质辨识年度总计3003198人次，平均1753人次。开展中医体质辨识低于1000人次的医院比例为64.27%。总人次和平均人次虽然很高，但是差别较大，大部分医院开展中医体质辨识有很大提升空间。见表3–13。

表3–13　中医体质辨识开展情况

中医体质辨识人数（人次）	医院数（家）	占比（%）
≥100000	2	0.12%
100000＞人数≥20000	17	0.99%
20000＞人数≥8000	39	2.28%
8000＞人数≥2000	293	17.10%
2000＞人数≥1000	261	15.24%
1000＞人数≥300	537	31.35%
＜300	564	32.92%

4. 治未病科开展中医健康干预情况

开展中医健康干预年度总计4463156人次，平均2605人次。开展中医健康干预低于1000人次的医院占比59.37%。见表3–14。

表3–14　中医健康干预开展情况

中医健康干预人数（人次）	医院数（家）	占比（%）
≥100000	1	0.06%
100000＞人数≥20000	40	2.34%
20000＞人数≥8000	99	5.78%
8000＞人数≥2000	316	18.45%

续　表

中医健康干预人数（人次）	医院数（家）	占比（%）
2000＞人数≥1000	240	14.01%
1000＞人数≥300	452	26.39%
＜300	565	32.98%

5. 治未病科开展效果追踪情况

开展效果追踪年度总计1673809人次，平均978人次。低于1000人次的开展效果追踪的医院比例占78.46%。开展疗效追踪是验证中医药疗效和改进健康调理方案的重要手段，目前开展效果追踪的情况不容乐观。见表3-15。

表3-15　中医治未病效果追踪情况

追踪人数（人次）	医院数（家）	占比（%）
≥100000	0	0.00%
100000＞人数≥20000	10	0.58%
20000＞人数≥8000	26	1.52%
8000＞人数≥2000	177	10.33%
2000＞人数≥1000	156	9.11%
1000＞人数≥300	388	22.65%
＜300	956	55.81%

6. 治未病科建立中医健康档案情况

建立中医健康档案年度总计3147799人次，平均1838人次。建立中医健康档案低于1000人次的医院占比69%。见表3-16。

表3-16　中医健康档案建立情况

建立中医健康档案人数（人次）	医院数（家）	占比（%）
≥100000	1	0.06%
100000＞人数≥20000	23	1.34%
20000＞人数≥8000	54	3.15%
8000＞人数≥2000	249	14.54%
2000＞人数≥1000	204	11.91%

建立中医健康档案人数（人次）	医院数（家）	占比（%）
1000＞人数≥300	419	24.46%
＜300	763	44.54%

三、治未病实施单位经验总结

课题组还对调研单位所在辖区制定的推进治未病工作的特殊政策和管理措施进行了调查，总结经验如下。

（一）政府整合资源推进工作

政府重视治未病工作，积极协调政府资源共同推进。如保山市政府的措施：①市级成立由市政府分管卫生计生副市长任组长，卫生计生、发改、财政、工商等有关部门为成员的保山市中医药预防保健及康复服务工作领导小组，负责能力建设项目的指导；②制定项目经费管理制度，确保项目经费按时使用且专款专用；③将中医药预防保健及康复服务能力建设项目工作纳入保山市工作目标责任考核及市卫计委对市直有关单位目标责任考核；④建立保山市中医药预防保健及康复服务能力建设工作联席会议制度，为项目工作的开展提供支持。

宁波市政府的措施也具有代表性：①区域政府高度重视中医预防保健服务，将其作为一项重要的民生工程和惠民工程，纳入区域卫生规划，纳入政府年度工作目标并组织实施。②区域政府制定区域中医预防保健服务发展的总体规划和实施方案，并将中医预防保健服务纳入公共卫生服务项目。区域卫生行政部门制定区域中医预防保健及康复服务发展实施方案等相关制度及规范，并保障实施。③成立领导小组。宁波市政府、市卫生局领导高度重视，在区域内成立了包括中医药、卫生、工商、发改、财政、物价等有关部门成员在内的区域中医预防保健服务工作领导小组，由政府主管领导任组长。领导小组办公室设在市卫生局中医与医政处，由主要分管领导任办公室主任。④建立区域内中医工作联席会议制度。⑤设立专职人员。市卫生局设有中医与医政处，有专职人员负责中医药预防保健及康复服务工作。⑥成立地区中医预防保健及康复服务工作专家组。⑦区域政府按照项目资金标准，给予1∶1配套资金投入，并制定、实施项目经费管理制度。⑧着手老年人体质辨识、儿童中医调养等中医预防保健服务逐步纳入宁波市基本公共卫生服务项目；组织协调相关部门，将中医预防保健及康复服务工作逐步纳入区域卫生主管部门和街道等考核指标。

嘉定区政府成立了中医药发展办公室和中医药管理科，配备专职管理干部负责区中医药预防保健及康复服务能力建设项目。2013年11月，嘉定区政府成立中医预防保健服务工作领导小组，以分管区长为领导小组组长，区卫生、中医药、工商、发改、财政、物价等相关部门领导为领导小组成员，小组办公室设在区卫生局，由区中发办主任担任办公室主任。为推进工作的开展，同时成立区中医预防保健及康复能力服务工作专家组，定期督导指导工作，从技术上给予支持，上下联动的组织架构共同推动了该区中医药预防保健及康复服务能力项目建设工作的协调机制。为推动该区中医药工作的可持续发展，由区政府牵头，由相关的委办局及区域内医疗机构领导共同建立嘉定区中医药工作联席会议制度。

昆山市制定《昆山市中医药预防保健及康复服务能力建设项目的实施方案》，明确了工作目标和相关单位的工作任务，成立包括卫生、工商、发改、物价、财政等有关部门成员在内的区域中医预防保健服务工作领导小组，加强组织领导；联合发改委和物价部门将中医预防保健服务技术与方法，如中医体质辨识、健康指导咨询等纳入收费项目并制定合理价格，完善政策措施；将0~3岁儿童和65岁以上老年人中医药健康管理纳入基本公共卫生服务项目管理范畴，制定工作方案，明确工作任务和要求，纳入基本公共卫生服务项目绩效考核内容。开展中医预防保健知识和技术培训，规范中医预防保健服务行为，提高中医预防保健服务人员队伍素质。

大庆市卫生局制定相应的政策，并为大庆市中医医院治未病中心采购设备拨款200万元，制定了坚持以中医药养生、保健、预防、康复为主要内容的覆盖全市的中医预防保健体系和管理措施。

又如某州组织成立由州政府分管副州长为组长的州中医药预防保健及康复服务能力建设项目领导小组，研究制定项目管理制度、评价评估办法等，适时进行督导。某区政府高度重视此项工作，予专项配套财政支出220万。

区卫计委成立治未病工作组，制定工作计划，组织专家组，专人组织实施督导工作。政府、医院、社区"三位一体"共管共建，构建治未病工作平台，成立治未病领导小组和专家服务小组及办公室，开展免费健康咨询服务，指导全县中医治未病服务工作。

（二）医院整合院级资源推进工作

医院整合院级资源，推动各管理、职能处室及临床科室统一协调，在人才、设施、设备、资金、简化医院服务流程等方面积极探索。

秦皇岛市中医医院在开展治未病工作中不断探索管理服务模式，创新性地将治未病与健康管理科相结合，实行一体化管理。总结出一套"全过程、全范围、全覆盖，院前、院中、院后管起来"的治未病工作思路和流程。强化监督检查，确保按期完成中医药预防保健及康复服务能力建设项目工作任务。在治未病科室初期建设阶段，医院给予扶持，保证人员收入不低于医院平均水平；建立激励机制，促进其进一步发展；在培训、进修、科研和晋升方面予以优先支持，以保证人员的积极性与稳定性。

某医院分管院长亲自主抓预防保健工作及治未病科室的组织管理、业务计划、技术拓展及方案措施，定期给予专项经费预算并纳入院内的工作计划。

不断规范"治未病"科的建设与管理，借助社会力量，加强设备与资金投入，提供与科室功能相适应的场所、设备设施、技术力量。突出非药物方法的运用，注重整体调节，求得整体效果。

加强治未病科与临床科室的协调。协调各相关专科介入疾病病前管理，积极推行中医健康宣教与健康处方。协助各专科选择合适的优势病种，推进疾病管理，并前移到病前状态管理。加强治未病科的人员、设备及房屋等基本建设，引进中医博士高层次人才，购置多种中医诊疗设备。

建立激励机制，确保人员收入不低于医院平均水平。同时为治未病科室从业人员提供可预期的职业发展前景，确保人员的积极性与稳定性。

某院为推进本地区治未病工作，争取到省市医保、物价等部门给予政策支持，全身保健推拿、中医体质辨识等项目得到定价和医保支付。带有治未病特色的体检中心也得到省卫生厅的认可，列入干部体检指导单位。

某医院专门制定了鼓励使用中医适宜技术的具体措施，使用中医适宜技术的科室绩效核算时按双倍计算，并有一名院长专门负责。

（三）加强治未病科技术实力，探索治未病新技术新方法

加强治未病科技术实力，制定健康调理方案，积极引进治未病新技术、新方法。

某州中医医院成立以院长为组长的中医药预防保健与康复服务能力建设项目工作领导小组，制定具体的工作方案，加强中医药预防保健及康复服务提供平台建设和中医药预防保健及康复服务人员队伍建设，学习中医预防保健与康复服务相关知识与规范标准，使医护人员掌握体质辨识的基本方法和养生保健、康复知识与技能，熟练运用中医药特色的技术方法，深入基层开展中医药预防保健及康复服务。

针对老年人常见的高血压、糖尿病、睡眠障碍、饮食障碍等多发病，推进体质筛查，分析中医体质，从饮食、睡眠、合理的体育运动来提供有针对性的干预方法，多方面进行体质干预。

通过整合中医体质辨识、健康调养咨询门诊及传统疗法中心，成立治未病中心，积极开展中医治未病服务；在开展中医治未病工作中进行"辨体优育"，实施孕产妇体质辨识，提供孕前、孕中和产后的辨体干预和辨体施养，其着眼点、切入点紧紧扣住中医治未病的重点；通过建立健康保健中心，为亚健康及健康人群提供中医药服务。在中医药理论指导下，根据不同的季节，针对不同人群、不同疾病进行适时干预或预防。

增加医院治未病专项基金的投入，结合该院现有人才及技术，认真开展治未病临床研究，培养一批治未病优秀人才；整合针灸、推拿、拔罐、刮痧等中医适宜技术；制定各类人群的中医特色保健方案，开展养生保健指导，进行五禽戏、太极拳、太极剑的推广普及。

某民族医院大力推广香熏疗法、手法按摩、藏药涂擦等富有藏医特色的治未病技术应用。

（四）加强经济引导，将治未病纳入报销范围

实施提高治未病门诊、住院报销比例，将中医特色诊疗技术纳入当地医保、新农合报销范围，采取治未病项目补贴等措施，加强对治未病工作的经

济引导。

多省市医保、物价等部门给予治未病政策支持。如将中医服务类收费项目门诊报销50%或60%等；部分区县将中医药服务项目、中医干预技术（中医非药物疗法）纳入医保、新农合报销补偿范围，并提高10%报销比例；有些地区对于实施治未病中医适宜技术，如冬病夏治、中药膏方、穴位贴敷等项目列入门诊报销范围，医保、新农合给予全额报销。

部分地区将中医治未病体质辨识、辨证论治、辨证施膳等服务纳入医保、新农合报销范围；部分医院将中药饮片、中药制剂在新农合原有的报销比例基础上再高5个百分点。住院患者住院报销比例提高，门槛费降低，中草药、中成药、中医诊疗费自付部分报销20%。

如宜春市，物价部门已将《关于要求制定中医药预防保健及康复服务项目收费标准的申请》文件送省发改委报批。并批准项目单位治未病医疗服务项目及价格标准按照《江西省医疗服务项目价格汇编》规定的收费项目和收费标准执行，《江西省医疗服务项目价格汇编》中没有涵盖的收费项目和标准，允许参照省内同类项目价格和标准执行。

江北区新增公共卫生项目纳入该区基本公共卫生服务项目管理、考核。经费保障以政府购买的形式予以补助，补助标准为：0～3岁儿童中医保健由5元/人次增加为10元/人次；3～6岁儿童中医保健为10元/人次，孕产妇中医保健产前、产后均为20元/人次；糖尿病和高血压中医保健均为20元/人次，访视费由5元/人次增加为10元/人次。

（五）强化医院治未病科辐射带动能力，与基层卫生机构形成帮扶和协作机制

赣州市政府牵头的工作办公室负责政策制定，一家三甲中医院作为项目单位构建区域服务体系，若干家二甲中医院及社区卫生服务中心负责项目具体工作实施，推进治未病工作进社区，若干家社区居委会、社会养生机构等参与其中，共同构建治未病服务网络，形成了三级联动、分工明确、有机联系的赣州市中医预防保健体系框架。

某医院不断加强服务网络建设，加强基层辐射。充分发挥该院中医药适宜技术推广基地的龙头作用，通过为社区卫生服务中心、乡镇卫生院、卫生

室培养治未病人才，支持开展治未病相关业务，延伸拓展中医治未病服务。通过中医药服务能力提升工程，提高基层治未病服务水平。免费指导社区卫生服务中心治未病工作，传授"治未病"理念，与乡镇及社区卫生院技术和资源共享。

某医院成立治未病指导科，每半年一次为 13 个乡镇卫生院和 3 个社区卫生服务中心及一级中医院培训治未病医技师，指导他们开展治未病服务，并资助针灸、艾条等医疗用品。通过一系列讲座活动的开展，当地部分基层医院已开展治未病服务，中医特色技术也开始使用。

（六）多途径推广治未病科普宣传，普及"治未病"理念，增加治未病的影响力和认同度

某地充分利用电视台、网络、简报信息、宣传栏、健康文化墙、健康沙龙、健康宣教"百千万"工程、与甘肃《健康周刊》合办卫生专版等方式积极宣传中医预防保健与康复服务工作动态及成果。

宜春市组织专家编辑出版《新编中医药适宜技术治疗疑难杂症 50 法》读本；市科协积极配合卫计局和项目建设单位的工作，印发《中医养生》科普宣传读本 10000 份发放到基层。

某地大力推广中医治未病科普宣传，通过专家队伍在医院或社区义诊等，以及制作影视、多媒体宣讲材料、印发健康教育宣传资料等，让社会了解中医"治未病"理念，普及治未病知识，进一步让中医特色治未病健康文化转化为促进健康的自主行为。

某地免费开展健康讲座，免费为体检人群和辖区居民提供体质辨识，免费提供穴位贴敷；重视科室信息化建设，不断完善健康追踪与管理功能，重视连续、动态、全程管理，并充分发挥服务对象的参与意识与能力。

某医院根据本单位的实际情况，在环境形象建设上注重体现中医药文化特点，在治未病科及有关区域加强中医"治未病"理念和中医药养生保健知识的宣传，介绍中医药养生保健的方法。另外，医院网站设立内容规范的中医药养生保健专栏，以健康讲座、疾病预防保健等形式加强养生保健健康宣传，传播"治未病"理念和养生保健方法，营造良好的中医药治未病健康文化氛围。

某医院结合"中医药进社区进乡村""服务百姓健康行动"等活动，组建专家团队和中医健康讲师团进社区、进单位、进工厂，开展中医药健康巡回宣讲，加强中医药文化宣传，营造良好的中医药治未病健康文化氛围。

四、治未病实施单位提出的问题与意见

（一）实施单位提出问题汇总

各受访单位在说明治未病工作的开展所取得成绩的同时，也反映了一些实践中出现的问题（图 3 - 1）。

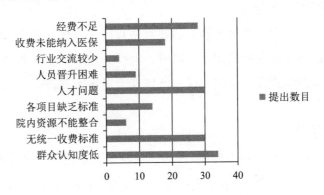

图 3 - 1　治未病工作开展中遇到的问题

1. 民众接受度低

民众接受程度较低已成为现今各治未病单位所提出的最为普遍的问题。虽然经过近几年国家及各省市媒体对中医治未病的宣传，运用中医治未病的理念已经为大多数人所了解，也因此在各单位的实践中，到亚健康防治中心进行预防保健的人群明显增多；但大众对"治未病——未病先防"的理解仍有所偏差，往往抱着"已病治疗、无症不医"的陈旧观念，不愿主动接受预防保健，造成了预防保健病种比较局限。有些群众对治未病概念的了解不多，对预防保健有需求，但不急迫，主动到医院治未病科寻求支持的不多，且依从性较差。

此外，由于国家对保健品市场的管理尚不够规范，加上铺天盖地的保健品广告往往打着中医中药的幌子，对广大群众进行误导，使其对医疗机构较为正规、科学的中医保健技术、方药有所抵触，在一定程度上也影响了治未病工作的开展。

2. 人才队伍匮乏

大多数治未病医疗机构中缺乏专职从事治未病工作的人员，无论从人数上还是从专业技术水平上与其他临床科室相比均有较大差别。同时由于科室目前创收能力普遍不如其他临床科室，医院领导对其重视有限，再加上科室人员在晋级评比中优势不明显，综合加分低于临床医生，导致具有真才实学的高级医技人员不愿来此工作。另外由于现今中医未病学尚未进入国家学科目录，因此培养本专业研究生也较为困难。

3. 费用问题有待厘清

除广东省外，大多数地区治未病收费项目尚未有统一标准，很多项目如体质辨识等面临无法收费的困境。同时，大部分治未病项目并未纳入社保范畴，既增加了群众就医的负担，在一定程度上还影响到群众接受治未病干预的意愿。

4. 经费不足

经费不足是造成各医疗单位实践中出现较多困难的一个主要原因。首先，经费不足导致服务质量低。由于缺乏配套的制剂及更完善的服务，难以形成更有效的产业链及可观的经济效益。但也有部分单位提出医院经济困难，地方与国家项目资助力度不够，无法引进KY3H中医体质辨识系统，目前仍以人工体质辨识为主。但因自行设计的人工表格不规范，难免出现辨识欠精准等问题；且因缺乏自动化软件的支持，难以承担大规模的体质辨识等治未病相关工作。

其次，经费不足导致宣传力度跟不上。由电视等媒体宣传成本过高，所以在某些地区没有形成广泛的效应，知名度不够，患者了解不够，工作开展困难，需要进一步开展治未病宣传。

5. 手段及规范均不成熟

大多数单位提出，各项治未病技术手段没有一个相对的规范和标准。许多单位在具体实践过程中没有合适的标准进行参考，大多数是凭医生的临床经验和患者自己的意愿选择技术手段。因此亟须制订相应的诊疗规范。

6. 其他

有一些单位还提出需要加强治未病理论研究；有些单位提出需进一步加

强学术交流;有些单位则提出进一步整合院内资源,避免相关科室诊疗项目重复的问题等。

(二) 实施单位所提建议汇总

1. 人才队伍激励政策

国家中医药管理局规定,治未病科室初期建设及发展阶段,医院应给予扶持及建立激励机制,治未病科室应为中医医院兼管理与临床职能的一级科室。但在中医院里真正建立独立科室或病区,仍有不少阻力;应对治未病专职人员和专业技术人员的职称晋升提供政策支持和保障。

2. 规范化管理、加强平台建设

(1) 建议国家中医药管理局出台优惠政策,采用联合的办法,把治未病系统普及开来,使中医预防保健治未病服务试点单位的工作规范化、科学化。

(2) 建议主管部门能举办国家级的中医治未病专业培训,先以各试点中医院治未病科主任及骨干医生为培训对象,然后再逐级向下举办培训班。

(3) 建议卫生行政部门或上级业务单位给予更多理论和技术支持,比如提供中医预防保健治未病服务高峰论坛系列专题讲坛的相关资料。

(4) 建议设立专门的中医预防保健治未病服务论坛,给相关从业人员提供交流的空间,并给予疑难解答和相关资料的下载,促进中医预防保健事业的发展。

3. 加大宣传力度

建议加大相对欠发达地区的健康宣传,将中医预防保健治未病服务工作优秀地区的经验推广,使治未病服务工作真正普及到所有地区。

4. 加大监管力度

从政策层面加大项目执行的监督力度,目前市局及市政府并未按项目要求参与进来。

5. 高校专业建设

建议全国中医院校本科、研究生教育都增设治未病专业。

6. 医保政策

出台治未病服务项目的种类和收费标准,将其纳入医保门诊报销,建立长效机制,保障治未病工作深入而有效地推广。比如将一些必要、有效、极富特色的中医治未病技术纳入医保报销范畴，如中医体质辨识、中医经络检测、健康调养咨询等；设立药膳食疗项目的具体收费条目，如药汤、药茶、药酒等，优化医疗资源分配，真正发挥中医治未病在国民健康中的积极作用。

7. 市场化运营

治未病科在科室管理和政策上应该区别于临床科室，治未病科更强调服务职能，有更多的市场特征，比如在外设立相应的服务机构，应不受医疗限制，从业医师不受定点限制，包括税收政策。重点专科验收应有相应的政策。

第四部分　中医治未病相关
文献调研报告

文献是治未病工作实施情况调查的重要来源，可体现治未病的理论层次、治未病的实施成效等。文献中提出的很多治未病工作存在的问题及决策建议，可作为改善和加强治未病工作的参考。自 2007 年中医"治未病"理念提出以来，引起了中医界乃至全社会的广泛关注和重视，围绕这一领域发表的文献较 2007 年之前大幅增加。为了解治未病文献的总体情况，我们对中国学术期刊网络出版总库、教育期刊、中国博士学位论文全文数据库、中国优秀硕士学位论文全文数据库、中国重要会议论文全文数据库、国际会议论文全文数据库、中国重要报纸全文数据库七大数据库类型进行文献搜索，检索日期为 2020 年 10 月 1 日，以（主题＝治未病）为检索式进行搜索，检索周期限定为从 2007 年 1 月 1 日至 2020 年 9 月 30 日。共搜索到文献 5826 篇。我们针对文献检索结果，对中医治未病情况的调研分析如下。

一、文献基本数据调研分析

（一）以资源类型分布计量

所检索到的文献总数为 5826 篇，根据资源类型分布计量分别为：期刊 4431 篇，国内会议论文 743 篇，报纸 234 篇，硕士研究生毕业论文 205 篇，国际会议论文 179 篇，博士研究生毕业论文 31 篇，学术辑刊 3 篇。资源类型分布情况见表 4 - 1。

表 4 - 1　研究文献的资源类型分布情况

资源类型分布	文献数量（篇）	占文献总量（%）
期刊	4431	76.06%
国内会议	743	12.75%
报纸	234	4.02%
硕士	205	3.52%
国际会议	179	3.07%
博士	31	0.53%
学术辑刊	3	0.05%

注：上表发文比例计算方法：发文数量/5826。

（二）以文献发表年度计量

由表 4 - 2 可以看出，近 12 年来各年度国内发表的治未病研究相关文献数量都较多，体现出较为稳定的趋势。虽然 2007 年文献数 251 篇较表中其他年份相差较大，但需注意的是，在 CNKI 数据库中以主题为"治未病"检索，2007 年之前所有文献数仅 401 篇，各年度文献数均在 60 篇以下。这和国家于 2007 年启动了"治未病"健康工程相吻合，当时的副总理吴仪在全国医药工作会议上郑重提出"要把治未病作为一个课题来研究"。

表 4 - 2 中，2008 年、2010 年、2012 年、2017 年文献数相对较高，这与国家发布《"治未病"健康工程实施方案（2008—2010 年）》《中医医院"治未病"科建设与管理指南》《"健康中国 2030"规划纲要》《中国防治慢性病中长期规划（2017—2025 年）》相吻合，由此可见，文献发表的数量体现了行业发展的重点和热点。

表 4 - 2　2007 年至 2020 年 9 月各年度国内发表的治未病研究相关文献

年度	文献数量（篇）	占文献总量（%）
2007	251	4.31%
2008	437	7.50%
2009	401	6.88%
2010	482	8.27%

续　表

年度	文献数量（篇）	占文献总量（%）
2011	446	7.66%
2012	484	8.31%
2013	451	7.74%
2014	413	7.09%
2015	393	6.75%
2016	433	7.43%
2017	519	8.91%
2018	405	6.95%
2019	421	7.23%
2020	443	7.60%

注：上表发文比例计算方法：发文数量/5826。

（三）以研究文献所属学科领域/学科类别计量

如表4-3所示，研究文献所属领域学科类别主要以中医与中西医结合为主，占比76.07%。其他主要是公共卫生与预防医学、中药与方剂、基础医学等医学管理或交叉应用学科，以及临床医学、护理、特种医学等临床学科。由此可见，"治未病"理念不仅在中医学领域受到重视，而且对于国家医药卫生方针政策的制定及临床医学领域，也起着重要的指导作用。

表4-3　文献所属学科领域学科类别计量情况

文献所属学科领域学科类别	文献数量（篇）	占文献总量（%）
中医与中西医结合	4432	76.07%
公共卫生与预防医学	437	7.50%
临床医学	252	4.33%
中药与方剂	95	1.63%
护理	72	1.24%
基础医学	60	1.03%
特种医学	33	0.59%
教育	33	0.57%

续 表

文献所属学科领域学科类别	文献数量（篇）	占文献总量（%）
政治	32	0.55%
兽医	28	0.50%
体育	27	0.48%
工商管理	20	0.34%
商业经济	17	0.29%
计算机	17	0.29%
工业经济	17	0.29%
其他	254	4.36%

注：上表发文比例计算方法：发文数量/5826。

（四）以研究文献来源分布计量

如表4-4所示，发表文献最多的来源为《中国中医药现代远程教育》，文献数210篇，占比10.91%，远大于其他杂志。而《中国中医药报》是表中中医药行业唯一的权威性大报，体现出《中国中医药报》是中医药宣传的舆论平台，为中医药事业发展营造了强有力的舆论氛围，是国内外进行中医药交流的大舞台。此外，研究文献来源分布前10名的杂志呈现了文献量、杂志级别、是否核心期刊等方面相对均衡的特点，反映了治未病研究成果的广泛性。

表4-4 研究文献来源分布前10名统计

文献来源	文献数量（篇）	占文献总量（%）
中国中医药现代远程教育	210	3.60%
光明中医	152	2.61%
中华中医药杂志	99	1.70%
辽宁中医药大学学报	98	1.68%
中医药管理杂志	97	1.66%
辽宁中医杂志	82	1.41%
中国中医药报	80	1.37%

文献来源	文献数量（篇）	占文献总量（%）
中华中医药学刊	76	1.30%
内蒙古中医药	72	1.24%
河南中医	71	1.22%
实用中医内科杂志	64	1.10%
中医药导报	60	1.03%

注：上表发文比例计算方法：发文数量/5826。

（五）以研究文献机构分布计量

如表4-5所示，其中9个研究机构为大学，北京中医药大学、广州中医药大学遥遥领先，显示了治未病研究领域大学的学术引领作用。且地域方面，表中各机构分布于我国华北、东北、华东、华南、西南地区，仅有西北地区和华中地区无分布。所以总体看来，研究文献机构分布呈现了既集中又分散的特点。

表4-5　研究文献机构分布前10名统计

机构	文献数量（篇）	占文献总量（%）
北京中医药大学	176	3.02%
广州中医药大学	151	2.59%
山东中医药大学	149	2.56%
南京中医药大学	134	2.30%
成都中医药大学	92	1.58%
湖南中医药大学	92	1.58%
天津中医药大学	90	1.54%
辽宁中医药大学	89	1.53%
广西中医药大学院第一附属医院	89	1.53%
上海中医药大学	84	1.44%

注：上表发文比例计算方法：发文数量/5826。

（六）以研究文献的作者及单位计量

如表4-6所示，研究文献的作者发表文献量排序前9名中，发表文献最多的为国医大师、中医体质学创始人王琦教授，充分体现出王琦教授在治未病方面的学术引领作用。同时，还应注意的是，与研究文献机构分布不同，作者单位不再以中医药大学为主，而是以临床医院和综合性大学为主，体现出临床医院的作者成为主要支柱力量，且综合性大学中的医学研究人员也十分重视治未病。

表4-6 研究文献作者发表文献量前9名统计

作者	作者单位	参与发表文献数量（篇）
王琦	北京中医药大学	19
张晓天	上海中医药大学附属曙光医院	16
李灿东	福建中医药大学	15
何清湖	湖南中医药大学	15
袁尚华	北京中医药大学东方医院	10
陈瑞芳	广州中医药大学第一附属医院	9
王宏彬	河北联合大学	9
杨志敏	广东省中医院	9
毛德文	广西中医药大学第一附属医院	9

（七）研究文献获得基金资助情况计量

如表4-7所示，虽然从总体上看，获得国家各级别各类基金资助的文章相对于全部文献来说，仍处于比较低的区间。但从基金来源分别来看，分布较为广泛，既有国家级的重点基金，如国家自然科学基金、国家科技支撑计划、973计划等，又有省部级的自然科学基金、教育部博士点基金等，反映了基金覆盖较为广泛，各级别、各层次的科研基金都对治未病的研究给予了一定的支持。尤其是国家级的重点基金，发表的文献数量明显处于很高的水平，体现了国家重大科研项目对科研成果产出的极大推动效果。广东省、浙江省作为地方基金的支持，也产生了较为良好的科研产出效应，这也和两个省长期对中医药和"治未病"研究的支持有着密切联系。

表4-7 获得基金资助项目研究文献发表量前10名统计

研究文献的基金资助名称	文献数量（篇）	占文献总量（%）
国家自然科学基金	265	4.55%
国家科技支撑计划	60	1.03%
国家重点基础研究发展规划（973计划）	47	0.81%
广东省中医药局建设中医药强省科技课题	35	0.60%
国家中医药管理局中医药科学技术研究基金	27	0.46%
浙江省中医药科技计划项目	25	0.43%
河南省科技攻关计划	20	0.34%
国家社会科学基金	20	0.34%
湖南省教委科研基金	14	0.24%
山东省中医药科技项目	13	0.22%

注：上表发文比例计算方法：发文数量/5826。

（八）研究文献关键词分布、关键词共现网络情况计量

如表4-8所示，研究文献关键词出现最多的是治未病，达到3561次，占文献总量的一半以上。其次是中医，为387次，体现了中医在治未病领域中的主导地位。将出现频次在2次以上的进行过滤，并显示节点、中心点、贡献次数，将甄选出的17个关键词导入并绘制出文献的关键词网络图谱。可以看出，该关键词网络图谱中共有17个节点，每一个节点都代表上文的一个高频关键词，且节点间存在代表相互关联性的连线及共现频次。从这些代表关联性的节点连线中可知，关键词网络同时具有相对集中和分散的特点（图4-1）。"既病防变""未病先防""健康管理""亚健康"等关键词位于整个网络的核心位置，"中医"为整个网络的中心点，周围存在较为密集的连线，指向"防治""养生""糖尿病"等高频词，显示了运用治未病相关手段指导人们防治疾病，延缓疾病的发生或发展。治未病在健康管理中应用最多，说明与西医学健康管理可以互为补充；在糖尿病防控中应用较多，说明在代谢性疾病预防中潜力较大。而在整个网络的外围，也存在一些零散的关键词形成的相互连线。这种网络形态表明目前研究存在较为核心的热点问题，同

时涉及的研究主题比较丰富。

表 4 - 8　研究文献关键词出现频次前 10 名统计表

关键词	文献数量（篇）	占文献总量（%）
治未病	3561	61.12%
中医	387	6.64%
亚健康	200	3.43%
健康管理	183	3.14%
防治	183	3.14%
预防	155	2.66%
未病先防	150	2.57%
糖尿病	121	2.08%
养生	115	1.97%
中医药	112	1.92%

注：上表发文比例计算方法：发文数量/5826。

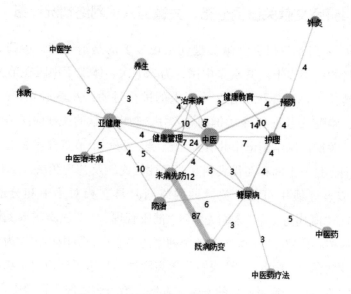

图 4 - 1　关键词共现网络可视化计量图

二、现状调查类文献分析

现状调查类文献有28篇，包括对一般人群的调查，对社区医疗机构的调查、对卫生行政管理人员的调查，多采用问卷调查形式，调查内容包括"治未病"普及、"治未病"满意度、适宜技术选择、医疗机构设置情况等。开展大样本调查工作的文献数量非常少，且文献集中在2009年、2011年、2012年，最新的一项现状调查分析的文献为2015年的学术期刊论文。调查类文献对中医"治未病"的成效及未来发展方向具有重要的参考意义。现介绍部分研究的结果如下。

（一）一般人群调查

1. 一般人群"治未病"知晓率、知晓途径调查

2009年，田京实[①]对"治未病"知晓率和知晓情况进行调查，调查对象选择浙江省的一般社区人群，采用分层整群抽样方法，设置是否听说过"治未病"和了解的途径两个问题来了解人群对"中医治未病"的知晓情况，应答数为5819，应答率为80.3%。听说过治未病的3394人，知晓率为58.33%。人群对中医治未病的了解途径很多，但没有一个途径是超过50%的，说明在2009年尚缺乏效果理想的宣传途径（表4-9）。

表4-9 2009年一般人群"治未病"知晓率及知晓途径

分类	例数	百分比（%）
报纸	1646	48.50
电视	1649	48.59
网络	987	29.08
书籍	1337	39.39
朋友聊天	912	26.87

---

① 田京实.基于不同人群对中医特色预防保健服务认知的调查研究.北京：北京中医药大学，2009.

分类	例数	百分比（%）
医院宣传	1662	48.97
其他	125	3.68

2011 年，许黎珊①对全国 87 个治未病预防保健服务试点单位的基本状况进行调研，调查对象为接受治未病干预满 6 个月的人群，共收到 55 个试点单位组织符合调查条件的服务对象填写的调查表 4373 份，经数据整理后有效调查表 4153 份。结果显示，"服务单位宣传"途径超过了半数，朋友介绍和报纸宣传占有 35% 和 25% 的比例。电视、网络、书籍、杂志途径效果一般（表 4 - 10）。

表 4 - 10　2011 年一般人群"治未病"知晓率及知晓途径

分类	例数	百分比（%）
报纸	1064	25.61
杂志	521	12.55
电视、网络	817	19.67
朋友介绍	1454	35.00
书籍	266	6.41
服务单位宣传	2143	51.60

杨顺心②等进行了北京地区社区人群对"治未病"的了解情况调查。调查对象为和平里、西坝河、太阳宫社区 16 岁以上常住居民和 3 个社区卫生服务中心负责人，共计 903 人，其中社区居民 900 人，卫生服务中心负责人 3 人，被调查居民中只有 5.1% 的居民了解中医"治未病"服务，66.5% 的居民表示不了解中医"治未病"服务。在调查员向其解释过中医"治未病"的相关涵义之后，有 66.8% 的社区居民认为中医需要参与到社区卫生服务治未

① 许黎珊．"治未病"预防保健服务现状及效果调查报告．中国中医药信息杂志，2011，18（6）：1 - 2.
② 杨顺心，罗富建，陈洁瑛，等．北京社区开展中医"治未病"服务的可行性调查．中国中医基础医学杂志，2012，18（10）：1147 - 1149.

病工作中，有8.1%居民表示中医不需要参与，说明中医积极参与预防保健服务受到居民的极大支持。调查发现传媒影像和文字资料仍旧是宣传中医"治未病"的主要方式，调查中有57.1%的被调查居民选择通过电视广播获得中医"治未病"的相关知识，24.1%居民愿意通过自己阅读相关资料了解，19.7%的居民希望通过讲座和咨询获得知识。对于如何获得"治未病"的服务，几乎五成以上被调查者倾向于直接到"治未病"站点接受服务，也有一部分人愿意接受专业人士的上门服务和小区宣讲等方式。总体来说，超过80%的居民选择在社区接受治未病服务，说明社区仍旧是推广普及治未病服务的基础（表4-11）。

表4-11 2012年北京"治未病"知晓率及知晓途径

途径	人数	百分比（%）	途径	人数	百分比（%）
电视广播	511	57.1	去"治未病"服务站	465	52.0
自己阅读相关资料	223	24.9	专家在小区宣讲	430	48.0
讲座和咨询	176	19.7	电话或网络咨询	254	28.4
网络查询	134	15.0	专业人士上门服务	192	21.5
其他	56	6.3	其他方式	94	10.5

王晓迪[①]对2012年对杭州市拱墅区大关上塘地段社区、小河湖S地段社区、米市巷街道社区的三个卫生服务中心265名居民的调查结果显示：有48例选择"政府宣传"，占调查人数的8.5%；有57例选择"互联网"，占调查人数的10.1%；有105例选择"电视"，占调查人数的18.7%；有39例选择"广播"，占调查人数的6.9%；有121例选择"报纸"，占调查人数的21.5%；有56例选择"书籍杂志"，占调查人数的10.0%；有81例选择"科普讲座"，占调查人数的14.4%；有53例选择"亲友同事"，占调查人数的9.4%；有8例选择"其他途径"并作说明，占调查人数的1.4%，在"说明"中全部被调查对象填写内容为"社区卫生服务机构工作人员"。结果说明，报纸作为传统媒介的代表，在传播"治未病"理念中发挥了较大的作用，

---

① 王晓迪. 社区居民健康状况及治未病与健康管理服务需求分析. 杭州：杭州师范大学，2013.

除报纸外，电视、科普讲座两种宣传媒介也在传播"治未病"理念的过程中占有一定地位（表4-12）。在浙江地区和在北京地区对"治未病"的知晓率差别很大，分别为50%以上和5.1%，说明治未病宣传普及的力度地区差别大。关于知晓途径，尚没有最新的调查文献。课题组认为，近年来新媒体宣传力量的加大，知晓途径应当有大的变化，有必要进行重新调查和分析，以指导媒体宣传教育的重心。

表4-12　2012年杭州"治未病"知晓率及知晓途径

健康管理服务认识途径	频数	构成比（%）
报纸	121	21.5
电视	105	18.7
科普讲座	81	14.4
互联网	57	10.1
书籍杂志	56	10.0
亲友同事	53	9.4
政府宣传	48	8.5
广播	39	6.9
其他	8	1.4

沈叶丽等[1]研究人员通过对2017年在社区卫生机构就诊的300名社区居民进行调查，结果显示：对治未病的了解程度方面，听说过且了解中医"治未病"的166人，占55.33%；听说过但不了解的45人，占15.00%；未听说过的79人，占29.67%。另外对于了解治未病的途径，通过广播或电视以及网络途径有138人，占46.00%；通过社区宣传途有93人，占31.00%；通过中医院途径有69人，占23.00%。

王清峰等[2]选取2018年3月~6月西安科技大学社区卫生服务站职工中200例高血压患者，采用《社区高血压患者中医"治未病"知识综合认知程

---

① 沈叶丽，牟晓春，杨玉英. 社区居民对中医"治未病"的认知现状与管理对策. 中医药管理杂志，2019，27（03）：24-25.
② 王清峰，刘曦，崔晓娜，等. 社区高血压患者中医"治未病"知识的综合认知程度调查. 慢性病学杂志，2019，20（03）：415-417.

度调查表》进行调查，结果显示（表 4 – 13）：200 例患者中 178 例患者对中医"治未病"理论的知晓率为 89.00%，了解途径分别为电视（55.62%）、医院宣传（28.09%）、报纸或网络（8.43%）、亲朋好友（7.87%）。患者对中医"治未病"高血压防治项目中低盐低脂饮食知晓率最高（63.50%），其次是中药调理（42.00%）。患者对中医"治未病"高血压防治项目的总体认知良好率为 22.50%。不同性别、不同患病状况、不同学历、不同收入患者对中医"治未病"高血压防治项目认知状况比较差异有统计学意义（$P <$ 0.05）。说明社区高血压患者中医治未病知识的综合认知程度不高。比如在高血压防治中，中医治未病理论推行的防治项目较多，但在认知方面，患者总体良好率仅为 22.50%。各推行项目中，以高血压患者较为常用的低盐低脂饮食原则和中药调理知晓率最高，对耳穴、运动、体质、精神等内容知晓较少（表 4 – 14），说明目前对中医"治未病"高血压防治项目宣传仍不够全面，需进一步加强对其各类防治项目的详细宣讲，以改善患者总体认知，为患者不良生活行为的调整提供理论基础；且认知状况与性别、患病种类、学历、收入相关（表 4 – 15），需对认知较弱群体加强宣教。认知途径方面，电视和医院宣传是高血压患者知识了解的主要途径，因此在宣教中，需通过电视和医院宣传两种途径进行宣教。可通过与相关部门、电视台联合，开展养生节目，系统性介绍中医治未病知识；医院可通过组织定期讲座、医生口头宣教、在社区进行定点宣传等方式对患者进行宣教，扩大宣传范围，改善患者认知。

表 4 – 13　患者中医治未病理论的知晓途径分布状况

知晓途径	例数	构成比（%）
电视	99	55.62
医院宣传	50	28.09
报纸或网络	15	8.43
亲朋好友	14	7.87
合计	178	100

表 4 – 14　患者对中医"治未病"高血压防治项目的知晓率状况分析（$n = 200$）

项目	例数	知晓率（%）
降压耳穴	42	21.00
低盐低脂饮食	127	63.50
规律锻炼	62	31.00
太极拳	57	28.50
调节精神	8	4.00
调和体质	7	3.50
药膳调理	36	18.00
中药调理	84	42.00

表 4 – 15　患者对中医"治未病"高血压防治项目认知的影响因素分析［例（100%）］

因素	认知良好（$n = 45$）	认知不佳（$n = 155$）	χ^2值	P值
年龄（岁）				
<60	18（21.69）	65（78.31）	0.054	0.817
≥60	27（23.08）	90（76.92）		
性别				
男	20（16.53）	101（83.47）	0.263	0.012
女	25（31.65）	54（68.35）		
患者病状况				
仅患高血压	14（12.61）	97（87.39）	13.984	0.000
存在多种疾病	31（34.83）	58（65.17）		
学历				
大学	10（9.26）	98（90.74）		
硕士	21（30.88）	47（69.12）	31.271	0.000
硕士以上	14（58.33）	10（41.67）		
收入状况（万元/月）				
<0.5	16（16.00）	84（84.00）	4.846	0.028
≥0.5	29（29.00）	71（71.00）		

2. 一般人群对"治未病"服务机构的要求

2009 年，田京实[①]对一般人群对预防保健服务机构的需求进行调查。人群对现有预防保健服务机构有待提高的方面回答人数 653，应答率 90.1%。设置关于现有服务机构有待提高的方面问题的多选题，以及关于一般人群对中医预防保健服务机构服务条件期待的五个方面优先考虑顺序的问题。排序以 1~5 的数值表示，通过计算各项条件所得值的平均数的大小来确定相互的优先次序，数值越小，次序越前。调查显示，有待于提高的方面第一位的是服务内容的丰富性，最后的是收费问题。人群对于中医预防保健服务机构的期望中专业技术水平的考虑是第一位的，地理位置近和支付费用少则是最后要考虑的（表 4-16）。

表 4-16 2009 年北京人群对现有预防保健服务机构提供服务的评价及
中医预防保健机构的期望

有待提高方面			对中医预防保健服务机构的期望		
内容	例数	百分比（%）	条件	均数	标准差
服务意识	1526	23.36	专业水平高	1.61	1.05
服务态度	2054	31.44	服务态度好	2.55	1.33
服务内容的丰富性	3114	47.67	硬件设施好	3.16	1.37
服务机构的设置	2341	35.83	地理位置近	3.69	1.29
收费	1451	22.21	支付费用少	3.46	1.47

2009 年，陈健[②]等对浙江、广东、上海三地的预防保健服务提供机构进行调研，被调查并回收到调查表的 31 家单位，包括中医医院 13 家（三级甲等中医医院 5 家，三级乙等中医医院 3 家，二级甲等中医医院 5 家），社区卫生服务机构 8 家，疾病预防控制中心 5 家，综合性医院 2 家，预防保健中心 2 家，独立体检中心 1 家。其中服务人群对现有中医预防保健服务提供机构的评价回收问卷 7247 份，各项目填写的完整程度不一，基本上应答率保持在

---

① 田京实. 基于不同人群对中医特色预防保健服务认知的调查研究. 北京中医药大学，2009.

② 陈健，陈华，陈勇毅，等. 提供中医预防保健服务机构的现状调研与分析. 浙江中医杂志，2009，44（12）：924-926.

90％以上。由表4－17可以看出，人群对现有中医预防保健服务提供机构的满意度仅为54.32％，不满意的超过了10％，说明现有中医预防保健服务提供机构尚有许多有待于提高的地方。调查显示：人群期待中医预防保健服务提供机构首先提高服务内容的丰富性（47.67％）；其次是服务机构的设置（35.83％）。结果提示：通过中医预防保健服务提供机构的建设，为人群提供更多具有中医特色的预防保健服务技术和手段，能有效满足人群对中医特色的预防保健服务技术和手段的期望（表4－17）。

表4－17　2009年浙江、广东、上海三地人群对现有中医预防保健服务提供机构的服务满意度

满意程度			有待提高的方面		
评价	例数	百分比（％）	内容	例数	百分比（％）
完全不满意	115	1.68	服务意识	1526	23.36
基本不满意	582	8.49	服务态度	2054	31.44
一般	2436	35.52	服务内容的丰富性	3114	47.67
基本满意	3265	47.61	服务机构的设置	2341	35.83
完全满意	460	6.71	收费	1451	22.21
合计应答	6858	100	合计应答	6533	／

3. 一般人群对"治未病"服务机构的倾向性选择

田京实对一般人群对中医治未病服务机构的选择倾向性进行调查。参与中医治未病的服务机构有中医诊所、社区卫生服务中心、综合性医院、中医医院、独立体检中心、独立预防保健中心、疾病预防控制中心。调查显示：人群认为可以提供中医特色预防保健服务的机构前两位是中医医院和社区卫生服务机构，第三位的综合性医院也有45.26％的选择率，说明医疗机构在承担医疗任务的同时承担中医预防保健任务得到社区人群的认可，而以承担预防任务为主的疾控中心或独立预防保健中心的支持率明显偏低（表4－18）。

表 4 - 18　人群对中医预防保健服务提供机构的看法

机构名称	例数	百分比（%）
疾控中心	709	10.48
中医医院	4520	66.80
社区卫生服务机构	4218	62.34
综合性医院	3062	45.26
独立预防保健中心	1090	16.11
健康管理公司	537	7.94
独立体检中心	663	9.80

王晓迪对杭州地区社区卫生服务机构的调查显示：在 562 名被调查对象中，有 172 人选择"大型综合医院"，占调查人数的 30.6%；有 431 人选择"中医医院"，占调查人数的 76.7%；有 182 人选择"社区卫生服务机构"，占调查人数的 32.4%；有 11 人选择"私人门诊"，占调查人数的 2.0%；无人选择"其他机构"。结果说明，居民在选择使用中医适宜技术服务时，更倾向于专业性更强的中医医院，但不可忽视的是，有近 1/3 的居民选择了会考虑去社区卫生服务机构接受中医适宜技术服务，这说明社区卫生服务机构进行中医适宜技术服务这一做法居民接受程度较高，值得推行。

4. 一般人群对服务项目和适宜技术的满意度调查

2009 年，田京实对不同项目的服务满意度进行调查。设置中医体质辨识、中医健康干预、中医健康咨询三个方面的问卷问题，并设置对健康的帮助一项，各项目的应答率均在 90% 以上。调查显示，有 76.74% 的人认为中医体质辨识对健康有帮助，有 83.45% 的人认为中医健康干预对健康有帮助，有 81.81% 的人认为中医健康咨询对健康有帮助，说明中医预防保健的产品体系在人群中有较高的认可度。

2011 年，许黎珊对"治未病"预防保健服务效果进行大样本调查。对"服务的总体感觉"满意率达 90.64%（3764 人），其中"非常满意"的 1047 人，占 25.21%；"满意"的 2717 人，占 65.43%。其他项目的满意率分别是：服务人员的技术水平为 89.9%（3734 人），服务人员的服务态度为 88.63%（3681 人），服务过程的设计安排为 83.76%（3479 人），服务项目的丰富程度为 80.97%（3363 人），服务项目的收费情况为 79.17%（3287 人），服务场所的设施环境为 75.18%（3122 人）。并进一步对服务效果进行调查。在 38 项不适表现（除去选项为"无"）中，选择"比半年前好多了"的比例为 46.84%，选择"比半年前好一些"的比例为 26.2%，总共达到 73.04%。其中不适症状改善情况最明显的由高到低前 5 位为：神疲乏力、困倦、小便增多或清长、大便秘结、易感冒。服务项目满意度调查结果显示，选择对健康改善"重要"的比例由高到低前 5 位是：健康指导、中医体质辨识、健康档案建立、饮食调理、内服药物调理。提示服务对象对"治未病"预防保健的健康指导和中医体质辨识及健康档案建立有重要认识，同时表示对饮食和内服药物在"治未病"预防保健中重要程度的认问。

2012 年，抽取杭州市社区卫生服务中心对中医适宜技术满意度进行调查，结果显示：在 217 名被调查对象中，有 70 人选择"非常满意"，占调查人数的 32.1%；有 96 人选择比较满意，占调查人数的 44.7%；有 49 人选择基本满意，占调查人数的 22.3%；有 2 人选择不太满意，占调查人数的 0.9%；没有人选择很不满意。将"非常满意""比较满意"及"基本满意"归为"满意"范围，则本研究中调查对象对中医适宜技术服务效果的满意度为 99.1%。

2017 年 12 月~2018 年 2 月，为了解中医治未病辨识评估类设备的现状及市场需求，彭锦采用问卷调研方法[①]，对全国各省市的中医医院、养生保健机构及其他健康相关机构开展调研（表 4 – 19）。共计调研 658 家机构的 12423 名中医治未病设备的受用者，发现除中医体质辨识系统（378 台，60.87%）外，其他设备购置率均低于 35%；个体生命状态测评类设备常用频率（213 台，50.17%）高于中医体检类设备（356 台，35.89%）。辨识评估类设备存在接受度低和操作时间长的问题，受用者对其总体满意度较高，对"费用"满意度（11212 人次，78.72%）稍低。说明辨识评估类设备的购置及使用情况良好，未来应从技术要求、标准体系完善等多方面努力，为其研发、推广提供支撑，满足广大群众对中医治未病服务的需求。

2020 年 8 月汤丽莉对医院体检中心实施治未病及健康管理理念之后患者

① 彭锦，熊婕，杨龙会，等. 中医"治未病"辨识评估类设备现状分析. 中国公共卫生，2019，35（5）：538 – 541.

的满意度进行调查研究①。结果显示，在实施治未病及健康管理理念之前患者的总满意度为84.69%，实施后患者的总满意度为96.56%，患者满意程度得到显著提升。

表4-19　辨识评估类设备使用现状

设备类别	设备名称	机构购置情况		每月使用≥20d		每月使用10~20d		每月使用<10d		几乎不使用	
		购置量	购置率(%)	n	%	n	%	n	%	n	%
中医体检类	中医体质辨识系统	378	60.87	138	36.51	97	25.66	118	31.22	25	6.61
	中医经络检测仪	201	32.63	74	36.82	39	19.40	69	34.33	19	9.45
	舌面脉信息采集体质辨识系统（道生）	175	28.74	59	33.71	41	23.43	60	34.29	15	8.57
	中医脉象诊断系统	111	18.29	37	33.333	27	24.32	32	28.83	15	13.51
	SMF中医舌面象仪	66	10.93	25	37.88	14	21.21	19	28.79	8	12.12
	KY3H中医体质辨识自主系统	61	10.17	23	37.70	14	22.95	22	36.07	2	3.28
	合计	992	27.13	356	35.89	232	23.39	320	32.26	84	8.47
个体生命状态测评类	超声骨密度仪	207	33.60	112	54.11	47	22.71	42	20.29	6	2.90
	身体成分分析仪	96	15.98	48	50.00	17	17.71	25	26.04	6	6.25
	医用远红外热成像仪	93	15.47	43	46.24	25	26.88	21	22.58	4	4.30
	人体阻抗评测分析仪	24	4.00	10	41.67	8	33.333	5	20.83	1	4.17
	合计	420	17.35	213	50.71	97	23.10	93	22.14	17	4.05
总计		1412	23.23	569	40.30	329	23.30	413	29.25	101	7.15

①　汤丽莉，柯文琼，林俐．治未病与健康管理理念在我院体检中心的应用．中医药管理杂志，2020，28（15）：203-204.

5. 一般人群对"治未病"政策的意见与建议

2009 年，田京实对项目的服务满意度进行调查，设置中医体质辨识、中医健康干预、中医健康咨询三个方面的问卷问题，每个问题设置付费意愿、是否纳入医保两个子问题进行调查，各项目的应答率均在 90% 以上。有 60.45% 的人对中医体质辨识有支付意愿，有 65.05% 的人对中医健康干预有支付意愿，有 59.17% 的人对中医健康咨询有支付意愿，虽然整体上比例低于其对健康帮助的认可度，但仍能说明中医预防保健的产品体系在人群中有一定的购买意愿。有 73.35% 的人认为中医体质辨识应纳入医保，有 84.55% 的人认为中医健康干预应纳入医保，有 68.78% 的人认为中医健康咨询应纳入医保，显然干预类产品纳入医保的愿望最强烈。并进一步调查了人群愿意为中医预防保健产品付费的月支付额度，结果为：50 元以下占 36.61%，51～100元占 36.36%，101～200 元占 20.01%，201～500 元占 5.77%，500 元以上占 1.24%。可见愿意接受的付费额度并不高，绝大部分集中在 200 元以下。

6. 服务对象稳定性调查

田京实对浙江、广东、上海三地的预防保健从业人员采用分层随机抽样的方法，调查内容为预防保健工作中服务人群的来源及没有稳定来源的原因，主要采用问卷的方式，调查总共回收问卷 886 份。结果显示，服务稳定的人群来源主要是社区的就近人群和定点服务人群，部分预防保健机构缺乏稳定来源的原因主要是没有足够政策支持和没有足够技术保障（表 4-20）。

表 4-20 服务对象稳定性调查

没有稳定的来源（172 例）			有稳定的来源（653 例）		
原因	例数	百分比（%）	来源	例数	百分比（%）
没有足够政策文持	128	74.42	社区的就近人群	483	73.97
没有足够技术保障	89	51.74	定点服务人群	332	50.84
费用偏高	43	25.00	随机人群	250	38.28
竞争激烈	34	19.77	单位集团客户	197	30.17
没有认真经营	32	18.60	会员制人群	111	17.00
其他	25	14.53	其他	28	4.29

（二）医疗机构及从业人员调查①

1. 治未病服务覆盖率调查

2014 年，李菁对北京地区治未病服务覆盖率进行调查。该研究以北京市 328 家社区卫生服务中心为样本总体，以各个社区卫生服务中心主任为调研对象，对当前北京市社区卫生服务中心的中医健康档案覆盖率做了一个调查研究。研究结果显示，北京市社区卫生服务中心的中医健康档案覆盖率整体偏低，大部分都在 30% 以下。提出解决办法，即建立标准统一、便于处理的健康管理数据库，对状态辨识与干预过程中采集到的各项数据进行记录、整理，建立中医体检社会人群体质信息、门诊患者信息、住院患者信息资源库，实现健康档案数字化动态管理，为进一步开展中医治未病研究提供可靠的数据资料。设计"中医治未病评价指标体系"，运用中医体质量表、患者报告结局指标量表，借鉴疾病疗效评价标准等，对状态辨识的准确性和干预的有效性进行评价。

2. 社区预防保健科室设置情况调查

2014 年，李菁对北京市社区预防保健科室设置情况进行调查，该研究以北京市 328 家社区卫生服务中心为样本总体。

在科室设置方面：排在前十位的科室如表 4 - 21 所示，其中中医诊室、预防保健科、全科诊室的频次明显高于其他科室，说明社区卫生服务机构在科室设置中，按照要求优先保证这三类科室的健全性。而治未病科室的设置比率非常低，仅占被调查机构的 10.9%，说明在接近 90% 的社区卫生服务中心，并未设置专门的中医治未病科室。

表 4 - 21　2014 年北京社区预防保健科室设置情况调查

保健相关科室	已设置的机构数	比例（%）
中医诊室	227	88.70
预防保健科	212	82.80
全科诊室	202	78.90

---

①　李菁. 北京市社区中医预防保健服务现状调查研究. 北京：北京中医药大学，2014.

续　表

保健相关科室	已设置的机构数	比例（%）
妇女保健与计划生育指导室	171	66.80
健康教育室	160	62.50
康复治疗室	142	55.50
儿童保健室	13S	53.90
治未病科室	28	10.90
其他	21	8.20

承担中医保健任务的科室分布情况：尽管各个社区卫生服务中心配置了较齐全的保健相关科室，但是主要承担中医预防保健任务的仍然是中医诊室，占所调查机构的86.3%。健康教育室、预防保健科、全科诊室也相应承担了较多的中医保健任务，但是在数量上远远低于中医诊室，主要起参与和支持作用。而原本应该主要承担中医保健任务的治未病科室，实际上并没有起到应有的作用（表4-22）。

表4-22　承担中医保健任务科室分布

中医保健任务承担科室	机构数	比例（%）
中医诊室	221	86.30
健康教育室	98	38.30
预防保健科	86	33.60
全科诊室	70	27.30
康复治疗室	70	27.30
妇女保健与计划生育指导室	51	19.90
儿童保健室	35	13.70
治未病科室	23	9.00
其他	8	3.10

3. 治未病适宜技术运用情况调查

2014年，李菁对北京市社区已经开展的中医预防保健项目进行调查研究。该研究以北京市328家社区卫生服务中心为样本总体，以各个社区卫生服务中心主任为调研对象，研究结果如表4-23。无论是在城区还是在郊区，都开展了体质辨识、针灸养生、流感高发期中医保健、冬病夏治、老年体质养生、孕期饮食起居指导、推拿按摩、健康教育、运动教育、孕期中医用药指导等项目；在郊区中医健康档案建立开展得更好。结果显示，无论在城区还是郊区，中医体质辨识都是开展最多的项目。城区社区卫生服务中心更注重针灸养生、流感易发期健康教育，而郊区社区卫生服务中心更注重老年中医体质辨识和中医健康档案管理。访谈中得知，这些差异产生的原因与城区与郊县居民的人员结构、就医需求的差异有很大关系。

表 4 – 23 治未病适宜技术运用情况表

排序	项目名称	城区开展机构数	比例（%）	项目名称	郊区开展机构数	比例（%）
1	中医体质辨识	73	79	中医体质辨识	138	85
2	针灸养生	73	79	老年中医体质辨识	136	83
3	流感易发期中医保健	73	79	中医健康档案	135	83
4	冬病夏治、夏病冬治	72	77	流感易发期中医保健	135	83
5	老年中医体质辨识	72	77	冬病夏治、夏病冬治	132	81
6	孕期饮食起居中医指导	71	76	中医疾病预防健康教育	130	80
7	按摩推拿	70	75	按摩推拿	123	76
8	中医疾病预防健康教育	69	74	针灸养生	120	74
9	中医健身运动、健康教育	68	73	孕期饮食起居中医指导	118	72
10	孕期中医用药指导	66	71	中医健身运动健康教育	114	70

（三）卫生行政管理人员调查

田京实在 2009 年进行一项卫生行政管理人员对我国中医预防保健服务现状评价的调查与分析。调查对象为浙江、上海、广东三地卫生行政部门和预防保健服务机构的管理人员，共计 246 人，其中卫生行政部门 145 人，预防保健业务机构管理人员 101 人。调查形式为问卷调查。调查内容包括行政管理人员对我国现有预防保健服务模式的中医特色、服务提供机构、服务提供人员、中医预防保健教育体系、国家的政策支持等方面的看法。目前尚没有更新的文献。

1. 从业人员队伍评价

总体来说，参与中医治未病的预防保健人员队伍水平不够，学历偏低，人员不足，人员分配不均，大多数社区卫生服务中心面临任务重、工作量大、人手不足的困难，中医师人才梯队呈现中坚力量不足的问题，有丰富经验的老中医承担较多的医疗任务，而年轻的中医师的业务水平有待提高。

2. 对国家支持政策的评价

80.33% 的被调查者认为，现有的治未病制度落后，需要更多的政策，从经费支持、人员准入制度、人员业务教育、服务机构建设、服务手段和方法研究等方面进行扶持（表 4 - 24）。

表 4 - 24　对国家支持政策的评价

对现有治未病制度的评价			国家政策支持的具体内容		
评价	例数	百分比（%）	评价	例数	百分比（%）
制度严重落后	76	31.15	经费支持	204	82.93
制度有点落后	120	49.18	人员准入制度	127	51.63
基本一致	35	14.34	人员业务教育	134	54.47
制度较超前	13	5.33	服务机构建设	144	58.54
制度超前很多	0	0.00	服务手段和方法研究	130	52.85
合计	244	100.00	合计	246	/

三、文献调研经验总结和发现问题

自 2007 年国家启动"治未病"健康工程以来，全国开展了中医预防保健服务试点工作，在实践中取得了许多宝贵经验。中医医疗机构积极探索中医治未病的实践模式，在一定程度上满足了广大群众的预防保健需求，各研究机构不断进行相关的理论和临床研究，具有较大的发展潜力。通过对"治未病"相关的文献计量学和现状调查类文献分析，我们发现：

（一）文献汇总分析

1. 国家政策对治未病的发展起着重要的推动作用

2007 年之前，治未病的发展极为缓慢，各年度发表文献不过几十篇，且相关文献内容较为局限，多集中探讨治未病的含义与历代古籍中的治未病思想。2007年"治未病"工程启动，十余年以来，文献发表篇数总体呈现稳定且较多的趋势，内容具有广泛性、创新性，其中有几个快速增长的时间节点，分别为2008年、2010年、2012年和2017年，这与国家接连发布一系列政策文件相吻合，体现了国家政策对行业发展的推动作用。

2. 高校和科研院所是治未病研究的主要阵营

从研究文献机构分布、作者单位、基金资助方面综合来看，各中医药大学尤其是广州中医药大学和北京中医药大学遥遥领先，发文数量较多的作者单位以临床医院和综合性大学为主，而各级基金支持下产出的文献基本都来自于高校，说明高校和科研院所起着重要的学术引领作用。其中硕博士论文数量达到236篇，这也显示了高校在治未病方面的硕士、博士研究生培养方面具有较好的成效。

3. 文献理论水平有待提高，尚未有整体治未病构架

通过对文献调研发现，虽然有大量的理论研究文献发表，但是经过仔细分析，发现理论探讨的文献，均是对部分治未病思想的探讨，在治未病的整体构架设计和实施上没有代表性文献。

4. 治未病工作停留在浅显的理论探讨层面，实践不够

从文献数量可以看出，中医治未病理论，在通过报刊媒体进行宣传方面开展了大量的工作，在理论探讨方面也进行了构建，但是实际操作的文献甚少，说明中医治未病尚停留在浅显的理论探讨层面，在落地实施方面做得还不够。或者说，有的地区确实开展了治未病工作，但是有说服力的、说明治未病工作成效的文献还非常少。

5. 文献发表地域差异大，西北地区落后

治未病实施情况地区差异大，尤其是治未病工作成效体现度在各省份差别很大。文献基本数据调研表中的研究文献机构分布及作者单位分布虽然分散于我国华北、东北、华东、华南、西南地区，但各地区的代表院校和科研院所较为单一。且表中未涉及西北地区和华中地区，说明这两个地区治未病的发展相对缓慢和滞后。基金支持方面以国家级资助较多，除广东省和浙江省外，其他各省对于治未病的资助较少，应当引起进一步的关注。建议国家在项目资助方面给予平衡，且应当组织地区间交流学习，以帮扶的形式，提高薄弱地区的治未病水平。

6. 发表文献机构比例悬殊，基层机构薄弱

发表文献的半数以上为高校或医院，或者高校和医院联合。基层医疗机构发表文章数量有限，而治未病工作情况反馈，文献是一项重要的途径，因此应鼓励高校或三甲医院对口支援社区开展治未病活动。

7. 干预手段参差不齐，自拟方案居多

依据临床文献分析结果显示，干预手段不统一，没有依据，均是各实施单位自行摸索和制定方案。因此要进行中医预防保健服务标准的研究。重点研究内容包括三个方面：中医预防保健服务标准化共性技术的研究；中医预防保健服务标准体系的构建研究；中医预防保健服务标准的研制。

（二）现状调查分析

1. 知晓率仍偏低

依据调查结果显示，治未病知晓率最多能达到半数，且是在治未病工作做得较好的浙江地区。应积极通过各种途径，如义诊咨询、健康讲堂、宣传册、宣传折页等形式，以及与报纸、电视、电台、网络等媒体的合作，向广大群众宣传中医学基本知识、中医养生保健知识和中医"治未病"理念，推动中医"治未病"理念的传播，加强中医药文化的普及。

2. 经费支持不够

有基金支持的平均比例为11.36%，说明限制治未病研究发展的一个重要原因，是科研支持力度不够，尤其在社区服务中心，基本没有科研项目，因此很难开展成效观察等相关工作。建议设立针对社区的治未病科研专项基金，鼓励社区与高校、科研机构合作开展治未病研究。

3. 人才队伍缺乏

预防保健人员水平不够，学历偏低，人员不足且分配不均，大多数社区卫生服务中心面临任务重、工作量大、人手不足的困难，中医师人才梯队呈现中坚力量不足的问题，有丰富经验的老中医承担较多的医疗任务，而年轻的中医师的业务水平有待提高。应当加强人才培养与引进，组建适合社区的中医保健服务团队。

4. 覆盖不足

仅以北京地区为例，2014 年的最新调研显示，北京市社区卫生服务中心的中医健康档案覆盖率整体偏低，大部分都在 30% 以下。依据民众意愿，课题组认为，首先是提高服务内容的丰富性，其次是收费问题，大部分民众接受付费，但是费用可接受的额度不高（低于 200 元），并认为应该纳入医保政策。

5. 服务项目有待丰富

依据调查发现，民众对治未病需求的首要方面是"服务内容丰富"。因此应加强中医预防保健服务技术产品方面的研究。这方面要完成三项任务，即健康状态辨识技术和方法的研究、健康状态干预技术方法的研究及相关产品的研发工作。应在辨识产品、干预产品、信息服务产品、健康宣教产品四个方面开展相关的产品研发。

6. 调查类文献不足

调查类文献比例明显不足，目前尚缺少大规模的、最新的治未病实施情况。知晓率调查是治未病工作实施的基础，课题组认为，应进行治未病知晓率和知晓途径的大范围调查。随着近年来新媒体宣传力量的增大，知晓途径应当有大的变化，应开展新的调查和分析，以改进治未病工作。

第五部分 体质辨识治未病
应用情况报告

中医体质学以其以人为本、个体化辨识、三级预防中的独特优势，在个体化诊疗、健康状态测评、健康管理、策应老龄化社会、慢病防控方面取得显著的成绩。并在治未病科研、人才培养、社会效益方面成果丰硕。或可成为中医"治未病"的新的学科分支。

一、体质辨识治未病政策支持情况

（一）体质辨识成为国务院和国家卫健委政策文件中治未病的主要方法

从 2009 年开始，国家逐步加大对中医药的扶持力度，在中医药参与公共卫生服务中，以体质辨识为主要的方法。

2009 年国务院颁布的《关于扶持和促进中医药事业发展的若干意见》（国发〔2009〕22 号）提出要在基层医疗卫生机构开展中医预防保健服务，同年原卫生部颁布的《国家基本公共卫生服务规范》首次纳入中医体质辨识内容，实现了中医药首次进入国家公共卫生体系。

2011 年原卫生部、国家中医药管理局发布了《关于开展基本公共卫生服务中医药服务项目试点工作的通知》（国中医药办医政发〔2011〕40 号），在全国 74 个区、县应用体质辨识技术开展中医药公共卫生服务试点。同年，原卫生部、国家中医药管理局联合发表《关于在深化医药卫生体制改革工作中进一步发挥中医药作用的意见》（卫办发〔2011〕57 号）指出：要扩大中医体质辨识人群，在医改工作中发挥中医药作用。

为了进一步发挥中医药在基本公共卫生服务中的作用，2013 年卫生计生委发布了《关于做好 2013 年国家基本公共卫生服务项目工作的通知》（卫计生发〔2013〕26 号），自 2013 年起开展老年人中医体质辨识和儿童中医调养服务，各省（区、市）中医药健康管理服务目标人群覆盖率要达到 30%。同年，国家中医药管理局发布《基层医疗机构"治未病"服务工作指南（试用稿）》（以下简称《指南》），《指南》规定，社区居民在基层医疗机构不仅能享受到针刺、艾灸、推拿、拔罐、穴位敷贴等中医治未病技术，还将获得体质辨识、制定个性化中医健康调养方案等服务。国家中医药管理局发布《区域中医预防保健服务工作指南》，也包含了体质辨识的内容。

2017 年 2 月，国务院办公厅印发《中国防治慢性病中长期规划（2017—2025 年）》，指出：开展个性化健康干预。社区卫生服务中心和乡镇卫生院逐步开展超重肥胖、血压血糖升高、血脂异常等慢性病高危人群的患病风险评估和干预指导，提供平衡膳食、身体活动、养生保健、体质辨识等咨询服务。

（二）体质辨识治未病获得国家中医药管理局推行

2007 年，时任卫生部副部长、国家中医药管理局局长王国强在《开展中医"治未病"试点工作座谈会上的讲话》中指出："北京中医药大学王琦教授所带领的课题组，历经 30 余年的研究，以《黄帝内经》和历代医家的体质理论为依据，所作出的《中医体质分类判定》标准，为中医"治未病"工作的开展提供了有效的方法和工具，将理论与实践相结合。"

王国强副部长在 2008 年"首届'治未病'高峰论坛"上指出："现代采用体质辨识及干预等，都是'治未病'在预防保健中的具体应用，充分展示了中医'治未病'的恒久魅力。"同年，在上海治未病健康工程启动大会上，王国强副部长发表《探索构建中医特色预防保健服务体系》的讲话，指出："目前，中医医院'治未病'试点工作稳步推进。特别是上海曙光医院、岳阳医院等，按照国家中医药管理局'治未病'试点工作的总体要求，与昆仑—炎黄公司等密切合作，运用 KY3H 健康保障模式，组建了 KY3H 治未病中心，开展了以中医体质辨识为基础的'治未病'服务工作，在理念、思路、方法、机制及服务模式等方面进行了大胆探索，取得了初步经验，发挥了很好的示范带动作用。"

在 2011 年 4 月 22 日召开的中国工程院"健康医学与个体化诊疗"学术

研讨会上，王国强副部长再次指出："中医药要积极参加公共卫生服务，但目前还缺少有效的途径，王琦教授开创的体质辨识方法为中医药服务公共卫生做出了贡献。"

2014 年，国家中医药管理局发布《中医医院"治未病"科建设与管理指南（修订版）》。指南指出，治未病科的服务特点以人的健康状态辨识、评估和干预为主，而非着眼于疾病治疗；突出非药物方法的运用，注重整体调节，求得整体效果；重视连续、动态、全程的管理，并充分发挥服务对象的参与意识与能力，求得长远效果。并将治未病科的服务对象分为中医体质偏颇人群，亚健康人群，病前状态人群，慢性疾病需实施健康管理的人群，以及育龄妇女、老年人等其他关注健康的特殊人群共五类。同年，国家中医药管理局制定《国家中医"治未病"重点专科建设要求（2014 版）》（以下简称《要求》），《要求》指出，组织制订符合本地实际情况的常见病、多发病高危人群和偏颇体质人群中医预防保健服务技术指南；对治未病服务人群进行随访追踪，并对常见病、多发病高危人群和偏颇体质人群中医预防保健服务技术指南的应用进行效果总结分析。

二、体质辨识治未病工作开展情况

（一）提出"个体化诊疗"，为治未病提供辨识工具

通过国家重点基础研究发展计划（973 计划）"基于因人制宜思想的中医体质理论创新研究"的系列工作，提出"个体化诊疗"理念，证实了中国人九种体质的客观存在，确立了九种体质分类法，建立了中医体质辨识标准并得到广泛应用，且已纳入《国家基本公共卫生服务规范》。运用体质辨识的方法，在防病治病上，从生动具体的人出发，权衡干预措施，体现了以人为本、因人制宜的特色。

1. 个体化诊疗理念的提出，为治未病奠定理论基础

世界卫生组织（WHO）1996 年在题为《迎接 21 世纪的挑战》的报告中指出，21 世纪的医学将从"疾病医学"向"健康医学"发展，从群体治疗向个体治疗发展。"个体化"的思想正逐步渗入到医学实践中，这昭示着 21 世纪的医学将不再是继续以疾病为主要研究对象的医学。以人的健康为研究对

象与实践目标的健康医学，将是未来医学发展的方向。我们对个体化诊疗的表述是：个体化诊疗是基于以人为本、因人制宜的思想，充分注重人的个体差异性，进行个体医疗设计，采取优化的、针对性的治疗干预措施，使之更具有效性和安全性，并据此拓展到个性化养生保健以及包括人类生命前期的生命全过程，从而实现由疾病医学向健康医学的转化。而个体化诊疗思想，为治未病的实现奠定了坚实基础。

长期以来医学是以"疾病"为研究重点的，侧重于研究人的"病"，而忽略研究病的"人"。迄今已发现疾病达3万多种，针对单一病因的拮抗疗法使许多疾病仍未能得到很好的控制，诸如过敏性疾病、免疫性疾病、代谢性疾病、心身疾病等，且大量亚健康人群则处于疾病与健康之间的中间状态；同时，辨病治疗带来的"一刀切"方法，在一定程度上阻碍了临床疗效的提升。不仅疾病治疗需要个体化，养生保健同样需要个体化。实践证明以研究"疾病"为主的医学模式是被动的，面临着诸多困惑，因而医学模式必须从"疾病医学"向"预防医学"转变；从"群体医学"向"个体医学"转变，树立以人为本的健康目的。个体化诊疗的提出顺应了医学发展与时代发展的需求，不仅有助于实现医学治愈疾病的基本目标，更有助于实现医学向预防疾病和提高健康水平方向的调整。

个体化诊疗的核心科学问题是"怎样才是个体化"，这涉及个体差异性、群体趋同性、不同类型个体与疾病的相关性等问题。近年来，中医体质学通过将人群分为不同的体质类型，探讨了体质与疾病的关系、干预体质防治疾病的作用机理等，体现了因人制宜的思想，这些有可能为个体化诊疗的大范围推广实施提供借鉴与思考。

（1）体质分类研究为个体化诊疗提供了分类的方法和工具

体质的形成与先后天的多种因素相关。遗传因素的多样性与后天因素的复杂性使个体体质存在明显的差异；而即使同一个体，在不同的生命阶段其体质特点也是动态可变的，所以体质具有明显的个体差异性，呈现其多态性特征。另一方面，处于同一社会背景，同一地方区域或饮食起居较为相似的人群，其遗传背景和外界条件类同，使特定人群的体质形成群体生命现象的共同特征，从而又表现了群体的趋同性，不同时代的人群也呈现出不同体质的特点。个体差异性与群体趋同性是相互统一的，没有个体的差异性就无

"体"可辨；没有群体的趋同性就无"类"可分。

中医学认为，形神相关，阴阳、气血、津液是生命的物质基础，而体质现象即是阴阳、气血、津液盛衰变化的反应状态，因而能从中医体质学角度进行分类，并由此建立了分类系统，包括生物差异因子系统、个体遗传差异因子系统、个体心理差异因子系统及自然社会适应差异因子系统。

我们所发现并提出的 A 型（平和质）、B 型（气虚质）、C 型（阴虚质）、D 型（阳虚质）、E 型（痰湿质）、F 型（湿热质）、G 型（血瘀质）、H 型（气郁质）和 I 型（特禀质）九种体质类型及其形成的概念系统，反映了不同人群的群体特征。课题组设计编制了《中医体质量表》和《中医体质分类判定标准》，以此作为客观的分类工具，在全国范围进行了 21948 例流行病学调查，结果证实了人群中确实存在九种体质类型。其中平和质占 32.75%，偏颇体质中排在前 4 位的依次为：气虚质、湿热质、阴虚质、气郁质。

我们从微观水平探索了体质的生物学内涵，如通过人类全基因组表达谱研究发现阳虚质、阴虚质、痰湿质与平和质比较具有独特的基因表达谱，并对 PPARD、PPARG、APMI 和 UCP2 四个基因多态性进行了检测，发现这四种体质类型分别具有特定的 SNPs 多态性分布和特定的单倍型分布；其中阳虚质甲状腺激素受体 β（TRβ）表达下调，为阳虚质不耐寒冷的表现提供了分子生物学解释，这些都为体质分类提供了客观实在的证据。该项研究提示我们，面对全球 65 亿人口，基于基因测序的个体化难以实施，而将人群分类，从个体差异中找到趋同性就便于大面积推广。

（2）体病相关研究为个体化诊疗提供了不同个体的发病基础和背景

不同个体的体质特征分别具有各自不同的遗传背景，它与许多特定疾病的产生有着密切的关系。体质状态反应正气强弱，决定发病与否，由于受到先天因素或后天因素的影响，个体体质的差异性会造成不同的人群或对某些致病因素存在易感性，或对某些疾病有着易罹性、倾向性，形成了某些（类）疾病发生的背景或基础。体质状态也是预测疾病发展、转归、预后的重要依据；不同地域人群的体质特点与一定的疾病谱相关，因而产生发病差异。

近年来，许多学者对体质类型与疾病的关系进行了深入的研究。王琦领导的痰湿体质课题组采用现代流行病学方法，对痰湿体质与相关疾病作了深入的研究。结果表明，肥胖痰湿之人患高脂血症、高血压、冠心病、中风、糖尿病的概率均显著大于非痰湿体质者。通过基因组 DNA 检测发现，与平和质相比痰湿质存在拷贝数变异和差异表达基因单核苷酸多态性特征，进一步对相关基因功能分析研究显示，痰湿体质者具有代谢紊乱的总体特征。生理生化指标的检测也发现，阳虚质、阴虚质与下丘脑—垂体—肾上腺轴、下丘脑—垂体—甲状腺轴功能减退，与环核苷酸系统和免疫功能紊乱具有一定的关联性，部分痰湿体质者存在血脂代谢紊乱、糖代谢障碍及嘌呤类代谢障碍。

（3）体质可调研究为个体化诊疗提供了不同体质类型的调治原则和方法

体质既秉承于先天，亦关系于后天。体质的稳定性由相似的遗传背景形成，年龄、性别等因素也可使体质表现出一定的稳定性。但体质的稳定性是相对的，由于每一个体在生长壮老的生命过程中，受到环境、精神、营养、运动、疾病等内外环境中诸多因素的影响，而致体质发生变化，因此体质既具有相对稳定性，同时又具有动态可变性。这种特征是体质可调的基础。

药物及有关治疗方法可纠正机体阴阳、气血、津液失衡，是体质可调的实践基础。王琦所创制的"化痰祛湿方"能减少体内脂肪积聚，改善脂质代谢，降低血液黏稠度，改善痰湿体质，使病理性脂肪肝逆转并防止肝纤维性变。与美国 Johns Hopkins 大学合作开展的过敏康胶囊改善过敏性疾病的实验研究证明，该胶囊可降低小鼠抗原特异性 IgE，抑制致敏小鼠肥大细胞组织胺释放，对过敏性疾病的治疗与预防复发有良好作用，证实干预体质可改善体质偏颇。

重视不同体质对疾病与证候的内在联系及对方药等治疗应答反应的差异，是实施个体化诊疗，贯彻"因人制宜"思想的具体实践。根据不同体质类型或状态，或益其气，或补其阴，或温其阳，或利其湿，或开其郁，或疏其血，以调整机体的阴阳动静、失衡倾向，体现了"以人为本"、"治病求本"的治疗原则。及早发现、干预体质的偏颇状态，进行病因预防、临床前期预防、临床预防，实现调质拒邪、调质防病、调质防变，在实践中弘扬了中医"治未病"思想。

2. 体质量表编制及标准建立，为治未病提供辨识工具

编制《中医 9 种基本体质分类量表》、制定《中医体质分类与判定》标准（图 5-1），建立体质分类标准化工具和方法，为人群健康个体差异提供了抓手。同时发现了中国人群体质分布规律，对把握中华民族的体质特点，发挥中医"治未病"优势，提高国民素质具有重要作用。《中医体质分类与判定》标准获得 2007 年度国家科技进步二等奖，在全国 173 家"治未病"中心推广应用，并纳入《国家基本公共卫生服务规范》（图 5 - 2）。

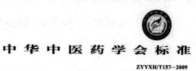

中华中医药学会标准

ZYYXH/T157—2009

中医体质分类与判定

Classification and Determination of Constitution in TCM

2009-03-26 发布　　　　　　2009-04-09 实施

中华中医药学会　　发布

图 5 - 1　《中医体质分类与判定》标准

国家基本公共卫生服务规范（2009 年版）

2009 年 10 月

血　脂	总胆固醇_____mmol/L　甘油三酯_____mmol/L 血清低密度脂蛋白胆固醇_____mmol/L 血清高密度脂蛋白胆固醇_____mmol/L		□
糖化血红蛋白*	_____%		□
乙型肝炎 表面抗原*	1 阴性　2 阳性		□
眼　底*	1 正常　2 异常_____		□
心电图*	1 正常　2 异常_____		□
胸部 X 线片*	1 正常　2 异常_____		□
B　超*	1 正常　2 异常_____		□
宫颈涂片*	1 正常　2 异常_____		□
其　他*			
中医体质辨识*	平和质	1 是　2 基本是	□
	气虚质	1 是　2 倾向是	□
	阳虚质	1 是　2 倾向是	□
	阴虚质	1 是　2 倾向是	□
	痰湿质	1 是　2 倾向是	□
	湿热质	1 是　2 倾向是	□
	血瘀质	1 是　2 倾向是	□
	气郁质	1 是　2 倾向是	□
	特禀质	1 是　2 倾向是	□
脑血管疾病	1 未发现　2 缺血性卒中　3 脑出血　4 蛛网膜下腔出血　5 短暂性脑缺血发作 6 其他		□/□/□/□/□
肾脏疾病	1 未发现　2 糖尿病肾病　3 肾功能衰竭　4 急性肾炎　5 慢性肾炎		

图 5 - 2　《中医体质分类与判定》标准纳入《国家基本公共卫生服务规范》

3. 多形式量表的制定，使治未病辨识工具更为适宜推广

在体质分类判定标准的基础上编制了《中医体质量表——简短版》，以更好地推广普及。在前期体质的研究工作基础上，应用江西 466 例、安徽 519 例、北京 572 例、北京 500 例和香港 879 例 5 个数据资料，综合质的研究、经典心理学评价、IRT 评价，发展了 42 条目的《中医体质量表——简短版》。简短版的中医体质量表心理测量学信度、效度、反应度评价良好。

在成人版体质量表基础上，结合老年人体质特点编制了《老年版中医体质分类与判定量表》，纳入国家基本公共卫生服务项目《老年人中医药健康管理服务技术规范》（图 5-3）。政府为"以体质辨识为主要手段"的"老年人中医药健康管理服务"项目投入 7.2 亿元（2013 年），2014 年投入 9.6 亿元，截至 2014 年年底，以此方式获益的 65 岁以上老年人群达 5920 万，覆盖率为 38.6%（国家中医药管理局统计），为老年人健康管理与慢病防控提供有效手段。

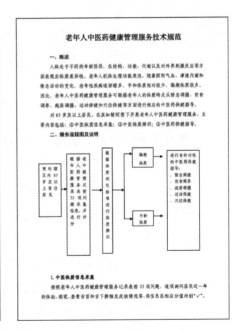

图 5-3　老年版《中医体质分类与判定量表》纳入

《老年人中医药健康管理服务技术规范》

在成人版量表基础上，编制《7~14 岁儿童中医体质量表》，由 9 个亚量

表、51 个条目组成。进行两次调查，分别为 257 人和 323 人，包括城区和郊区，经两次测试并进行了修订，具有较高的信度和效度，符合 7 ~ 14 岁儿童体质状态（图 5 –4）。

附录二《中医体质量表》学龄期儿童（7-14 岁）二测版

本问卷是为了调查与您的体质有关的一些情况，从而为今后的健康管理和临床诊疗等提供参考。请逐项阅读每一个问题，根据自己近一年来的实际情况或感觉，选择最符合您的选项圈"○"。如果某一个问题您不能肯定如何回答，就选择最接近您实际情况的那个答案。

请注意所有问题都是根据您近一年的情况作答，而且每一个问题只能选一个答案。

请根据近一年的体验和感觉，回答以下问题。	没有（根本不）	很少（有点）	有时（有些）	经常（相当）	总是（非常）
(1) 我容易累，精神头不足。*	1	2	3	4	5
(2) 我的面色偏黄、没有其他同学红润。	1	2	3	4	5
(3) 我的肌肉偏软、没有其他同学结实。	1	2	3	4	5
(4) 我比班上的同学容易感冒。	1	2	3	4	5
(5) 我喜欢安静，受不了很吵闹的环境。	1	2	3	4	5
(6) 我说话声音小。*	1	2	3	4	5
(7) 上体育课或是课外活动时我都比别人容易出汗。	1	2	3	4	5
(8) 我的手脚发凉。	1	2	3	4	5

4.5 二测量表的信度

气虚体质亚量表：(1)条目 1-8 组成的初始量表 Cronbach's Alpha 值为 0.632，示亚量表信度尚可；斯布折半信度系数值等于 0.599，Guttman 折半系数值为 0.595，示信度可；方差分析见 F=40.224，P=0.000<0.05，示样本对体质的自判差异很大、量表信度良好。其项目整体统计量结果见表 94。(2)量表删除条目 6 后 Cronbach's Alpha 值为 0.622，示亚量表信度尚可；斯布折半信度系数值等于 0.628，Guttman 折半系数值为 0.619，示信度可；方差分析见 F=49.255，P=0.000<0.05，示样本对体质的自判差异很大、量表信度良好。其项目整体统计量结果见表 117。

表 117 气虚质亚量表删除条目 6 后的项目整体统计量

	项已删除的刻度均值	项已删除的刻度方差	校正的项总计相关性	多相关性的平方	项已删除的 Cronbach's Alpha 值
气虚 1-1	9.16	9.914	.420	.203	.554
气虚 2-2	9.74	10.803	.401	.203	.572
气虚 3-3	9.54	10.293	.346	.137	.581
气虚 4-4	9.48	9.971	.414	.188	.557
气虚 5-5	8.74	9.094	.317	.109	.605
气虚 7-7	9.13	9.784	.298	.111	.605

阳虚体质亚量表：(1)条目8-13组成的初始量表Cronbach's Alpha值为0.713，示亚量表信度良好；斯布折半信度系数值等于0.617，Guttman折半系数值为0.614，示信度可；方差分析见F=18.446，P=0.000<0.05，示样本对体质的自判差异很大、量表信度良好。其项目整体统计量结果见表95。(2)量表删除条目11后Cronbach's Alpha值为0.653，

图 5 –4　儿童体质量表气虚质亚量表项目整体统计量

4. 兼夹体质综合评价研究，使体质治未病评价更适合临床实际

采用雷达图技术，将体质评价过程中同一时期不同体质类型的评价结果以及不同时期或干预前后的评价结果折射到一个二维图面上，构成同一时期或不同时期体质多维评价的图像，直观地描述体质的综合评价情况以及科学评价体质的演化轨迹，降低分析计算的难度，简化评价过程，为临床提供一种简单、有效、直观的兼夹体质综合评价方法（图 5 –5）。

5. 开发 6 种外文量表，为治未病国际化推广助力

与日本、美国、韩国、俄罗斯、德国、西班牙相关协同创新团队合作研究，编制了日文版体质量表、英文版体质量表、韩文版体质量表、德文版、俄文版和西班牙文体质量表，并且与香港大学合作开发了繁体中文体质量表，实现了国际合作和中医标准的国际化推进（图 5 –6）。

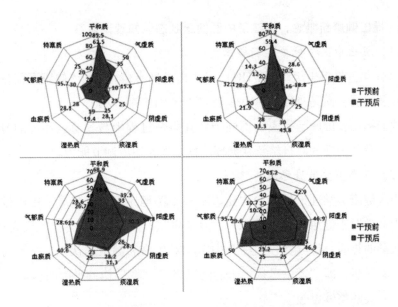

图 5-5　干预前后 9 种中医体质类型得分雷达图

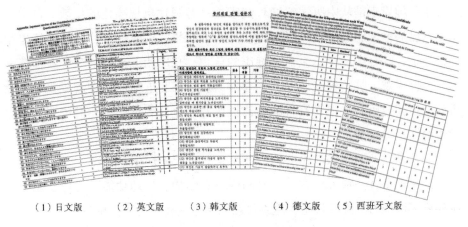

（1）日文版　　（2）英文版　　（3）韩文版　　（4）德文版　　（5）西班牙文版

图 5-6　不同语言版本的体质量表

（二）提出"健康状态测评"，为治未病提供多维辨识技术

通过国家重点基础研究发展计划（973 计划）"中医原创思维与健康状态辨识方法体系研究"的系列工作，提出中医健康新概念，构建健康状态认知理论体系，建立健康状态 12 种测评技术，为治未病提供了多维辨识技术。

1. 提出健康新概念，构建了中医健康状态认知理论体系

（1）提出中医"健康"新概念

1946 年世界卫生组织（WHO）正式提出健康概念为："健康不仅仅是没有疾病和虚弱，而是身体上、心理上、社会上的完好状态。"

我们提出：健康是指人的不同个体在生命过程中与其所处环境的身心和谐状态，及其表现的对自然及社会环境良好的自适应调节能力。

（2）三个重要健康思想

中医健康医学理论体系的构建离不开中医健康思想的指导。中医健康思想是中医学对于健康总体的认识，"治未病"、"阴阳平衡"及"天人相应"是中医学的重要思想与特色。综合中医学对生命和健康的认识，归纳为三个重要健康思想，即"不治已病治未病的思想"、"阴阳协调平衡的思想"、"顺应自然社会的整体思想"。

（3）七个健康观

中医健康观是从中医学角度对健康这一客观现象规律性的反映。在中医学不治已病治未病的思想、阴阳协调平衡的思想、顺应自然社会的整体思想的指导下，综合中医学对生命和健康的认识，总结为七个健康观：形神统一的身心健康观、脏腑经络调和的生理健康观、谨和五味的饮食健康观、少欲质朴的道德健康观、因人制宜的个体健康观、生命周期的时相健康观、以尽天年的期望健康观。

（4）提炼中医健康状态要素，形成健康状态分类定义

健康状态就是指人体在一定时间内形态结构、生理功能、心理状态、适应外界环境能力的综合状态，健康状态能够体现健康的状况和态势。

健康状态的构成要素即：体质的健康状态、神的健康状态、脏腑调和的健康状态、经络和畅的健康状态、气血调和的健康状态。

按照健康水平的不同将健康状态分为 3 类：未病状态、欲病状态和已病状态。

2. 健康状态 12 种测评技术的建立，为治未病提供多维手段

中医体质学以个体化为中心，开发了不同年龄层体质测评量表，研发了三维模拟图和多维度的测评工具，体现个体差异、生命过程、身心状态、适应能力等四个方面的状况和态势，实现了健康状态的可观察、可测量、可识

别、可评估，以及功能与结构的统一、主客一体的多维评价，在国家公共卫生服务和健康管理项目中得到广泛应用，为治未病提供多维测评技术。

"关注健康"是区别于"关注疾病"所提出来的新理念，"健康"应当有区别于"疾病"的评价体系。课题组提出，健康可以由"机体表现的状态"来判断和衡量，而健康状态测评应该是功能与结构的统一，是主观与客观的统一，要体现个体化、参与性、预测性。正如健康的定义所说，健康是一种"完好的状态"，对于健康的评估应该关注"状态"，而不是疾病。状态是系统科学常用的概念之一，指系统的那些可观察和识别的状况、态势、特征。在人体，健康可以用由"机体表现的状态"来判断和衡量，即"健康状态"。由此提出，健康状态反映的是机体整体协调的、自组织、自稳态的功能情况，是全身多器官系统综合协调的结果，这一结果不能用单一的器官功能加以说明，也不能用各器官的理化指标的加减来代替，而应该是"结构与功能"的统一。

王琦教授系统总结了前人的体质学思想，给出"中医体质"的概念，指"人体生命过程中，在先天禀赋和后天获得的基础上所形成的形态结构、生理功能和心理状态方面综合的、相对稳定的固有特质。是人类在生长、发育过程中所形成的与自然、社会环境相适应的人体个性特征。是机体在相当长一段时间内的形态结构、生理功能、心理状态、适应外界环境能力的综合状态。"中医体质学吸纳现代主观量表测评技术、现代分子生物学技术、生物物理学技术等，初步构建了以中医体质为核心的健康状态测量，已完成九种体质或者部分体质等生物学维度、遗传学维度、心理维度、自然社会适应能力维度等四个维度 12 个方面的测评。

（1）中医体质主观量表测评

中医体质以中医理论为指导，按照人体生理、心理及发病倾向等特征将人群体质进行分类，聚类形成九种体质模块（平和质、气虚质、阳虚质、阴虚质、痰湿质、湿热质、血瘀质、气郁质和特禀质），编制《中医 9 种基本体质分类量表》（成人版），为受试者自评量表，共 60 个条目，量表以 1—5 分分级，1 分为没有（根本不），2 分为很少（有点），3 分为有时（有些），4 分为经常（相当），5 分为总是（非常）测评。问题涵盖生理特点、心理特点、自然社会适应能力等方面。《中医体质与分类判定标准》于 2009 年 4 月 9

日由中华中医药学会发布。以此为客观的分类工具，在全国范围进行了 21948 例流行病调查，证实了人群中确实存在九种体质类型。其中，平和质占 32.75%，偏颇体质排前 4 位的依次为：气虚质、湿热质、阴虚质、气郁质。此外，开发四种外文体质量表，开发三个年龄层体质量表。

主观健康测量因其能够反映功能变化、心理状态、适应能力等多个方面，且定量化估计方法已趋于成熟，目前国外已广泛用于健康风险评估和健康测量领域，因此我国亟须将主观健康测量理念和定量化估计方法引入健康风险评估和健康测量领域。以"中医体质量表"为基础的中医体质辨识于 2009 年被纳入国家基本公共卫生服务规范城乡居民健康管理档案中，是目前健康体检表中除"老年人健康状态自我评估、老年人健康状态自我评估"两条 65 岁及以上老年人需要特别回答的主观条目外，唯一一项主观测评技术。

（2）心理维度差异测评

体质是特定躯体素质与一定心理素质的综合体，某种特定的躯体素质总是表现为某种特定的心理倾向，健康状态心理学维度测评采用国际通用心理测评量表，如艾森克人格问卷（EPQ-RSC）、大五人格问卷（NEO-FFI-R）对九种体质进行了测评，发现九种体质有其独特的人格心理特征，这与中医体质"形神构成论"的理论一致。如发现阴虚质在 EPQ-RSC N 维度得分差异有显著性，说明其具有性格外向、情绪不稳定；与大五人格中的"开朗性"有直线相关性，表明其具有更不容易开朗的个性特点，这与阴虚质阴液偏少、阳热亢盛有关。而痰湿质人群中内向稳定型比例高，在内—外向（E）维度得分与平和质人群得分差异显著，在神经质（N）维度得分无显著差异性，说明痰湿质人群个性具有偏内向、情绪稳定的特点，这与痰湿质痰湿内盛、阳气内困、不易升发等相关。

（3）自然社会适应能力测评

不同体质类型对社会自然环境的适应能力不同，这是中医"天人合一"思想的具体体现。健康相关生命质量评价如简明健康调查问卷 SF-36，从躯体、生理、心理、情感、社会功能等各个维度主观感受综合反映人体的健康状态和自然社会适应能力。中医体质健康状态测评开展了体质与 SF-36 的相关性研究，发现 8 种偏颇体质从不同方面影响了机体的生命质量，如发现气郁质不仅是精力、社会功能、情感职能、精神健康方面和心理综合领域的主要影响因素，还是生理职能的主要影响因素，其广泛的负面影响可能与当今社会竞争激烈、工作压力大密切相关，应该受到充分的重视。特禀质在这里主要是指过敏体质状态，本调查结果显示其主要影响生命质量的社会功能方面。气虚质是由于元气不足，以气息低弱、机体脏腑功能低下为主要特征的一种体质状态，元气的不足，容易妨碍日常的生理活动，所以主要会影响到测量健康状况是否妨碍了正常的生理活动的生理机能方面。阳虚质会影响到测量疼痛程度以及疼痛对日常活动的影响的躯体疼痛方面。

（4）生物学差异测评

主要包括宏观舌面部特征、生理指标、生化指标等。宏观特征测评：课题组依据古今文献中对体质的描述，归纳总结出九种体质的体型体态、皮肤色质、头面五官、舌象特征、神情神态等宏观特征，并依据这些宏观特征信息对九种体质进行了三维模拟。如气虚体质的特征为面色萎黄或淡白、目光少神、口淡、唇色少华、肌肉松弛、精神不振等。计算机三维模拟图如下（图5-7）。体质三维模拟图对体质外部细节特征进行了视觉描述与动态展现，为体质健康推广的普及化提供视觉手段。

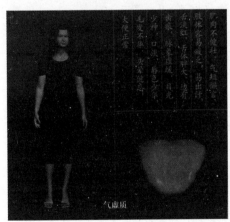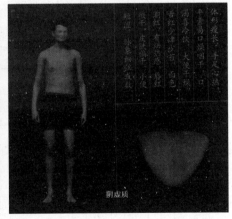

图5-7　计算机三维模拟体质特征

睡眠生理参数测评：对平和质、痰湿质、阴虚质、阳虚质等四种体质从睡眠、呼吸、血氧饱和度等睡眠生理参数方面进行了测评，发现不同体质具备不同的睡眠生理特征。如发现阴虚质总睡眠时间、深睡期百分比和睡眠效率较正常减低，而浅睡期百分比和觉醒时间较正常增加，更易患失眠，平均心率在正常范围内较快，并可见体动；痰湿质组的浅睡期百分比和觉醒时间较正常增加，深睡期百分比和睡眠效率较正常降低，REM 期百分比在正常范围内低于其他三组，睡眠呼吸暂停低通气指数（AHI）高于正常范围，血氧饱和度（$LSaO_2$）降低，揭示痰湿质具有患 OSAHS 的倾向性，频繁的憋气使 AHI 升高，$LSaO_2$ 下降。

生化指标测评：对阳虚质、阴虚质、平和质的内分泌及免疫功能状态进行了测评，发现该两种体质与生理特征一致的内分泌免疫功能。例如，发现，阳虚质与平和质相比较，血清中乳酸、极低密度脂蛋白/低密度脂蛋白、N-乙酰糖蛋白、脂肪酸及不饱和脂肪酸的含量降低，谷氨酰胺、葡萄糖、磷脂酰胆碱及高密度脂蛋白的含量增多；尿液中肌酐的含量降低，乳酸、二甲胺、柠檬酸及马尿酸的含量增多。说明，阳虚质能量代谢水平低、产能不足，更容易出现胃肠功能紊乱，这与阳虚质阳气不足、肠胃偏寒的特征有关。

代谢组学特征测评：进行阳虚质、阴虚质、平和质等三种体质血尿代谢产物的组学分析，描绘不同体质的代谢途径和代谢特征。如发现阳虚体质和阴虚体质的能量代谢、免疫功能、内分泌激素、环核苷酸系统等方面存在着的反向变化，各自有其不同的代谢标志物（图 5-8、图 5-9）。

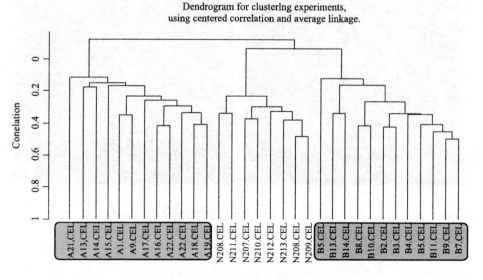

图 5-8　分子全貌识别阴虚质和阳虚质

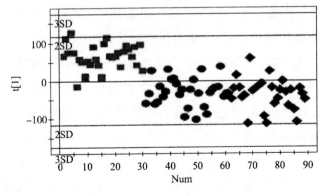

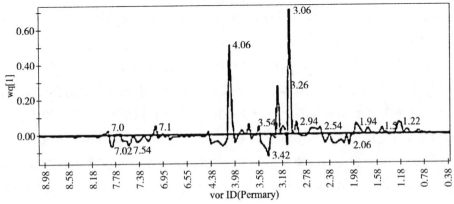

图 5 - 9　阳虚质、阴虚质、平和质代谢组学差异

（5）遗传差异评价

mRNA 表达谱特征测评：在九种体质分类的基础上，采用高通量基因组检测技术，将气虚质、阳虚质、阴虚质、痰湿质、湿热质、血瘀质、特禀质和气郁质 8 种偏颇体质基因表达谱与平和体质进行对比，获取了 9 种体质的特征性 mRNA 基因表达谱，以及 8 种偏颇体质与平和体质的差异表达基因，揭示以上 8 种偏颇体质形成的遗传学基础，据此推导各种偏颇体质的发病倾向性。如发现阳虚体质与平和质比较，表达上调的基因主要为炎症相关基因、cAMP 反应元件结合蛋白基因 CREB 及 cAMP 反应元件调节蛋白基因 CREM 等，表达下调的基因主要是与遗传信息传递相关的基因及亚甲基四氢叶酸还原酶基因 MTHFR 等。提示阳虚体质存在体内免疫功能紊乱，在遗传信息传递方面的能力呈下降状态。

单核苷酸多态性测评：运用基因多态性（SNP）分析技术，揭示了痰湿体质、阴虚体质、阳虚体质的特异基因位点及其生理功能，证实九种体质具备微观分子生物学基础，为体质分类提供遗传差异依据。

蛋白表达特征测评：采用血清蛋白质谱技术，进行不同体质蛋白水平差异描绘。如发现肥胖痰湿质者相较肥胖非痰湿质者，血清蛋白质中存在LARGE 的高表达及 DNA 依赖性蛋白激酶催化亚单位、FBW1A 的低表达，提示肥胖痰湿质者存在血清蛋白质组学的差异表达。

免疫遗传学特征测评：采用免疫遗传学技术，对痰湿体质人类白细胞抗原（HLA）进行检测，并进行痰湿体质与 HLA 关联分析，提示痰湿体质存在免疫遗传学基础，初步为痰湿体质诊断标准提供了遗传学依据。

（6）综合测评

健康是有别于疾病的，应有自己的测评方法。中医体质以"个体化"为核心，建立了中医体质主观量表测评技术，开发了不同年龄层的测评量表，进行了宏观特征计算机模拟，进行了心理维度、自然社会适应能力维度、生物学维度、遗传学维度等多维度的评价。在此基础上，课题组依托国家973项目"中医原创思维与健康状态辨识研究"，开发了"中医健康状态自评问卷"，该问卷以《中医体质量表》为核心，结合《中医健康量表》、《亚健康筛选表》、《疲劳自评量表》、《焦虑自评量表》、《抑郁自评量表》、《社会支持评定量表》以及《中医诊断学》等现有相关问卷和书籍为参考筛选问卷条目，使之体现躯体生理功能、心理状态、自然适应能力、社会适应能力四个方面，是适合中国人的、全面反映多维度主观感受的健康状态测评量表。目前该问卷已经编制完成，经过初步评价，该问卷具有较好的信度和效度。做到了健康的可观察、可测量、可识别、可评估，能够体现健康个体差异、生命过程、身心状态、适应能力等四个方面的状况和态势，策应了 4P 医学的个体化、参与性、预测性等，形成了中国特色的健康状态测评体系，或可为"健康"的评估提供借鉴。

目前，中医特色的健康状态测评技术已成体系，但是如何做到健康测评与健康管理的结合、健康服务的落地实施，借助物联网技术、计算机技术、信息网络化技术，全面推进中医体质健康服务的新模式，是目前面临的重大任务。依据教育部 2011 计划精神，北京中医药大学成立了"中医体质与健康医学协同创新中心"，后更名为"中医体质健康服务协同创新中心"，搭建中国式健康服务"三大工程",即健康状态多维辨识工程、慢病防控工程、健康管理网络工程,于 2013 年 10 月 10 日正式启动。

(三)参与相关研究课题,形成"治未病工作白皮书"

中国工程院于 2014 年立项重大咨询研究项目"我国全民健康与医药卫生事业发展战略研究",由樊代明院士担任项目组长。"全民健康事业中医服务体系建设"是该项目八个子课题之一,主要围绕中医治未病和慢病防控体系建设开展研究,由张伯礼院士牵头,于 2014 年 9 月 1 日正式启动。

课题组承担其中的"中医治未病研究"课题。课题组自课题启动以来,对 2007 年至今中医"治未病"国家政策、地区治未病工作开展情况、治未病文献(3535 篇)进行了全面调研,了解了中医治未病的现状、存在问题,并提出相应对策,编撰《中医治未病白皮书》。白皮书包含"国家政策调研报告""地区工作调研报告""文献研究调研报告"三个报告及通过调研总结的"治未病工作概况"及"工作建议",共计 4.5 万字。提出了在目前开展工作中所存在的问题。

课题组于 2015 年 1 月 20 日召开了"中医治未病战略研讨会",会后整理提交了《治未病工作建议书》。建议书分别从治未病健康工程服务提供体系、治未病健康工程技术支撑体系、治未病健康工程人才支撑体系和治未病健康工程推广交流平台四个方面,总结了建设情况,理清存在问题,提出了建设性的工作建议。

(四)提出中国式精准医学,形成"九体医学健康中国计划"

1. 九体医学健康中国计划提出的背景

2015 年 1 月,美国总统奥巴马宣布启动"精准医学"计划,将通过分析超过 100 万名美国志愿者的基因信息,更好地了解疾病形成机理,进而为开发相应药物、实现"精准施药"铺平道路。精准医学计划的思路在于针对每个个体进行精准测序。这项计划的核心是创建一个囊括各个年龄阶层、各种身体状况的男女志愿者库,研究遗传性变异对人体健康和疾病形成产生的影响,有望向治愈诸如癌症和糖尿病这些顽症的目标迈进一步,并使所有人都能获得自己的个体化信息。精准医学体现了个体化的思想,摒除过去"一刀切"的疾病治疗思维模式。然而，它还面临着多个难题。

难题一：庞大的测序工作需花费较长的时间和较多的经费。奥巴马提出的"精准医学"基因测序工作针对 100 万名志愿者，投资 2.15 亿美元，耗时 50 年。世界人口总数 73 亿，美国人口总数 3.2 亿，中国人口总数 13 亿。如果面对如此庞大的人群开展基因测序，针对每一个个体进行基因测序，根据这个基因测序进行药物的研发和靶向药物的研发，是一个极其漫长的过程。

难题二：基因测序能否体现生命整体特征？人不仅仅是一个生物个体，还是有思想的人，是社会的人。这样一个复杂生命现象不是单一的方法能够解决的。而基因展现出的人，只能是一个生物的人。基于人类生命的复杂性，精准医学的基因测序能否体现生命整体特征？

难题三：基因测序能实现疾病防控吗？人类疾病有 26000 多种，而且新生的疾病不断发生，进行每一个疾病的基因谱诊断是庞大的工作。我们现在已知的糖尿病、心血管病、肥胖等，大多数是多基因遗传和环境因素共同作用。通过掌握疾病的基因信息进行疾病防控，其可行性尚不能确定。

2. 九体医学健康中国计划的意义

"九体医学健康中国计划"是"中国式的精准医学"，是一个实现中国特色的健康管理的计划。它策应了当今医学朝向，以中国式办法解决慢病防控以及老年病健康的问题，可以从以下方面策应西方精准医学存在的难点。

策应难点一：通过对人群进行分类减低基因测序的盲目性。大海捞针式的个体基因测序耗时耗力，工程庞大。人群既有个体差异性，也呈现群体趋同性，也就是相同的形态特征、相同的生理特征、相同的心理特征、相同的环境适应能力、相同的疾病倾向性，所谓有体可辨，有类可分。具有相同宏观表征的人群必定具有相同的微观特征，按照人群体质分类进行基因测序，可以执简驭繁，减轻测序的工作量。

策应难点二：多维度把握生命特征。通过对九种体质形态结构、生理机能、心理特点、反应状态等四个维度特征的把握，及依据四个维度特征进行的体质状态和体质分类研究，可以做到全因素、全图景、全过程描绘生命特征。如形态结构特征，包括高矮胖瘦、皮肤质地、毛发疏密；生理机能如代谢的快与慢；以及对社会和自然适应能力。因此，九种体质分类是从多维度把握生命特征，而不是从生物特征的单一维度。

策应难点三：体质土壤论实现疾病防控。"体病相关"研究证实，某种体质易患某一种或某一类疾病。比如，痰湿体质的人容易发生中心性肥胖、高血脂、高血糖、高血压及代谢综合征，因此可以从体质角度认识和治疗疾病，我们称之为"体质土壤学说"，这也就是中医"异病同治"的根据。通过改善体质土壤，可以预防相关疾病的发生，阻断疾病的发展，实现不发病、少发病、轻发病。

精准医学的利器是"基因测序及基于基因测序的靶向治疗"，而九体医学的利器是九种体质辨识与调理，是全因素、全过程、全图景、系统化、整体化的利器。不仅有遗传，还有表观遗传，不仅有生物学指标，还有多种维度指标，不仅有疾病预测，还有疾病预防和干预，不仅体现"同病异治"，还体现"异病同治"。

3. 九体医学健康中国计划实施的可行性

我们不仅提出了九体医学健康计划，还构建了九体医学的学科体系，从概念体系到基本原理、研究范畴构建了理论框架，从流行病调查到宏观、微观水平进行了系列的实证研究，并且形成了判定标准，实现了在健康管理、慢病防控等方面的推广应用。

4. 九体医学健康计划的建设内容

（1）九体健康状态辨识计划

解决问题：健康医学实现需要抓手。目前，世界上对人类生命状态与健康状态个体差异性的研究主要是针对不同种族间差异进行的，还没有对同一种族不同人群的差异现象进行研究。中医体质是不同于种族角度的对人群分类的认识。基于"体质可分"理论，每个人都有所固有的生物特征，具有与其他人不同的唯一性和在一定时期内不变的稳定性，而人体所固有的这种生物特征的稳定性是由个体的体质所决定的。有什么样的体质，就有什么样的生物特征。反之，对生物特征的测量亦可以有效地辨识体质类型。通过多维度体质辨识技术的研发，可为群体健康状态的辨识提供适宜技术，成为健康医学的抓手。

计划内容：基于"体质可分"理论，构建体质分类法，从分子、生理、心理及时空动态4个层面进行体质多维度辨识研究，建立体质辨识数学模型，并建立多维度体质辨识软件及硬件系统。目前，拟开展九种体质长链非编码

RNA 表达谱、血液/尿液/毛发/唾液代谢组学图谱、"神经－内分泌"图谱的绘制。

（2）九体疾病预测计划

解决问题：体质辨识为健康状态辨识提供适宜技术，下一步如何向临床实践转化是体质健康医学的意义所在，也是转化医学朝向关注的问题。"体病相关理论"为体质理论临床转化奠定了基础，即某种体质易患某一种或某一类疾病。现代医学已注意到肿瘤的发生与遗传、环境密切相关，并有"结石体质"、"结核体质"、"疤痕体质"等概念的提出，而中医体质学研究发现，痰湿体质的人容易发生中心性肥胖、高血脂、高血糖、高血压及代谢综合征。进一步明确体质与疾病的相关性，尤其是慢性病，可为疾病的预测提供切入点，实现健康医学理念的临床转化。

计划内容：通过文献学、临床流行病学调查、分子生物学研究等方法揭示体质与疾病的关联性，体质危险因素等。按照 ICD 疾病分类系统，对未知与何种体质相关的疾病通过研究得以明确；对于已经明确与体质相关性的疾病则制定疾病预测标准和调体防病评估标准，形成基于体质的疾病预测体系。尤其针对重大慢性疾病、高发疾病形成疾病预测系统，形成慢性代谢性疾病预测系统、心脑血管疾病预测系统、过敏性疾病预测系统、肿瘤疾病预测系统等，建立相应的预测标准与评估系统，形成配套的计算机软件系统，为通过体质辨识进行疾病预测提供方法和技术。

（3）九体疾病干预计划

解决问题：如何解决临床问题是体质健康医学理念的落脚点。"体质可调"理论为临床干预提供了理论基础。中医体质学认为，体质的稳定性是相对的，由于受到诸多内外环境的影响，体质会发生变化，而药物及有关治疗方法可通过纠正机体的阴阳、气血、津液失衡，来调节体质，并且及早发现、干预体质的偏颇状态，进行病因预防、临床前期预防、临床预防，可实现早发现早治疗，尤其是实现慢病防控关口前移，减轻医疗负担（图5－10）。

计划内容：在辨识体质类型及预测可能的发病倾向的基础上，构建基于体质可调的疾病干预平台。本平台主要开展疾病调体干预方案制定、调体方药研发、体质与临床量效关系、干预评估四个方面的工作。

通过临床干预、预防干预、干预评估技术研究，研发九种体质临床干预方药、保健品，形成九种体质保健养生方案及临床、预防保健干预系统，建立多层次、多维度的综合评价指标体系和计算机软件系统，培养一支体质临床干预、预防保健及干预评估研究与应用人才队伍。为疾病防控关口前移奠定基础。

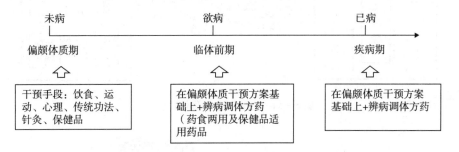

图 5 - 10　基于体质的疾病不同阶段干预示意图

（4）九体健康管理计划

解决问题：医学科学研究的价值体现在推广应用，能有效地服务于人群的预防治疗。将中医体质学成果转化应用于公共卫生实践，拓宽中医学服务领域，实现群体健康管理，是中医体质与健康医学工程的灵魂所在。

计划内容：中医体质辨识已广泛地应用到公共卫生领域，在此基础上，形成体质三级预警体系、体质辨识操作规范、公共卫生服务信息网络，并通过健康管理培训培养一支公共卫生与健康管理人才队伍，实现成果转化推广。在有限的医疗资源下，"医生指导"的服务形式很难实现健康普及，因此"自主自助式"健康服务模式亟待开发。九体医学健康管理以其好操作、好普及、反响好的优势目前在公共卫生服务中被广泛采纳。基于九体医学健康管理的优势，发展运用现代移动互/物联网技术，构建中医健康管理服务网络，实现九体医学远程健康管理，解决健康服务的普及问题。

针对家庭医疗保健与院外监护的需求，基于计划1、计划2及计划3的技术支撑，利用网络技术，构建九体医学健康管理服务监测网络。用户可通过无线或有线便携式设备获取人体多种辅助诊断信息（体质信息、舌面部信息、心率、呼吸等），包括电脑端与手机端服务体系，通过网络技术将所采集的信息传送至基于空间定位查询技术的各级医疗卫生服务中心数据库，实现九体医学的远程健康管理（图5 - 11、图5 - 12）。

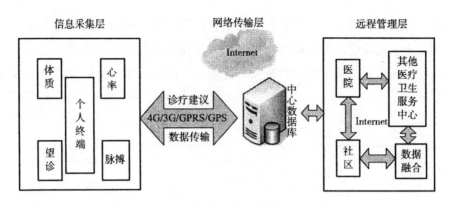

图 5 – 11　九体医学远程健康管理

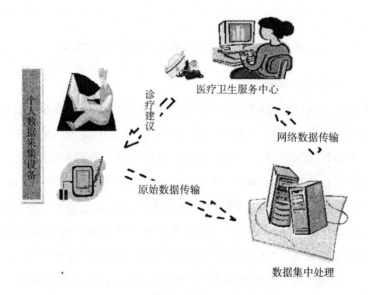

图 5 – 12　健康管理数据远程运输

（五）中医体质治未病健康工程升级版建设规划

中医"治未病"工作在发展的同时，也凸显出一些问题：①慢病防控缺少早筛查切入点、早预警技术、早干预手段；②全生命周期健康维护缺少落实到每个年龄段的健康评估手段和健康管理方案；③老年人群健康管理过于宽泛，缺乏老年针对性；④治未病健康管理重心有待进一步下移至基层；⑤贫困县区治未病工作有待开展；⑥对接国际化服务能力不足。

在此基础上，我们提出中医"治未病"健康工程升级的六大抓手：①通过干预疾病的土壤"体质",实现慢病"早筛查、早预警、早干预";②针对不同年龄层人群的体质状态进行差别化养生保健,实现全生命周期健康维护;③通过对老年人群体质特点和慢病特点进行系统分析,提出精准健康管理服务;④通过自主自助式体质健康管理,深入基层公共卫生服务;⑤通过贫困县区示范区建设,降低国家医疗经济负担、帮贫扶贫;⑥通过"一带一路"健康服务建设,推进国际化进程。

1. 慢性病调体"早筛查 - 早预警 - 早干预"防控体系建设

中医体质学认为体质是疾病发生的"土壤",体质和疾病密切相关,如痰湿体质是各种代谢性疾病的共同发病土壤。因此,通过体质辨识,可以在无症状人群中发现疾病的"高危体质",并对应高风险的疾病信息,做到早筛查、早预警;通过体质调节,可以预防、减轻疾病发生;通过早预防,有效防控慢性病。

(1) 前期研究

慢性病早筛查技术:我们以"体质可分"为指导,运用多学科交叉方法进行体质分类研究,发现了平和质、气虚质、阳虚质、阴虚质、痰湿质、湿热质、血瘀质、气郁质、特禀质中医 9 种基本体质类型。首次编制《中医 9 种基本体质分类量表》、《中医体质分类与判定》标准,用于筛查人群中医体质类型的分布状态。并在体质辨识量表的基础上,运用生物物理学、计算机、分子生物学、生理学等方法进行体质多维描绘,客观地进行健康状态辨识,为疾病早筛查提供技术支撑。如以系统生物学的方法对各型体质的生物学特征和遗传基础进行研究,获取 9 种体质的特征性基因表达谱,以及 8 种偏颇体质与平和体质的差异表达基因。并运用基因多态性(SNP)分析技术,初步揭示了痰湿体质、阴虚体质、阳虚体质的特异基因位点及其生理功能。以代谢组学的方法测定外周血和尿液的代谢产物谱,对阴虚、阳虚体质的代谢特点进行研究,筛选潜在代谢标志物。依据神情神态、体型体态、皮肤色质、头面五官、舌象特征 5 个方面对九种体质进行三维模拟,实现体质特征的可视化,应用于临床辨识培训。

慢性病早预警技术:以痰湿体质为例,通过"流行病调查发现易患疾病 - 相关疾病临床指标检测 - 微观基础研究 - 建立体质与疾病诊断相结合的风险评估技术",建立代谢性疾病痰湿体质发病风险预测模型。①流行病学调查发现，痰湿体质人群患代谢综合征、高血压、糖尿病的风险增加（3000例社区人群进行痰湿体质与代谢综合征的相关分析、9省市7782例高血压人群中医体质的横断面调查、1500例人群葡萄糖耐量与体质相关性研究）。②生化指标检测发现，痰湿体质存在血脂、血糖、胰岛素等指标的倾向性升高，全血黏度增高、甲皱微循环障碍倾向。③进行痰湿体质与HLA关联分析，发现痰湿体质在HLA-A11、B12、B5、B35、B40这5个位点上，基因频率和抗原频率显著升高。基因表达谱和单核苷酸多态性（SNP）研究证实，痰湿体质人群代谢紊乱的相关基因表达上调，并筛选出痰湿体质5个相关基因及其6个SNP位点，为痰湿体质易发代谢性疾病预测提供基础。综合流行病调查和微观基础研究，共同建立痰湿体质与代谢性疾病诊断相结合的风险评估技术。

（2）升级版建设

慢性病早筛查即体质辨识方法技术研究：从分子、生理、心理及时空动态等多维度、多层面进行体质分类研究，绘制体质分类的基因图谱、蛋白图谱、生理状态图谱、心理状态图谱等多维度体质个体化健康差异图谱，全方位认识不同个体的健康状态。以体质辨识标准和九种体质健康图谱等研究成果为基础，结合现代电子科学、信息学等方法和技术，研发体质健康辨识芯片、辨识仪等，建立宏观与微观相结合的体质辨识技术体系。

慢性病早预警即高危体质慢性病风险预测：针对重大慢性疾病、高发疾病形成疾病预测系统，构建慢性病、高发疾病高危体质人群发病风险预测模型，形成基于体质的疾病预测体系，包括慢性代谢性疾病预测系统、心脑血管疾病预测系统、过敏性疾病预测系统、肿瘤疾病预测系统等，建立相应的预测标准与评估系统，为疾病预警提供抓手。

慢性病早干预即调节体质防控疾病实践指南：在九体辨识疾病预警体系的基础上，构建基于"体质可调"的疾病干预计划，制定慢性病防控实践指南，包括疾病调体防控方案制定、适宜技术开发、调体方药研发等，并建立多层次、多维度的综合干预评价指标体系和计算机软件系统，为疾病防控关口前移奠定基础。

2. 全生命周期调体健康维护体系建设

人的生命过程经历生、长、壮、老、已不同阶段，各阶段生命力的盛衰呈现不断变化的趋势，表现为其特有的生命现象和规律。因此应关注全生命周期，对不同年龄层的体质状态进行差别化健康管理。

（1）前期研究

体质是一种按时相展开的、随着个体发育的不同阶段而不断演变的生命过程，其研究涵盖了从幼年到老年的生命周期，即从幼年（稚阴稚阳）→青年（气血渐盛）→壮年（气血充盛）→老年（五脏气衰），每个阶段各有自己的体质特点，这些不同的体质阶段依机体发育的程序相互接续，共同构成个体体质发展的全过程。关于全生命周期体质健康维护的前期成果，主要包括生命前期维护、小儿健康维护、成年健康维护、老年健康维护四个方面。

首先是生命前期的健康维护，也就是把健康提前到胚胎期，即母亲孕期。胚胎期个体的体质状态主要受母体的体质状态影响，此期个体的健康服务需求亦通过母体实现。如何雪雁等①对单胎孕妇按照体质制定饮食进行观察，结果显示体质饮食组孕妇及新生儿的血 Ca^{2+}、Fe^{2+}、Zn^{2+} 水平均高于正常饮食组（均 $P > 0.05$）。汤凯萍等②对广州荔湾区华林街社区的孕妇进行体质调查，偏颇体质构成比前三位的类型依次是阳虚质、气虚质、湿热质；平和体质和偏颇体质的孕妇在高危妊娠、孕产期并发症及合并症、不良妊娠结局、早产、低出生体重、Apgar 评分 $\leqslant 7$ 分等方面的构成比差异具有统计学意义。可见，偏颇体质对于孕妇的不良妊娠结局、高危妊娠、孕产期并发症及合并症、新生儿早产等均有一定影响，且不同地域的孕妇偏颇体质类型的构成比情况不同，依据孕妇体质类型给予相应的孕期中医健康服务是十分必要的。

小儿体质受到先天禀赋及后天多种因素影响，由于其处于生长发育过程中，各种生理功能尚未完善，在各种影响因素的作用下形成其特有的特点。因此，通过体质辨识建立儿童个人健康档案，可实现个体化健康管理及全程诊疗追踪。如在影响儿童健康状态最重要的近视和肥胖中，可以用药膳食疗、针灸按摩、中药等手段进行调理，改善其偏颇体质的程度，逐步重建平和体

---

① 何雪雁，黄红梅，柯映春. 孕妇体质饮食与新出生儿微量元素的关系. 实用临床医学（江西），2012，13（2）：74-75.

② 汤凯萍，郑燕玲. 孕妇中医体质与优生优育的关系. 中国当代医药，2017，2：91-94.

质，不仅可以控制近视和肥胖的进展，而且可改善儿童的整体健康状态①②。

成年人包括从 16 岁到 65 岁年龄的人群，是人类群体中的重要人群。对于成年人的体质状态进行流行病学研究，是开展成年人体质健康服务的基础和前提。全国 9 省市 21948 例流行病学调查数据的研究发现，中国一般人群中，平和质占 32.14%，8 种偏颇体质占 67.86%，其中气虚质为 13.42%，湿热质为 9.08%，阳虚质为 9.04%，阴虚质为 8.27%，血瘀质为 8.10%，气郁质为 7.66%，痰湿质为 7.32%，特禀质为 4.97%。进一步从地域、性别、年龄、婚姻状况、职业、文化程度等方面进行分析，对发挥中医"因人制宜""治未病"的优势，使中医传统的"养生、避邪"的个体预防阶段进入到群体预防阶段，提高人类健康素质具有重要的实用价值。

老年人是指 65 岁（含）以上人群，该人群呈现慢性病高发特征，并造成严重的社会、经济负担。该年龄段人群治未病升级工作需作为独立问题进行解决（详见 3. 老年体质精准健康管理服务体系建设）。

中医体质学的发展，为中医体质健康服务在全生命周期中的应用积累了从理论到实践的经验，为中医药在全生命周期的健康服务提供了理论、技术和方法，在临床上得到广泛的应用，并促进了中医"治未病"健康工程的升级。

（2）升级版建设

全生命周期健康测评量表研发与修订：根据不同年龄段体质健康状态的差异，修订已有 7～14 岁儿童版、15～64 岁成人版、65 岁及以上老年版《中医体质量表》。研发他评和/或自评相结合的 0～3 岁、4～6 岁婴幼儿版《中医体质量表》，实现生、长、壮、老不同时期对体质健康状态的动态监测与评估。

全生命周期健康管理方案的制订与示范应用：根据个体在全生命周期过程中对社会和自然环境良好的心理和生理自适应调节能力，制订与完善不同年龄段体质健康管理方案，并进行示范应用，实现不同个体全生命周期的差

---

① 吴田英，翟晓蔚，吴咏梅，等. 近视的中医体质及防治进展. 医学综述，2016，22（17）：3444－3448.

② 熊飞. 青少年体质健康的中医学研究. 体育世界（学术版），2015（08）：137－138＋113.

异化管理。并将现有调体产品及技术方案在全国开展多中心大样本临床评价，进一步优化与完善。

体质治未病健康管理服务模式的构建与示范应用：创新基于"政府－社会－医院－社区－家庭－个人"全生命周期的体质健康管理服务模式，并联合医学、健康学、心理学、信息学、管理学等多学科，形成高度综合的服务模式。以维护和促进全生命周期健康为目标，结合人类生命周期中不同阶段的特点，建立覆盖全生命周期的健康管理。

3. 老年体质精准健康管理服务体系建设

人口老龄化给我国的经济、社会、政治、文化等方面的发展带来了深刻影响，庞大的老年群体在养老、医疗、社会服务等方面需求的压力也越来越大。体质健康医学生命过程全覆盖的特色应对老龄化社会问题有其独特的作用。

（1）前期研究

老年人体质构成及体质特点分析：通过老年人群体质调查的文献综合分析认为，我国老年人平和质显著低于一般人群，虚性体质中以阴虚质多见，实性体质中以湿热质、痰湿质多见。老年人群，本身随年龄的增长正气日衰，呈现脏腑功能逐渐减退，精气虚衰的体质特点，体质表现为阴虚质。此外，随着生活水平的提高，老年人多有过度安逸，四肢不勤，有痰湿内生之患。另外，湿气郁久化热也很常见。如10593例上海市嘉定区安亭镇60岁以上老年人体质类型调查结果发现：平和质比例显著低于一般人群，为18.00%；偏颇体质中湿热质（30.00%）、阴虚质（17.00%）、血瘀质（15.00%）比例明显高于一般人群（$P < 0.05$）[1]。3848例成都市社区老年居民的中医体质辨识结果显示：平和质占28.5%；偏颇体质前三位为气虚质17.4%、痰湿质13.3%、阳虚质12.5%，明显高于一般人群体质比例（$P < 0.05$）。说明气虚质是本地区老年居民的主要偏颇体质类型，其次是痰湿质和阳虚质[2]。贵阳市云岩区社区8762名65岁以上老年人中医体质调查结果显示：单一偏颇体质

① 陆红. 上海市嘉定区安亭镇60岁以上老年人中医体质辨识分析. 内蒙古中医药，2015，34（03）：109－110.

② 杨仕年，喻衫. 成都市社区老年居民中医体质辨识与分析. 湖南中医杂志，2014，30（04）：139＋150.

中痰湿质比例最高，其次是气虚质，并且随着年龄的增长气虚质、血瘀质比例逐渐增高，痰湿质比例逐渐降低，符合人体脏腑气血兴衰这一客观规律[1]。胡凯旋等[2]对中山市53693例65岁及以上老年居民进行中医体质辨识调查与分析，结果显示：平和质在九种体质中占比例最高，且高于国内一般人群，考虑与本地气候、经济、基本公共卫生服务、居民健康素养等后天因素有关；在偏颇体质中，主要有气虚质、阴虚质和阳虚质，其中阳虚质可能与本地居民多使用清热化湿药物，损伤阳气有关。

老年人体质健康管理成效：有学者[3]对3101例宁波市中老年人（50岁以上）进行体质类型调查及针对体质的3个月的干预研究，并选择2879名老年人作为对照组。干预组干预内容包括饮食建议、药膳建议、运动处方、经络穴位等中医保健建议及一些个性化健康指导等，发现在干预后干预组健康得分平均增加0.55，显著高于对照组0.37（$t = 15.78$，$P < 0.01$）。其中以体力状态和睡眠情况改善最为明显。李水秀[4]对300名进行体检建档的年龄≥65岁的老年人，随机分成观察组和对照组，对照组采取常规的社区健康管理，观察组在对照组的基础上还依据《中医体质分类与判定表》对老年人进行体质分类，并在此基础上指导老年人进行针对性的饮食调整，干预后两组生理领域与心理领域评分均较干预前提高，差异有统计学意义（$P < 0.05$）；且观察组高于对照组，差异具有统计学意义（$P < 0.05$）。说明中医体质辨识结合饮食调护能够提高社区老年人健康管理水平，提升老年患者的健康管理满意度。辛娜等[5]以80名老年人作为研究对象，随机分成观察组和对照组各40例，对照组使用常规健康管理，观察组施加中医体质辨识管理，以两组老人

① 胡庆，安阳，余娜，等. 贵阳市云岩区65岁以上老年人中医体质分布情况调查. 贵阳中医学院学报，2018，40（06）：97 – 99.

② 胡凯旋，夏生林，范木耿，等. 中山市53693例老年居民中医体质辨识调查与分析. 深圳中西医结合杂志，2017，27（15）：74 – 76.

③ 王俊，王雪君. 宁波社区3101例中老年居民中医体质调查分析. 浙江中医杂志，2014，49（01）：20 – 21.

④ 李水秀. 中医体质辨识结合饮食调护在社区老年人健康管理的应用分析. 内蒙古中医药，2017，36（02）：106 – 107.

⑤ 辛娜，肖瑞龙，计成. 社区中医体质辨识在老年人健康管理的应用分析. 智慧健康，2018，4（18）：88 – 89.

的满意程度、健康知识及健康教育评分等情况作为主要评价标准，结果发现：观察组在使用中医体质辨识管理后，各项数值与对照组相比，呈现较为优异的状况，而且两者差异较大（$P<0.05$）。说明对社区老年人进行健康管理时施加中医体质辨识管理，能够提高老人的管理效果，可被广泛应用。

老年人体质健康管理推广应用："老年人中医药健康管理服务"是基本公共卫生服务项目中的一项，主要针对特殊人群——"65 岁及以上老年人群"。2013 年国家卫生计生委发布《关于做好 2013 年国家基本公共卫生服务项目工作的通知》（卫计生发〔2013〕26 号），自 2013 年起开展以体质辨识技术为核心的老年人中医药健康管理服务，2013 年投入 7.2 亿元，2014 年投入 9.6 亿元。据原国家卫生计生委与国家中医药管理局统计，2013～2017 年五年间以此方式获益的 65 岁以上老年人达 31301.5 万人次（3.13 亿人次），实现了"体质辨识及保健方法"理论成果在老年群体健康管理服务体系的应用转化。

（2）升级版建设

老年人体质构成及特点调查：依托国家中医药管理局"老年人中医药健康管理服务项目"辐射点，开展全国东、西、南、北、中多中心、大样本老年人群体质构成流行病调查，全面分析中国老年人体质特点，评估健康状况。

老年人慢性病体质特点分析：选择高血压、糖尿病等老年人常见慢性病，进行每个病种多中心、大样本流行病调查，分析体质构成比例，为调体防治老年慢性病奠定基础。

老年人精准健康管理方案制订：针对老年人体质特点和慢性病特点，制定符合老年人的精准健康管理方案，方案既包括一般体质调理内容，亦包括符合老年人体质特点的调理内容、适宜老年人采纳的体质调理项目及针对不同体质相关慢性病的特殊化调理项目。

4. "医院-社区-家庭"自主自助服务体系建设

医学科学研究的价值体现在推广应用，能有效地服务于人群的预防治疗。将中医体质研究成果转化应用于公共卫生实践，拓宽中医学服务领域，实现群体健康管理，是治未病健康工程升级版计划的关键所在。

（1）前期研究

形成自主自助式健康管理模式：目前，体质辨识参与健康管理已经得到国家的认可和重视，如国家对健康服务的需求之一就是明确健康管理的核心理念，实施个性化健康管理，明确"体质辨识"理念，将体质个体化预测、防控及干预技术对接现代健康管理，形成基于体质的个体化健康管理技术。现阶段主要依托家庭体质健康管理方案，以"疾病"为中心转向以"人"为中心，以"治"为主转向以"防"为主，中心由"医院"下移到"社区－家庭"，服务形式变"医生"为"自主自助"，最终形成"社区－家庭"、自主自助式的健康服务模式。构建体质个体化健康管理规程，收集个体体质健康信息、辨识体质类型（含相关疾病风险评估）、制定健康管理方案和随访计划、进行健康管理评估，形成长期、连续、动态的循环服务流程。任小娟等[1]认为将《中医体质分类判定标准》应用于社区和体检中心，对社区人群和体检人群进行个体化的健康管理，有助于疾病的早期发现和早期预防，对降低个人的健康风险和国家的医疗费用，全面提高个人的生活质量起到重要作用，也为建立具有中医特色的健康管理模式提供新的方法学指导。吕应霞等[2]对不同男女进行中医体质测试，同时进行专科就诊指引，指引受试者做疾病风险筛查的同时做好体质测定，实现新型模式下的健康管理策略，结果显示受试者除体检筛查外还需要结合中医体质调理来实现人群的健康管理，表明中医体质辨识在健康管理中有重要意义。杨玲玲等[3]选取 20～45 岁体检人员 207人，在常规体检的基础上增加中医体质辨识，并进行相应的健康指导，3 个月后进行体质干预效果评价。结果显示通过体质辨识可增加亚健康状态及潜在健康风险检出率，能够很好地弥补常规体检的不足；同时将中医体质辨识纳入常规体检，联合现代检测技术，结合临床望、闻、问、切辨证分析，有针对性地改善亚健康人群状态，可以为健康管理模式的实施完善提供思路。此外，还有学者研究发现将"治未病"理念应用于妇科体检后健康管理，从中医体质调理入手，制定相应的健康管理方案，可以达到未病先防、既病防变、

① 任小娟，王琦. 应用《中医体质分类判定标准》进行个体化健康管理研究初探. 中国卫生事业管理，2007（09）：580－581.

② 吕应霞，阮伟清，谢晴娥，等. 中医体质辨识在健康管理中的应用及意义. 名医，2018（12）：3－4.

③ 杨玲玲，薛杨，王燕萍，等. 中医体质辨识在中医治未病健康管理中的应用. 中华中医药杂志，2018，33（10）：4595－4598.

瘥后防复的目的。

在全国基层广泛推广应用：中医体质辨识已纳入国家及各级政府中医预防保健服务体系，广泛应用于公共卫生领域。从 2009 年起，原卫生部《国家基本公共卫生服务规范》中纳入了九种体质辨识的内容，实现了中医药首次进入国家公共卫生体系。2011 年卫生部、国家中医药管理局发布《关于开展基本公共卫生服务中医药服务项目试点工作的通知》（国中医药办医政发〔2011〕40 号），在全国 74 个区、县应用体质辨识技术开展中医药公共卫生服务试点。自此，依托"城乡居民健康档案管理服务规范"政策，各地区开展了体质调查。目前，国家中医药管理局已遴选确定 235 家"治未病"单位并建立体质辨识中心，体质辨识技术已在全国 32 省市医疗卫生服务机构投入使用。

（2）升级版建设

体质辨识健康管理 APP 开发：针对家庭医疗保健与院外监护的需求，基于前期支撑，利用网络技术，构建九体辨识健康管理服务监测网络，开发九体辨识健康管理 APP，进行医院－社区－家庭三级健康监测、健康教育、健康促进。

体质辨识健康监测可穿戴设备研发：开发体质辨识健康监测可穿戴设备，可实时采集、监测、预警个人健康状况，获取人体多种辅助诊断信息（体质信息、舌面部信息、心率、呼吸等），为个人健康的实时动态化管理提供工具和技术。

体质辨识数据中心建设：整合 235 家治未病单位，建立九体辨识数据中心，采用大数据技术，对全国的体质辨识数据进行汇集、存储、提取、分析，实现远程健康管理，实现人工健康服务转向大数据智能服务，形成"家庭自我健康监测和管理－社区健康风险评估和干预－医院疾病风险监督和指导"的全方位自主自助服务体系。

体质辨识"三三"健康管理模式：编写以体质辨识和调理为主的健康普及教材，并开展中医体质辨识实用技术培训，培养多层次中医体质健康服务人才，逐步实现人群健康管理的"未病先防－既病防变－病后防复"和"医院－社区－家庭"的"三三"健康管理模式，并推广普及，促进全民健康。

5. 贫困县区体质健康管理示范区建设

在我国贫困人口中，因病致贫者一直占据较大比例。2015 年，我国因病致贫人口在贫困人口中的占比已高达44.1%。2016 年，我国7000 万贫困人口中，因病致贫的近 3000 万，占42%。要解决这部分人口的贫困问题，必须要脱贫先脱病，脱病先要治未病。实施大病医保、加大医疗资源投入、设立社会慈善机构，这些都是必不可少的，但首要的是，要使民众少生病、晚得病、不得病，必须要从源头上降低医疗的费用，这才是根本，也即中医所倡导的"治未病"。

（1）前期研究

编制低成本家庭自我健康管理方案：现阶段，依据中医体质理论建立的健康管理方案主要包括《亚健康中医体质辨识与调理》《中国成年人中医体质调理指南》《中医治未病解读》《首都市民中医健康指南》《解密中国人的九种体质》及各省（市、自治区）中医养生保健手册。此外，在中央电视台"健康之路"和北京电视台"养生堂""生活大调查"等栏目也同时开展了以体质养生为核心内容的主题系列讲座。调体方案、科普著作、指南、规范、教材、讲座等，为低成本家庭自我健康管理方案奠定了基础。

通过调体治未病降低医疗费用初现成效：中医体质社区健康管理一体化服务还可有效降低医疗成本，减轻国家经济负担。上海市长宁区北新泾社区卫生服务中心为社区居民进行体质辨识，提供个体化的健康调养方案，自运行以来，效果初显，如糖尿病并发症干预达到未发生率97.8%，全市领先，慢病率降低，"治未病"让居民就医费用下降，门诊均次费从114 元下降到106.80 元。

（2）升级版建设

全国贫困区县医疗卫生状况及体质特点调查：系统分析全国贫困区县医疗卫生特点，民众的知识水平、对健康的认知水平、对"治未病"理念的了解程度，调查贫困人口体质的构成状况，了解贫困区县的慢性病特点，以及与医疗间接相关的信息如经济状况、文化特点、生态环境、地理环境等，形成全国贫困区县医疗卫生状况和体质特点调查报告。

贫困区县体质健康管理示范区建设：选择有普遍意义、普遍特点的贫困区县 5~7 个，并依据当地医疗卫生特点、体质特点、慢性病特点、民众健康意识水平等，充分利用当地生态、地理、文化优势，打造低成本体质健康"宣讲宣教 - 自我管理 - 帮扶服务"模式，建立贫困县区体质健康管理示范区。

6. "一带一路"国际化推进建设

（1）前期研究

中医体质学原创成果，推广至全球多个国家和地区，在国际竞争中保持领先地位，为全球公共健康作出贡献。王琦教授主编《中医体质学》专著被日本、韩国翻译出版且多次重印，并编写《王琦九种体质医学》英文版。发表的关于体质个体化诊疗的论文"Individualized medicine, health medicine, and constitu-tional theory in Chinese medicine."被美国芝加哥的伊利诺伊大学应用健康科学学院学者引用，介绍中医在4P医学中的应用角色[1]。

研发的《中医体质量表》被翻译成为日、英、韩、俄、德、法、西班牙、马来西亚语等8种外国语言及繁体中文版，在海外和港澳台地区推广应用，为国际体质研究提供了工具。井慧如[2]使用英文版中医体质量表对美加籍高加索人进行中医体质与健康相关生命质量的流行病学调查，结果显示平和质占43.5%，8种偏颇体质占前三位的分别是阳虚质（14.5%）、特禀质（9.3%）、气虚质（8.2%），与中国全国常模相比较，美加籍人群平和质及偏颇体质中的阳虚质、特禀质所占比例较中国常模为高，构成比比中国全国常模低的偏颇体质类型有气虚质、阴虚质、湿热质、血瘀质与气郁质，构成比差异有统计学意义（$P < 0.001$）。李炳旼[3]在通过对韩文版中医体质量表性能评价的研究后，使用该量表对韩国人群展开流行病学调查，结果显示在300名被调查者中偏颇体质居于前三位的是阳虚质、湿热质、阴虚质，与中国9省市人群调查结果有所不同。熊玲[4]在台北地区开展体质辨识，特别对气郁质

---

① Sagner Michael, McNeil Amy, Puska Pekka, et al. The P4 Health Spectrum-A Predictive, Preventive, Personalized and Participatory Continuum for Promoting Healthspan. Progress in Cardiovascular Diseases, 2017, 59 (5): 506 - 521.

② 井慧如. 英文版中医体质量表开发与美加人群中医体质流行病学调查研究. 北京：北京中医药大学，2012.

③ 李炳旼. 韩文版中医体质量表开发与韩国人群中医体质流行病学调查研究. 北京：北京中医药大学，2015.

④ 熊玲. 气郁体质及其台北地区分布情况研究. 北京：北京中医药大学，2007.

进行了分析，发现气郁质发生率接近10%；通过对气郁体质的判定及体质干预，可以对抑郁症的早期发现与治疗提供指导。此外，国际知名大学和研究机构如斯坦福大学、哥伦比亚大学、芝加哥大学等与我团队合作开展中医体质研究。

（2）升级版建设

中医体质判定国际化标准：在现有8个语种体质量表的基础上，提出国际标准提案，掌握国际标准制定的主导权。

"一带一路"体质判定量表制定：在现有9个语种体质量表的基础上，与"一带一路"沿线各国合作，开发符合沿线人群文化、语言、习俗的体质判定量表。

"一带一路"体质个体化养生方案制定：根据当地的生态、政治、经济、文化、语言、民俗特点，制作适宜的中医体质辨识技术，开展一定范围的体质调查，针对民众特点，与当地科研和医疗机构合作，开展"一带一路"国家人民体质调查，制定适宜于当地人民的中医体质个体化调养方案。在现有调护方案的基础上，形成"一带一路"国家中医体质个体化养生方案及推广模式。

综上，以九体辨识为核心技术，开展慢性病调体"早筛查－早预警－早干预"防控体系、全生命周期调体健康维护体系、老年体质精准健康管理服务体系、"医院－社区－家庭"自主自助服务体系、贫困县区体质健康管理示范区、"一带一路"国际化推进等六大建设，为中医"治未病"健康工程升级版提供支撑。

三、体质辨识治未病的应用成效

中医体质辨识即以人的体质为认知对象，从体质状态及不同体质分类的特性，把握其健康与疾病的整体要素与个体差异，制定防治原则，选择相应的治疗、预防、养生方法，从而进行"因人制宜"的干预。中医体质辨识以其可操作性强、成本低、容易接受等特点，在中医治未病及公共卫生服务应用中优势突出，从治未病中心、社区居民健康档案到老年人中医药健康管理，逐步进入基本公共卫生服务项目，取得了可喜的成果。同时中医体质辨识及干预在慢性病防控中也展现出优势，并与美国、日本、韩国等国家地区开展了合作，具有广阔的应用前景。

（一）体质与疾病相关性研究

基于中华中医药学会发布的《中医体质分类与判定》标准，自 2009 年以来采用这一标准测量疾病人群体质、观察体质和疾病相关性的临床研究迅速增长，发表了大量的研究文献，积累了体病相关研究的大数据。以下展现的是经中国知网（CNKI）、万方数据（Wanfang Data）、维普、PubMed 和 Embase 数据库检索，以"体质""中医""中医体质量表""中医体质分类与判定""constitution＊""physique""Chinese medicine"等为中英文检索词，共检索出近 10 年 4876 篇文献，通过排除明显无关文献和重复收录文献后再根据纳入／排除标准筛选，最后纳入的 1441 篇文献研究结果。

1. 各体质类型的疾病谱分布

提取各文献报告的比例最高的体质类型，梳理各体质类型的病种分布情况。因平和质是疾病发生的保护因素，故只展现了以下 8 种偏颇体质的疾病谱分布情况。

（1）气虚质占比例最高的病种

共有 299 项研究的结果显示，气虚质是其研究病种人群中比例最高的体质类型，涉及病种数量为 119 种。同一病种有 2 篇及以上的文献报告气虚质占比例最高的有 47 种，3 篇及以上的 32 种，5 篇及以上的 18 种，分别为糖尿病、脑梗死、艾滋病、慢性阻塞性肺疾病、冠心病、高血压、脑卒中、亚健康、慢性乙型肝炎、痛经、乳腺癌、失眠、大肠息肉、肺癌、骨质疏松症、慢性疲劳综合征、慢性胃炎和肿瘤。其中糖尿病、脑梗死和艾滋病是气虚质文献数量所占比例最高和样本量最多的前三种疾病，所占比例范围分别为 18.6%~79.3%、15.7%~39.7%、23.5%~72.2%，其次为慢性阻塞性肺疾病（22.4%～50.0%）、冠心病（18.2%～42.0%）、高血压（13.4%～59.9%）。说明在上述病种人群中，气虚质可能是最常见的体质类型或更易在这些疾病人群中见到，提示气虚质可能与上述疾病的发生具有关联性。具体如表 5-1 所示：

表5-1　气虚质所占比例最高的病种

病种	研究数量	各研究的文献ID	总样本量	比例范围	中位比例
糖尿病	19	李康2018；王鑫2018；赵文晓2018；曹柏龙2017；黄强2017；谈晓琴2017；李军2016；陆逸莹2016；王利然2016；王欣月2016；谢豪杰2016；晏和国2016；于娟2015；卫家芬2015；肖雪云2015；向先玉2014；孙大伟2013；郑燕慧2013；闫镛2010	6093	18.6%~79.3%	29.2%
脑梗死	13	刘芳2017；方春龙2016；陆永才2016；宋伟伟2016；李秀娟2015；李玉梅2015；逯巍2015；吴宏赟2015；寻伟娜2014；庄珊2014；王开欣2012；Zhang YY2010；陈曦2009	4234	15.7%~39.7%	29.4%
艾滋病	12	俞冲2018；李鹏宇2017；牟方政2017；俞冲2017；肖明中2016；李鹏宇2015；李海强2013；李鹏宇2013；唐宁新2013；白玉燕2012；李静茹2012；许飞龙2011	1921	23.5%~72.2%	33.3%
慢性阻塞性肺疾病	12	陈伟涛2018；高广飞2018；陈素珍2017；梁可云2017；王冰2016；雷传丽2015；刘忠达2015；谢丽嫒2015；陈海涛2014；乔娇艳2014；刘炜2013；刘波2012	3876	22.4%~50.0%	28.5%
冠心病	11	顾谈笑2018；李菊红2018；蒋璐2017；吴玉萍2017；刘二亮2016；滕涛2016；崔柳君2014；俞晓婷2013；陈萍2012；李慧2011；肖长江2011	2360	18.2%~~42.0%	26.7%
高血压	10	刘莎莎2018；廖建堂2017；王垲涵2017；王敏2017；李小燕2015；罗素芳2015；孙旭松2015；金艳蓉2013；杨伟莲2013；朱亮2011	3700	13.4%~59.9%	36.1%
脑卒中	9	段轶轩2017；高成森2018；吕富荣2017；胡彦群2016；张雪2016；梁敏莹2015；甄晓敏2015；吴松花2014；王群2012	2965	16.4%~29.1%	26.5%
亚健康	8	毕建璐2014；陈伟铭2014；徐剑文2014；周青2014；黄平2013；杨晓宁2013；邓卫2011；徐学功2010	42424	17.5%~48.3%	34.1%
慢性乙型肝炎	8	余金花2017；萧焕明2018；徐强2016；赵琴2016；彭思敏2015；王春微2013；王志强2013；罗玮敏2011	1309	18.7%~30.9%	24.7%
痛经	8	Teek FC2018；车金梅2018；李冬梅2018；程亚清2017；王冰丽2017；陆泺芙2014；孙娜2013；汪素卿2010	4628	14.9%~49.9%	26.7%
乳腺癌	7	王一同2018；贺必梅2017；叶笑妮2016；黄羚2015；罗莉2015；皇甫艳利2013；张卫华2013	848	23.8%~51.6%	25.4%

续　表

病种	研究数量	各研究的文献 ID	总样本量	比例范围	中位比例
失眠	7	胡甜甜 2014；裴清华 2018；黎悠 2017；张小芳 2017；陈彦 2016；郗荻 2016；佟旭 2013	4506	21.3% ~ 40.0%	29.9%
大肠息肉	6	王亚茜 2018；李玉婵 2016；王博 2016；苏维 2015；罗芬 2014；谭玮璐 2010	918	16.7% ~ 48.5%	23.5%
肺癌	6	黄婉 2015；宋爱玲 2014；黄国品 2013；郭倩倩 2012；任立新 2011；林静璎 2010	870	25.0% ~ 32.3%	28.9%
骨质疏松症	6	林毅鹏 2018；刘若琳 2018；王俊明 2018；杨立进 2018；姜博 2014；蔡亮 2011	4320	19.7% ~ 45.2%	30.2%
慢性疲劳综合征	5	郝燕 2014；郝燕 2013；刘庆 2013；彭敏 2013；张振贤 2009	4038	25.4% ~ 32.7%	25.9%
慢性胃炎	5	郝浩森 2017；安晓霞 2016；郑春成 2016；林平 2015；赵晓杰 2011	731	20.9% ~ 45.0%	23.2%
肿瘤	5	马恰怡 2018；董静 2014；萧百圆 2012；郭晨旭 2011；张向农 2010	1715	29.0% ~ 88.3%	33.5%
结直肠癌	4	许鹏 2018；王颖飞 2016；李国年 2014；殷晓聆 2016	434	22.1% ~ 40.0%	29.9%
慢性肾小球肾炎	4	刘化平 2016；严晓华 2016；吴立鹏 2013；刘永芳 2012	478	23.8% ~ 31.6%	25.9%
慢性肾脏病	4	蒋昭昭 2018；倪永华 2013；刘忠杰 2011；刘玉霞 2009	1254	27.0% ~ 34.5%	31.0%
慢性咽炎	4	陈策 2018；马群 2018；周亚平 2018；肖伊 2015	1388	33.5% ~ 36.2%	34.9%
糖尿病肾病	4	谭艳云 2018；王志旺 2015；高舜天 2012；孙文武 2010	1009	25.8% ~ 45.5%	29.9%
变异性鼻炎	3	弓少康 2018；禹云芝 2015；齐超 2014	1497	17.5% ~ 93.0%	47.5%
多囊卵巢综合征	3	刘颖华 2017；丁春丽 2015；杨俊雯 2011	843	17.10% ~ 26.7%	22.8%
肥胖/超重	3	张楚铭 2018；Li MH2017；殷振瑾 2010	5058	35.0% ~ 35.0%	35.0%
甲减	3	陈捷 2018；王秋虹 2013；王雁 2011	466	12.0% ~ 31.9%	24.7%
慢性心衰	3	吴启俊 2018；王贵会 2014；张晓伟 2013	1293	24.4% ~ 26.4%	26.4%

续　表

病种	研究数量	各研究的文献 ID	总样本量	比例范围	中位比例
帕金森病	3	王新亭 2018；鲁阳洋 2016；熊冻 2016	1415	27.0%～36.0%	31.5%
胃食管反流	3	潘卉 2018；黄卓健 2016；居凌云 2009	578	17.4%～48.7%	17.5%
哮喘	3	刘同坤 2017；狄冠霖 2015；方春仙 2012	971	29.8%～67.3%	41.7%
脂肪肝	3	王小玉 2016；付琳 2015；沈天白 2015	752	25.8%～32.9%	32.1%

＊各研究的具体文献题录信息可于数据库自行检索，后同。

文献篇数为 2 的病种有 15 个：IgA 肾病、不孕症、产后缺乳、大肠癌、恶性肿瘤、高尿酸血症、焦虑抑郁、结肠黑变病、经前期综合征、咳嗽、卵巢早衰、盆腔器官脱垂、食管癌、血脂异常、咽喉反流。

（2）阳虚质占比例最高的病种

共有 209 项研究的结果显示，阳虚质是其研究病种人群中比例最高的体质类型，涉及病种数量为 112 种。同一病种有 2 篇及以上的文献报告阳虚质占比例最高的有 37 种，3 篇及以上的 20 种，5 篇及以上的 9 种，分别是不孕症、骨质疏松症、肠易激综合征、膝骨关节炎、痛经、多囊卵巢综合征、更年期综合征、类风湿关节炎和泌尿系结石。其中所占比例最高且文献数量和样本量最多的前三种疾病分别是不孕症（17.6%～42.0%）、骨质疏松症（18.5%～5.0%）和肠易激综合征（19.7%～62.0%）。说明阳虚质可能为上述疾病的最常见体质类型。具体如表 5-2 所示。

表 5-2　阳虚质所占比例最高的病种

病种	研究数量	各研究的文献 ID	总样本量	比例范围	中位比例
不孕症	10	谭舒文 2018；罗家美 2017；高琦 2016；沈坚华 2016；周静文 2016；杨德芳 2015；陈姣洁 2012；梁斯琪 2012；陈超 2010；杨明 2010	3335	17.6%～42.0%	22.8%
骨质疏松症	10	曾昭洋 2018；陈文辉 2016；郭杨 2016；胡文斌 2016；蒋云霞 2016；毛国庆 2016；岳新 2016；王庆红 2014；庞向华 2013；张亚军 2009	7329	18.5%～55.0%	19.3%

续 表

病种	研究数量	各研究的文献 ID	总样本量	比例范围	中位比例
肠易激综合征	8	张晋嫄 2014；郑苹 2012；时岱 2017；张盼 2017；龚军 2014；方国栋 2013；谈晶晶 2011；陈正君 2010	1558	19.7% ~ 62.0%	29.1%
膝骨关节炎	8	高山 2018；齐晓红 2018；王翠敏 2018；周明旺 2017；陈娴 2016；何栩 2016；周明旺 2015；何丽清 2012	2693	16.0% ~ 44.4%	27.3%
痛经	6	仇娅慧 2018；梁丽君 2018；王晔博 2017；蔡莉菁 2015；罗娟 2013；谷云 2012	1282	24.0% ~ 62.1%	35.5%
多囊卵巢综合征	5	胥威风 2016；孙玉洁 2015；徐原哲 2015；吴思宁 2014；李瑞丽 2013	1323	20.4% ~ 46.0%	24.1%
更年期综合征	5	覃晓燕 2018；唐丽颖 2017；覃晓燕 2016；曾立元 2015；李雅彦 2015	2916	35.3% ~ 53.7%	37.2%
类风湿关节炎	5	韩盛昊 2017；尹友鑫 2015；杜金万 2011；吕卓 2010；王涛 2009	762	20.9% ~ 42.0%	31.6%
泌尿系结石	5	罗冬珍 2015；严玉莲 2015；曾永威 2014；林永水 2013；甘澍 2012	1632	17.5% ~ 25.5%	21.0%
大肠息肉	4	董月秋 2017；刘杨 2017；崔洋阳 2016；闫思蒙 2014	742	15.1% ~ 35.7%	27.0%
复发性流产	4	叶骞 2017；于倩 2015；刘颖 2014；杨琳 2011	876	25.6% ~ 36.5%	33.5%
高血压	4	章敬芳 2018；王学勤 2017；历见伟 2012；乔寒子 2011	2683	19.9% ~ 55.3%	27.8%
颈椎病	4	鲍建敏 2016；范敏 2016；陈礼梅 2015；赵红云 2013	982	20.8% ~ 37.8%	24.0%
股骨头坏死	3	YU TONG2016；于潼 2016；张振南 2015	305	30.2% ~ 39.6%	39.6%
慢性胃炎	3	陈文辉 2017；林平 2017；韦书勤 2016	494	17.9% ~ 23.5%	20.7%
失眠	3	范恩芳 2016；李玲 2016；夏晨 2012	2834	23.6% ~ 29.3%	26.5%
胃癌	3	孙书玉 2018；周微红 2013；郭亚蕾 2012	304	16.1% ~ 28.8%	26.3%
消化性溃疡	3	周文博 2018；徐瑾 2014；陈茜 2012	475	21.3% ~ 26.4%	21.5%
荨麻疹	3	王丽新 2018；马卉 2017；胡会丽 2012	749	21.8% ~ 30.0%	25.9%
亚健康	3	赖名慧 2018；包文婷 2014；何丽卿 2010	4395	23.0% ~ 35.1%	29.1%

文献篇数为 2 的病种有 17 个：阿尔茨海默病、不育症、基底细胞癌、经前期综合征、卵巢癌、卵巢储备功能下降、慢性盆腔疼痛、慢性盆腔炎、慢性肾小球肾炎、慢性阻塞性肺疾病、乳腺癌、乳腺增生、湿疹、糖尿病、消化不良、幽门螺杆菌感染、子宫肌瘤。

（3）阴虚质占比例最高的病种

共有 120 项研究的结果显示，阴虚质是其研究病种人群中比例最高的体质类型，涉及病种数量为 53 种。同一病种有 2 篇及以上的文献报告阴虚质占比例最高的有 20 种，3 篇及以上的 9 种，5 篇及以上的 5 种，分别是高血压（12.2% ~49.6%）、糖尿病（19.8% ~43.7%）、便秘（22.0% ~59.6%）、更年期综合征（24.0% ~36.4%）和骨质疏松症（18.3% ~33.8%）。说明阴虚质与这些疾病的发生可能具有一定关联性。具体如表 5 - 3 所示。

表 5 - 3　阴虚质所占比例最高的病种

病种	研究数量	各研究的文献 ID	总样本量	比例范围	中位比例
高血压	19	范舜华 2018；韩淑辉 2018；王冬盈 2018；张湘卓 2018；左文英 2017；陈玉华 2016；董婧 2016；孔俊虹 2016；张明妍 2016；沈艳 2015；杨小雯 2015；Han SH2014；陈倩倩 2013；雷贻禄 2013；卢健棋 2013；申恒花 2013；杨峥 2013；赵庆高 2013；宋银枝 2012	13159	12.2% ~49.6%	27.7%
糖尿病	17	沈艳 2017；张柱基 2017；朱文欣 2017；许月梅 2016；薛培忠 2016；赵蒙 2016；武旭梅 2015；赵志玥 2015；陈吉全 2014；邓小敏 2014；杨小雯 2014；伊海玥 2014；朱亮 2014；唐丽丽 2013；吴小秋 2013；韩萍 2011；崔红霞 2010	4830	19.8% ~43.7%	25.9%
便秘	6	罗文舟 2017；蔡珂 2016；杨敏 2016；宋一男 2015；石固地 2014；林小燕 2013	2352	22.0% ~59.6%	35.1%
更年期综合征	5	简咏婷 2017；周仕真 2017；冷杨阳 2015；张倩倩 2014；王铭霞 2010	1137	24.0% ~36.4%	29.1%
骨质疏松症	5	邓强 2018；黄杏 2017；陈娇龙 2016；顾颖杰 2016；陈立刚 2011	1708	18.3% ~33.8%	23.3%
干眼症	4	曹丛红 2018；樊小青 2014；刘名威 2013；李娜 2010	484	25.0% ~37.5%	27.0%
肺癌	3	杨琪 2017；董静波 2016；陈文军 2015	409	21.3% ~26.7%	26.5%

续 表

病种	研究数量	各研究的文献 ID	总样本量	比例范围	中位比例
复发性脑卒中	3	吕素真 2016；王洪真 2014；王洪真 2014	762	23.6% ~ 34.4%	25.6%
失眠	3	程琳 2018；石小雨 2018；陈玉如 2013	1915	15.6% ~ 27.4%	26.9%

文献篇数为 2 的病种有 11 个：不孕症、过敏性紫癜、慢性胃炎、慢性咽炎、脑卒中、乳腺癌、糖尿病前期、糖尿病肾病、乙肝、银屑病、月经过少。

（4）痰湿质占比例最高的病种

共有 217 项研究的结果显示，痰湿质是其研究病种人群中比例最高的体质类型，涉及病种数量为 83 种。同一病种有 2 篇及以上的文献报告痰湿质占比例最高的有 26 种，3 篇及以上的 19 种，5 篇及以上的 11 种，分别为高血压、脂肪肝、糖尿病、代谢综合征、脑梗死、冠心病、血脂异常、高尿酸血症、脑卒中、多囊卵巢综合征和妊娠期糖尿病。其中痰湿质所占比例最高、研究数量和总样本量最多的前三位病种分别是高血压（18.9% ~ 67.9%）、脂肪肝（19.7% ~ 55.4%）和糖尿病（19.5% ~ 53.7%）。由此看出痰湿质和阴虚质人群可能更多见于高血压和糖尿病患者当中。具体如表 5 - 4 所示。

表 5 - 4 痰湿质所占比例最高的病种

病种	研究数量	各研究的文献 ID	总样本量	比例范围	中位比例
高血压	23	李京 2018；陈悦 2017；姜云利 2017；李寅 2017；孙鼎 2017；王佩 2017；狄秀华 2015；杜晓琳 2015；黄茂云 2015；黄沁 2015；刘秀振 2015；张松兴 2015；韩冰 2014；鞠昂 2014；娄彦梅 2014；吴红 2014；熊波 2014；万洁 2013；霍锐 2012；娄彦梅 2012；陈明霞 2011；刘娟 2011；朱燕波 2010	30191	18.9% ~ 67.9%	27.6%
脂肪肝	21	何婷婷 2018；丁庆学 2017；蒋俊民 2016；许羽洁 2016；傅克模 2015；何秀玲 2015；宁凯笛 2015；汪秀琴 2015；王森 2015；张良登 2015；郑珏 2015；罗伟 2014；吴佳 2014；肖黎黎 2014；常成 2013；林吉祥 2013；吴宽裕 2012；邹聪 2012；刘明 2011；王新亮 2011；王慧英 2010	5397	19.7% ~ 55.4%	36.3%

续　表

病种	研究数量	各研究的文献 ID	总样本量	比例范围	中位比例
糖尿病	15	扈丽萍 2018；卫敏航 2018；黄沁 2017；秋金玲 2017；叶云瑶 2017；王静舒 2016；王阔枫 2016；胡贵荣 2015；张琦 2015；杨定芳 2014；赵燕燕 2014；高泓 2013；李莉芳 2013；林适峰 2013；柳红芳 2011	4348	19.5% ~ 53.7%	32.4%
代谢综合征	10	黎静 2017；童伯瑛 2017；夏晓莉 2017；宋爱 2016；祁丽丽 2015；成杰辉 2014；郭世俊 2014；江虹 2014；赵玉伟 2014；Feng YL 2012	4647	19.5% ~ 53.8%	32.3%
脑梗死	10	王华彪 2018；韩学医 2017；李金 2017；张秀萍 2017；刘霞 2016；邱朝阳 2016；徐寅平 2015；贾爱明 2014；邱笑琼 2014；李峥亮 2011	2480	25.6% ~ 72.8%	31.5%
冠心病	8	田子玄 2017；单艳梅 2016；侯卫星 2015；尹琴 2015；黄牧华 2014；李慧 2014；苑春元 2013；王阔 2010	1784	18.1% ~ 32.8%	23.4%
血脂异常	7	戴跃龙 2018；俞裕艳 2017；朱颖源 2017；罗伟 2015；周仲芳 2015；王迎 2012；王丽丽 2010	5434	18.5% ~ 26.7%	22.0%
高尿酸血症	6	陈佳娜 2016；高宏媛 2016；翁思颖 2014；乐文君 2013；刘文琴 2013；李莉 2012	3241	18.7% ~ 34.3%	27.6%
脑卒中	6	武晓林 2018；孙帅玲 2017；罗永兵 2015；任国华 2015；张颖 2014；朱昭颖 2014	1234	23.3% ~ 33.0%	29.1%
多囊卵巢综合征	5	张丽 2018；张晴 2017；郭丽 2016；柯欣 2015；陈俊杰 2011	1149	18.0% ~ 65.6%	25.8%
妊娠期糖尿病	5	黄晓燕 2017；刘敏 2016；杨瑛笛 2016；刘丽丽 2013；乔美丽 2013	1208	23.1% ~ 40.0%	28.2%
动脉粥样硬化	4	甄飞 2018；方良好 2016；黄永莲 2016；高梅洁 2011	782	12.3% ~ 57.1%	24.4%
肥胖/超重	4	于川 2018；杨露 2017；李成俊 2016；李平平 2016	1133	23.4% ~ 67.4%	42.6%
糖尿病前期	4	宋金岭 2018；段玉红 2016；陈文辉 2014；张利民 2012	1044	26.8% ~ 58.0%	30.4%
痛风	4	苏义书 2017；李荣群 2013；孙静 2013；蒋春梅 2011	860	21.0% ~ 33.3%	24.7%

病种	研究数量	各研究的文献 ID	总样本量	比例范围	中位比例
阻塞性睡眠呼吸暂停低通气综合征	4	涂向东 2017；郭晓燕 2016；苏婷 2016；陈书佩 2013	535	29.3% ~49.6%	39.4%
短暂性脑缺血	3	彭子壮 2018；李瑜霞 2016；王长德 2014	881	26.6% ~29.2%	28.6%
慢性阻塞性肺疾病	3	康雯霖 2018；潘孝聪 2014；张兴彩 2013	744	22.7% ~31.0%	27.1%
失眠	3	范启明 2018；黄静波 2018；赵铁葆 2018	1960	25.3% ~37.8%	31.6%

文献篇数为 2 的病种有 7 个：胆石症、高血压合并脑卒中、高血压前期、股骨头坏死、脑卒中先兆、膝骨关节炎、亚健康。

（5）湿热质占比例最高的病种

共有 128 项研究的结果显示，湿热质是其研究病种人群中比例最高的体质类型，涉及病种数量为 66 种。同一病种有 2 篇及以上的文献报告湿热质占比例最高的有 25 种，3 篇及以上的 13 种，5 篇及以上的 3 种，分别是痤疮、慢性胃炎、高尿酸血症，所占比例范围分别是 17.7% ~ 45.9%、19.8% ~ 27.7%、24.6% ~39.8%。说明在上述 3 种疾病中可能更多见湿热质人群，并和湿热质人群的相关性更加密切。具体如表 5 - 5 所示。

表 5 - 5 湿热质所占比例最高的病种

病种	研究数量	各研究的文献 ID	总样本量	比例范围	中位比例
痤疮	19	马亚峰 2017；翟烨 2017；张恒艳 2017；张景龙 2017；周阁辉 2016；朱静 2016；邹云 2016；吉海荣 2015；李欣 2015；刘亚南 2015；王静远 2015；徐慧 2015；庄甄娜 2015；丁大鹏 2014；刘亚南 2014；朱可鏊 2013；姜琨 2012；谢华芳 2011；刘吉凤 2010	7036	17.7% ~45.9%	23.5%
慢性胃炎	7	叶颖 2018；邹文静 2018；张晶晶 2016；邹声颖 2016；王东方 2015；姚星 2012；谢峰 2010	1879	19.8% ~27.7%	23.4%
高尿酸血症	5	刘宣 2018；黄慧贤 2017；马可冀 2017；成杰辉 2014；张海艇 2013	3231	24.6% ~39.8%	28.0%

续　表

病种	研究数量	各研究的文献 ID	总样本量	比例范围	中位比例
少弱畸形精子症	4	杜强 2017；王永 2017；张汝仙 2017；杨世坚 2016	1879	17.0%～35.0%	28.3%
湿疹	4	赵艳霞 2018；金珠炅 2017；闫英 2014；窦海忠 2015	1194	16.0%～32.0%	20.5%
慢乙肝	4	苏海华 2018；章瑾 2017；刘莹 2015；高丹 2012	734	25.4%～31.7%	29.0%
高血压	4	杨欢 2016；朱玉红 2015；袁绮恒 2014；刘睿 2013	122702	8.7%～46.5%	25.2%
HPV感染	3	李娅 2018；叶银利 2016；刘静 2012	565	20.1%～36.2%	30.0%
便秘	3	赵红波 2017；陈凤鸣 2015；贾英田 2012	1306	21.6%～55.3%	30.4%
胆石症	3	王伟 2016；王继新 2015；伊西磊 2012	1582	24.2%～45.8%	29.2%
血脂异常	3	罗翠文 2018；谢敏 2017；成杰辉 2014	2749	19.9%～35.3%	23.1%
痛风	3	徐兢鸿 2018；陈淑娇 2013；林勇凯 2013	1514	25.2%～36.5%	33.0%
荨麻疹	3	李敏莹 2018；徐东慧 2015；苏建勇 2012	575	22.2%～29.2%	23.0%

文献篇数为 2 的病种有 12 个：不育症、大肠息肉、肝硬化、肛周脓肿、宫颈瘤、溃疡性结肠炎、慢性盆腔炎、泌尿系结石、糖尿病、胃痛、脂肪肝、痔疮。

（6）气郁质占比例最高的病种

共有 116 项研究的结果显示，气郁质是其研究病种人群中比例最高的体质类型，涉及病种数量为 54 种。同一病种有 2 篇及以上的文献报告气郁质占比例最高的有 19 种，3 篇及以上的 10 种，5 篇及以上的 4 种，分别是乳腺增生、乳腺癌、失眠和抑郁症。其中总样本量和文献数量居于前三位的病种分别是乳腺增生、乳腺癌、失眠，所占比例范围分别是是 28.2%～57.4%、20.0%～42.0%、21.0%～44.0%。说明气郁质和乳腺疾病的发生可能有着一定相关性，和情志相关疾病的发生也有着紧密联系。具体如表 5－6 所示。

表5-6　气郁质所占比例最高的病种

病种	研究数量	各研究的文献ID	总样本量	比例范围	中位比例
乳腺增生	14	王俊丽2017；蔡国良2016；李明2016；孙子渊2016；谢春冬2016；孔月晴2015；王蕾2015；邹楚冰2015；盛鲁文2014；孙庆颖2014；刘松涛2013；周仕萍2013；侍晓辰2011；夏仲元2009	7628	28.2%~57.4%	30.0%
乳腺癌	11	陈韵菲2017；胡升芳2017；张晓君2017；张燕2017；LIU YI2016；陈立斌2016；陆天真2015；吴晓龙2014；林韵如2013；张莉2013；张莉2012	2075	20.0%~42.0%	31.6%
失眠	11	买迪娜·安尼玩2018；陈燕芬2018；马学慧2017；黄清苑2015；谭丽进2014；左加成2013；陈晨2012；陈晓霞2012；解明2012；陈孟桐2011；刘瀚阳2009	2339	21.0%~44.0%	26.0%
抑郁症	6	史俊芳2018；温友禄2018；胡洁玲2016；杨焕新2016；陈定华2013；李东阳2013	1762	23.5%~93.3%	44.8%
甲状腺结节	4	王媛2018；付红萍2017；宫淼2016；李娟2013	868	22.5%~33.7%	24.8%
卵巢早衰	4	卢军2018；徐亚男2016；潘耀军2012；屈红2011	710	26.5%~56.0%	40.7%
偏头痛	4	陈雅丽2018；李柱2015；赵艳敏2015；晁壮2014	843	39.3%~43.0%	42.5%
青光眼	4	石晶琳2017；王群2017；西菁2014；陈达2013	739	16.7%~40.0%	26.5%
不孕症	3	刘妍2016；杨慧珊2013；郝星华2010	278	18.0%~33.3%	33.0%
甲状腺功能亢进症	3	修广慧2015；王淼2011；夏仲元2010	429	25.0%~60.0%	41.0%

文献篇数为2的病种有9个：肠易激综合征、消化不良、焦虑、慢性胃炎、脑卒中后抑郁、湿疹、糖尿病、痛经、子宫腺肌病。

（7）血瘀质占比例最高的病种

共有52项研究的结果显示，血瘀质是其研究病种人群中比例最高的体质类型，涉及病种数量为30种。同一病种有2篇及以上的文献报告血瘀质占比例最高的有8种，3篇及以上的3种，5篇及以上的2种。其中冠心病、子宫内膜异位症、脑卒中为血瘀质所占比例最高、文献研究数量和样本量最多的前三位疾病，所占比例范围分别是 23.0% ～ 45.6%、21.8% ～ 54.7%、21.0% ～85.7%。说明血瘀质人群和心脑血管疾病的发生可能有一定关联性，在防治相关疾病中，可结合体质用药观察治疗效果。具体如表 5 – 7 所示。

表 5 – 7　血瘀质所占比例最高的病种

病种	研究数量	各研究的文献 ID	总样本量	比例范围	中位比例
冠心病	9	蔡小静 2016；刘玲芳 2014；李创鹏 2013；李洲 2013；武小雪 2012；丁幸辉 2011；黎立明 2011；田松 2011	1963	23.0% ～45.6%	30.0%
子宫内膜异位症	7	徐群群 2016；许广宁 2014；程兰 2012；周英 2012；曹佳佳 2011；周霞 2011；姚玲 2009	1129	21.8% ～54.7%	36.0%
脑卒中	3	贾爱明 2013；罗新富 2013；祝美珍 2013	970	21.0% ～85.7%	31.1%

文献篇数为 2 的病种有 5 个：高血压、脑梗死、认知功能障碍、糖尿病、腰椎间盘突出症。

（8）特禀质占比例最高的病种

共有 19 项研究的结果显示，特禀质是其研究病种人群中比例最高的体质类型，涉及病种数量为 10 种。同一病种有 2 篇及以上的文献报告特禀质占比例最高的有 2 种，分别是哮喘（13.2% ～59.0%）和变应性鼻炎（30.0% ～96.7%）。可以看出特禀质可能更多见于过敏人群中，这两种疾病的发生可能也与特禀质人群有相关性。具体如表 5 –8 所示。

表 5 – 8　特禀质所占比例最高的病种

病种	研究数量	各研究的文献 ID	总样本量	比例范围	中位比例
哮喘	7	黄小丽 2018；邓金钗 2018；李旗 2014；王文琇 2014；吴毛蕾 2012；；郭彦荣 2010；康立媛 2010	2988	13.2% ～59.0%	24.8%
变应性鼻炎	4	钟燕霞 2016；范愈燕 2015；胡浩 2013；李雅茜 2013	1301	30.0% ～96.7%	40.0%

2. 各体质类型发病风险较高的疾病

纳入的体病相关临床研究中，共有 490 项研究有对照组（60 项队列研究、81 项病例对照研究、349 项有对照组的横断面研究），其中 101 项研究采用 logistics 回归等多因素分析方法，以是否患病为因变量，以各体质类型和（或）其他相关因素为自变量，研究疾病的影响因素，评价体质和疾病的关联。如统计学分析发现某种体质类型是某疾病的危险因素，则说明这种体质发生该疾病的风险相对较高。各研究报告的有统计学意义的结果如下：

（1）平和质

所有研究均未发现平和质是任何疾病的危险因素。

（2）气虚质

共有 42 项研究结果显示，气虚质是其所研究疾病的危险因素，涉及病种数量有 28 个。有 2 篇及以上文献报告气虚质为危险因素的病种有 10 个，3 篇及以上的 4 个，分别为肥胖、糖尿病、慢性疲劳综合征和焦虑症，OR/RR 范围分别是 1.540 ~ 3.408、2.218 ~ 6.786、4.088 ~ 20.479、1.52 ~ 3.942。说明气虚质人发生这些疾病的风险较非气虚质人更高。具体如表 5 - 9 所示。

表 5 - 9 气虚质与疾病发病的关联性

病种	研究数量	各研究的文献 ID	总样本量	OR/RR 范围 *	OR中位数
肥胖	3	黄沁 2016；邬宁茜 2013；朱燕波 2010	23509	1.540 ~ 3.408	3.090
糖尿病	3	李锦惠 2015；赵志玥 2015；薛俊磊 2016	2104	2.218 ~ 6.786	4.971
慢性疲劳综合征	3	郝燕 2013；严美花 2012；张振贤 2009	8528	4.088 ~ 20.479	8.632
焦虑症	3	黄静波 2018；杨明慧 2017；王智玉 2014	2520	1.52 ~ 3.942	2.397

*注：横断面研究和病例对照研究报告 OR 值（odds ratio，比值比），队列研究报告 RR 值（relative risk，相对危险度）。

文献篇数为 2 的病种有 6 个：高血压、卵巢早衰、乳腺癌、血脂异常、亚健康、抑郁。

（3）阳虚质

共有 28 项研究结果显示，阳虚质是其所研究疾病的危险因素，涉及病种数量有 21 个。有 2 篇及以上文献报告气虚质为危险因素的病种有 4 个，3 篇及以上的 1 个，其中骨质疏松症研究样本量最多，OR 值范围为 2.149 ~ 8.115。说明阳虚质人发生这些疾病的风险较非阳虚质人更高。具体如表 5 - 10 所示。

表 5 – 10 阳虚质与疾病发病的关联性

病种	研究数量	各研究的文献 ID	总样本量	OR 值范围	OR 中位数
骨质疏松症	5	曾昭洋 2018；岳新 2016；王庆红 2014；肖庆华 2014；张亚军 2009	3697	2.149 ~ 8.115	2.227

文献篇数为 2 的病种有 3 个：肥胖、颈椎病、慢性疲劳综合征。

（4）阴虚质

共有 31 项研究结果显示，阳虚质是其所研究疾病的危险因素，涉及病种数量有 16 个。有 2 篇及以上文献报告气虚质为危险因素的病种有 4 个，3 篇及以上的 3 个，分别为高血压、骨质疏松症和糖尿病，OR 值范围分别为 1.045 ~ 3.086、1.784 ~ 13.497、1.045 ~ 5.761。说明阴虚质人发生这些疾病的风险较非阴虚质人更高。具体如表 5 – 11 所示。

表 5 – 11 阴虚质与疾病发病的关联性

病种	研究数量	各研究的文献 ID	总样本量	OR 值范围	OR 中位数
高血压	7	范舜华 2018；马燕楠 2017；岑永庄 2016；孔俊虹 2016；沈艳 2015；韩冰 2014；霍锐 2012	11638	1.045 ~ 3.086	2.491
骨质疏松症	5	张亚军 2009；胡文斌 2016；岳新 2016；王庆红 2014；肖庆华 2014	4190	1.784 ~ 13.497	1.968
糖尿病	5	马燕楠 2017；沈艳 2017；薛俊磊 2016；李锦惠 2015；张亚军 2015	3371	1.045 ~ 5.761	1.887

文献篇数为 2 的病种有 1 个：高血压前期。

（5）痰湿质

共有 38 项研究结果显示，痰湿质是其所研究疾病的危险因素，涉及病种数量有 22 个。有 2 篇及以上文献报告痰湿质为危险因素的病种有 7 个，3 篇及以上的 4 个分别为脑梗死、高血压、肥胖和高脂血症，OR 值范围分别为 2.029 ~ 9.401、1.732 ~ 3.776、1.89 ~ 61.641。说明痰湿质人发生这些疾病的风险较非痰湿质人更高。具体如表 5 – 12 所示。

表 5 – 12　痰湿质与疾病发病的关联性

病种	研究数量	各研究的文献 ID	总样本量	OR 值范围	OR中位数
脑梗死	5	王桂倩 2018；马先军 2015；甄晓敏 2015；贾爱明 2014；王开欣 2012	2824	2.029 ~ 9.401	4.586
高血压	5	孔俊虹 2016；沈艳 2015；王瑜 2015；韩冰 2014；霍锐 2012	6333	1.732 ~ 3.776	3.302
肥胖	4	黄沁 2016；张笑梅 2014；邬宁茜 2013；朱燕波 2010	24492	1.89 ~ 61.641	3.705
高脂血症	3	罗翠文 2018；陶亮 2012；王智玉 2012	2277	1.532 ~ 4.134	3.686

文献篇数为 2 的病种有 3 个：糖尿病、妊娠期糖尿病、代谢综合征。

（6）湿热质

共有 22 项研究结果显示，湿热质是其所研究疾病的危险因素，涉及病种数量有 16 个。有 2 篇及以上文献报告湿热质为危险因素的病种有 3 个，3 篇及以上的 2 个。其中便秘和高血压的 OR 值范围分别为 1.817 ~ 4.720、1.697 ~ 3.992。说明湿热质人发生这些疾病的风险较非湿热质人更高。具体如表 5 – 13 所示。

表 5 – 13　湿热质与疾病发病的关联性

病种	研究数量	各研究的文献 ID	总样本量	OR 值范围	OR中位数
便秘	4	赵红波 2017；杨敏 2016；宋一男 2015；林小燕 2013	2392	1.817 ~ 4.720	2.133
高血压	3	马燕楠 2017；岑永庄 2016；孔俊虹 2016	8410	1.697 ~ 3.992	1.727

文献篇数为 2 的病种有 1 个：肥胖。

（7）气郁质

共有 30 项研究结果显示，气郁质是其所研究疾病的危险因素，涉及病种数量有 22 个。有 2 篇及以上文献报告气郁质为危险因素的病种有 7 个，3 篇及以上的 1 个为亚健康，OR 值范围为 1.021 ~ 1.352。说明气郁质人发生这些疾病的风险较非气郁质人更高。具体如表 5 – 14 所示。

表 5 - 14　气郁质与疾病发病的关联性

病种	研究数量	各研究的文献 ID	总样本量	OR 值范围	OR中位数
亚健康	3	荆文华 2018；余克强 2013；黄平 2013	4285	1.021 ~ 1.352	1.052

文献篇数为 2 的病种有 6 个：更年期综合征、骨质疏松症、焦虑、乳腺癌、乳腺增生、痛经。

（8）血瘀质

共有 39 项研究结果显示，血瘀质是其所研究疾病的危险因素，涉及病种数量有 22 个。有 2 篇及以上文献报告血瘀质为危险因素的病种有 7 个，3 篇及以上的 4 个分别为骨质疏松症、脑卒中/脑梗死、高血压、高脂血症，OR 值范围分别是 2.370 ~ 18.853、1.883 ~ 4.999、1.078 ~ 3.343、1.515 ~ 3.700。说明血瘀质人发生这些疾病的风险较非血瘀质人更高。具体如表 5 - 15 所示。

表 5 - 15　血瘀质与疾病发病的关联性

病种	研究数量	各研究的文献 ID	总样本量	OR 值范围	OR中位数
骨质疏松症	7	曾昭洋 2018；胡文斌 2016；岳新 2016；姜博 2014；王庆红 2014；肖庆华 2014；张亚军 2009	6949	2.370 ~ 18.853	2.800
脑卒中/脑梗死	4	王桂倩 2018；马先军 2015；贾爱明 2014；王开欣 2012	2349	1.883 ~ 4.999	2.537
高血压	4	马燕楠 2017；沈艳 2015；韩冰 2014；霍锐 2012	3235	1.078 ~ 3.343	2.124
高脂血症	3	罗翠文 2018；周仲芳 2015；陶亮 2012	2257	1.515 ~ 3.700	2.109

文献篇数为 2 的病种有 2 个：亚健康、焦虑。

（9）特禀质

各有 1 项研究的结果显示，特禀质是儿童哮喘、白癜风和高脂血症的危险因素。说明特禀质人发生这些疾病的风险较非特禀质人更高。

3. 各体质类型发病风险较低的疾病

107 项研究采用多因素回归分析方法，以是否患病为因变量，以各体质类型和（或）其他相关因素为自变量，研究与疾病发生相关的影响因素，评价体质和疾病的关联。如统计学分析发现某种体质类型是某疾病的保护因素，则说明这种体质发生该疾病的风险相对较低。各研究报告的有统计学意义的结果如下：

（1）平和质

中医体质学理论认为，平和质人对自然和社会环境的适应能力较强，平素患病较少，是疾病发生的保护因素。这一认识也为体病相关临床研究的结果所证实。

101项采用多因素回归分析的临床研究中，共有29项研究发现，平和质是疾病的保护因素，涉及的疾病有20种，包括高血压、骨质疏松症、慢性疲劳综合征、乳腺增生、不育症、短暂性脑缺血、肝胆疾病、积乳症、紧张型头痛、脑卒中、轻度认知障碍、乳腺癌、失眠、糖尿病、痛经、胃痛、膝骨关节炎、亚健康、抑郁症、痔疮。其中高血压的研究有6项，骨质疏松症3项，慢性疲劳综合征、乳腺增生各2项，其余疾病各有1项研究论文报告。

（2）偏颇体质

8项研究发现，部分偏颇体质是一些疾病的保护因素，涉及6种偏颇体质（气虚质、阳虚质、阴虚质、痰湿质、气郁质和血瘀质）和7种疾病（轻度认知障碍、肥胖、高脂血症、不育症、卵巢早衰、脑卒中后抑郁、糖尿病肾病）。其中气虚质对轻度认知障碍有一定保护作用；阳虚质是肥胖的保护因素；阴虚质对高脂血症和不育症起到保护作用；痰湿质对卵巢早衰、脑卒中后抑郁和糖尿病肾病有保护作用；气郁质和血瘀质分别是高脂血症和糖尿病肾病的保护因素。具体如5-16所示。

表5-16　文献报告的对疾病有保护作用的体质类型

体质类型	研究 ID	研究类型 *	病种	OR/RR	95% CI
气虚质	农秀程 2018	2	轻度认知障碍	0.35	0.136 ~ 0.906
阳虚质	张笑梅 2014	1	肥胖	0.38	0.21 ~ 0.70
阳虚质	朱燕波 2010	1	肥胖	0.52	0.37 ~ 0.75
阴虚质	周仲芳 2015	1	高脂血症	0.557	0.331 ~ 0.938
阴虚质	刘祺 2016	2	不育症	1.893 **	1.267 ~ 3.756
痰湿质	李佩琼 2016	1	卵巢早衰	0.265	0.084 ~ 0.831
痰湿质	陈光艳 2014	3	脑卒中后抑郁	U	0.066 ~ 0.828

体质类型	研究 ID	研究类型*	病种	OR/RR	95% CI
痰湿质	Mou X2011	1	糖尿病肾病	0.262	U
气郁质	周仲芳 2015	1	高脂血症	0.384	0.173～0.855
血瘀质	Mou X2011	1	糖尿病肾病	0.612	U

注：＊研究类型 1 为横断面研究，2 为病例对照研究，3 为队列研究。＊＊β 值与危险因素的值相反；U 表示 unclear，未报告。

1441 篇文献涉及病种 313 个，覆盖了国际疾病分类标准 ICD－10 中除第 17 类"先天性畸形、变型和染色体异常"外的所有类别疾病，说明体病相关临床研究在各科疾病中均已得到广泛全面的应用。研究的重点病种主要分布在内分泌营养和代谢、循环、泌尿生殖、消化等系统常见疾病，如高血压、糖尿病、脑卒中、冠心病、慢性肝病等，这些疾病作为危害我国居民健康和生命的重大慢性非传染性疾病，通过体病相关临床研究探索从中医体质角度针对这些疾病开展治未病干预研究，对于加强疾病防治、保障人群健康具有重要的意义。

《中医体质分类与判定》标准发布 10 年来的体病相关临床研究取得了丰硕成果，充分验证体病相关理论的科学性，发现各体质类型与相关疾病存在的密切关联，为体质辨识在中医临床和公共卫生实践中的应用提供了大量临床研究证据的支持。

（二）体质辨识在城乡居民健康档案中的应用

依托"城乡居民健康档案管理服务规范"政策，各地区开展了体质调查。纳入自 2009 年《中医体质分类与判定》中医药行业标准发布以来至 2020 年 9 月，被中国知网、重庆维普、万方数据和 PubMed 数据库收录的，与体质构成调查相关文献，剔除按照职业、特殊人群及疾病调查的文献，仅一般人群体质状况调查数据 182447 例，按照七个地理区划（华北、华南、华东、华中、西南、西北、东北），对不同地区一般人群体质流行病调查进行总结，对地区居民体质特点进行分析，为不同地区建立符合自身特色、规范合理的养生指导和疾病预防策略提供科学依据。

1. 华北地区

华北地区为暖温带半湿润大陆性气候，四季分明，光照充足，冬季寒冷干燥且较长，夏季高温降水相对较多，春秋季较短，按常理应当平和质比例较高。考虑华北地区全国各地区人口汇集，工作压力较大，体质构成较为复杂，不可一概而论。对全国范围15岁及以上人群进行体质调查显示①：华北地区4309例人群中平和质占比最高，为27.8%；偏颇体质中，排前3位者为阳虚质22.5%、气虚质11.4%、气郁质8.1%。

北京市东城区开展了20026例居民体质分布情况调查②，发现：平和质所占比例为64.2%，偏颇体质所占比例为35.8%，平和质的比例随年龄增长有下降趋势。在不同偏颇体质中，阳虚质、气虚质、血瘀质3种体质随着年龄增长，有明显上升的趋势；特禀质、湿热质2种体质类型随年龄增长有下降趋势；而气郁质、痰湿质、阴虚质3种体质类型随年龄增长未呈现明显相关趋势。本调查有助于把握社区居民的体质特点，对调整体质偏颇、提高居民健康水平具有重要的实用价值。

北京市门头沟区中医院治未病科③对975例接诊服务人群进行中医体质辨识调查，结果显示：平和质占23.7%，偏颇体质占76.3%。偏颇体质中，气虚质比例最高（16.7%），阳虚质（14.4%）、痰湿质（10.6%）其次。分析认为，北京作为中国的一线城市，社会竞争压力大，生活节奏快，劳则气耗，造成气虚体质人群比例增多。门头沟区位于北京的最西边，地势海拔为北京地区最高，属山地，终年温度较城市中部低2~3℃，多山地少平原，相对地区温度低，长期居住此地伤及人体阳气，因此导致阳虚质人群相对增多。

天津市嘉陵6646例社区居民体质调查结果显示④：平和体质（52.8%）占较大比例，其次为兼夹偏颇体质（33.5%）、阴虚质（2.6%）、阳虚质（2.6%）、气郁质（2.6%）及气虚质（2.4%），血瘀质占比最少

①　白明华，王济，郑燕飞，等．基于108015例样本数据的中国人群中医体质类型分布特征分析．北京中医药大学学报，2020，43（6）：498 – 507.

②　曹桂丽，沈蕾，邓红月，等．北京市东城区社区居民中医体质辨识分析．海南医学，2012，23（24）：143 – 145.

③　梁顿，孙斐．北京市门头沟区48例中医体质辨识的调查分析．环球中医药2016，4（5）：443 – 445.

④　杨青，王红云．天津6646例社区居民中医体质辨识资料分析．中国城乡企业卫生，2016，31（5）：115 – 117.

（0.2%），但女性阳虚质、气虚质者多于男性，男性阴虚质、痰湿质、湿热质者多于女性。随着年龄的增长，体质偏颇者增多，且兼夹偏颇体质最多见。提示社区个体化中医养生保健和健康管理措施的实施，应考虑年龄与性别因素的影响。

天津中医药大学第一附属医院对治未病科 2148 例接诊服务人群进行中医体质辨识调查[1]，结果显示：平和质占比为 18.94%，偏颇体质居于前 3 位的依次为阳虚质 20.80%、气虚质 14.39%、湿热质 13.61%。阳虚质最为多见，分析原因可能为天津地区冬冷夏热，居民夏季贪凉饮冷，长居空调之所，损伤阳气；冬季气候寒冷，人们追求时尚穿着普遍单薄，亦伤阳气。

焦苗苗等对河北省 413 名常住居民进行体质调查[2]，结果显示：平和质占比最高，为 79.42%，偏颇体质中，排前三位的分别为阳虚质 8.47%、气虚质 4.84%、痰湿质 1.94%。偏颇体质中阳虚质比例较高，可能与地理环境有关，河北省属于北方地区，地形复杂，多山地和高原，气候偏冷，加之多食多油食物，易导致人体阳虚寒盛。

2. 华南地区

华南地区湿热季节较长，易汗出耗气，人们体质普遍柔弱。对全国范围 15 岁及以上人群进行体质调查显示[3]：华南地区 2726 例人群中，平和质占 26.3%，偏颇体质中排前 3 位者为阳虚质 17.3%、气虚质 13.5%、血瘀质 8.6%。广东、福建等地湿热质偏多，广西盆地以痰湿、阳虚质见多，或因广东、福建等地终年湿热较重，而广西地区属于盆地，终年雨水多，冬夏温度差别大，冬季低温，因此痰湿、阳虚较多。

广东省博罗县开展了 4000 例居民体质分类调查[4]、广州珠海地区 2842 例

① 侯若辰，汤毅. 天津市域 2418 例样本人群中医体质的流行病学调查. 现代医学与健康研究电子杂志，2019，3（24）：158－160.

② 焦苗苗，武志海，刘进娜. 413 例河北省常住居民中医体质调查报告. 中国卫生产业，2019，16（30）：175－176，179.

③ 白明华，王济，郑燕飞，等. 基于 108015 例样本数据的中国人群中医体质类型分布特征分析. 北京中医药大学学报，2020，43（6）：498－507.

④ 赖铁锋，崔爱民，徐志弛，等. 4000 例博罗县成人的中医体质辨识调查与分析. 中国医学工程，2013，5（21）：151.

居民体质分类调查①、广东省东莞市开展了 724 例居民体质调查②、广州市越秀区开展了 2340 例居民体质调查③、福建省漳州市开展了 1520 例居民体质分类调查④，得出了较为一致的结论，即南方人体质类型以气虚质、湿热质多见，所占比例范围分别为 9.3% ~ 33%（13.42%）、10.30% ~ 23.23%（9.08%）。湿热质的形成，与南方气候环境湿热及现代人喜辛辣烤炙的饮食习惯有关。而气虚质比例较高，则与南方湿热较重，腠理疏松，汗出较多，人们体质普遍柔弱有关。同时调查发现，在南方地区，男女体质状态不同，男性痰湿质、湿热质比例偏高，女性气郁质、阳虚质、阴虚质、气虚质比例偏高。随着年龄的增长，气虚质、阴虚质等虚性体质增加，血瘀质、痰湿质等实性体质增加。

广州中医药大学第一附属医院对 13855 例治未病科接诊服务人群进行中医体质辨识调查⑤，结果显示：平和质占 15.0%，偏颇体质占 85%；偏颇体质中排名前 3 位者包括气虚质 50.6%、阳虚质 12.7%、阴虚质 8.3%。分析认为，岭南地区气虚质最多可能与现代社会人们普遍存在运动不足，加之岭南地区气候偏热，人们过食凉茶、冷饮造成后天脾胃功能失调、元气虚衰等原因所致。

广西壮族自治区开展了 1238 例一般人群中医体质类型调查⑥，结果发现：气虚质（31.90%）、阳虚质（24.00%）、痰湿质（18.90%）比例明显偏高。广西地区四周环山，有"广西盆地"之称，终年雨水较多，湿气重，人们贪凉饮冷，因此阳虚、痰湿较重；气虚质则与南方湿热重，汗出耗气有关。

① 成杰辉，颜彦，吴芷兴，等. 珠海地区 2842 例居民中医体质分型研究. 新中医，2013，45（1）：46 – 49.

② 刘凤年，何强成，何金木，等. 东莞市居民中医体质特征调查分析. 内蒙古中医药，2013（4）：97.

③ 彭卉婷，潘林平，梁雅倩，等. 广州市越秀区中医体质辨识调查与居民健康教育. 中国民族民间医药，2018，27（14）：122 – 124.

④ 费平，洪照宽，郭宝云. 1520 例漳州市社区居民中医体质类型调查分析. 光明中医，2012，27（6）：1069 – 1071.

⑤ 邝秀英，鲁路，李显红，等. 岭南地区人群中医体质分布特征与关联规则分析. 新中医，2020，52（7）：51 – 54.

⑥ 谢胜，周晓玲，侯秋科，等. 广西地区人群中医体质类型调查与分析报告. 2012，18（2）：24 – 26.

3. 华东地区

华东地区纬度跨度较大，气候环境不尽相同，因此该地区居民体质类型较为复杂。对全国范围 15 岁及以上人群进行体质调查显示①，华东地区 9497 例人群中，平和质占 28.6%，偏颇体质中排前 3 位者为阳虚质 18.0%、气虚质 13.4%、湿热质 9.8%。与华东地区地处北亚热带、暖温带，冬季湿冷有关，并且夏季即便是湿热较重，现代人们贪凉饮冷也易损伤阳气。而靠近内陆的山东聊城则以痰湿、湿热多见，与饮食习惯有关；安徽六安以痰湿体质多见，与其地理环境有关；上海、温州地区阴虚多见，与经济发达地区社会竞争大有关。

偏北部的山东省日照市②开展了 3130 例一般体检人群体质流行病调查，发现阳虚质比例明显偏高，占 17.00%（9.04%），可能与沿海、暖温带，气候潮湿有关；同时也与人们喜欢冷饮，夜生活频繁，夏季过度使用冷气空调等不良生活方式损伤阳气有关。鲁西地区③聊城开展了 3400 例一般人群体质调查，发现湿热质（26.20%）、痰湿质（20.70%）所占比例明显居高，两者之和接近 50%，分析认为与鲁西地区人们口味重、饮食滋腻有关，或可为该地区心脑血管疾病、消化系统疾病高发的原因。

江苏昆山对 1336 名籍贯为昆山或定居昆山 1 年以上者进行体质调查④，结果显示：平和质占比最高，为 27.60%；其次为阳虚质 15.65%、气虚质 12.97%、痰湿质和阴虚质（均为 8.93%）。偏颇体质以阳虚体质最为多见，昆山虽地处江南，但是冬冷夏热，居民夏季贪凉饮冷，长居空调之所，冬季湿冷，多霜多雨，又无暖气温煦，导致人体阳气损伤。

偏中部的上海市长宁区开展了北新泾、程家桥 5310 例社区居民体质流行

---

① 白明华，王济，郑燕飞，等. 基于 108015 例样本数据的中国人群中医体质类型分布特征分析. 北京中医药大学学报，2020，43（6）：498－507.

② 日照市 3130 例体检人群中医体质辨识调查分析. 世界中西医结合杂志，2014，9（11）：1197－1119，1214.

③ 谷万里，訾希存，吕宝伟. 鲁西地区 3400 例健康成人中医体质类型调查分析. 中华中医药学会血栓病分会换届大会论文汇编，2011：143－146.

④ 刘菊，金悠悠，孙伯青，等. 昆山地区 1336 例居民中医体质分布规律. 山西中医，2019，35（5）：50－52.

病调查①，上海浦东新区进行了 28354 例居民体质流行病调查②，浙江杭州地区对 3048 社区居民体质调查③、浙江中医药大学附属第一医院对 1261 名健康体检人群进行体质调查④、浙江温州地区对 578 例居民进行了体质调查⑤，发现阳虚质比例偏高，比例范围为 6.35% ～ 24.00%。依照地理环境特点，该地区湿热季节较长，从理论上讲当是湿热质比例较高，但是事实则不然，可能与湿热环境中人们汗出伤阳、贪凉饮冷，同时这些地区属于北亚热带气候，冬季湿冷，又没有暖气设施，因此湿冷之气损伤阳气。其次是阴虚质，与当前人们工作生活压力大，五志过急，久之阴液暗耗有关，尤其是在上海、温州这种经济较为发达的地区更为常见，比例范围为 11.76% ～ 18.34%。此外，上海地区平和质人群比例明显偏低，为 28.5%，与上海竞争激烈有关，体质状况趋势不容乐观。从性别来看，上海地区男性痰湿质、湿热质比例较高，与男性喜食肥甘厚腻之品有关；女性气郁质、血瘀质较为明显，则与其相对内向，忧思多虑致肝气郁结，气滞血瘀有关。浙江地区，女性以阴虚、气郁多见，男性以阳虚、气虚、湿热为主。从年龄角度看，随着年龄的递增，气虚质、阳虚质及阴虚质等虚性体质递增，而特禀质在 16 岁以下阶段比例较高，气郁质在 16 ～ 60 岁人群中占比较高，湿热质在 16 ～ 45 岁人群中占比较高。

　　安徽省六安市开展了 1554 例体质流行病调查⑥，发现痰湿质比例明显高于一般人群，占 10.75%。分析认为，安徽省有 7 条主要河流通过，地处湿气偏重，易伤阳气，加之人们饮食肥厚、生活安逸，因此偏颇体质中痰湿比例

　　①　徐凤励，赵凡平，张峻，等. 上海市北新泾、程家桥社区居民中医体质特点分析. 中国初级卫生保健，2012，26 (5)：36 – 38.

　　②　奚磊，林涛，陶莉洁. 上海市浦东新区人群中医体质辨识调查与分析. 职业与健康，2013，29 (14)：1785 – 1786.

　　③　杨佳琦. 杭州市某社区 3048 位社区居民中医体质辨识调查与分析. 浙江医学教育，2011，10 (4)：32 – 34.

　　④　金明兰. 1261 例中医体质类型分布研究. 浙江中医杂志，2013，48 (12)：904 – 905.

　　⑤　谢敏. 温州地区人群中医体质辨识调查与分析. 浙江中西医结合杂志，2013，23 (3)：240 – 241.

　　⑥　唐伟，陈久红，薛金洲，等. 六安市城区居民中医体质流行病学调查. Western Journal of Traditional Chinese Medicine，2014，27 (11)：82 – 86.

较高。从性别、年龄对体质的影响进行分析，发现男性痰湿质、阴虚质、血瘀质、湿热质明显高于女性，女性阳虚质、气虚质、气郁质、特禀质、兼夹体质明显高于男性。分析认为，现代男性人群烟酒嗜好者或饮食应酬多于女性；而女性以肝为先天，阴血有余，阳常不足，多沉静，较男性敏感，体力弱于男性。随着年龄的增长，血瘀质比例增高。

浙江金华对辖区内常住 600 名居民进行体质调查①，结果显示，平和质为 26.67%；偏颇体质中，前 3 位依次为阳虚质 26.67%、气虚质 15.83%、痰湿质 8.83%。偏颇体质阳虚质较多，考虑可能与地理环境有关。金华地处江南，处于亚热带季风气候区，全年阴雨天气较多，空气湿度较大，气候潮湿，全年光照时间偏少，阴、寒、湿等外邪易于侵袭人体，耗损阳气，故阳气不足，又湿邪重着，内困脾土，运化失司，久而久之易形成阳虚质、气虚质及痰湿质。

4. 华中地区

华中地区以秦岭—淮河为分界线，以北和以南气候分别较大。对全国范围 15 岁及以上人群进行体质调查显示②：华中地区 4157 例人群中，平和质占 26.5%，偏颇体质中排前 3 位者为阳虚质 18.2%、气虚质 11.9%、湿热质 11.1%。河南省地处分界线以北，体质构成与全国范围体质构成基本一致，或因气候为温带季风气候，四季分明，与全国整体气候基本一致。湖北省地处分界线以南，阳虚和气虚质为主要体质类型，分析其虽属于亚热带季风气候，但为荆楚大地之门户，冬季多风多雨，容易损伤阳气。

河南省平顶山市 3000 例一般人群体质构成调查结果发现③：平和质在 9 种体质类型的构成中占 32.75%，8 种偏颇体质中居前 4 位的体质类型是气虚质、湿热质、阴虚质、气郁质，分别占 12.71%、9.88%、8.89% 和 8.73%，合计占 40.23%，与全国一般人群体质构成基本一致，没有偏颇体质明显比例

---

① 曹楚楚，李柳君. 600 例社区居民中医体质辨识调查. 中医药管理杂志，2020，28（4）：200 - 201.

② 白明华，王济，郑燕飞，等. 基于 108015 例样本数据的中国人群中医体质类型分布特征分析. 北京中医药大学学报，2020，43（6）：498 - 507.

③ 李金祥. 平顶山市人口中医体质分类研究. 中国中医药现代远程教育，2010.8（14）：163.

增高的现象。说明河南地处中原，气候四季分明，与全国的整体气候、地理环境一致。

郑州地区 2332 例一般人群中医体质分布调查发现①：人群中平和质占 33.06%，偏颇体质占 66.94%，居于前 3 位的偏颇体质类型为阳虚质、湿热质、痰湿质；分别占 18.57%、10.33%、9.31%。郑州作为河南的省会城市，人口流动较频繁，南北来往人群相对较平均，跨地域婚姻较普遍。正如《素问·异法方宜论》所云"中央者，其地平以湿，天地所以生万物也众。其民食杂而不劳，故其病多痿厥寒热"的描述，相对而言，痰湿体质人群所占比例有所上升，气虚体质人群有所下降，这可能与郑州人民喜食面食，且有饮酒习惯，容易滋生痰湿有关。多种体质兼夹也是郑州地区居民的体质特点。

湖北省荆门地区 1168 例一般人群中医体质流行病学调查发现②：个体体质分布占前 4 位的是阳虚质 234 例（20.03%），气虚质 218 例（18.66%），平和质 150 例（12.84%），阳虚兼瘀血 120 例（10.27%）；在偏颇体质中兼夹体质普遍存在且占有相当比例，1168 例中有 398 例为复合型体质。荆门地处鄂中地区西北，气候特点冬冷夏热，四季分明，冬季虽不是非常寒冷，但地处山间，为荆楚大地之门户，冬季多风多雨，人体寒冷感觉明显，容易损伤阳气。不同年龄中医体质类型中，平和质随年龄增大而减少，阳虚质、血瘀质随年龄增高而增加。这主要是由于老年人各项生理功能减退，阳气渐衰，气血运行减弱所致。正如《灵枢·营卫生会》中曰："老者之气血衰，其肌肉枯。"故本地区老年人阳虚质、血瘀质更为明显；男性痰湿质、湿热质明显高于女性，而女性阳虚质、阳虚兼气郁质明显高于男性。

5. 西南地区

西南地区开展体质类型调查的规模较小，但是比较难能可贵的是，进行了傣族等少数民族人群的调查，虽然例数少，但也是一个良好的开端。对全

---

① 杨玲玲，张宏，杨丽丽，等. 郑州地区 2332 例一般人群中医体质类型构成比分析. 中医学报，2017，32（06）：1032 – 1035.

② 陈明达，许友慧. 荆门地区 1168 例一般人群中医体质流行病学调查研究. 中国中医基础医学杂志，2014，20（4）：480 – 482.

国范围 15 岁及以上人群进行体质调查显示①：西南地区 9800 例人群中，平和质 27.3%，偏颇体质中排前 3 位者为阳虚质 14.8%、气虚质 13.6%、血瘀质 9.1%。总体发现，西南地区阳虚、气虚及湿热质较多，与常年湿冷不见阳光的气候及当地居民喜食辛辣肥甘有关。

孙兴利等对长住贵阳地区 3 年以上的 2082 例居民进行了体质调查②，结果显示：平和质所占比例最高，为 29%；其次为阳虚质 28%、湿热质 10%。阳虚体质最常见，可能与贵阳所处地区特殊气候环境有关。贵阳地处西南，位于贵山之南，气候潮湿、寒冷，长期阴雨天气，日照不足，因此阳气为阴邪所损；此外，湿热体质较多可能是与当地居民喜食肥甘厚味、辛辣、酒食有关。

夏卉芳等也对黔南地区都匀市、荔波县、惠水县本地生活满 3 年以上的布依族、苗族、汉族、水族等民族共 894 名成年居民进行中医体质类型调查③，结果显示：平和质占比最高，为 50.9%；其次为气虚质 12.5%、阴虚质 10.3%、阳虚质 8.5%。按民族分类，汉族 265 名成年居民中医体质类型排名前 4 位的依次为平和质（53.6%）、阴虚质（13.2%）、气虚质（10.2%）、阳虚质（6.8%）；布依族 240 名成年居民中医体质类型排名前 4 位的依次为平和质（46.3%）、气虚质（13.8%）、阴虚质与阳虚质（均 10.4%）；苗族 120 名成年居民中医体质类型排名前 4 位的依次为平和质（55.0%）、气虚质（14.2%）、阴虚质（9.2%）、阳虚质与气郁质（均 5.8%）；水族 122 名成年居民中医体质类型排名前 4 位的依次为平和质（44.3%）、阳虚质（14.8%）、气虚质（12.3%）、阴虚质（7.4%）。平和质占比较高可能与黔南地区居民嗜好药食饮食调理体质有关，偏颇体质中气虚质占比较高，可能与黔南地区居民运动量少、与他人交流少等有关。

云南西双版纳地区对 504 例成年人（傣族 342 例，汉族 162 例）人群进

① 白明华，王济，郑燕飞，等. 基于 108015 例样本数据的中国人群中医体质类型分布特征分析. 北京中医药大学学报，2020，43（06）：498 - 507.

② 孙兴利，欧江琴. 2082 例贵阳地区长住居民中医体质调查报告. 亚太传统医药，2016，12（10）：3 - 4.

③ 夏卉芳，刘成，姚兵，等. 贵州黔南地区成年居民中医体质类型分布规律研究. 中国中医药信息杂志，2020，27（06）：18 - 22.

行了体质构成调查①，发现，该地区阴虚质（20.83%）、湿热质（18.84%）、阳虚质（11.04%）比例明显偏高。傣族人的饮食习惯偏酸辣，喜欢烧烤，并且熏烤食物时常加入葱、蒜、辣椒、芫荽等燥热散气之品，这样的饮食习惯易伤人体阴津，日久就形成人体阴虚的体质类型，因此相较汉族人，阴虚质比例显著增加。而汉族人较傣族人湿热、痰湿体质明显比例高，可能是由于西双版纳地处湿热，而长期居于此地的傣族人比较适应该种气候，而汉族人难以适应，同时傣族房屋大多为干栏式建筑，汉族则大多居住于封闭式的砖混房屋，相对于傣族的居住场而言，缺乏避"下湿上热"气候条件下的热毒的功能。调查结果也显示，相对于傣族，汉族的饮食结构偏于喜食膏粱厚味之品，这也是导致该地区汉族人群易于聚湿生痰的可能性因素之一。以上结论还有待扩大样本量验证。

曲靖市对第一人民医院惠滇医馆及惠滇体检中心接诊服务人群9285例进行中医体质调查②，结果显示：平和质占比为16.46%，偏颇体质占83.54%，偏颇体质中排前3者为湿热质占26.34%、阳虚质占16.05%、气虚质占13.45%。分析认为，湿热体质占比最多，是因为曲靖市位于滇东北地区，地处南方，水域较多，气候偏热，属北亚热带季风气候，夏季高温多雨，冬季温和少雨；此外，在饮食习惯方面，曲靖地区与四川省相邻，其烹调口味与川菜相似，以麻辣为主，也容易上火，故而易生湿热。

四川省对成都市居民119人及阿坝州阿坝县居民148人进行了体质构成调查③，发现：成都市居民以痰湿质（21%）、湿热质为主（24%），这与盆地气候潮湿，外湿易于伤脾，致使脾虚湿困，生痰生湿有关；而湿邪郁久化热，使湿与热相互缠绵，亦形成湿热质。阳虚质所占比例排第三位（17.6%），推测与大城市医疗资源丰富，人们一见咽喉疼痛或大便秘结则滥用寒凉药物有关。四川省阿坝州阿坝县居民体质以湿热质（23.6%）、阴虚质

---

① 杨梅，郑进，鲁法庭，等. 西双版纳地区成年人中医体质类型分布差异的族群相关性研究. 云南中医中药杂志，2007，28（9）：4−5.

② 唐卫华，袁建平，陈雪梅，等. 基于中医智能养生系统对曲靖市居民的中医体质调查分析. 中国民间疗法，2019，27（23）：65−66.

③ 王琰，金沈荣. 成都市和阿坝县居民中医体质调查及分析. 内蒙古中医药，2010，2（6）：56.

（23.6%）偏多，因阿坝州位于川西高原，气候以亚热带大陆性高原气候为主，人们喜欢糌粑、酥油茶、牦牛肉等肥甘厚味，不喜蔬菜、瓜果，容易内生湿热。温燥食品伤津耗液，亦容易形成阴虚体质。此外，血瘀质也明显偏多（16.9%），可能与高海拔地区氧气稀薄，红细胞代偿性增多，血流缓慢有关。

6. 西北地区

对全国范围 15 岁及以上人群进行体质调查显示[①]，西北地区 10683 例人群中，平和质占 26.6%，偏颇体质中排前 3 位者为阳虚质 15.8%、气虚质 12.2%、血瘀质 12.1%。西北地区以气虚质、阳虚质比例偏高，与西北地区纬度高、气候干冷等有关。青海地区还对汉族、回族、土族人群进行了体质调查，由于地理环境原因，这些民族也是气虚质和阳虚质比例较高，但是回族和土族等少数民族由于饮食习惯，尚有痰湿、湿热比例偏高的现象。

甘肃省 3328 例一般人群体质类型调查结果发现，前 3 位的偏颇体质类型分别为阳虚体质（14.80%）、痰湿体质（14.51%）、阴虚体质（11.51%）。因甘肃深居西北内陆，气候干燥，冬季寒冷漫长，春夏界线不分明，夏季短促，因此阳虚、阴虚体质比例偏高。同时，甘肃省居民以面食、羊肉为主，食量较大，而所调查的人群以企事业单位人员为主，平日活动量少，因此易生痰生湿。

青海地区对 300 例自然人群（含汉族人 113 例，回族人 38 例）进行了体质构成调查[②]，发现：汉族人群中气虚质（38.94%）、阳虚质（34.51%）分布最多，回族人群中气虚质（57.89%）、痰湿质（39.47%）分布最多，高于一般人群体质比例。提示我们：汉族自然人群更应关注阳虚体质的纠正，多温补一身之阳气；回族更应该关注痰湿体质和湿热体质的纠正，减少酒肉类食物的摄入，增加运动，健脾化痰。

青海地区[③]对土族 178 例人群进行了体质构成调查，青海省对 131 例高原

---

① 白明华，王济，郑燕飞，等. 基于 108015 例样本数据的中国人群中医体质类型分布特征分析. 北京中医药大学学报，2020，43（06）：498 – 507.

② 杨阳，吴凤芝，朴珉贞，等. 不同民族和职业对青海地区自然人群体质影响的调研分析与研究. 成都中医药大学学报，2013，36（3）：64 – 68，73.

③ 李杰，王仁媛，张发斌. 青海地区土族中医体质类型分析研究——附 178 例中医体质流行病学调查. 中国民族医药杂志，2012（5）：73 – 75.

多民族地区人群（含汉族 88 例，回族 17 例，藏族 14 例，土族 8 例，蒙古族 2 例，撒拉族 2 例）开展体质类型调查①，均发现偏颇体质中居于前 2 位的体质类型是气虚质、阳虚质，分别占 21.30% ~ 27.50%、11.20% ~ 16.00%。该体质类型的形成更多的是与所处的地理环境、气候特点有相关性。青海互助县和大通县海拔均超过 2280m，高原空气稀薄，氧气不足，使该地区的人长期处于慢性缺氧状态，即中医学认为的"食人之气"（清气）不足，导致人之宗气不足，体质更易出现气虚质，使"高原气虚证"增加。阳虚质比例较高，是因为青海地区一年四季不分明，冬季漫长，气温低，终年偏寒冷，使该地区的人容易感受寒邪，寒邪易伤人体阳气，易形成阳虚体质。

乌鲁木齐对和田地区 1500 名本地常住居民进行了体质类型的调查②，结果显示：平和质占比最高，为 32.2%，其次为气虚质 30.7%、阳虚质 13.6%、气郁质 6.9%。偏颇体质中，气虚质和阳虚质较为常见，考虑可能与和田地区常年气候干燥寒冷，易伤津耗气，损其阴阳；且当地居民喜食肥甘烤炙之品，易损伤脾胃，脾胃升降运化失司，导致气虚、怕冷等。

7. 东北地区

对全国范围 15 岁及以上人群进行体质调查显示③：东北地区 1008 例人群中，平和质占 36.6%，偏颇体质中排前 4 位者为气虚质 14.2%、气郁质和特禀质均 12.0%、阳虚质 11.9%。这可能与随着生活水平提高、取暖设备好，冬季东北人外出活动少、饮食偏肥甘有关。

吉林市吉林中西医结合医院体检中心④对 10000 例健康体检人员进行体质辨识分析，结果显示：平和质 4439 例，占 44.39%；8 种偏颇体质 5561 例，占 55.61%。偏颇体质中，湿热质 4129 例，占 41.29%，居于首位；阳虚质 1051 例，占 10.51%；阴虚质 172 例，占 1.72%；气郁质 98 例，占 0.98%；

①　孙鑫，钱会南，蔡舒婷，等.青海省高原多民族地区人群中医体质类型调查分析.西部中医药，2018，31（03）：71 - 74.

②　王思静，张华，辛锦钰，等.和田地区 1348 例成人中医体质调查及与高血压的相关性研究.新疆医科大学学报，2020，43（02）：225 - 228.

③　白明华，王济，郑燕飞，等.基于 108015 例样本数据的中国人群中医体质类型分布特征分析.北京中医药大学学报，2020，43（06）：498 - 507.

④　衣丹，于平，周晓云，等.健康体检人群体质与相关因素的分析研究.中国继续医学教育，2015（21）：18 - 19.

气虚质46例，占0.46%；特禀质30例，占0.30%；痰湿质24例，0.24%；瘀血质11例，占0.11%。进一步分析认为，年龄31～50岁的中青年体质状况不佳，男性体质状况较女性差，偏颇体质比例较高，女性体质多虚、多郁的体质特点较男性更为明显。

8. 总结

综上，华北地区覆盖大型城市，总体体质构成较为复杂；华南地区湿热与气虚体质多见，靠近广西地区以痰湿、阳虚体质较多；华东地区跨度较大，沿海城市阳虚与气虚体质比例较高，靠近内陆以痰湿、湿热体质多见；华中地区体质构成与全国类似；西南地区以阳虚和湿热体质较多；西北地区以气虚和阳虚体质较多，甘肃地区阴虚体质比例偏高；东北地区除阳虚与气虚体质比例较高外，湿热体质也占较高比例。

（三）体质辨识在老年人健康管理中的应用

老年人健康管理是基本公共卫生服务项目中的一项，主要针对特殊人群——"65岁及以上老年人群"。2013年国家卫生计生委发布了《关于做好2013年国家基本公共卫生服务项目工作的通知》（卫计生发〔2013〕26号），自2013年起开展老年人中医体质辨识和中医药健康管理服务，截至2017年年底，以此方式获益的65岁以上老年人群达3.13亿人次（国家中医药管理局统计），实现了"体质辨识及保健方法"理论成果在公共卫生服务中的应用转化。其成果主要包括老年人体质构成及特点调查、老年人健康管理、老年人慢病特点等三个方面，在老年人健康及慢性病防控中发挥着重要作用。以下对2009～2020年CNKI、PUBMED收录的与老年中医体质相关的文献进行梳理，展现体质辨识在老年人健康管理中的应用成果。

1. 老年人体质构成及体质特点分析

9471例全国65岁及以上老年人按65～74岁、75～84岁及85岁及以上3个年龄段分层，体质类型调查结果显示[1]：各年龄段平和质占比均最高，分别为31.9%、33.0%及34.7%；偏颇体质各年龄组前3位分别为65～74岁组阴

---

[1] 白明华，王济，郑燕飞，等. 基于108015例样本数据的中国人群中医体质类型分布特征分析. 北京中医药大学学报，2020，43（06）：498－507.

虚质 14.4%、阳虚质 13.9%、痰湿质 10.4%，75～84 岁组阴虚质 15.0%、阳虚质 12.4%、气虚质 11.6%，85 岁及以上组阳虚质 15.5%、阴虚质 10.54%、气虚质 10.4%。

在广东省，对 13782 例江门市新会区 65 岁及以上老年人体质类型调查结果显示①，平和质占 17.33%，偏颇体质排前 3 位者为痰湿质 28.72%、阴虚质 23.20%、气虚质 14.31%。对 2532 例广州市南沙区 65 岁及以上老年居民体质辨识结果显示②，平和质占 2.29%，偏颇体质中排前 3 位者为阴虚质 36.41%、痰湿质 26.15%、湿热质 14.10%。1657 例广州市荔湾区华林街老年居民体质调查结果显示③，平和质占 36.57%，单纯偏颇体质占 13.22%，兼夹偏颇体质占 50.21%；偏颇体质中，气虚质与阳虚质比例最高，占偏颇体质的 62.32%。对 777 例广州市天河区某重点高校社区的 65 岁以上老年人体质调查结果显示④，常见体质前 3 位依次为痰湿质 29.7%、血瘀质 16.6% 及平和质 9.1%。对 335 名广州市天河区 60 岁及以上老年人群体质调查结果显示⑤，平和质占 24.2%，偏颇体质排前 3 位者分别为阴虚质 20.5%、痰湿质 17.3%、血瘀质 11.7%。

在上海市，对 10593 例嘉定区安亭镇 60 岁以上老年人体质类型调查结果发现⑥，平和质占 18.00%，偏颇体质排列在前 3 位者为湿热质 30.00%、阴虚质 17.00%、血瘀质 15.00%。对 2029 例南桥辖区内 65 岁以上农村老年人

① 莫碧颖，杨劲松. 江门市新会区 65 岁及以上老年人的中医体质辨识分析. 首都食品与医药，2019，26（24）：197.

② 刘国兴，梁少芬，陆敏红. 老年人中医体质辨识研究. 河南中医，2020，40（9）：1399-1402.

③ 郑晓辉，简振尧. 广州社区老年居民中医体质调查分析. 山东中医药大学学报，2013，37（4）：277-279.

④ 欧碧阳，杨志敏，王蕴佳，等. 广州市社区老年人中医体质分析. 广州中医药大学学报，2017，34（5）：627-630.

⑤ 唐毅，周莺. 广州市社区老年人群中医体质调查及分析. 按摩与康复医学，2019，10（13）：90-91，94.

⑥ 陆红. 上海市嘉定区安亭镇 60 岁以上老年人中医体质辨识分析. 内蒙古中医药，2015，（3）：109-110.

体质调查结果显示①，常见体质为阴虚质、气虚质、湿热质、痰湿质和平和质，分别为24.0%、20.6%、14.6%、13.7%、10.8%。对1059名普陀区长风街道中老年人中医体质调查分析发现②，平和质占27.29%，单一偏颇体质占14.92%，兼夹体质占57.79%；阴虚质为主夹夹其他偏颇体质者最多，占总数的26.56%；气虚质为主夹杂其他偏颇体质者为第二，占19.93%。

在贵阳市，对8762例云岩区社区65岁以上老年人中医体质调查分析③，结果显示：兼夹体质占总数的42%，平和质共占29.4%。单一偏颇体质中痰湿质比例最大，占11.5%；其次为气虚质，占4.7%。对650例贵阳市府社区60岁及以上老年人群中医体质调查分析发现④：单一体质占48.62%，其中前3位分别是阴虚质占29.11%、平和质24.68%、痰湿质19.34%；复合体质占51.38%，前三位是阴虚痰湿17.96%、气虚阴虚16.77%、阴虚血瘀15.27%。

对3848例成都市社区老年居民的中医体质辨识结果显示⑤：平和质占28.5%，偏颇体质前3位为气虚质17.4%、痰湿质13.3%、阳虚质12.5%。

对2322例天津市东丽区无瑕街65岁及以上老年居民中医体质调查结果显示⑥：平和质占45.78%，偏颇体质中排前3位者为阴虚质23.94%、痰湿质23.13%、阳虚质18.91%。

对1219例四川攀枝花紫金地区老年人体质构成调查分析发现⑦：偏颇体

---

① 金梅红. 2029名农村老年人体检结果分析及健康管理探讨. 上海医药，2015，36（8）：54-56.

② 胡燕，刘仲华，吴瑕. 长风社区612名中老年居民中医兼杂体质分析. 上海医药，2013，34（2）：28-30.

③ 胡庆，安阳，余娜，等. 贵阳市云岩区65岁以上老年人中医体质分布情况调查. 贵阳中医学院学报，2018，40（6）：97-99.

④ ⑨李佳，刘亚星，王立敏，等. 贵阳市府社区老年人群的中医体质分析. 临床检验杂志（电子版），2017，6（3）：623-625.

⑤ ⑩杨仕年，喻杉. 成都市社区老年居民中医体质辨识与分析. 湖南中医杂志，2014，30（4）：139-140.

⑥ 张家文. 东丽区某社区老年人中医体质辨识调查. 中国城乡企业卫生，2019，34（9）：81-82.

⑦ 郑碧桃. 老年人体质辨识分析及临床指导. 亚太传统医药，2015，11（9）：73-74.

质中痰湿质 22.97%、阴虚质 21.49%，为主要类型。慢性病与中医体质构成的关系结果表明：高血压患者以痰湿质（30.34%）、阴虚质（19.48%）居多；糖尿病患者以阴虚质（36.67%）、痰湿质（14.44%）、气虚质（13.33%）居多，合并两种疾病者以痰湿质、阴虚质偏多。

对 300 例福建晋江地区老年人群体质类型调查及其与生命质量相关性研究发现①，老年人口主要体质类型为阳虚质 30.67%、气虚质 17.33%。

对 180 例甘肃天水市甘谷县古坡乡老年人中医体质调查分析②，结果发现：平和质占调查总数的 32.22%；8 种偏颇体质占调查总数的 67.78%，其中痰湿质（20.56%）、阳虚质（15.00%）为主要偏颇体质类型。

通过老年人群体质调查的文献综合分析认为，我国老年人平和质显著低于一般人群，由于老年人群本身随年龄的增长正气日衰，呈现脏腑功能衰退，精气虚衰的体质特点，故虚性体质中气虚体质、阳虚体质、阴虚体质皆属多见。同时随着生活水平的提高，老年人多有过度安逸，长期养尊处优、缺乏锻炼，有痰湿内生、郁久化热或是脉络瘀滞之患，因此实性体质中以湿热质、痰湿质多见，血瘀质次之。此外，老年人群体质构成复杂，以气虚质或阴虚质为主夹杂其他体质者比例也较高。

2. 老年人体质健康管理成效

老年人是健康管理的重点人群，同时也是国家基本公共卫生服务的主要对象。以下展现了体质辨识参与老年人健康管理的初步成效。

王俊等对 3101 例浙江宁波市中老年人（50 岁以上）进行体质类型调查及针对体质的 3 个月的干预研究③，并选择 2879 名老年人作为对照组。干预组进行个性化健康指导，发现在干预后干预组健康得分显著高于对照组（$P <$ 0.01），其中以体力状态和睡眠情况改善最为明显。综合分析发现，调体健康指导对气虚质、湿热质和阳虚质对象效果最为明显，明显改善总体健康状况

---

① 吴清流，郭森仁，蔡泸泸. 晋江地区老年人口中医体质类型同期生存质量相关性的临床研究. 中国医药科学，2015，5（9）：64 – 66.

② 魏阳凌. 天水市甘谷县古坡乡老年人中医体质调查分析. 中国社区医师，2014，30（9）：73 – 74.

③ 王俊，王雪君. 宁波市城区中老年居民中医体质评估及干预效果评价. 中国预防医学杂志，2015，16（5）：346 – 350.

和体力状态，而血瘀质、气郁质、特禀质相对差一些，可能该三种体质简单的健康教育尚不能达到调体的要求。湿热、气虚和阴虚体质睡眠状况较差，干预前后改善也最为明显。

张惠芳对 200 例广东开平市长沙街道办事处卫生院门诊管辖的 65 岁以上偏颇体质老年人进行调查研究①，按区域分为观察组和对照组，观察组进行中医健康管理和养生指导，对照组仅进行社区健康宣教，内容与观察组相同。干预后观察组 8 种偏颇体质的症状有所改善，观察组总有效率显著高于对照组（$P < 0.01$）。说明以中医体质辨识为基础、四季养生为主要内容的中医健康管理对改善偏颇体质老年人的身体状况有效。

郑晓辉等对 198 例广州市荔湾区气虚质中老年人进行健康管理研究②，随机分为干预组和对照组，进行试验组采取气虚质健康管理，每 7 天随访并指导 1 次，周期 6 个月，干预后试验组气虚体质量化积分明显低于对照组（$P < 0.05$），社会功能、精神健康、精力、情绪角色功能及总体健康积分明显优于对照组（$P < 0.05$）。范丽君对 100 例广州市荔湾区华林街社区痰湿体质中老年人进行健康管理研究③，随机分为试验组和对照组，试验组采取痰湿体质健康管理（包括健康教育、中医饮食指导、情志指导、运动指导、健康讲座），每 7 天随访并指导 1 次，周期 6 个月，干预后试验组痰湿体质量化积分明显低于对照组（$P < 0.05$），社会功能、精神健康、精力、情绪角色功能及总体健康积分明显优于对照组（$P < 0.05$）。彭莉丽将广州市越秀区北京街社区卫生服务中心 128 例 66 岁以上的老人随机分为干预组和对照组各 64 例④，其中对照组老年人采取常规健康管理，干预组则在对照组的基础上实施中医体质辨识干预；干预 6 个月后干预组老年人对社区服务的满意率、保健养生知识的获得程度、疾病预防知识、健康教育评分和家庭护理评分均显著高于对照组

---

① 张惠芳. 65 岁以上偏颇体质老年人中医健康管理 100 例的临床研究. 按摩与康复医学，2018，9（4）：51 – 52.
② 郑晓辉，简振尧. 健康管理对 99 例气虚体质中老年人体质干预的研究. 成都中医药大学学报，2013，36（2）：66 – 68.
③ 范丽君. 健康管理对 50 例痰湿体质中老年人体质干预的研究. 中国医药指南，2014，12（12）：309 – 311.
④ 彭莉丽，彭卉婷，苏秀青，等. 探索应用中医体质辨识在社区老年人健康管理中的干预效果. 齐齐哈尔医学院学报，2016，37（10）：1379 – 1380.

（$P < 0.01$）。以上研究说明基于中医体质辨识的健康管理能够有效提高老年人的生活质量，对老年人的养生保健及疾病预防方面有很好的效果。

王琦对 180 例天津市滨海新区开展体检建档的老年人的临床资料进行分析[①]，将其分为对照组和观察组，对照组进行普通社区健康管理，观察组在对照组的基础上结合中医体质辨识进行饮食调理。经过健康管理，观察组老年人的生理评分和心理评分都高于对照组（$P < 0.05$）。说明在社区老年人健康管理过程中，运用中医体质辨识结合饮食调护有着很好的效果，能够有效提升老年人健康管理水平，提升老年人对社区管理工作的满意度，可将其广泛推广。

欧淑萍对 120 例深圳市龙岗区 65 岁以上的老年人进行体质辨识健康管理观察研究[②]，随机分为对照组和观察组，对照组按要求进行常规体检和健康宣教，观察组在此基础上配合中医体质辨识活动，干预后结果显示：观察组老年人养生保健知识、疾病相关知识和健康教育知识等问卷得分均明显高于对照组（$P < 0.05$），说明中医体质辨识有助于准确掌握社区老年人体质类型，制定个体化健康管理方案，更好地指导老年人进行养生保健和防病治病。

陈娇花将 108 例上海市某社区老年人随机分为两组[③]，对照组给予常规健康管理，观察组于个性化健康管理中加用信息化体质辨识，经干预后观察组平和质例数逐渐增加，偏频质例数逐渐减少，且在生理领域评分及心理领域评分显著高于对照组数据（$P < 0.05$）。王爱萍将 100 例上海市宝山区淞南镇社区老年人随机分为两组[④]，对照组的老人通过常规健康管理方法，同时根据实际的体检报告进行针对性的疾病预防及健康的相关跟踪观察；观察组在此基础上应用中医体质辨识干预，根据实际的体质状况与老年人进行积极地交流沟通，通过多种途径加深老年人对于疾病状态的了解，加深运动重要性的

[①]　王琦. 中医体质辨识结合饮食调护在社区老年人健康管理的效果分析. 内蒙古中药，2017，36（19）：114 – 115.

[②]　欧淑萍，罗瑞峰. 中医体质辨识应用于社区老年人健康管理中的效果观察. 中医药临床杂志，2017，29（8）：1337 – 1339.

[③]　陈娇花. 信息化体质辨识在社区老年人个性化健康管理中的应用分析. 智慧健康，2018，4（25）：93 – 94.

[④]　王爱萍，丁爽，朱洁. 探索应用中医体质辨识在社区老年人健康管理中的干预效果. 名医，2019（9）：39.

认识，保持良好的卫生及生活习惯等。干预后观察组生理领域、心理领域得分均优于对照组（$P<0.05$）；中医体质辨识后各项知识健康问卷的得分观察组明显优于对照组（$P<0.05$）。以上研究提示，在中医体质辨识的基础上对社区老年人进行健康管理具有较高的临床价值，能够在改善老年人体质的基础上实现健康管理目的，相较于常规的健康管理方法，可以显著提升患者的生存质量及满意度，效果显著，值得应用及推广。

龚娟芬将 94 例杭州市中医院接诊服务的老年人按盲抽法随机分为两组①，对照组老年人实行常规健康管理，观察组老年人进行中医体质辨识后，根据辨识结果进行针对性的健康管理。实行半年健康管理后，对照组老年人的体质状态评分显著低于观察组，观察组老年人个人健康管理知识的掌握程度总优良率显著高于对照组。提示中医体质辨识的应用，在对老年人实行健康管理时有极强的辅助作用，通过体质辨识的结果，可以对老年人的身体健康进行针对性的调养，有利于老年人的身体健康。

辛娜等将 80 例海淀区苏家坨中心卫生院接诊服务的老年人随机分为观察组和对照组②，对照组使用常规健康管理，观察组施加中医体质辨识管理，观察组在满意程度、健康知识及健康教育评分等方面显著高于对照组（$P<0.05$）。分析说明合理的管理措施可以有效提高老人对治疗的满意程度，值得广泛应用，缩短老人住院时间。

黄奔仁将 80 例广西南宁市江南区福建园社区老年人随机分为两组③，对照组采用常规健康管理，观察组进行中医体质辨识，根据中医体质辨识的结果，对受试社区管理的老年人进行个体化中医健康保健指导，分别从情志调摄、饮食调养、运动保健、穴位保健、起居调摄 5 个方面进行个体化健康教育。经过 1 年的干预，两组人员中平和体质人数均有所上升，观察组上升明显高于对照组，差异具有统计学意义（$P<0.05$）。说明社区老年健康管理根

① 龚娟芬，贾翔，何迎春. 中医体质辨识在老年人群健康管理中的应用. 中医药管理杂志，2019，27（24）：156–157.
② 辛娜，肖瑞龙，计成. 社区中医体质辨识在老年人健康管理的应用分析. 智慧健康，2018，4（18）：88–89.
③ 黄奔仁. 探析中医体质辨识在社区老年人健康管理中"治未病"的应用效果. 智慧健康，2020，6（5）：143–144.

据中医体质辨识结果，进行中医药保健指导和个体化指导，能有效改善社区老年人的健康状态，从而有效提高老年人的生活质量。

上述研究结果表明，老年人群作为慢性病的高危人群，同时也是社区健康管理的重点对象，在常规健康管理模式中加入针对老年人体质的干预调养措施，可以显著改善老年人群的生活质量，防治慢性病，为老年人提供了更加方便、经济、多元的社区健康卫生服务。

3. 老年人慢性病防控成效

对 14680 例新郑市各卫生院 65 岁以上慢性病患者体质辨识的结果显示①，慢性病老年患者平和质整体比例较低，为 16.78%。多重对应分析发现，中医体质和患病种类之间相关性显著，脑卒中与血瘀质存在关联，高血压病、糖尿病与痰湿质存在关联，慢性病共病与阴虚质和湿热质存在关联，冠心病与气虚质、气郁质和特禀质存在关联。

对 10593 例上海市嘉定区安亭镇 60 岁以上老年人体质类型与慢性病相关性调查结果显示②，在慢性病高血压、糖尿病中以湿热体质为主，主要与安亭地区较其他社区经济条件相对好，人们生活水平也相对高，平时食辛辣油腻、甘甜之品相对较多有关。平和质比例降低，与机体随年龄的增长正气日衰、脏腑功能逐渐减退、精气虚衰的体质状态有关。血瘀质比例高，说明老年人气血衰落、运行不畅，是其体质的一大特点。对 4534 例青浦区白鹤镇 65 岁及以上老年高脂血症患者中医体质分布调查结果显示③：平和质占 22.06%，偏颇体质中排前 3 位者分别为痰湿质 17.29%、阳虚质 13.74%、湿热质 11.09%；从性别层面来看，男性痰湿质、阳虚质、湿热质共占 45.14%，女性痰湿质、阳虚质、气郁质共占 42.83%。提示在干预措施和健康管理路径上应考虑到老年高脂血症患者在性别和中医体质类型分布方面的差异。

---

① 时松和，张文莉，万国栋，等 . 老年人慢性病与中医体质多重对应分析 . 乌鲁木齐：中国中西医结合杂志，2020，40（6）：661 - 665.

② 陆红 . 上海市嘉定区安亭镇 60 岁以上老年人中医体质辨识分析 . 内蒙古中医药，2015，（3）：109 - 110.

③ 项丽虹，张建 . 上海市青浦区白鹤镇老年高脂血症患者中医体质分布研究 . 健康教育与健康促进，2020，15（3）：293 - 295.

对 3894 例北京城区老年人中医体质辨识调查①发现，这一人群的慢性病患病率为 58.8%，偏颇体质的检出率为 71.5%。并且发现高血压患者以气虚质（19.84%）、痰湿质（9.97%）、湿热质（8.86%）居多；高脂血症患者以痰湿质（13.31%）、湿热质（9.39%）居多；糖尿病患者以痰湿质（12.54%）、湿热质（10.17%）居多；脂肪肝患者以痰湿质（11.89%）、湿热质（10.25%）居多；慢性胃炎患者以阳虚质（16.07%）居多；冠心病和心肌梗死（心梗）患者以气虚质（33.48%）居多；脑卒中患者以气虚质（27.63%）、阳虚质（22.37%）居多；骨质疏松患者以血瘀质（16.38%）、阳虚质（16.03%）居多；肥胖患者以痰湿质（13.89%）居多；支气管哮喘患者以痰湿质（12.70%）居多；过敏性疾病患者以特禀质（13.79%）居多。上述中医体质类型显著高于未患该病的老年人（$P < 0.05$）。635 例西城区老年高血压患者体质调查结果显示②，平和质占 0.32%，偏颇体质中阴虚质、痰湿质及阳虚质共占比 76.69%，分别为阴虚质 32.91%、痰湿质 30.87%、阳虚质 12.91%。

对 3100 例宁波地区中老年人群体质类型与慢性病患病情况调查结果发现③：2486 名慢性病者的痰湿质（22.77%）和血瘀质（2.57%）检出率明显高于无慢性病者（15.77% 和 0.33%）。此外，高血压者痰湿质和血瘀质检出率高于非高血压者；高脂血症者痰湿质、血瘀质和特禀质检出率较高；糖尿病和心脑血管病患者血瘀质检出率较高；慢性支气管炎者气虚质检出率较高；慢性胃炎患者阳虚质、血瘀质和湿热质检出率较高。分析认为，中老年居民中医体质类型与高血压、高脂血症和慢性胃炎等慢性病存在较为密切的关联性，缺乏体育锻炼、吸烟、睡眠不规律和睡眠时间少及体质偏瘦或肥胖与偏颇体质存在正相关。

对 346 例宁波市区 9 家养老机构中年龄在 55～75 岁的老年人中医体质类

---

① 石劢，刘兆兰，许美艳，等．北京城区老年人中医体质与慢性病的关系研究．山东中医杂志，2016，35（1）：28－29，46.

② 张怡．老年高血压患者的中医体质辨识与健康指导分析．智慧健康，2019，5（26）：193－194.

③ 王俊，王雪君．上海市延吉社区糖调节受损人群中医体质调查．中华中医药杂志，2011，26（6）：1382－1384.

型构成调查①结果显示：患慢性疾病者占 93.93%，无慢性病者占 6.07%；慢性病中，高血压占 61.27%，冠心病占 44.80%，糖尿病占 40.17%，脑血管疾病占 47.98%，其他疾病占 29.48%。其中高血压者平和质占 32.08%，偏颇体质前三位分别为阴虚质、痰湿质、气虚质。冠心病者平和质占 25.16%，偏颇体质前三位分别为气虚质、阳虚质、血瘀质；糖尿病者平和质占 29.50%，偏颇体质前三位分别为痰湿质、阴虚质、阳虚质；脑血管疾病者平和质占 22.89%，偏颇体质前三位分别为阴虚质、气虚质、痰湿质；其他疾病者平和质占 29.41%，偏颇体质前三位分别为气虚质、阳虚质、阴虚质。显示出不同类型的体质决定了不同个体对疾病的易感性和病理过程的倾向性，体质类型与疾病存在一定关系。

对 808 例武汉市中医院接诊服务的老年人体质调查与腹部 B 超疾病检查结果显示②：本调查区域内老年人中痰湿、气郁两种体质者较多。其中脂肪肝、胆结石、肾囊肿、肾结石以痰湿、湿热、血瘀三种体质者罹患较多；脂肪肝、胆结石以痰湿、湿热两种体质患病人数居多；肾囊肿以血瘀、痰湿两种体质者居多；肾结石以痰湿、湿热、血瘀三种体质者人数居多。可能跟这三种体质的老年人体内血脂增高、动脉硬化，导致体内循环异常有关。

对 598 名太原市 60 岁以上 2 型糖尿病人群采取多阶段分层抽样的方法，平均分为 2 组，对照组实施糖尿病社区规范化管理，干预组依据中医体质辨识结果，从饮食、起居、体育锻炼、情志等方面实施个体化指导，干预周期为 1 年③。结果显示：干预组生存质量各维度的得分较基线时有所上升（$P <$ 0.05）。比较两组研究对象在基线时和终末时的变化，干预组得分上升的幅度均低于于对照组，差异较为明显的地方主要集中于两组在心理和社会关系这两个维度（$P < 0.05$）。提示在社区 2 型糖尿病老年患者的管理过程中运用中医辨体调质护理，能有效缓解 2 型糖尿病生存质量各维度得分的上升，主要

① 杨萍，周玉平，常金兰，等．宁波市区养老机构老年人的中医体质特征及相关因素分析．中医药管理杂志，2017，25（19）：10－13．
② 冉小青，王进军，叶丹屏．武汉市 808 名老年人腹部 B 超检查与中医体质辨识分析．湖北中医杂志，2013，35（6）：43－44．
③ 杜慧慧．中医辨体调质护理对社区老年 2 型糖尿病患者生存质量的影响．世界最新医学信息文摘，2019，19（80）：322－323．

表现于心理和社会关系的维度，可以更有效地降低不良影响的发生，能更好地关注患者的心理、精神及社会关系的变化，更科学、合理地改善 2 型糖尿病老年患者的健康水平。

对 582 名杭州北落马营社区老年人体质辨识横断面调查①发现：阴虚质（21.48%）、痰湿质（14.09%）比例明显高于一般人群（$P < 0.05$）。其中平和质高血压 6 人，糖尿病 0 人；阴虚质高血压 68 人，糖尿病 18 人；阳虚质高血压 26 人，糖尿病 10 人；血瘀质高血压 51 人，糖尿病 12 人；湿热质高血压 30 人，糖尿病 3 人；气虚质高血压 25 人，糖尿病 12 人；气郁质高血压 8 人，糖尿病 2 人；特禀质高血压 10 人，糖尿病 2 人；兼夹体质高血压 36 人，糖尿病 4 人。进行偏颇体质慢性病危险度统计分析发现，阴虚质、痰湿质、血瘀质是高血压的主要体质类型（$P < 0.05$），气虚质、湿热质是糖尿病的主要体质类型（$P < 0.05$）。

对 521 例张家界市慈利县农村地区老年人中医体质辨识调查分析发现②：平和质占 11.9%，单一偏颇体质占 43.95%，兼夹偏颇体质占 44.15%，高血压病患者占总调查人数的 34.17%，非高血压患者中平和质比例高于高血压病患者（$P < 0.05$），高血压病患者中偏颇体质均以阴虚质（28.65%）为主，其次为气虚质（21.91%）、瘀血质（12.36%）。高血压病与非高血压病患者中医体质类型构成比差异具有统计学意义（$P = 0.018$）。这可能与留守老人未合理规划膳食，没有条件对自身健康进行管理有关；同时也与当地好食辛辣、油腻、过咸之品有关，如腌制腊肉、咸酸菜等。老年人高血压病发病率高，也有随年龄增长而增高的趋势。

对 400 例天津市和平区劝业场街社区老年人中医体质类型与基础病史相关研究发现③：糖尿病病史与中医体质的关系经统计学处理，未显示明显的相关性（$P > 0.05$）。有高血压病史者阴虚质的发生概率与无高血压病史者相比

① 吴菊香. 北落马营社区 582 名老年人体质辨识横断面调查. 实用中医内科杂志，2015, 29（4）：8 – 12.

② 张湘卓，李杰，陈悦，等. 慈利县 521 例农村老年人及高血压患者中医体质辨识调查与分析. 湖南中医药大学学报，2018, 38（11）：1341 – 1344.

③ 安娟娟. 老年人中医体质类型与基础病病史的相互关系研究. 江西中医药，2015, 46（4）：39 – 40.

较，具有显著性差异（$P > 0.014$）。有冠心病病史者血瘀质的发生概率高于无冠心病史者（$P = 0.013$）。说明老年人基础病病史对其体质的表现有显著影响，阴虚质是高血压的重点关注体质，血瘀质是冠心病的重点关注体质。

对 280 例佛山市顺德区 60 岁以上高血压合并高尿酸血症患者采用随机数字法平均分为 2 组，对照组给予常规管理，观察组在此基础上进行体质辨识，从穴位保健、运动保健、饮食调养和情志调摄等方面给予个体化体质调摄，连续干预 18 个月①。结果发现，观察组 BMI、WC、SBP、DBP 水平均明显降低（$P < 0.05$），FBG、TC、TG、SUA、BUN、Scr 水平明显降低（$P < 0.05$），偏颇体质患者显著减少（$P < 0.05$），生理功能、生理职能、躯体疼痛、总体健康、情感职能、精神健康、活力、社会功能评分明显升高（$P < 0.05$），痛风发生率显著降低（$P < 0.05$）。说明根据患者的中医体质类型，对患者进行饮食指导、生活方式调理、经络调理等干预，能够改善患者的血糖、血脂水平，减少高血压合并 HUA 患者的痛风发作，实现"未病先防""已病防变"的目标。

对 200 例佛山市禅城区 65 岁及以上 2 型糖尿病老年患者进行中医体质辨识②，按随机数字法分为实验组 102 例，对照组 98 例。针对不同体质特点，实验组从情志调摄、饮食调养、起居调摄、运动保健、穴位保健 5 个方面开展健康管理；对照组运用常规糖尿病健康指导。结果显示，干预后实验组患者 FPG、2hPG、HbAlc 均低于对照组（$P < 0.05$），且行为方式改变也优于对照组。提示基于中医体质的公共卫生中医药健康管理服务有助于改善 2 型糖尿病患者血糖及行为方式，值得临床推广。

对 180 例天水市甘谷县古坡乡老年人中医体质与慢性病相关性调查发现③：180 例人群中共有慢性病患者 98 例（54%），其中高血压、糖尿病、高血脂 92 例，占调查人数的 51.11%；无慢性病患者 82 例，其中平和质 42 例，

———————————

①　尤健赞，曾小康，李丹. 中医体质调摄在高血压合并高尿酸血症患者社区健康管理中的应用效果分析. 内科，2020，15（4）：408 - 412.

②　吕伟波，陈小琴. 公共卫生中医药健康管理服务对 2 型糖尿病患者的影响. 海峡药学，2020，32（2）：173 - 175.

③　魏阳凌. 天水市甘谷县古坡乡老年人中医体质调查分析. 中国社区医师，2014，30（9）：73 - 74.

占调查人数 23.33%。慢性病患者中偏颇体质前三位依次为痰湿质 24 例（13.33%）、阳虚质 16 例（8.89%）、气虚质 14 例（77.78%）；非慢性病患者平和质人数显著高于慢性病患者（$P < 0.01$）。

对 150 例乌鲁木齐市老年超重和肥胖患者中医体质调查结果显示[①]：平和质占 8.7%，偏颇体质中排前 3 位者为痰湿质 36%、阳虚质 29.3%、气虚质 26%；痰湿质人群的血脂、总胆固醇及腰围异常比例较其他体质为高。

将 128 例九江市 50 岁以上 2 型糖尿病患者依据随机数字法平均分为 2 组，对照组采取常规管理方法，观察组在此基础上，依据体质辨识结果，从饮食、运动、起居及穴位保健等方面进行管理[②]。管理后观察组在空腹血糖、餐后 2h 血糖、TC、TG、LDL-C 及 HDL-C 水平方面均优于对照组（$P < 0.05$），SF－36 评分高于对照组（$P < 0.05$）。说明对于 2 型糖尿病，基础管理联合中医体质辨识，提供针对性的指导，能够更好地控制血糖及血脂水平，提升生活质量。

功能性便秘是老年人常见的功能性胃肠病之一，60～110 岁老年人患病率约为 33.5%[③]。对 108 例成都市气虚体质老年功能性便秘患者采用简单随机抽样，分别纳入观察组与对照组各 54 例，两组患者均采用功能性便秘常规健康教育方案，试验组在常规健康教育的基础上采用基于中医气虚体质的健康管理方法，包括情志、食疗、生活起居及运动、特殊保健指导等[④]。结果显示：干预后，观察组症状自评积分、焦虑自评积分、抑郁自评积分及生活质量积分等均明显降低，与对照组相比，具有统计学意义。提示基于中医体质的社区管理可以改善气虚体质老年功能性便秘患者的便秘情况，提高生活质量。

对 75 例山东省潍坊市奎文社区糖尿病、高血压或高血压合并糖尿病老年

---

① 李耀兵. 老年超重和肥胖患者常见中医体质类型的临床研究. 乌鲁木齐：新疆医科大学，2020.

② 李青云. 体质辨识对 2 型糖尿病患者慢性病中医精细化健康管理的临床观察. 中国中医药现代远程教育，2020，18（14）：45－47.

③ FOROOTAN M，BAGHERI N，DARVISHI M. Chronic constipation：A review of literature. Medicine，2018，97（20）：e10631.

④ 陈凤鸣，屈玉华，毛丹，等. 基于中医体质的辨证施护在社区气虚质老年功能性便秘患者中的应用. 中医临床研究，2020（15）：11－14.

患者中医体质辨识研究①发现：血瘀质占全部病例的 49.3%，其次是湿热质和气虚质，分别占 16.0% 和 13.3%。一般人群则以阴虚质为主要体质，占 32.0%，血瘀质、湿热质和痰湿质相继次之，分别占 16.0%、14.7% 和 14.6%。所以，血瘀、湿热、气虚为糖尿病、高血压或兼有两种疾病患者的主要致病因素，对该类疾病患者的发病具有重要的影响。

老年人是慢性病的高发人群，也是重点管理的人群。本部分主要针对老年人慢性病综合体质调查的成果进行总结，发现老年人慢性病中实性体质以痰湿体质、血瘀体质多见，湿热体质仅次；虚性体质以气虚体质、阴虚体质多见，阳虚体质次之。具体防控成效详见本书第三部分。

4. 总结

综上所述，老年人群慢性病发生率高，以高血压、冠心病、糖尿病、脑血管病等为主的慢性病不仅严重影响了老年人的健康，更是给个人、家庭及社会带来了沉重的负担。针对老年人群体质复杂、疾病多样的特点，发挥体质辨识在老年人健康管理中的优势，逐渐推广以社区为单位，以辨体调病为手段的社区老年慢性病健康管理模式，不但可以有效防治慢性病，改善老年人体质状态和生活质量，还能够充分发挥医疗资源，减轻社会压力，为实现"健康老龄化"提供新的思路方法。

（四）调体干预在慢性病防控中的应用

慢性病高发和老龄化社会是我们医疗卫生面临的主要问题。伴随工业化、城镇化、老龄化进程加快，我国慢性病高发紧跟全球步伐，发病人数快速上升。目前中国确诊的慢性病患者已超过 2.6 亿人，其死亡率占 85%，其经济负担占 70%。慢性病"三高"（高发病率、高致残率、高死亡率）问题，迫使慢性病防治关口前移。我国的老龄人口被世人所关注始于 2005 年的全国人口普查数据，中国 65 岁以上的老人 1.05 亿，占当时总人口数的 7.7%。按照联合国标准，65 岁人口比例超过 7%，该国即进入老龄化社会。预计 2020 年我国老年人口将达到 2.4 亿，占总人口的 17.17%；到 2050 年，老年人口总

---

① 高源华，张爱玲，杨海兵，等. 老年糖尿病、高血压患者中医体质辨识与中医辨证的研究. 湖北中医杂志，2018，40（11）：46－49.

量将超过 4 亿，老龄化水平推进到 30% 以上，我国人口老龄化将伴随 21 世纪始终。

《中国慢性病防治工作规划（2012—2015）》提出，影响我国人民群众身体健康的常见慢性病主要为心脑血管疾病、糖尿病、恶性肿瘤、慢性呼吸系统疾病等四大类。虽然国家规范中尚未将中医体质纳入慢性病防控中来，但是中医体质依据"三级预防"理念，通过将人群进行分阶段管理，在慢性病早诊断、早预防、早干预、延缓进展等方面取得了显著成效，展现出广阔的应用前景（图 5 - 13）。对四大类疾病所涉及常见疾病如慢阻肺、高血压、糖尿病的中医体质相关研究进行总结、分析如下：

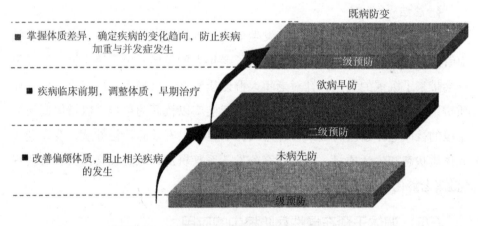

图 5 - 13　中医体质"三级预防"用于慢性病防控

1. 慢性阻塞性肺疾病

慢性阻塞性肺疾病（chronic obstructive pulmonary disease，COPD），是一种可以预防和可以治疗的常见疾病，特征是持续存在的气流受限。气流受限呈进行性发展，伴有气道和肺对有害颗粒或气体所致慢性炎症反应的增加。在临床上分为急性加重和稳定期，COPD 在急性加重期后，临床症状减轻，但其肺功能仍下降，仍呈进行性加重。现代医学目前对 COPD 稳定期多常规采用支气管舒张药、祛痰药及长期家庭氧疗的治疗方案，治疗费用很多，疗效不满意，不能延缓疾病的进程，2009 版 GOLD 强调，大多数研究显示现存的 COPD 治疗药物并不能改变肺功能长期下降的趋势。而中医药干预可在 COPD 稳定期给予辨体质用药，可有效改善临床症状及提高生活质量。

（1）高度相关体质类型调查　在 151 例 COPD 与体质的相关性研究中，发现主要体质类型为气虚质 58 例、血瘀质 34 例、痰湿质 28 例，所占比例分别为 38.41%、22.52%、18.54%。三种体质类型与平和质比，发生慢性咳嗽危险度均显著增高，OR 值分别为 4.29、6.32、1.22。说明，血瘀体质、气虚体质与 COPD 的发生、发展、愈后关系最密切。

（2）稳定期基给予调体干预可改善症状，提高生活质量　在稳定期采用辨体–辨证相结合的方式干预 COPD，可有效改善主要症状，提高生活质量。采用治疗前后自身对照的方法，观察 COPD180 例，予调体方药，汤剂 1 个月，成药 5 个月，随访 1 年，发现主要症状如咳嗽、咳痰、喘息等与治疗前比较有极显著性差异（$P < 0.01$），生活质量（CAT）评分有效率 88.3%，说明调体方药可以改善 COPD 的临床症状以及生活质量[①]。

2.2 型糖尿病

慢性病高发是全球医疗卫生面临的重要问题，在我国尤为突出。《中国居民营养与慢性病状况报告（2015 年）》指出，2012 年全国居民慢性病死亡率为 533/10 万，占总死亡人数的 86.6%。其中心脑血管病死亡率为 271.8/10 万，为主要死因。糖尿病是心脑血管疾病的主要危险因素。2010 年慢性非传染性疾病监测结果显示，我国 18 岁及以上成人糖尿病的患病率为 11.6%，糖尿病前期率为 50.1%，也就是说，我国有 1.139 亿糖尿病患者和 4.934 亿糖尿病前期人群[②]。另有研究显示，2 型糖尿病是一种慢性进行性疾病，随着病程的延长，血糖达标率逐渐降低，且并发症发病率高[③]。因此对糖尿病的防控十分重要。中医体质三级预防理念[④]在糖尿病早预防、早干预、早治疗方面成果突出，为实现糖尿病"慢性病防治关口前移"作出了一定的贡献。以下纳入自 2009 年《中医体质分类与判定》中医药行业标准发布以来，被 CNKI、

① 仕丽，王檀，张海洋，等．从体质辨证治疗稳定期慢性阻塞性肺疾病（COPD）临床观察．中国中医药现代远程教育，2011，9（7）：18 – 19

② Yu Xu，LiminWang，Jiang He，et al. Prevalence and control of diabetes in Chinese adults. JAMA，2013，310（9）：948 – 958.

③ 王海滨，陈康，闫文华，等．北京市社区 40 岁以上 2 型糖尿病患者血糖达标率的调查研究．中华糖尿病杂志，2014，6（6）：391 – 396.

④ 王前飞，王前奔．中医体质学说对疾病预防的指导作用．辽宁中医杂志，1993，(3)：15 – 18.

万方数据库、维普数据库、PUBMED 收录的与糖尿病相关的流行病调查、调节体质预防糖尿病的研究文献，进行糖尿病高度相关体质类型分析及调体预防糖尿病疗效评价，为通过中医体质辨识及干预防控糖尿病提供借鉴。

（1）糖尿病高度相关体质研究结果

以"糖尿病"或"糖耐量受损"或"空腹血糖受损"或"糖调节受损"&"体质"为关键词，计算机检索 CNKI、万方数据库（2009.1.1 ~ 2020.09.30），通过阅读题目和摘要筛选出关于 2 型糖尿病各期体质类型分布调查的文献。将某体质作为暴露因素，进行某体质危险因素（odds ratio, OR）计算，找出贯穿糖尿病整个过程的高度相关体质类型，为"未病先防""已病防变"奠定基础。

纳入标准：①文献为流行病调查类文献；②研究对象为 2 型糖尿病高危因素人群、糖尿病前期人群、糖耐量受损人群、空腹血糖受损人群、2 型糖尿病人群、2 型糖尿病并发症人群，诊断明确；③中医体质诊断标准为行业标准①；④样本量明确，体质构成数据完整。

排除标准：①体质构成数据重复计算兼夹体质数目，无法获取原始体质构成数据者；②未进行体质构成统计，数据信息不全；③文献类型不符合。

检索结果：在糖尿病高危因素期、糖尿病前期、糖尿病期、糖尿病并发症期均有体质构成调查的文献报道，共计文献 335 篇，剔除未进行体质构成统计的文献 61 篇，以及由于兼夹体质存在重复计算体质类型无法统计的文献 6 篇，共计文献 268 篇，均有完整的体质构成数据。其中 14 篇设置了非糖尿病对照组，10 篇进行了队列研究。调查样本总计 86949 例。

1）糖尿病高危人群高度相关体质类型分析

209 例糖尿病高危人群体质类型调查②，发现偏颇体质中占前三位的有痰湿质（20.6%）、气虚质（16.3%）、阴虚质（16.3%）。高危人群纳入标准有 12 个方面，包括糖调节受损史、年龄≥45 岁、超重肥胖者、2 型糖尿病一级亲属、高血压患者、血脂异常者、心脑血管疾病者、糖皮质激素诱发糖尿

---

① 中华中医药学会. 中医体质分类与判定（ZYYXH/T157 - 2009）. 北京：中国中医药出版社，2009.

② 张丽，庞莹. 209 例糖尿病高危人群筛查结果分析. 内蒙古中医药，2014，（8）：8 - 9.

病史、超重并多囊卵巢综合征患者。说明痰湿质是糖尿病高危人群关键的体质类型，在糖尿病高危人群中出现的概率是一般人群的 3.28 倍。

2）糖调节受损人群高度相关体质类型分析

结果显示，19 项研究报道痰湿质最高，10 项文章报道气虚质最高，5 项文章报道阴虚质最高。纳入同一体质有 3 篇及以上文献报告的数据，汇总如表 5 - 17 所示。

表 5 - 17　糖尿病前期中占比最高的体质类型统计分析

病种	研究数量	各研究的文献 ID	总样本量	比例范围	中位比例
痰湿体质	19	于雷 2018；卫敏航 2018；宋金岭 2018；张琨 2017；孙兴利 2016；段玉红 2016；娄彦梅 2015；张秀纹 2015；高泓 2015；陈超 2014；罗源 2014；陈文辉 2014；郑晓辉 2013；张皆佳 2013；马锦蓉 2013；高泓 2013；赵燕燕 2011；李梅 2011；韩萍 2011	4559	6.67% ~ 40.16%	22.88%
气虚体质	10	谈晓琴 2017；任有军 2016；李平 2016；徐进华 2015；刘璠 2013；孙大伟 2013；张阳阳 2012；庞国明 2012；邓科穗 2011；朱璞 2009	1941	12.24% ~ 39.53%	21.38%
阴虚体质	5	张玉修 2018；漆云良 2015；张皆佳 2013；张前进 2012；魏东 2012	3707	18.0% ~ 48.14%	21.30%

文献篇数为 2 的体质类型有 2 个：阳虚质、血瘀质。

7 项研究采用 logistics 回归等多因素分析方法，以是否患糖尿病前期为因变量，以各体质类型和（或）其他相关因素为自变量，研究疾病的影响因素，评价体质和疾病的关联。结果显示：3 项研究报道痰湿质是糖尿病前期的危险因素；1 项报道阴虚质是糖尿病前期的危险因素；1 项报道湿热质是糖尿病前期的危险因素。纳入同一体质有 2 篇及以上文献报告的数据，汇总如表 5 - 18 所示。

表 5 - 18　糖尿病前期与各体质发病的关联性

病种	研究数量	各研究的文献 ID	总样本量	OR 值范围	OR 中位数
痰湿体质	3	刘波玲 2015；郑晓辉 2013；王瑞云 2013	675	2.08 ~ 8.0	4.889

文献篇数为 1 的体质类型有 2 个：阴虚质、湿热质。

3）糖尿病人群高度相关体质类型分析

结果显示：28 项研究报道阴虚质最高；26 项文章报道气虚质最高；22 项文章报道痰湿质最高。纳入同一体质有 3 篇及以上文献报告的数据，汇总如表 5－19 所示。

表 5－19　糖尿病中占比最高的体质类型统计分析

病种	研究数量	各研究的文献 ID	总样本量	比例范围	中位比例
阴虚体质	28	张颖 2018；李康 2018；高源华 2018；蒋良华 2018；李亚男 2017；沈艳 2017；朱琳 2016；许月梅 2016；李竺 2016；任志珍 2016；王静舒 2016；张亚军 2015；赵志玥 2015；李锦惠 2015；武旭梅 2015；刘晓东 2015；张斌 2015；李中胜 2015；王皓 2014；陈吉全 2014；邓小敏 2014；朱亮 2014；吴小秋 2013；唐丽丽 2013；田锦鹰 2013；韩萍 2011；韩文坛 2011；周东海 2009	8699	2.35%～61.8%	26.50%
气虚体质	26	韩李燕 2018；王鑫 2018；王军 2017；冯洁 2017；井延杰 2017；景光婵 2017；黄强 2017；邹景霞 2016；张宪中 2016；薛俊磊 2016；黄伟彬 2016；王欣月 2016；黄伟彬 2016；李军 2016；谢豪杰 2016；黄帅立 2015；杨涛 2015；肖雪云 2015；于娟 2015；向先玉 2015；陈璐佳 2015；曹艳华 2014；李琰华 2014；王文锐 2012；张杰能 2011；闫镛 2010	8948	7.19%～70.1%	25.54%
痰湿体质	22	张颖 2020；扈丽萍 2018；卫敏航 2018；陈文一 2018；卫敏航 2018；吕景霞 2017；黄沁 2017；秋金玲 2017；王兆为 2016；温伟波 2016；王阔枫 2016；王静舒 2016；胡贵荣 2015；向先玉 2014；郑晓辉 2013；刘婉华 2013；高泓 2013；李莉芳 2013；王文锐 2011；孙理军 2010；崔刚 2009	40258	10.07%～59.3%	31.0%
湿热体质	5	张玉修 2018；漆云良 2015；张皆佳 2013；张前进 2012；魏东 2012	3707	10.07%～59.3%	29.5%
阳虚体质	4	申斌 2017；周典 2017；华焱坤 2016；张杰能 2010	2240	6.7%～34.6%	24.61%

文献篇数为 1 的体质类型有 2 个：气郁质、血瘀质。

19 项研究采用 logistics 回归等多因素分析方法，以是否患糖尿病为因变量，以各体质类型和（或）其他相关因素为自变量，研究疾病的影响因素，评价体质和疾病的关联。结果显示：8 项研究报道阴虚质是糖尿病的危险因素；5 项研究报道气虚质是糖尿病的危险因素；3 项研究报道痰湿质是糖尿病的危险因素（其中，2 项报道痰湿质是糖尿病的危险因素但无明显危险因素计算）。纳入同一体质有 2 篇及以上文献报告的数据，汇总如表 5 - 20 所示。

表 5 - 20 糖尿病与各体质发病的关联性

病种	研究数量	各研究的文献 ID	总样本量	OR 值范围	OR 中位数
阴虚体质	8	张颖 2020；王鑫 2018；马燕楠 2017；沈艳 2017；薛俊磊 2016；李锦惠 2015；张亚军 2015；李中胜 2015	4124	1.045 ~ 49.246	1.887
气虚体质	5	张颖 2020；张颖 2018；薛俊磊 2016；赵志玥 2015；李锦惠 2015	3419	2.218 ~ 6.786	3.858

文献篇数为 1 的体质类型有 3 个：气郁质、血瘀质、湿热质。

4）糖尿病并发症人群高度相关体质类型分析

糖尿病并发症主要为两个方面：①小血管并发症如视网膜病变、糖尿病足、糖尿病肾病等；②大血管病变，如冠状动脉粥样硬化性心脏病、心肌梗死、脑梗死等。结果显示：糖尿病合并急性脑梗死有 1 项研究报道血瘀质最高；糖尿病肾病有 5 项文章报道气虚质最高，1 项文章报道血瘀质最高，1 项文章报道痰湿质最高，1 项文章报道湿热质最高；糖尿病视网膜病变有 2 项文章报道气虚质最高，1 项文章报道阴虚质最高。纳入的具体文献报告的数据，汇总如表 5 - 21 所示：

表 5 - 21 糖尿病并发症中占比最高的体质类型统计分析

病种	体质类型	研究数量	研究 ID	总体本量	比例范围	中位比例
糖尿病合并急性脑梗死	血瘀体质	1	吴小秋 2013	287	31.71%	31.71%
糖尿病肾病	气虚体质	5	谭艳云 2018；王志旺 2015；伊海玥 2015；高舜天 2012；孙文武 2010	944	19.0% ~ 59.3%	25.8%
	血瘀体质	1	周建扬 2015	287	38.04%	38.04%
	痰湿体质	1	陈贤玲 2016	400	13.6%	13.6%
	湿热体质	1	黄敏 2015	200	28.0%	28.0%
糖尿病视网膜病变	气虚体质	2	叶建群 2017；徐朝阳 2013	626	21.5% ~ 34.83%	28.17%
	阴虚体质	1	李静 2015	135	34.03%	34.03%

（2）糖尿病调体干预效果评价

检索策略同上，通过阅读题目和摘要，筛选出与临床干预研究相关文献，对调节体质进行糖尿病防控进行评估。

纳入标准：①文献为临床干预类文献；②研究对象为 2 型糖尿病高危因素人群、糖尿病前期人群、糖耐量受损人群、空腹血糖受损人群、2 型糖尿病人群、2 型糖尿病并发症人群，诊断明确；③干预方法明确提出为调节体质法。

排除标准：①干预方法笼统、不详细；②干预周期不明确；③数据未进行统计学处理。

检索结果：在糖尿病高危因素期、糖尿病前期、糖尿病期、糖尿病并发症期均有体质临床干预文献报道，共计 19 篇。剔除研究对象不单一文献 1 篇，剔除数据未进行统计学处理文献 1 篇，共计文献 17 篇。其中，自身前后对照文献 1 篇，非随机对照试验 1 篇，随机对照试验 15 篇，共计样本 3028 例，随机对照试验所占比例为 88.24%，占多数。以下按照糖尿病各期分别论述。

1）调体干预可将糖尿病控制在高危因素期

以 2 型糖尿病高度相关体质类型即痰湿体质为着眼点，纳入 30 例 2 型糖尿病患者非糖尿病一级亲属并为痰湿体质者进行调体干预自身前后对照研究①发现：进行调体干预 3 个月后，BMI、糖负荷后 2 小时血糖（2h plasma glucose，2hPG）、空腹血清胰岛素（ting serum insulin，FINS）及稳态模型胰岛素抵抗指数（homeostasis model of assessment for insulin resistence index，HOMA-IR）均较干预前明显下降，其前后间比较有统计学差异（均 $P < 0.05$），说明中医辨体调质护理可有效改善 2 型糖尿病患者非糖尿病一级亲属痰湿体质人群的胰岛素抵抗。但由于该实验为自身前后对照研究，尚无足够证据得出确切结论，只能说明中医辨体调质护理具有改善 2 型糖尿病患者非糖尿病一级亲属痰湿体质人群的胰岛素抵抗程度的可能性。

2）调体干预可将糖尿病控制在疾病前期

---

① 吕忠勤，王文锐．中医辨体调质护理对 2 型糖尿病患者非糖尿病一级亲属的影响．解放军护理杂志，2012，29（1A）：7 - 9.

随机抽取 60 例北京小汤山医院参加体检的糖尿病前期患者①，随机分为干预组和对照组，干预组依据体质类型进行个体化干预，包括药茶、药膳、保健处方、运动指导、情志调摄，对照组给予常规健康指导，周期为 3 个月。结果显示：两组干预前后，空腹血糖（fasting plasma glucose，FPG）、2hPG、糖化血红蛋白（glycosylated hemoglobin，HbA1c）均有明显降低（$P < 0.01$），干预组优于对照组（$P < 0.01$）。

纳入 120 例糖尿病前期患者作为观察对象②，随机分为辨体施膳痰湿质观察组、湿热质观察组、阿卡波糖对照组，每组 40 例。根据体质不同予调体药膳和生活方式干预，干预 6 个月，发现糖尿病前期患者观察组和对照组均可以明显改善患者的空腹血糖、2hPG、HbA1c，与治疗前比较均有显著差异（$P < 0.05$），但观察组与对照组间比较差异无显著性意义（$P > 0.05$）。发现两组均可降低血脂指标总胆固醇（total choles，TC）、甘油三酯（triglyceride，TG）、低密度脂蛋白胆固醇（low density lipoprotein cholesterol，LDL-C），与治疗前比较有显著差异（$P < 0.05$），并且观察组与对照组间比较差异有显著性差异（$P < 0.05$）。说明辨体施治可以调节和改善患者的血糖、血脂指标，特别是对血脂的调节较对照组更有优势。

纳入 258 例糖尿病前期人群③，随机分为试验组 129 例和对照组 129 例，试验组根据体质辨识结果给予饮食、起居、运动、情志方面的健康管理，对照组给予一般的糖尿病前期人群健康管理模式，干预周期为 1 年。结果发现：试验组和对照组的体重指数、腰臀比、空腹血糖、胆固醇、甘油三酯均有所下降。健康管理后试验组与对照组比较，试验组的腰臀比（waist-to-hip ratio，WHR）、体重指数（body mass index，BMI）、FPG、TC、TG 比对照组下降明显，差别有统计学意义（$P < 0.05$）。

---

①　娄彦梅，平昭，韩萍．糖调节受损中医体质干预的研究．中华中医药杂志，2015，30（1）：308 − 310.

②　张利民，谭毅，黄伟，等．中医辨体施膳对糖尿病前期糖脂代谢的影响．成都中医药大学学报，2012，35（1）：26 − 30.

③　漆云良，钟文彬，陈晓清，等．中医体质学说指导糖尿病前期人群健康管理的临床研究．Clinical Journal of Chinese Medicine，2015，7（7）：46 − 50.

纳入 100 例糖尿病前期痰湿体质患者[①]，随机分为对照组与观察组各 50 例，分别采用常规生活管理指导及中医体质护理，持续 3 个月干预后，两组对象的空腹血糖、餐后 2h 血糖水平均低于治疗前，组间对比观察组低于对照组，差异有统计学意义（$P < 0.05$）。干预后，观察组生理状况、情感状态、总分高于对照组，差异有统计学意义（$P < 0.05$）。

102 例糖尿病前期患者随机分为治疗组（55 例）和对照组（47 例）[②]，对照组给予单纯生活方式干预方案，观察组给予中医体质辨识后的生活方式干预方案。2 组均观察 6 个月，结果对照组患者干预后空腹及餐后 2h 血糖（mmol/L）、糖化血红蛋白（%）、胰岛素抵抗指数分别为 5.92 ± 0.28、7.93 ± 1.17、5.62 ± 0.20，3、16 ± 0.74；观察组干预后以上 4 项指标分别为 5.53 ± 0.36、7.23 ± 0.87、5.34 ± 0.24、2.86 ± 0.75，2 组间各项数据差异均有统计学意义（$P < 0.05$）。

110 例糖尿病前期病理体质患者随机分为药物干预组、运动饮食干预组和对照组[③]，干预 1 年后，结果显示：药物干预组在干预后，由偏颇体质转变为平和体质的转换率为 47.2%；运动饮食干预组在干预后，由偏颇体质转变为平和体质的转换率为 41.7%；对照组在干预后，由偏颇体质转变为平和体质的转换率为 0%；三组间差异有统计学意义（$P < 0.05$）。干预后将三组试验人员的空腹血糖、餐后 2h 血糖、血脂、血压、体质指数、体质量表转化分等指标进行比较，差异均有统计学意义（$P < 0.05$），药物干预组由糖尿病前期状态转化为正常人的逆转率为 41.7%，运动饮食干预组由糖尿病前期状态转化为正常人的逆转率为 30.6%，从而实现了糖尿病前期的逆转；药物干预组和运动饮食干预组的患者均未转化为糖尿病，明显地降低了糖尿病的发生率；对照组的糖尿病发生率为 26.32%，未有逆转为正常人状态。

3）调体干预可控制糖尿病进程

---

① 郑雪景. 中医体质护理对 2 型糖尿病前期患者生活质量的影响. 糖尿病新世界，2018，21（17）：9 - 10，13.

② 梅超红，王德惠. 基于中医体质辨识的生活方式干预对糖尿病前期患者的影响. 吉林中医药，2017，37（5）：440 - 442.

③ 任有军. 基于"体质可调论"对糖尿病前期调体干预的疗效研究. 呼和浩特：内蒙古医科大学，2016.

纳入社区 89 例 2 型糖尿病患者①，随机分为干预组和对照组，干预组给予食物交换份法联合辨体膳食指导，对照组仅给予食物交换份法指导，周期为 1 年。结果显示：与干预前相比，两组干预后的血糖、血脂、糖化血红蛋白都有明显下降（$P < 0。05$）。干预组的 FPG、2hPG、HbA1c、TG、LDL-C、BMI 明显低于同期对照组（$P < 0.05$）。表明食物交换份法联合中医辨体膳食指导法能够有效控制糖尿病患者的病情，且优于单纯的食物交换份法。

纳入 227 例糖尿病患者②，随机分为试验组和对照组，试验组 102 例在常规内科基础治疗上进行辨体指导（包括起居、体育锻炼、饮食、情志、药物调养等），125 例对照组给予常规治疗。3 个月后干预组血清 TC、TG、HDL-C、LDL-C、HbA1c 水平均较干预前及对照组干预后明显下降，差异均有统计学意义（$P < 0.05$）。

纳入 300 例 2 型糖尿病患者③，随机分为干预组和对照组各 150 例。干预组进行体质辨识，根据体质辨识结果进行基于治未病理论的健康教育、饮食、运动和药物方面的糖尿病管理模式；对照组实行一般糖尿病管理模式。两组均观察 1 年，观察 T2DM 患者血糖、血脂改善情况，体质辨识和治未病相结合的社区慢病管理模式可以有效改善 DM 患者血糖、血脂等指标。具体干预措施为：①饮食干预，改变不良生活习惯，改善行为模式，合理饮食；②运动干预：指导 DM 患者根据自身情况适量运动；③合理用药，采用中药干预，防止病情恶化及其并发症的发生、发展。

纳入 89 例在北京市西城区德胜社区卫生服务中心建档的糖尿病患者作为研究对象④，进行体质辨识及相应的健康指导联合常规治疗，另选取同期在某医院门诊就诊的 85 例糖尿病患者作为对照组，给予常规治疗。3 个月后比较两组血糖及血脂的控制情况，发现治疗后观察组和对照组空腹及 2hPG 均低于

①　武琳，亓海萍，李晶. 中医体质理论指导社区糖尿病患者饮食治疗效果评价. 中华中医药杂志，2009，24（8）：1103 - 1104.

②　石红，张卫，张辉，等. 中医体质辨识在糖尿病的应用和评估. 山东中医杂志，2014，33（8）：648 - 650.

③　李琰华，杨佳琦，黄晓玲. 体质辨识在社区糖尿病"治未病"健康管理中的应用. 浙江中医药大学学报，2014，38（4）：484 - 486.

④　刘桂伶. 基于中医体质辨识基础上的健康指导对糖尿病患者血糖和血脂控制作用. 辽宁中医药大学学报，2015，17（6）：193 - 194.

治疗前，但观察组明显低于对照组（$P < 0.05$）；观察组和对照组治疗后 TC、TG、LDL-C 水平均低于治疗前，而高密度脂蛋白高于治疗前（$P < 0.05$）；两组间差异有统计学意义（$P < 0.05$）。调体干预方法包括运动保健、八段锦及食疗。

纳入 200 例居住在广东省佛山市南海区九江镇沙头社区的糖尿病患者[1]，随机分成对照组和观察组各 100 例。对照组给予二甲双胍片降血糖治疗；观察组在对照组治疗的基础上，利用中医体质辨识分型建立社区健康档案并予以中西医结合干预。观察时间为 1 年。比较两组干预前、干预后慢性病自我管理研究测量表的各指标评分及血糖控制状况。结果发现：1 年后观察组与对照组在糖尿病自我管理行为等多个方面（包括运动锻炼、认知性症状的管理实践、与医务人员沟通）评分比较，差异有显著性意义（$P < 0.05$）；观察组与对照组血糖疗效比较，差异有显著性意义（$P < 0.05$），观察组优于对照组。因此，认为利用中医体质辨识分型针对性地实施自我管理可提高患者对糖尿病自我管理的能力，有助于改善血糖控制。

随机选取上海市嘉定工业区社区卫生服务中心辖区内的 400 例 2 型糖尿病患者作为研究对象[2]，随机分为中医组 200 例和常规组 200 例。所有患者均行中医体质辨识，常规组患者按照常规社区糖尿病管理要求管理，中医组患者在常规组的基础上依据体质辨识结果进行中医健康教育和个体化中医调养。结果显示：干预管理后两组患者的 HbA1c、BMI 及 FPG、2hPG 均明显低于干预管理前（$P < 0.05$），且中医组患者干预管理后的上述 4 项指标均明显低于常规组（$P < 0.05$）。说明中医体质辨识后个体化中医干预管理是一种有效的干预管理方案，能更好地控制社区 2 型糖尿病患者的血糖，管理效果好。

随机抽取上海市闵行区江川社区卫生服务中心糖尿病患者 700 例[3]，分为干预组和对照组各 350 例。对照组采用信息化平台实施常规社区糖尿病规范

---

[1] 关洁明，邹光锋，游敏仪. 社区糖尿病患者采用中医体质辨识实施自我管理效果评价. 江西中医药，2015，46（6）：46 – 48.

[2] 卫家芬，刘琼，陈建根. 中医体质辨识及干预在社区 2 型糖尿病患者管理中的应用效果分析. 中医药导报，2015，21（13）：35 – 37.

[3] 蒋良华，翁哲芳，胡小英，等. 中西医结合防治干预对社区糖尿病患者中医体质的影响. 中国中医药信息杂志，2018，25（2）：20~25.

化管理及治疗；干预组在此基础上，每月辨识 1 次中医体质，制定个性化社区糖尿病中医药防治规范，予养生防病指导建议和干预。观察时间为 1 年。结果显示：干预前患者中医体质分布为平和质（51.43%）＞阴虚质（18.29%）＞气虚质（11.71%）＞阳虚质（9.71%）＞湿热质（1.57%），干预后为平和质（63.71%）＞阴虚质（8.71%）＞气虚质（6.57%）＞阳虚质（6.29%）＞湿热质（1.71%）。平和质、阳虚质、湿热质干预前后、分组交互作用差异有统计学意义（$P < 0.05$）；2 组糖尿病症状疗效差异有统计学意义（$P = 0.021$），眼底镜干预前后、干预与分组交互作用差异有统计学意义（$P = 0.002$）。说明中西医结合防治干预可改善社区糖尿病患者中医体质及糖尿病相关症状。

纳入北京市东城区社区卫生服务中心 200 例糖尿病患者[1]，随机分成 2 组，参考组施行常规糖尿病健康管理，研究组开展中医体质辨识，且按照辨识结果采用结合治未病理论的健康管理干预。结果显示：研究组干预后的血糖、TC 及 TG 等指标水平与干预前、参考组干预后相比均显著更低（$P < 0.05$）。说明中医体质辨识结合治未病理论可有效提高糖尿病患者的健康管理效果，值得借鉴。

选择 80 例糖尿病患者按编号分为对照组和观察组[2]，对照组接受常规治疗，观察组应用基于中医体质辨识基础上的健康指导进行治疗，比较两组血糖变化情况。结果显示：治疗后，观察组空腹血糖值（6.8 ± 0.55）mmol/L 及餐后 2h 血糖值（8.65 ± 1.21）mmol/L 均显著低于对照组的空腹血糖值（8.11 ± 0.27）mmol/L 及餐后 2h 血糖值（11.54 ± 2.16）mmol/L，差异具有统计学意义（$P < 0.05$）。说明对糖尿病应用基于中医体质辨识基础上的健康指导配合治疗，能够更有效地控制血糖，延缓疾病的发展，值得在临床上推广。

4）调体干预可改善糖尿病并发症

纳入 110 例在郑州人民医院收治的 2 型糖尿病并发冠心病患者血瘀质作

---

① 冯洁．中医体质辨识在社区糖尿病"治未病"健康管理中的应用研究．养生保健指南，2017（28）：240.

② 江静华．中医体质辨识基础上的健康指导对糖尿病血糖的影响．内蒙古中医药，2017，36（3）：175.

为研究对象①，采用随机数字表法将所选患者分为研究组和对照组，各 55 例，研究组给予中医体质护理，对照组给予阿司匹林片治疗。周期为 8 周。综合比较两组患者治疗前后的结果，发现：研究组凝血酶原时间（prothrombin time，PT）、活化部分凝血活酶时间（activated partial thromboplastin time，APTT）、凝血酶时间（thrombin time，TT）、D－二聚体（D-dimer，DD）、纤维蛋白原（fibrinogen，FBG）、B 型尿钠肽（brain natriuretic peptide，BNP）指标均较治疗前有明显改善，改善程度优于对照组（$P < 0.05$）。治疗后，研究组 BNP 为（1120.6 ± 160.6）ng/L，优于对照组的（2002.5 ± 320.7）ng/L（$P < 0.05$）。调体护理方法为在常规糖尿病治疗基础上注意通过起居、饮食、运动、穴位疗法等促进血运，改善血瘀体质。

纳入 80 例②阳虚质非增殖期糖尿病视网膜病变患者，随机分为对照组和试验组，对照组给予常规的护理干预，试验组在常规护理干预的基础上实施中医药健康管理干预。干预 6 个月后试验组与对照组 SF－36 评分比较，试验组在总体健康、躯体疼痛、精力、社会功能、情感职能、心理健康 6 个维度的生存质量得分比对照组增高（$P < 0.05$），在总体健康、精力维度的生存质量得分比对照组显著增高（$P < 0.01$），两组餐后 2 小时血糖比较具有统计学差异（$P < 0.05$），试验组在改善阳虚质非增殖期糖尿病视网膜病变患者的餐后 2 小时血糖方面疗效优于对照组。说明将中医药体质健康管理运用到阳虚质非增殖期糖尿病视网膜病变的护理中，将有效地改善患者的生存质量、视力及餐后 2 小时血糖。

（3）总结

综上，进行糖尿病高危、前期、疾病期、并发症各阶段的体质流行病调查文献数据的统计分析，发现痰湿质、气虚质、阴虚质是贯穿糖尿病发生、发展中重要的体质类型，这三种体质构成比例在各研究中差异较为悬殊，这可能与地域、年龄、各地区健康教育与健康管理推广程度不同有关，但总体提示这些体质人群是需要重点关注的对象。在糖尿病高危因素期和糖尿病前

---

① 张青叶，潘兰兰，赵红霞. 中医体质护理在治疗 2 型糖尿病并冠心病血瘀质中的效果评价. 中外医疗，2015（9）：172－174.

② 王鲔. 中医体质干预阳虚质非增殖期糖尿病视网膜病变患者的护理研究. 济南：山东中医药大学，2016.

期，痰湿体质所占比例最高，提示痰湿质人群可能为糖尿病的易感人群。在糖尿病疾病期，阴虚质开始呈现较高的比例，可能是由于疾病期体质和疾病交互影响，造成了阴虚质的逐渐呈现。血瘀体质是糖尿病合并急性脑梗死的危险因素；气虚体质为糖尿病肾病和糖尿病视网膜病变占比最高的体质类型，提示气虚质可能是这两种糖尿病并发症的危险因素。因此糖尿病上述体质类型患者需要提前采用针对性的调体防治，但是影响糖尿病并发症的体质因素文献数量仍较少、较为分散，需要进一步加强研究。通过找出贯穿糖尿病的高度相关体质，针对体质进行大规模筛查，与针对个体的大海捞针式的疾病筛查相比，更易推广实施，实现个体与群体相结合的疾病预防。由于本研究采取的是文献数据的对比研究，混杂因素不可避免，存在一定的偏倚，针对筛选出的重点体质类型开展大样本队列研究更具有说服力，亟待开展。

依据中医体质三级预防理念，一级预防指"个体体质的特殊性，往往导致机体对某种致病因子的易感性，积极改善特殊体质，阻止致病因子对人体的侵袭"。针对糖尿病高危体质（痰湿质）开展的调体干预自身前后对照研究结果提示，调体干预可以将糖尿病控制在高危因素期，实现一级预防，较临床前期提前一步，比疾病干预更有意义。但由于研究方法为自身前后对照研究，尚不能得出定论，因此针对高危体质进行干预的高质量临床研究亟待开展。二级预防即临床前期预防，即在疾病的临床前期作好早期发现、早期诊断、早期治疗的"三早"预防措施。如上对糖尿病前期人群进行调体干预治疗的报道，均采用随机分组，病例数为 60～258 例，单组病例数均超过了 30 例，干预周期为 3 个月到 1 年。调体方法包括运动、饮食、情志、起居指导等综合调体方法，以及辨体药膳、药茶等。但大部分试验均未提及脱落与否，高质量的临床试验有待开展。因此认为，通过调节体质可以将糖尿病控制在疾病前期，但是否优于常规治疗方案尚不能定论。三级预防是指临床预防，即对已患病者及时治疗，防止恶化。从中医学角度看，体质是疾病和证候产生的背景，通过改善体质，可以延缓疾病的进展及预防并发症的发生。通过文献可以看出，针对 2 型糖尿病疾病阶段，调体干预多是在原有治疗基础上或者在常规糖尿病健康管理模式的基础上进行，措施包括非药物疗法和药物疗法。有 7 篇文献采用随机分组，1 篇采用非随机分组，干预周期为 8 周～1 年，例数为 80～700 例，单组病例数超过 40 例。因此认为，调体干预结合糖尿病常规治疗，优于单纯糖尿病常规治疗，可以有效改善 2 型糖尿病的血糖、血脂指标，延缓糖尿病进程。关于糖尿病并发症的调体干预治疗，有报道发现通过调节血瘀体质和常规治疗，可以改善并发症冠心病相关指标，优于单纯常规治疗。但高质量的临床试验也有待开展。

3. 高血压

原发性高血压（essential hypertension）是由不明原因引起的体循环动脉收缩压和（或）舒张压的持续升高，是脑血管疾病的重要危险因素，具有发病率高、致残率和致死率高的特点。临床干预效果显示，调体干预在高血压正常高值、高血压阶段、高血压血栓前状态等不同阶段均有显著的效果，可阻止高血压从未病向已病发展、从已病向并发症发展，降低心肌梗死率及脑梗死率。纳入自 2009 年《中医体质分类与判定》中医药行业标准发布以来至 2020 年 10 月 8 日，被中国知网、万方数据库收录的文献 342 篇，剔除重复文献及重复计算兼夹体质无法获取原始数据特殊人群（老年人、妊娠妇女等）调查等文献，共获得与高血压体质流行病调查相关的文献 199 篇，样本共计 209173 例；调体干预预防高血压共计样本 3391 例。

（1）高血压高度相关体质类型调查

以"高血压"或"高血压前期"或"高血压正常高值" & "体质"为关键词计算机检索 CNKI、万方数据库（2009.1.1 ~ 2020.10.8），通过阅读题目和摘要筛选出关于高血压各期体质类型分布调查的文献。将某体质作为暴露因素，进行某体质 OR 计算，找出贯穿高血压整个过程的高度相关体质类型。

纳入标准：①文献为流行病调查类文献；②研究对象为高血压高危因素人群、高血压前期人群、高血压并发症人群，诊断明确；③中医体质诊断标准为行业标准[①]；④样本量明确，体质构成数据完整。

排除标准：①体质构成数据重复计算兼夹体质数目，无法获取原始体质构成数据者；②未进行体质构成统计，数据信息不全；③文献类型不符合。

检索结果：在高血压高危因素期、高血压前期、高血压期、高血压并发症期均有体质构成调查的文献报道，共计文献 309 篇，剔除未进行体质构成

---

① 中华中医药学会. 中医体质分类与判定（ZYYXH/T157 – 2009）. 北京：中国中医药出版社，2009.

统计的文献 67 篇，由于兼夹体质存在重复计算体质类型无法统计的文献 7 篇，文献类型不符合的 36 篇，未采用九体分类法的 5 篇，共计文献 194 篇，均有完整的体质构成数据。其中 37 篇设置了病例对照组，3 篇进行了队列研究。调查样本总计 220785 例。

1）高血压高危人群高度相关体质类型

260 例高血压病家族史健康人中各型体质分布调查发现①，痰湿质比例最高，占 23.08%，其次为阴虚质（19.62%）、阳虚质（15.38%），高于一般人群构成（$P < 0.05$）。

2）高血压前期高度相关体质类型

结果显示：6 项研究报道痰湿质最高；3 项文章报道阴虚质最高；2 项文章报道湿热质最高。纳入同一体质有 3 篇及以上文献报告的数据，汇总如表 5-22 所示。

表 5-22　高血压前期中占比最高的体质类型统计分析

病种	研究数量	各研究的文献 ID	总样本量	比例范围	中位比例
痰湿体质	7	张国辉 2019；姜海霞 2018；王智怡 2017；陈悦 2017；谢旭光 2015；韩志斌 2014；霍锐 2012	3404	12.33% ~ 51.67%	23.42%
阴虚体质	5	陈增鹏 2020；闫海慧 2016；尹莲花 2015；刘倩倩 2014；徐惠芳 2019	1319	15.6% ~ 17.0%	15.66%

文献篇数为 2 的体质类型有 2 个：湿热质、气虚质；文献篇数为 1 的体质类型有 1 个：气郁质。

10 项研究采用 logistics 回归等多因素分析方法，以是否患高血压前期为因变量，以各体质类型和（或）其他相关因素为自变量，研究疾病的影响因素，评价体质和疾病的关联。结果显示：5 项研究报道痰湿质是高血压前期的危险因素；2 项报道血瘀质是高血压前期的危险因素。纳入同一体质有 2 篇及以上文献报告的数据，汇总如表 5-23 所示。

---

① 赵卫民. 260 例高血压病家族史健康人易患血压升高中医体质特征的调整与分析. 长春中医药大学学报，2012，28（1）：47-48.

表5-23　高血压前期与各体质发病的关联性

病种	研究数量	各研究的文献ID	总样本量	OR值范围	OR中位数
痰湿体质	5	闫海慧2016；刘倩倩2014；祖建2013；霍锐2012；张国辉2019	3078	1.736~3.76	2.74
血瘀体质	2	王智怡2017；尹莲花2015	400	1.332~2.698	2.02

文献篇数为1的体质类型有3个：气虚质、阴虚质、阳虚质。

3）高血压期高度相关体质类型分析

结果显示：48项研究报道痰湿质最高；40项文章报道阴虚质最高；25项文章报道气虚质最高。纳入同一体质有3篇及以上文献报告的数据，汇总如表5-24所示。

表5-24　高血压中占比最高的体质类型统计分析

病种	研究数量	各研究的文献ID	总样本量	比例范围	中位比例
痰湿体质	58	赵明2019；张进进2019；曹媛2020；陈春玲2019；李玉华2019；王文辉2020；睢勇2019；林碧容2019；金石园2019；程坚2020；樊莎莎2018；李兆雄2018；许秀芬2018；刘佃周2018；代玲玲2018；李京2018；陈凯2017；王佩2017；宋国绪2017；李寅2017；王伟强2017；李亚男2017；姜云利2017；徐婷婷2017；周翼2016；黄琛2016；茅东升2016；陈莉2016；岑永庄2016；李壮苗2016；黄慧2015；庄希瑶2015；陈燕丽2015；王瑜2015；杨小雯2015；黄沁2015；张松兴2015；张松兴2015；刘秀振2015；狄秀华2015；黄茂云2015；韩冰2014；娄艳梅2014；吴红2014；陈明霞2014；汪喜明2014；熊波2014；鞠昂2014；饶新华2013；刘晓燕2013；刘建红2013；万生芳2013；万洁2013；娄艳梅2012；杨萌2011；刘娟2011；王琦2011；陈明霞2011	23237	9.38%~67.9%	25.39%

续 表

病种	研究数量	各研究的文献 ID	总样本量	比例范围	中位比例
阴虚体质	44	阴虚质（137）2020；张怡（635）2020；徐惠芳（2019）；赵娟 2019；卢超 2018；张湘卓 2018；韩淑辉 2018；孙文斌 2018；王冬盈 2018；冯蕾 2018；许月华 2017；左文英 2017；刘银云 2017；郑开颜 2017；徐瑾 2017；谢斌 2016；张明妍 2016；邵红胜 2016；陈玉华 2016；董婧 2016；潘虎荣 2015；王瑜 2015；谢斌 2015；关小玲 2015；李颖娜 2015；沈艳 2015；沈丽萍 2014；赵庆高 2013；高浩美 2013；王瑞莉 2013；申恒花 2013；陈倩倩 2013；杨峥 2013；伞丽红 2013；王丽萍 2013；雷贻禄 2013；卢健琪 2013；陈俊邦 2012；宋银枝 2012；韩淑辉 2012；李香兰 2011；刘培中 2011；雷贻禄 2010；欧国飞 2009	18006	12.0%～57.4%	26.16%
气虚体质	29	王思静 2020；路晨雯 2019；马红娥 2020；李显红 2020；甘琳 2018；张璐 2017；孙娜 2017；孙娜 2017；孙娜 2017；游媛媛 2017；廖建堂 2017；郭施余 2017；王敏 2017；王垲涵 2017；尉敏琦 2016；唐虹 2016；赵荣 2016；尉敏琦 2016；孙旭松 2015；罗素芳 2015；高楠 2015；张翠 2014；许春燕 2013；杨伟莲 2013；赵帅 2013；金艳蓉 2013；朱亮 2011；朱燕波 2010；裴道灵 2010	18381	8.9%～59.9%	24.63%
湿热体质	6	莫霄云 2016；杨欢 2016；朱玉红 2015；李昊楠 2015；邓科穗 2014；刘睿 2013；张晓慧（100）2019	12428	8.71%～46.4%	27.6%
阳虚体质	6	姚阳婧 2018；王学勤 2017；李实 2015；黄志钢 2012；乔寒子 2011；许红 2011	4315	10.1%～55.3%	28.5%
血瘀体质	3	高源华 2018；李小凤 2016；虞晓含 2015	449	27.03%～49.3%	28.0%

文献篇数为 1 的体质类型有 1 个：气郁质。

9 项研究采用 logistics 回归等多因素分析方法，以是否患高血压为因变量，以各体质类型和（或）其他相关因素为自变量，研究疾病的影响因素，评价体质和疾病的关联。结果显示：7 项研究报道痰湿质是高血压的危险因素；1 项报道湿热质是高血压的危险因素；1 项研究报道阴虚质是高血压的危险因素。纳入同一体质有 2 篇及以上文献报告的数据，汇总如表 5 - 25 所示。

表 5 - 25　高血压与各体质发病的关联性

病种	研究数量	各研究的文献 ID	总样本量	OR 值范围	OR 中位数
痰湿体质	9	王瑜 2015；闫海慧 2016；韩冰 2014；刘倩倩 2014；杨萌 2011；朱燕波 2010；吴宏东 2009；金石园 2019；陈春玲 2019	4811	2.00 ~ 4.21	3.776

文献篇数为 2 的体质类型有 1 个：阴虚质；文献篇数为 1 的体质类型有 2 个：湿热质、特禀质。

4）高血压出现并发症的风险体质类型分析

共纳入文献 11 篇，包含已经出现并发症的患者，或者具备并发症潜在风险患者如合并糖尿病、合并高尿酸者，或者对原发性高血压患者高度相关体质的并发症风险分析的文献。发现阴虚质、气虚质、痰湿质是高血压发生并发症的危险体质类型，而已经合并并发症者虚实体质类型皆有，以痰湿质为主。

240 例高血压血栓前状态（PTS）和 30 例健康人体质类型调查及 PTS 标志物检测结果显示[1]，高血压 PTS 的常见体质类型为阴虚质（37.5%）、气虚质（20.8%）、痰湿质（16.7%）。阴虚质、气虚质、痰湿质体质与 PTS 分子标志物水平 vWF、11 - DH - TXB_{2a}、GMP - 140、Fib 之间呈不同程度的正相关，与 AT 呈负相关。除湿热质外，体质组的 PTS 分子标准物水平要比正常组高。说明阴虚质、气虚质、痰湿质高血压患者发生血栓风险程度较高。

观察 33 例早中期高血压肾损害的中医体质分布[2]，结果显示：阴虚质出现次数最多，为 13 次，出现率为 39.39%；其次为阳虚质，出现率为 15.15%。一般认为，高血压肾损害早期主要以肝阳上亢为主，日久才会出现阴虚阳亢。但从本调查研究看，在高血压肾损害的早期就已经出现明显的阴虚质易感性，主要是以阴虚体质的人群患病为主。

---

① 雷贻禄，卢健棋，李成林. 高血压血栓前状态的中医体质特点及与血栓前状态分子标志物相关性研究. 长春中医药大学学报，2013，29（1）：31 - 34.

② 曹云松. 早中期高血压肾损害患者中医体质的临床研究. 北京：北京中医药大学，2011.

选取 100 例高血压患者为研究对象①，分为高血压无糖尿病组（55 例，对照组）和高血压合并糖尿病组（45 例，观察组）。两组主要体质类型有阴虚、气虚及痰湿。其中观察组痰湿体质患者所占比例明显高于对照组，二者所存差异具有统计学意义（$P < 0.05$）。并且高血压合并糖尿病患者的 LDL-C 与 TC 水平均比较高，其中气虚体质患者的 TC 水平更高。

选择 251 例原发性高血压患者②，分为合并糖尿病组（病例组，87 例）及无糖尿病组（对照组，103 例），比较两组体质分布。结果显示：对照组主要体质类型为阴虚（26.0%）、痰湿（19.1%）、气虚（19.1%）；病例组主要体质类型为阴虚（32.1%）、痰湿（30.8%）、气虚（17.9%）。病例组痰湿体质比例高于对照组，差异有统计学意义（$P < 0.05$）。

将 200 例高血压患者分为合并糖尿病组（病例组，78 例）及无糖尿病组（对照组，173 例），比较两组体质分布③。结果显示：观察组主要体质类型为阴虚、痰湿、气虚，占 80.5%；对照组主要体质类型为痰湿、阴虚、湿热，占 70.0%。观察组阴虚、气虚和湿热体质与对照组比较，差异有统计学意义（$P < 0.05$）。两组其他体质类型比较差异无统计学意义（$P > 0.05$）。说明合并糖尿病对高血压患者中医体质产生重要影响，尤其是阴虚质成为并发症处于第一位且与无并发症者构成比具有统计学意义的体质类型。

以 516 例原发性高血压住院病例为研究对象进行体质分析④，其中原发性高血压患者 213 例，高血压合并缺血性中风患者 215 例，高血压合并出血性中风患者 88 例。结果显示：对照组的主要体质类型为阴虚质 29.6%、气虚质 22.1%、痰湿质 16.0%，缺血组主要体质类型为阴虚质 27.0%、气虚质 21.4%、痰湿质 20.9%，两者构成无统计学差异。而出血组的主要体质类型为阴虚质 27.3%、湿热质 21.6%、气郁质 19.3%，与对照组、缺血组体质类

---

① 刘峰．高血压病合并糖尿病患者中医体质分布的研究．中国处方药，2014，12（10）：108 - 109.

② 韩淑辉，李康增，郑建明．高血压病合并糖尿病患者中医体质分布研究．中国中西医结合杂志，2013，33（2）：199 - 204.

③ 杨小雯．合并糖尿病对高血压患者中医体质影响的研究．中外医学研究，2014，12（14）：79 - 80.

④ 韩淑辉．高血压及合并中风患者中医体质类型特点的研究．福州：福建中医药大学，2012.

型构成比较具有统计学差异（$P < 0.05$），出血组气虚质、痰湿质比例降低，湿热质、气郁质比例明显升高，出血组未见阳虚体质类型。

对 120 例高血压并发脑卒中恢复期患者调查[①]结果显示：主要体质类型为痰湿质（31.67%）、阴虚质（23.33%）、气虚质（17.50%）、血瘀质（14例，11.67%）。其中痰湿质与收缩压（SBP）、脉压（PP）、平均动脉压（MAP）呈正相关（$P = 0.020$，0.037，0.046），阴虚质与 PP 呈正相关（$P = 0.018$），气虚质与 SBP 呈正相关（$P = 0.026$），血瘀质与 PP 呈正相关（$P = 0.022$）。说明高血压并发脑卒中恢复期患者主要偏颇体质类型为痰湿质、阴虚质、气虚质、血瘀质，各体质与血压各参数之间存在相关性，其中痰湿质最为突出，而血压各参数中以 PP 最为显著。

642 例原发性高血压合并 HUA 患者的中医体质类型[②]以气虚质、痰湿质为主，其中男性及女性均以痰湿质为主；青年以痰湿质为主，中年以气虚质为主，老年以气虚质为主。该类型患者与基础人群的体质类型构成差异有统计学意义（$\chi^2 = 110.29$，$P = 0.00$）。

对 498 例原发性高血压病患者进行中医体质辨识[③]，在发生率最高的 3 种体质中各随机抽取 30 例患者，进行心脏、颈动脉彩超检查。结果发现：阴虚质组 SPV 最低，左侧颈总动脉为（55.73 ± 13.66）cm/s，右侧颈总动脉为（55.42 ± 8.61）cm/s，与痰湿质组、气虚质组比较差异有统计学意义（$P < 0.01$）。颈动脉斑块严重程度依次为阴虚质组 > 痰湿质组 > 气虚质组，差异有统计学意义（$P < 0.01$）。阴虚质组患者左心功能改变明显，而痰湿质组患者肾功能改变、尿 β_2 - 微球蛋白增加又较气虚质组明显，差异有统计学意义（$P < 0.05$）。说明原发性高血压病患者靶器官损害、并发症的发生与体质有关，阴虚质动脉斑块发生率更高，痰湿质肾功能改变率更高。

695 例高血压病患者（痰湿质组 367 例，非痰湿质组 328 例）心血管高危

---

① 刘志宏. 高血压并发脑卒中恢复期患者血压各参数与中医体质类型的相关性研究. Western Journal of Traditional Chinese Medicine, 2014, 27（7）：52 - 54.

② 李小燕，郭世俊，李春霖. 原发性高血压合并高尿酸血症患者的中医体质特点. 广东医学, 2015, 33（6）：955 - 957.

③ 宋银枝，宋群利，叶仁群，等. 原发性高血压病中医体质与并发症相关性研究. 中国中医药信息杂志, 2012, 19（9）：20 - 21, 75.

因素调查①结果发现：痰湿质组高血压患者比非痰湿质组高血压患者存在胰岛素抵抗性增高、脂联素水平降低、左心室肥厚程度严重、颈动脉内膜厚度明显等靶器官损害的倾向。这种病理性的改变可能是引起高血压患者心血管易损性的主要原因之一，脂联素基因SNPrs182052可能是痰湿质高血压患者心血管高危风险的遗传标志之一。

465例原发性高血压病患者②，依据24小时血压动态监测分为杓型组和非杓型组，比较两组患者中医体质分类，发现两者体质构成差异有统计学意义（$P < 0.05$）杓型组多见湿热质、痰湿质，非杓型组多见阴虚质、气虚质和阳虚质。而血压变异呈非杓型、反杓型者较杓型者更易发生靶器官损害，心脑血管事件发生率高，说明阴虚质、气虚质和阳虚质更容易出现靶器官损害，是需要特别关注的类型。

（2）高血压调体干预成效

检索策略同上，通过阅读题目和摘要，筛选出与临床干预研究相关文献，对调节体质进行高血压防控进行评估。

纳入标准：①文献为临床干预类文献；②研究对象为高血压高危因素人群、高血压前期人群、高血压人群、高血压并发症人群，诊断明确；③干预方法明确提出为调节体质法。

排除标准：①干预方法笼统、不详细；②干预周期不明确；③数据未进行统计学处理。

检索结果：在高血压高危因素期、高血压前期、高血压期、高血压并发症期均有体质临床干预文献报道，共计42篇。剔除数据未进行统计学处理或数据信息不全的文献13篇，重复文献及无法获得原始数据特殊人群的12篇，共计文献17篇。其中，自身前后对照文献2篇，随机对照试验15篇，共计样本3028例。以下按照高血压各期分别论述。

1）调体干预可将高血压控制在正常高值期

---

① 钱岳晟，张怡，杨醒，等. 不同中医体质高血压病患者高危风险与脂联素基因相关研究. 中国中西医结合学会循证医学方法在中西医结合皮肤病临床研究中的应用研讨会论文集，2012.

② 杨小雯. 高血压患者动态血压变异与中医体质分类的相关性研究及中医干预. 世界中医药，2015，10（2）：287−289.

将社区内 240 例血压正常高值的老年人随机分为干预组和对照组①，干预组进行调体养生指导，对照组不进行干预，每周随访 2 次并测血压，1 年后对 2 组人群进行比较。干预组在高血压防治知识知晓率及改善行为执行率方面显著高于对照组（$P < 0.01$），干预组的收缩压、体重指数、血清胆固醇、餐后 2h 血糖较对照组显著降低（$P < 0.05$），干预组高血压发病率显著低于对照组（$P < 0.01$）。

将 180 例高血压前期患者随机分为干预组和对照组②，对照组予常规健康宣教，干预组实行中医特色健康教育、辨体施膳指导、中医保健干预相结合的治未病健康管理，治疗后干预组收缩压（SBP）和舒张压（DBP）均低于对照组，干预组头晕、头痛所占比分别下降至 30.6% 和 22.4%，差异有统计学意义（$P < 0.05$），与对照组比较差异有统计学意义 $P < 0.01$）。说明中医体质辨识及干预运用于高血压前期治未病健康管理中，可提高患者预防保健的自我效能，有效控制收缩压和舒张压，改善临床症状。

对 76 例社区高血压前期患者进行中医体质综合干预③，包括情志、膳食、运动及中医体质辨识下选穴每日按压，干预 6 个月后观察血压、血脂变化情况。结果显示干预前后收缩压、舒张压、甘油三酯、总胆固醇数值比较（$P < 0.05$），差异有统计学意义。结论：中医体质综合干预能显著改善高血压前期患者的高血压状态，兼具调脂的作用。

2）调体干预可以改善高血压临床症状

对 112 例高血压痰湿体质患者进行食疗干预研究④，采用随机对照方法将研究对象随机分为观察组和对照组，观察组采用中医食疗结合常规健康宣教，对照组为常规健康宣教，干预 4、8、12 周，发现干预后 8 周、12 周观察组患者痰湿体质分值明显下降（$P < 0.01$），干预后 4 周抗高血压药物减量人数多

① 李秀娟. 以中医体质辨识养生为特色的社区非药物干预对血压正常高值老年人群的影响. 世界中医药，2012，7（4）：345 – 347.

② 宋润娣，陈峻鹏，单莉，贵琳. 中医体质辨识及干预在高血压前期治未病健康管理中的效果研究. 四川中医，2018，36（12）：195 – 197.

③ 王利然. 中医体质综合干预对社区高血压前期患者效果分析. 中医临床研究，2016，8（23）：84 – 85.

④ 沈翠珍，孙秋华，沈勤，等. 中医食疗对高血压病人痰湿体质作用的研究. 护理研究，2011，25（3）：582 – 584.

于对照组（$P < 0.01$），而两组患者干预前后收缩压、舒张压比较，差异无统计学意义（$P > 0.05$）；观察组干预后 12 周血清总胆固醇和三酰甘油下降明显（$P < 0.01$），SF-36 中 6 个维度得分明显提高（$P < 0.05$）。说明调体食疗有助于控制血压、降低血脂和提高患者的生存质量。

对 228 例低中危高血压患者进行体质干预研究[1]，随机分为干预组 116 例和对照组 112 例。对照组采用口服降压药物治疗，同时进行常规控制体重、限盐、戒烟、限酒、改善生活方式的宣教和监督控制；干预组则在此基础上，根据不同中医体质类型，增加中医药干预方法。随访 1 年。结果显示痰湿质 26.32%)、阴虚质（21.05%）是低中危高血压患者的主要体质；干预后平和质增加；干预后两组收缩压及舒张压水平均有下降（$P < 0.05$），其中干预组的收缩压水平明显低于对照组（$P < 0.05$）；干预后两组血压控制率均有提高（$P < 0.05$），干预组的血压控制率明显高于对照组（$P < 0.05$）。说明根据体质类型对社区低、中危高血压病患者进行中医药干预，在一定程度上能改善低、中危高血压病患者的中医体质状态，同时有助于控制血压。

将 120 例原发性高血压患者随机分成两组[2]。治疗组在基础降压治疗的前提下在特定部位刺络泻血，并结合在体质辨识原则指导下内服中药；对照组常规口服联合降血压西药。治疗 3 个月后两组患者除了血脂中高密度脂蛋白外，血压、体重、体重指数、血脂（TC、TG、LDL-C）及中医证候积分等其余指标均比治疗前明显降低（$P < 0.01$），且治疗组优于对照组（$P < 0.05$）。说明刺络泻血疗法配合中药体质调理不仅是治疗高血压的治标之法，也是改善高血压易发体质的治本之法。

将 158 例天津市河西区卫生服务中心高血压患者随机分为 2 组[3]，分别采取常规管理模式与中医体质辨识分级管理，结果研究组管理 3 个月后收缩压、舒张压水平均低于对照组（$P < 0.05$）；对照组治疗总有效率为 59.49%，研

——————

① 张松兴，张聪，马新. 社区低、中危高血压病患者中医体质辨识及干预研究. 中华中医药学刊，2015，22（1）：110-112.

② 冯蕾，杨芬玉，李龙生，等. 刺络泻血配合中药体质调理治疗原发性高血压临床观察. 中医临床研究，2018，10（22）：13-16.

③ 夏志敬. 社区高血压分级管理中医体质辨识的应用效果观察. 光明中医，2018，33（22）：3284-3286.

究组治疗总有效率为 86.08%（$P < 0.05$）。说明通过将中医体质辨识与社区高血压分级管理相结合，更利于患者血压水平的控制，且治疗效果确切，能够充分满足患者与社区管理的需求。

将 98 例高血压患者随机分成对照组和研究组①，对照组患者采用常规西药治疗，研究组在对照组的基础上增加中医体质辨证干预。治疗前两组患者的证候积分差异无统计学意义（$P > 0.05$），治疗后两组患者的证候积分均有所降低，且研究组明显低于对照组，差异有统计学意义（$P < 0.05$）。干预后，研究组患者的收缩压和舒张压明显低于对照组，差异有统计学意义（$P < 0.05$）。说明中医体质辨证干预有利于改善高血压患者的临床症状，改善患者的血压水平，有益于提高高血压患者的社区管理效果。

将 84 例高血压患者随机分为研究组和对照组各 42 例②，对照组按照高血压规范化管理方法进行治疗，研究组根据中医体质辨识进行管理和治疗。结果显示：研究组血压控制总有效率高于对照组，差异有统计学意义（$P < 0.05$）。说明采用中医体质辨识对高血压患者进行血压控制，效果理想，值得临床推广。

将 492 例重庆市高血压患者随机分为研究组（251 例）和对照组（241例）③。对照组给予西医常规治疗处理，研究组在西医常规治疗的基础上予以膳食、运动、心理指导和中医药物调理等干预。结果干预 1 年后，研究组患者的高血压分级管理明显向低级改变，研究组患者中三级管理人数所占比例明显低于对照组；研究组患者中平和质者比例为 61.35%，明显高于对照组；研究组患者的收缩压和舒张压明显低于对照组，而血压控制率明显高于对照组，差异均具有统计学意义（$P < 0.05$）。说明良好的社区高血压分级管理与中医体质紧密相关，且个性化中医药干预可显著降低高血压的风险。

---

① 李香凤，李秀兰，江虹，等．中医体质辨证干预措施对高血压患者社区管理效果的影响研究．中外医学研究，2017，15（21）：142 – 143.

② 田艳亚．中医体质辨识在高血压治疗中的应用效果评价．河南医学研究，2017，26（2）：340 – 341.

③ 周翼．中医体质辨识在高血压分级管理中的应用与探讨．保健医学研究与实践，2016，13（1）：41 – 46.

将 589 例低中危高血压病患者随机分为对照组和干预组①。对照组采取低盐、戒烟酒、体重控制、生活不良习惯改变、口服药物如钙离子拮抗剂降压等；干预组在对照组的基础上，依照体质辨识的结果给予个性化的中医调养、中药干预及健康管理，以及药膳食疗、按摩穴位、足浴、保健操等，以 1 年周期随访。结果低、中危高血压病患者的体质平和质体质在干预后提高了 255.6%，痰湿质体质下降了 7.1%；干预后收缩压、舒张压下降明显，其治疗效果、控制率均有所提高。说明中、低危高血压病患者根据中医体质类型不同进行相应的干预，能更好地控制血压，改善中医体质状态。

将 96 例高血压患者随机分为对照组和观察组各 48 例②，对照组口服降压药，同时进行生活监督；观察组在此基础上进行中医体质辨识干预，对两组患者体质改善情况及血压变化进行观察。结果观察组干预后平和质比例明显上升，与对照组相比两组差异有统计学意义（$P<0.05$）；干预后两组血压控制达标率均明显提高，观察组血压控制达标率较对照组显著提高，差异有统计学意义（$P<0.05$）。说明高血压患者接受中医体质辨识干预可改善中医体质状态，利于控制血压，控制并发症，改善预后。

将 191 名社区高血压患者随机分为两组③，观察组在现行的社区管理模式上进行中医体质辨识，并给予相应的健康教育处方；对照组仅用现行的社区管理模式定期进行随访，观察期 1 年结束后，观察组各个维度的 SF-36 生存质量评分均有所提高。说明将中医体质辨识及有针对性的中医体质干预纳入高血压患者的社区管理中，可以更有效地提高高血压患者的生存质量，且优于单纯社区管理。

对 74 名高血压患者进行为期 6 个月的中医体质综合干预④，在中医体质辨识的基础上，依据 9 种体质各自特点，从情志、起居、运动、饮食和经络 5

①　陈莉，韩晓玲. 体质辨识在低、中危高血压"治未病"健康管理中的应用. 现代医院，2016，16（7）：1088-1090.

②　邵红胜. 中医体质辨识干预对社区高血压患者体质及血压控制的影响. 内蒙古中医药，2016，35（8）：16-17.

③　何艳，何红，李玉霞，等. 中医体质辨识对社区管理中高血压病患者生存质量的影响. 中国民族民间医药，2016，25（07）：146-147.

④　虞晓含，朱燕波，王琦，等. 高血压患者中医体质综合干预效果分析. 天津中医药，2015，32（8）：455-458.

个方面干预，结果干预 6 个月后，研究对象平和质得分显著提高（$P < 0.05$），阴虚质（$P < 0.05$）、痰湿质（$P < 0.01$）、血瘀质（$P < 0.01$）得分显著降低；收缩压平均降低 14.26mmHg（1mmHg = 0.133kPa），舒张压平均降低 6.87mmHg。经检验，收缩压和舒张压均值的降低具有统计学意义（$P < 0.01$）。说明中医体质综合干预可以改善高血压患者的体质偏颇状况，降低患者的血压，对健康具有一定的促进作用。

将 213 例门诊高血压患者分为两组[①]。对照组 104 例指导调整降压药物和开展普通健康宣教；干预组 109 例进行中医体质辨识和中医健康管理，包括心理调摄、饮食调养、起居调摄、运动保健。连续干预 52 周后，治疗率和控制率两组均有改善（$P < 0.05$），干预组改善优于对照组（$P < 0.05$）；BMI 指数变化两组均有改善（$P < 0.05$），但两组间无明显差异（$P > 0.05$）。说明中医体质辨识和中医健康管理联合"三位一体"高血压社区防治管理，效果满意，无严重不良反应，可以考虑广泛推广使用。

将 100 例高血压患者随机分为两组。治疗组采用降压药物控制血压，同时运用中医体质辨识，针对患者相应体质予以中医健康教育处方，开展相应的食疗、药膳、推拿等；对照组仅采用患者以往服用的降压药进行血压控制，不给予中医健康处方，不对高血压病患者的偏颇体质进行针对性调理。干预后治疗组总有效率为 92%，较对照组有统计学差异（$P < 0.05$）。说明社区中医健康干预是一条控制高血压病的良好途径。

3）调体干预可以降低高血压并发症的发生

将 240 例高血压病血栓前状态患者[②]，分为体质干预组与西医基础治疗的对照组各 120 例，进行为期 1 年的干预观察，每 3 个月随访 1 次。结果显示：体质干预组血压控制情况与对照组比较差异有统计学意义（$P < 0.05$）；体质干预组较对照组生活质量改善明显（$P < 0.05$）；体质干预组 PTS 分子标志物水平中 vWF、GMP - 140、$11 - DH - TXB_2$ 下降显著显，AT 升高显著，与对照组比较差异有统计学意义（$P < 0.05$）；心肌梗死率及脑梗死率比较差异有统

———————————

① 潘虎荣，孙全英，吕洋，等. 中医体质辨识和中医健康管理联合"三位一体"高血压社区防治管理多中心平行对照研究. 实用中医内科杂志，2015，29（2）：1 - 4.

② 卢健棋，雷贻禄，李成林，等. 中医体质调理对高血压病血栓前状态的干预研究. 山西中医，2013，29（03）：37 - 39.

计学意义（$P < 0.05$）。说明中医体质防治方案在高血压病血栓前状态的干预效果显著，可降低心肌梗死率及脑梗死率。

（3）总结

综上，通过体病相关文献数据的统计分析研究，发现痰湿质、阴虚质是贯穿高血压高危、前期、疾病期、并发症各阶段的主要体质类型。尤其是通过高血压前期和高血压疾病期的数据统计结果来看，痰湿质始终是占比最高的体质类型，提示痰湿质可能是高血压发生发展的重要体质危险因素。因此，更要着重对痰湿质人群这一高血压重点关注群体及早进行高血压的防治干预。通过检索情况来看，目前尚缺乏高血压合并症的体质干预相关研究，因此规模更大、观察时间更长的研究有待开展，方可确定高血压各阶段的高危体质类型。通过针对高血压高危体质的人群进行大规模、整体的筛查，与针对个体的大海捞针式的筛查相比，更易推广实施，实现个体与群体相结合的疾病预防。同时，结合高血压高度相关体质类型进行临床试验研究发现，通过有针对性地干预体质结合常规治疗可实现未病阶段（血压正常高值人群）、已病阶段（高血压人群）、并发症阶段（高血压并发症人群）等不同阶段人群的防治，优于常规治疗方案。因此，可进一步加强体质干预在慢性疾病各个阶段的使用，将调体干预充分运用于基层治疗中，也会对居民慢性病防控产生积极的影响。

（五）体质辨识治未病的成果

1. 科研成果

（1）发表论文

课题组发表中医体质与治未病相关学术论文 478 篇，其中 SCI 收录 38 篇，核心期刊 100 篇，会议论文 72 篇；按照研究方向分：中医体质与治未病理论探讨 59 篇，体质分类与体病相关治未病机制研究 137 篇，体病相关治未病临床应用研究 127 篇，基于体质的治未病健康状态辨识方法体系研究 72 篇。其中，《9 种基本中医体质类型的分类及其诊断表述依据》一文被评选为 2009 年度"中国百篇最具影响国内学术论文"，截至 2020 年 9 月 30 日，被引用 2257 次，为新中国成立以来被引次数最多的中医文献（图 5 - 14）。

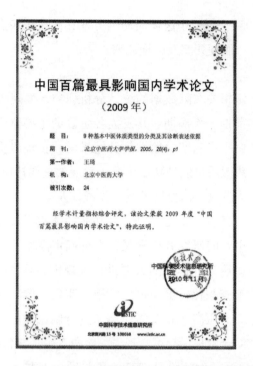

图 5 - 14 《9 种基本中医体质类型的分类及其诊断表述依据》一文
被评选为 2009 年度"中国百篇最具影响国内学术论文"

（2）出版论著

编写中医体质与治未病相关论著 22 部。其中，《中医治未病解读》为国内第一本关于"治未病"的科普著作，荣获"新中国成立 60 周年全国中医药科普图书著作奖"一等奖；《首都市民中医健康指南》2009 年获"首届北京中医药优秀科普图书"第一名、"新中国成立 60 周年全国中医药科普图书著作奖"特别奖；《解密中国人的九种体质》2012 年获"首届全国优秀中医药文化科普图书"；《九种体质使用手册》出版半年即销售突破九万册，获中国书刊发行协会"2012—2013 年度全行业优秀畅销书"（图 5 - 15）。

（3）项目资助

获得中医体质与治未病相关项目资助 45 项，国家级 18 项，省部级 8 项，校级 20 项，总经费 4588 万。

其中，在中国工程院重大咨询研究项目——我国全民健康与医药卫生事业发展战略研究中，参加由张伯礼院士主持的全民健康事业中医服务体系建

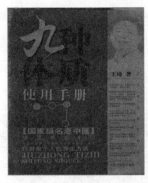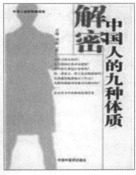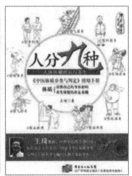

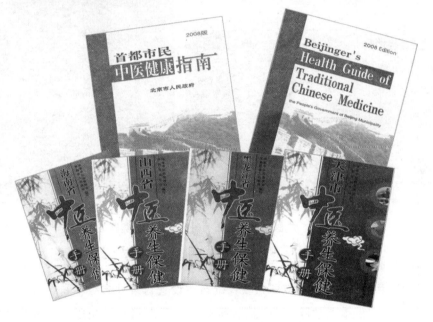

图 5 – 15　中医体质与治未病相关论著

设研究，梳理了治未病工作现状，并提出了在工作开展中目前所存在的问题，包括治未病服务负担重、国家政策没有有效下达、试点工作成绩良莠不齐、服务手段丰富但规范不足、评价体系不成熟、收费制度不明确等。

（4）获得奖励

中医体质与治未病研究获得相关奖励 12 项。其中，国家科技进步二等奖 1 项，省部级科技奖励一等奖 7 项、二等奖 4 项；学术带头人王琦国医大师获得个人奖项 7 项，分别为人力资源社会保障部、国家卫生健康委、国家中医药局授予的"全国中医药杰出贡献奖"，国家中医药管理局授予的"全国中医药文化建设工作先进个人"称号，第四批全国老中医药专家学术经验指导老师，中国科学技术协会授予的"全国优秀科技工作者"称号，何梁何利基金科学与技术进步奖，中国中医药研究促进会"2013 年度社会公益事业先进者"，北京市总工会授予的"首都劳动奖章"（图 5 - 16）。

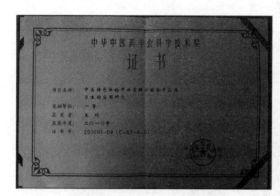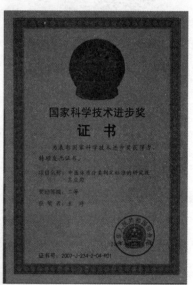

图 5 - 16　中医体质与治未病研究获得相关奖励证书

2. 人才培养

2012 年，中医体质学被列为教育部自主设置目录外二级学科、国家中医药管理局十二五重点学科，独立招收研究生（图 5 - 17）。出版《亚健康体质辨识与调理》《中医未病学》《老年人中医体质辨识与调理》《中医体质养生学》等教材，设置博士生课程《中医体质的临床与健康管理应用》，培养中医体质养生与健康管理的专业人才。

杭州师范大学"治未病与健康管理"服务国家特殊需求博士人才培养项目 2013 年经国务院学位委员会批准实施，授予学位学科是公共管理学，授予管理学博士学位，2014 年正式招生。标志着杭州师范大学形成了健康管理本科、硕士研究生、博士研究生齐全的人才培养项目。

自主设置目录外二级学科

序号	二级学科代码	学 科 名 称	博士点	硕士点
1	1005z1	中医体质学	*	*
2	1005z2	中医临床药学	*	*
3	1005z3	中医皮肤性病学	*	*
4	1005z4	医药卫生法学	*	*
5	1005z5	中医药外语	*	*
6	1005z6	中医药管理学	*	*
7	1005z7	中医养生康复学	*	*
8	1006z1	中西医结合内科学	*	*
9	1006z2	中西医结合外科学	*	*
10	1006z3	中西医结合骨科学	*	*
11	1006z4	中西医结合妇科学	*	*
12	1006z5	中西医结合五官科学	*	*
13	1006z6	中西医结合肿瘤学	*	*
14	1006z7	中西医结合循证医学	*	*
15	1006z8	中西医结合药理学	*	*
16	1006z9	中西医结合护理学	*	*
17	1008z1	临床中药学	*	*
18	1008z2	中药化学	*	*
19	1008z3	中药药理学	*	*
20	1008z4	中药药剂学	*	*
21	1008z5	中药炮制学	*	*
22	1008z6	中药鉴定学	*	*
23	1008z7	民族药学	*	*
24	1008z8	中药资源学	*	*
25	1008z9	中药分析学	*	*

我校新增27个国家中医药管理局"十二五"中医药重点学科

发布者：北京中医药大学新闻网 发布时间：2012-09-04

近日，国家中医药管理局印发《国家中医药管理局关于公布"十二五"中医药重点学科建设单位的通知》（国中医药人教发[2012]32号），批准我校27个学科为国家中医药管理局"十二五"中医药重点学科。至此，我校已拥有48个国家中医药管理局重点学科，位列全国第一。

本次国家中医药管理局重点学科增列工作从2012年4月启动，按照《国家中医药管理局办公室关于申报"十二五"中医药重点学科建设点增设项目的通知》的申报要求，我校共申报40个学科，经过专家论证，其中27个入选重点学科增列名单，其中13个培育学科，此次申报工作开创了我校重点学科建设的新局面，为申报国家级重点学科奠定了基础。

我校将继续加强对国家中医药管理局重点学科的建设与管理，逐步改善教学、科研条件，加强学术队伍建设，不断提高学科建设水平，切实保证建设目标和建设任务的完成，为创新型人才的培养搭建良好的学科平台。

（研究生院）

附件：

国家中医药管理局"十二五"中医药重点学科（第二批）

学科名称	建设单位	备注
内经学	北京中医药大学	
金匮要略	北京中医药大学	
古汉语与医古文	北京中医药大学	
中医脑病学	北京中医药大学东方医院	
中医痹病学	北京中医药大学东方医院	
中医血液病学	北京中医药大学东方医院	
中医糖尿病学*	北京中医药大学第二附属医院	
中医周围血管病学*	北京中医药大学东方医院	
中医男科学*	北京中医药大学东直门医院	
中医儿科学*	北京中医药大学	
中医眼科学	北京中医药大学	
中医耳鼻喉科学	北京中医药大学东方医院	
中医护理学	北京中医药大学	
推拿学	北京中医药大学	
中西医结合基础	北京中医药大学	中西医结合药理
中西医结合临床	北京中医药大学东直门医院	
中医药信息学*	北京中医药大学	
中医文化学*	北京中医药大学	
中医神志病学*	北京中医药大学第三附属医院	
中医循证医学*	北京中医药大学	
中医养生学*	北京中医药大学	
中医药英语*	北京中医药大学	

图 5-17　中医体质学被列为教育部自主设置目录外二级学科、
国家中医药管理局十二五重点学科

2014 年 3 月，"中医体质辨识与调理师"职业培训项目经国家人力资源和社会保障部中国就业培训技术指导中心（CETTIC）立项并批复在全国实施，是国家大力倡导的新职业、新知识、新技术和新技能的精品职业培训项目。2014 年起国家卫生计生委"全国基层医疗机构合理用药培训项目"将中医体质辨识纳入培训课程，共举行 10 场培训，受益人次 5000 余人。此外，中华中医药学会举办"春播行动"基层医生中医诊疗技术培训"中医体质辨识与健康管理"项目 11 次，共培训 4000 余人次（图 5 - 18）。

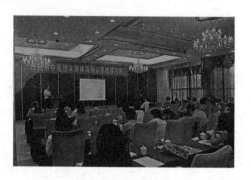

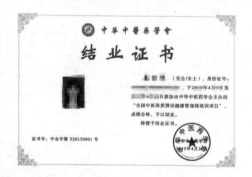

图 5 - 18　中华中医药学会开展"全国基层医疗机构中医体质健康管理培训项目"

3. 社会效益

体质辨识治未病成为中医药服务国家健康战略的重要方法，2009—2017 年，先后载入国务院、卫生部（国家卫生计生委）和国家中医药管理局出台的中医治未病、健康管理、慢病防治和公共卫生服务 23 项相关政策文件，包括国务院《中国防治慢性病中长期规划（2017—2025 年）》、《"十三五"推进基本公共服务均等化规划》、《中国的中医药》白皮书。2019 年国家卫生健康委等 10 部门联合发布的《健康中国行动——癌症防治实施方案（2019—

2022 年)》中指出："综合运用现代诊疗技术和中医体质辨识等中医检测方法，早期发现高危人群。"

通过调体干预，改善健康状况，降低医疗成本。上海市长宁区北新泾社区卫生服务中心为 40 万社区居民进行了中医体质辨识和调养，使门诊均次费用从 114 元下降到 106.80 元。青岛市开展中医体质量化辨识与调养指导，7 万居民健康状况改善率 58%，人均感冒发生次数降低 44.25%，失眠者减少 24.34%，便秘者减少 17.77%。

催生大健康产业链，市场规模达 16.4 亿（2018 年）。多家健康产业集团运用体质调体保健产品，在广大客户中开展体质辨识和健康指导，服务近 50 万人次。

昆仑—炎黄公司组织专家经过数年研究，创造性地提出了体现"治未病"思想，融健康文化、健康管理、健康保险于一体的新型健康保障模式（即"KY3H 健康保障模式"）。在服务内容上，以中医体质辨识为基础，探索确定了体现中医特色、个性化、全程系统的适用技术和服务手段；在服务模式上，针对不同服务对象、服务领域和服务技术手段，形成了清晰的服务途径和规范的服务流程；在服务平台建设上，积极探索有效整合内部资源和社会资源，建立"治未病中心"，明确服务平台建设的基本要求、具体内涵等；在运行机制上，积极探索"政府引导、市场主导、多方参与"的运行机制，为开展"治未病"试点提供了新的理念、新的思路和新的机制。

近年来，中国医药集团、新时代健康产业集团、无限极（中国）有限公司、银龄美生物有限公司、博奥生物等 5 个大型企业资源，应用体质辨识方法，在原创理念和模式、健康产业文化传播方面呈现出协同创新活力，形成了辨识软件→干预产品→体质健康管理平台→体质健康管理新型服务机构的体质健康产业链雏形。九种体质辨识软件、调体冲剂、膏方和护肤品、体质养生起居产品已在市场推广，经济效益达 3 个亿；上市药 2 个，已完成临床前期研究、工艺、质控的药物 2 个，在研药物 1 个。

（六）体质辨识治未病的影响力

1. 专家评价

体质"治未病"工作得到行业专家的高度评价：

中国工程院院士、天津中医药大学张伯礼教授在第 344 次香山科学会议上指出："体质与证候是两个重要的研究内容，体质学说是在继承前人的基础上形成的新的学术体系，在指导'治未病'及个体化诊疗中将会发挥特殊的作用。"

中国工程院石学敏院士等专家在对"痰湿体质特征与分子机制的研究"项目的鉴定意见中指出："痰湿体质研究对其他体质类型研究提供了科学示范作用，对中医体质学研究产生了积极的促进作用，对实现个体化养生保健和相关疾病防治有重要的学术价值和临床参考意义。"（摘自 2005 年教育部科技成果鉴定证书）

中国工程院俞梦孙院士等专家在对"中医体质分类判定标准及其方法学体系建立的研究"项目的鉴定意见中指出："该研究符合国家中长期科技发展规划'人口与健康'领域中的'疾病防治重心前移，坚持预防为主、促进健康和防治疾病结合'的精神，对发挥中医因人制宜治未病的优势，提高人类健康素质具有重要的实用价值。"（摘自 2006 年教育部科技成果鉴定证书）

国家中医药管理局评价：王琦教授制定行业标准，创立体质辨识法，为国家医改、公共卫生服务作出巨大贡献。北京市卫生局评价：体质辨识方法成为实施治未病健康工程的重要技术，成为中医学发展史上一项新的重要成就。

在第 344 次香山科学会议上，中国科学院院士陈凯先教授指出："体质的九种分类把个体化诊疗从针对疾病转化为针对健康，每一类人都有发病的倾向性，在发病之前就采取预防措施，对于维护健康有重大意义。"

刘德培院士在为《中国人九种体质的发现》所作序言中指出："王琦教授运用模块交叉思想与多学科综合的方法对体质的分类、形成机制和与疾病相关性进行研究，为传统医学和现代医学的沟通交流架起了桥梁，为中医现代化提供了研究范式。"

2. 媒体报道

《人民日报》《光明日报》《健康报》《中国中医药报》《北京青年报》《北京晚报》，以及人民网、搜狐网、中央电视台、北京电视台等对体质辨识与养生保健治未病进行了深入宣传，产生了广泛的社会影响。

3. 海外推广

国际学术交流：进行了 50 余次体质辨识与治未病相关国际交流，应邀赴英国、法国、美国、意大利、荷兰、南非、越南、印度、日本、韩国、香港及台湾等国家或地区进行讲学，并与英国西苏格兰大学、美国斯坦福大学建立项目合作关系（教育部外聘专家项目）（图5－19）。体质学相关著作被韩国、日本多次翻译出版（5　20）。《中医体质量表》被翻译为英、法、德、俄、西班牙、日、韩、马来语等8种语言，在多个国家和地区推广应用。

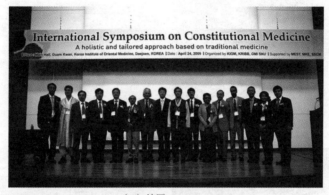

（1）韩国

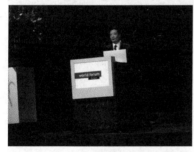

（2）荷兰

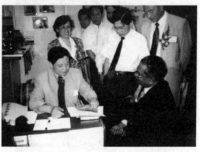

（3）马来西亚

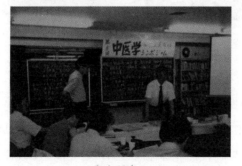

（4）日本

图5－19　国际学术交流

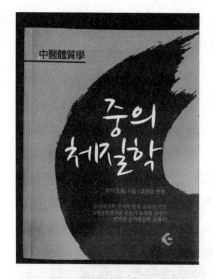
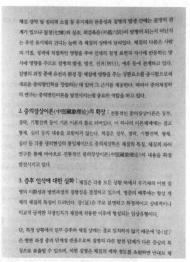
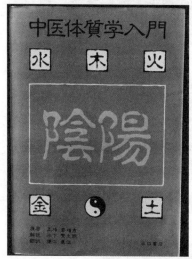
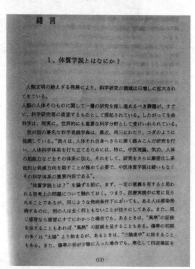

图 5 - 20　体质学相关著作在海外翻译出版

4. 国际评价

过敏体质调体中药组方"过敏康"的实验研究论文被变态反应领域权威杂志 Allerg（IF5.83）引用，其为过敏性疾病提供的新思路与方法被世界所关注。SCI 期刊《补充与替代医学杂志》编者按：中医体质学研究为架接西方生物医学与传统医学之间的桥梁迈出了重要的一步（图 5 - 21）。

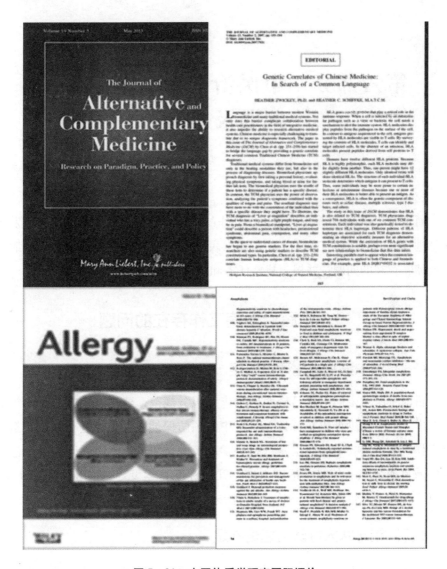

图 5-21 中医体质学研究国际评价

美国哈佛大学、康奈尔大学等一批西方学者指出："在我们西方所称的'功能整体性医学'只是刚刚开始考虑这些问题，但还没有给出特殊功能变化和一个明确定义的框架。北京中医药大学王琦开创的中医体质学，是生命科学的重要组成部分，它是中医学中经过时间检验的方法学，可用于干预、预防和治疗疾病，这将有利于全球性的公共健康。"

第六部分 中医治未病工作存在的问题及对策

通过对 2007 年以来中医治未病工作的国家政策、地区试点情况和所发表文献进行详细的调研,组织"中医治未病战略研讨会",总结此项工作所取得的成绩、存在的问题,并提出战略任务和政策保障建议如下。

一、中医治未病工作存在的问题

(一)治未病标准化建设不足

目前中医治未病工作已经明确治未病服务规范,建立了相应的技术规范和标准,但尚缺少评价指标体系。对中医预防保健服务效果进行评价,是检验工作成效的重要手段,也是进行科学决策的重要依据。需要明确中医治未病领域目前的服务体量、适宜人群,开展标准化建设,完善干预评价体系。建议形成若干规范或指导原则,推进治未病标准化建设。

(二)治未病人才队伍建设不足

人才队伍建设方面的不足体现在:一是缺少高级科研人才。目前尚未实现治未病相关科研工作均由相关专业人才完成,尚未有治未病直接相关高级人才引领治未病事业发展。二是临床治未病人才的人数及比例不达标。经过调研,发现目前治未病临床科室人员不足,中高级职称比例较小。中医技师、护理人员、临时聘用人员、学生、非医人员占有相当的比例。三是基层人才培训力度不够:社区治未病专业人员严重不足,有的乡镇卫生院和社区卫生服务中心没有中医,无法开展治未病服务。而目前开展的短期培训也很难达到预期效果。

（三）治未病缺少标志性示范区

随着全国治未病试点单位和地区的逐步增多，从队伍建设到服务内容，都在不断完善和提高，但仍缺少从治未病干预到队列观察，再到效果评估的完整示范区。建议在全国已有治未病试点地区遴选基础扎实、服务规范、满意度高的地区，建设完善的示范区。固定专业人员对当地长期居住人群开展治未病干预，并进行长期队列观察，把握治未病工作的成效及预后，得到科学的评估结论。标志性示范区的建立，将为中医治未病工作提供科学数据，指导治未病服务措施的调整，指明未来发展方向。

（四）治未病缺少重大医学计划

2015 年 1 月 20 日，时任美国总统奥巴马推出"精准医学"计划，引起全球关注。该行动计划整合遗传和基因组信息，以临床治疗为出发点，希望能为每位病患提供适时、适量、适宜的治疗。我国正在研究制定重大科技专项，推动精准医学的发展。2015 年 3 月，科技部召开"国家精准医疗战略专家会议"，计划在 2030 年前在精准医疗领域投入 600 亿元。

精准医学是通过检测个体基因信息了解疾病形成机制，从而实现个体化诊疗。王琦教授早在 2009 年就提出了中医的个体化诊疗，但缺乏重大计划的推进。目前，精准医学面临"人群数量巨大，对所有个体进行基因测序很难做到；生命是多维度的，基因测序只能在生物学维度解读；疾病有 2.6 万多种，根据每个疾病的基因谱诊断、治疗难以做到；庞大的基因测序工作，需要庞大的资金保障"等困难，受到"基因测序用于疾病风险评估模型是否可靠、基因检测的假阳性和假阴性问题、个体化的精准医疗忽略了公共卫生措施、庞大的医疗资源投入是否能产生等值的效益"等质疑。因此，为推进具有中国特色的个体化诊疗和治未病工程，急需设立重大科研专项计划，加强科研支持力度。

（五）治未病缺少大数据平台

随着信息技术的快速发展，大数据已渗透到各个领域，包括医疗服务领域。对中医预防保健服务的效果进行评价，是检验工作成效的重要手段，也是进行科学决策的重要依据。对健康数据、社会效益等的评价需要大数据的支持。而治未病信息产业、治未病智能终端产业、治未病物联网产业等的发展，同样离不开大数据。目前治未病工作存在数据零散、反馈不足的缺点，没有健全的网络系统，没有大数据技术支撑，治未病医保路途漫漫。建议建立治未病服务监测网络平台，通过长期、系统的信息搜集进行综合评价；可以加强各地治未病中心的科研支持力度，保证其能够深入开展成效反馈工作，各地中医药管理部门要加强对试点单位工作开展情况和成效的评估，择优汰劣。

二、中医治未病工作的战略任务

（一）完善治未病标准化建设，全方位考核治未病工作

课题组通过对国家政策推广情况进行全面调研，提出七大标准化（规范化）体系，以完善治未病标准化建设。

1. 治未病学科建设标准

治未病领域在国家政策层面已有治未病工程政策支持，在临床机构有独立的科室，有一定的人才配备，有治未病学术共同体，并产生了大量的数据、课题、成果等；但仍未有属于治未病自己的学科，极大地阻碍了该领域的可持续发展。应依据学科建设要求，构建治未病学科基本标准，进一步建立分级学科评估标准。

2. 治未病通用理论标准

通用理论即在某个领域不同行业通用的概念及理论，对通用理论进行规范，有利于该领域不同行业成果的传播和推广。相关工作应形成治未病概念范畴共识、中医治未病方法体系（测量方法、健康管理方法、干预方法、评价方法）、中医治未病工作指南（服务体系建设、技术支撑建设、成果交流推广平台建设、政策保障支持体系）。

3. 治未病服务体系标准

包括：建立治未病服务实体建设标准；建立治未病中心分级考评标准、示范区考核标准；建立治未病服务流程标准；建立治未病服务评价体系。

4. 治未病技术（方法）体系标准

确定治未病测评技术、干预核心技术、干预适宜技术评估、建议目录及

准入标准。建立干预方法通用的、规范化的标准。

5. 治未病人才培养标准

建立治未病管理人员、从业人员及专业人才培养模式与评价标准。

6. 治未病产业化标准

形成治未病产品准入机制与评估流程，扩大治未病服务机构范围，形成治未病非医疗机构准入机制与评估制度，严格管控与规范该类机构中从业人员。

7. 治未病政策保障平台标准

制定治未病价格制定指导意见，厘清治未病项目收费问题；筛选治未病的检测与干预方法，形成评价报告与纳入医保建议书，提请将相关项目纳入医疗保险。

（二）培养多层级治未病人才，完善准入制度和激励政策

1. 开展针对科研、临床、基层等不同层级的培养和培训工作

包括：①开设治未病专业，培养高级科研人才：编制治未病相关教材，开设治未病本科课程，并在全国中医药院校普及。开设治未病硕、博士专业，招收和培养治未病专门高级人才。②开展治未病高级临床人才培训：在高级人才培训方面，要加强医院原有临床医生的转岗培训，提高其中医养生保健技能。同时扩大治未病服务国家特殊需求人才培养博士点、硕士点。③治未病基层人才培训：基层人员培训仅依靠 12 或 24 小时的集中培训远远不够，建议建立长期的培训机构，定期加强培训。还可以制定政策，鼓励基层人员到三甲医院治未病中心进行进修学习等。④从业人员可以依据需求进行分层：高级人才主要从事理论科研工作和基层培训工作；三甲医院治未病中心和体检中心可面对企事业人员及医疗保险健全的人员；乡镇卫生院可面对农民。不同层级人才间加强沟通和培训工作，对乡镇卫生院提供技术支持和帮助。

2. 制定准入制度

加强社会独立养生保健机构人员队伍的能力建设，主要是加强中医基本理论、基础知识和养生保健方法技能等方面的培训，以提供规范服务，提高服务水平，国家中医药管理局医政司与职业技能鉴定指导中心已制定有关工

作方案，并开展了试点工作，希望能够加快试点步伐，逐步建立中医预防保健服务人员准入管理制度。

3. 制定人才激励政策

科室人员在晋级评比中优势不明显，综合加分低于临床医生，是影响治未病临床科室人员梯队培养的主要原因。由于治未病工作仍在摸索阶段，科室创收能力不如其他临床科室，因此，在人员安排、待遇和工作支持力度方面还有待提高。需要制定治未病工作人员收入分配、职称晋升等方面的配套管理政策，保障工作人员从事治未病工作的积极性。

（三）探索中医治未病"三三"的健康管理模式试点

根据前期治未病成效调研的情况，提出如下战略任务：实现人群健康管理的"未病先防－既病防变－病后防复"和"医院－社区－家庭"的"三三"健康管理模式，并推广普及，促进全民健康。

第一个"三"：即中医体质三级预防。一级预防亦称病因预防，是针对致病因素的预防措施，对于具有偏颇体质而未发病的人群，应采取相应的措施积极改善特殊体质，增强自身的抵抗力，从而实现病因预防，阻止相关疾病的发生。二级预防也就是临床前期预防，即在疾病的临床前期，针对高危体质，作好早期发现、早期诊断、早期治疗的"三早"预防措施。三级预防即临床预防，对已患某些疾病者，注意患者的体质差异有利于确定证候的变化趋向，从而掌握证候的转变规律，及时治疗，防止恶化。

第二个三：即三个层级"家庭－社区－医院"。针对家庭医疗保健与院外监护的需求，基于前期支撑，利用网络技术，构建九体医学健康管理服务监测网络。用户可通过无线或有线便携式设备获取人体多种辅助诊断信息（体质信息、舌面部信息、心率、呼吸等），包括电脑端与手机端服务体系，通过网络技术将所采集的信息传送至基于空间定位查询技术的各级医疗卫生服务中心数据库，实现九体医学的远程健康管理，实现人工健康服务转向大数据智能服务，形成"家庭自我健康监测和管理－社区健康风险评估和干预－医院疾病风险监督和指导"的全方位自主自助服务体系。

在全国已有的治未病试点地区遴选基础扎实、服务规范、满意度高的地区，铺开实施"三三"健康管理模式，以"疾病"为中心转向以"人"为中心，以"治"为主转向以"防"为主，中心由"医院"下移到"社区-家庭"，结合体质三级预防体系，形成"家庭自我健康监测和管理（一级预防）-社区健康风险评估和干预（二级预防）-医院疾病风险监督和指导（三级预防）"，争取将90%的患者留在社区和家庭。

王琦国医大师在2015年4月提出"九体医学健康计划"，运用模块化思想将人群分为9大类，针对健康医学、慢病防控及老龄化社会的问题，提出相应的策略和方法，从而实现中国特色健康管理。九体医学具备当代科学体系的要素，其辨识技术已成为国家治未病的核心手段，并进入国家公共卫生服务体系，实现了中国式的自主创新。因此，建议国家应以此为契机，以九体医学为核心，开展治未病专项医学计划。

（四）突破治未病重大科学问题和关键技术

突破治未病重大科学问题和关键技术，完善中医药治未病学科体系构建，具体建设内容如下：

1. 中医预防保健（治未病）理论研究

包括：①系统整理中医治未病理论：系统整理保存于民间、中医古籍、方志及各种典藏文献中的中医预防保健（治未病）理论和方法，梳理中医治未病基本理论。②阐释中医治未病理论科学内涵：归纳总结既往的中医治未病相关理论研究成果与实践经验，阐释中医治未病的概念、原理、观点、方法等基本理论要素和科学内涵。③探索建立中医治未病理论构架：在全面继承中医治未病科学内涵和实践经验的基础上，积极吸纳引入当代生命健康与预防保健领域的新成果，建立由中医预防保健（治未病）基本概念、基本原理和具体科学规律三个基本知识要素组成的完整理论构架，为中医预防保健（治未病）研究和应用提供理论指导。

2. 中医预防保健（治未病）服务技术、产品研究

（1）健康状态辨识技术方法研究

包括：①健康状态检测方法和辨识指标体系研究：采用多学科方法，从宏观、中观、微观三个层次分析健康状态的构成要素，通过集成现代科学技术方法和工具，开展健康状态检测方法研究，制定主观和客观互参、定性和定量兼容的健康状态辨识指标体系，全面反映个体的整体健康状态。②健康

状态评估技术方法研究：开展健康状态评估技术方法研究，实现个体的健康状态量化评估及发病、传变、复发的风险预警，为制定个体化干预方案提供可靠依据。

（2）健康状态干预技术方法研究

开展药物、非药物、生活方式等健康状态干预技术方法研究。加强手法、拔罐、艾灸等具有中医特色优势的健康状态干预技术方法的熟化研究。筛选、评价一批中医预防保健（治未病）服务关键技术并开展这些技术的适用范围、方案优化和技术规范等系统研究，为干预技术的应用提供科学依据；收集整理和研究名老中医和长寿人群的养生经验。针对不同人群、不同时间、不同地域，开展心理、饮食、起居、运动、环境等适宜养生方法研究。梳理太极拳、八段锦、五禽戏等传统功法，开展养生、健身功法的研究和规范。

（3）产品研发

包括：①健康状态辨识产品研发：开发研制检测健康状态宏观、中观、微观三观指标和评估健康状态及风险预警的仪器设备、应用软件，提高健康状态辨识的可靠性和准确性。②健康状态干预产品研发：加强以中医预防保健（治未病）理论指导的药品、功能性食品、保健食品及新型诊疗设备、用品的研制，拓展健康状态干预方法，为公众健康水平的提高提供一批健康产品。③健康服务信息产品研发：研发健康状态检测、体质辨识、健康风险评估、评估信息处理系统，服务信息全程监测、收集、动态分析的信息产品，建立知识库平台，完成适用于中医预防保健（治未病）服务的健康物联网关键技术开发，提高服务的实时性与便捷性。④健康宣教产品研制：设计、制作中医预防保健（治未病）服务宣教系列公益广告、视频、动漫、书籍等系列文化产品，加强中医预防保健（治未病）理念的普及，促进公众对中医预防保健（治未病）方法和产品的正确理解和应用。

3. 中医预防保健（治未病）服务标准研究

（1）中医预防保健（治未病）服务标准化共性技术研究

根据中医药理论与实践的特点，开展基于中医预防保健（治未病）理论的标准化原理、方法研究；开展基于系统科学理论方法的中医预防保健（治未病）服务标准化应用研究及标准的运行与监管技术方法研究。

（2）中医预防保健（治未病）服务标准体系的构建研究

通过概念体系建立、分类学研究、标准体系表的构建与优化研究，结合现代服务业标准化成果，开展包括服务基础标准、服务保障标准和服务提供标准等的构建研究。

（3）中医预防保健（治未病）服务标准的研制

围绕中医预防保健（治未病）服务理念、服务流程、服务内容，按择重急需的原则，分批研制中医预防保健（治未病）服务标准，通过示范性推广应用、评价效用与持续改进，逐步上升为行业（组织）、国家、国际标准。

4. 中医预防保健（治未病）服务科技成果应用研究

（1）集约化服务形式研究

针对不同健康状态的人群，系统集成、综合应用中医预防保健（治未病）服务技术方法研究成果，紧密链接服务业态和服务模式，探索包含各服务要素的干预方案，形成服务包，以集约化服务形式开展科技成果的应用示范，带动和引领科技成果在中医预防保健（治未病）不同服务领域的应用。

（2）服务标准研制与推广

基于中医预防保健（治未病）理论和实践经验的总结，结合现代服务业规范化特点，示范性研制中医预防保健（治未病）服务标准。通过示范性推广应用，持续改进。

（3）服务效果评价方法研究

根据中医预防保健（治未病）自身特点，借鉴当代方法学的研究成果和技术手段，通过应用示范，围绕技术效果和卫生经济学等指标，建立科学评价中医预防保健（治未病）服务效果的手段和方法。

（4）主要领域应用示范研究

发挥中医药特色和优势，在公共卫生服务中开展有关中医预防保健（治未病）服务项目的研究，优先在慢性非传染性疾病防控、健康保险服务、优质服务、特殊人群服务等领域进行技术集成和集约化服务的应用研究，建立应用示范基地，探索适宜不同领域和人群使用的中医预防保健（治未病）服务的内容和形式；对样本人群进行服务效果和卫生经济学评价，为相关管理部门制定中医预防保健（治未病）政策提供科学依据。

（五）构建治未病大数据平台，提供坚实的数据支撑

1. 构建治未病服务监测网络平台，通过长期、系统的信息搜集进行综合评价

可以加强各地治未病中心的科研支持力度，保证其能够深入开展成效反馈工作。各地中医药管理部门要加强对试点单位工作开展情况和成效的评估，对工作开展效果好的要给予表扬鼓励，对不按照试点要求开展工作的单位要坚决取消试点资格。建立治未病服务效果评估指标体系，明确一系列评估指标，例如居民中医预防保健常识知晓率、基层医疗机构中医药人员对中医预防保健相关政策知晓率、老年人体质辨识、儿童中医调养服务目标人群覆盖率、卫生经济学效益等。

2. 构建自上而下的网络，明确不同层级职责

例如国家层面可由中医体质辨识重点研究室制定治未病方案及评估指标，进行全国范围海量数据分析，并进行地区指导；地区层面可由各地三甲医院制定本地区特色治未病方案，进行地区数据分析及上报；基层层面可由社区医院实施治未病方案，治未病数据（包括健康数据、发病率数据、医疗费用数据）采集等。

3. 开发基于大数据的服务监测网络关键技术

（1）中医治未病数据采集技术

包括：①全方位、全时段的数据采集工具：实体医疗机构、网络，移动终端，可穿戴设备等；②多维、多种数据格式信息采集：中医体质信息、基因信息、代谢特征信息等；结构化数据、音频、视频等。

（2）中医治未病数据存储与分析技术

突破治未病大数据的存储与提取及非结构化数据挖掘分析、云计算技术等，实现智能个体健康分析、群体健康分析。

（3）中医治未病健康数据应用技术

包括：①区域/特殊人群健康状态预警信息；②通过网络、智能终端、广播等获取健康管理方案；③预留数据接口，与国家公共卫生服务机构无缝对接。

总之，要认清治未病工作面临的问题，积极采取应对措施，创建中国式

"治未病"健康服务体系。其中,理论体系构建形成学科基础,实现持续发展;九体医学健康计划形成自主创新,实现规模发展;大数据技术形成价值体系,实现变革发展。

三、中医治未病工作的政策保障建议

结合中医治未病工作的发展现状及存在问题、战略目标和任务,提出政策建议如下:

(一)国家层面进一步落实文化认同

国家层面需进一步落实文化认同及卫生资源配置的公平性。确保治未病的主体地位,从根本上解决医疗卫生问题。建议形成"治未病文化建设政策",明确"各级医疗机构治未病科室资源配置规范"及"基层医疗卫生机构以治未病为主的配置模式"。

由国家卫生健康委、国家中医药管理局牵头,联动国家发改委、科技部、教育部、北京市政府相关部门等政府机构,发挥不同政府部门的优势和特色,完善国家层面治未病保障体系。例如,可联动国家发改委,根据《全民健康保障工程建设规划》(发改社会〔2016〕2439号)有关要求,充分挖掘在健康扶贫、妇幼健康保障、公共卫生服务能力、疑难病症诊治能力、中医药传承与创新、人口健康信息化等工程建设中治未病所能参与的角色和发挥的作用,联合拟定政策保障措施,扩大治未病渗透领域。联动科技部,根据《"十三五"中医药科技创新专项规划》、"国家重点研发计划食品安全关键技术研发和中医药现代化研究重点专项"等相关要求,积极申报国家科技重大专项、国家重点研发计划项目、国家重大新药创制等项目,"十三五"中医治未病工程等,促进治未病技术体系升级。

(二)对接基本公共卫生服务,优化卫生资源配置

《中共中央、国务院关于卫生改革与发展的决定》提出:"要合理配置并充分利用现有的卫生资源,提高卫生资源利用效率。"卫生资源优化配置的根本出发点就是满足人民群众的基本医疗卫生保健需求。依托专业公共卫生机

227

构和社区卫生服务机构及乡镇卫生机构，以公共卫生服务的政策和项目为保障，促进治未病服务向基层和不同领域渗透，是治未病服务实现突破的有效途径。此前，中医体质辨识纳入《国家基本公共卫生服务规范》的老年人中医药健康管理服务项目，在基层卫生机构铺开应用，是对接基本公共卫生服务的成功典范。建议国家层面对中医治未病服务在公共卫生服务中的应用给予更多的政策支持。

（三）规范治未病基层行政管理行为

针对国家政策在基层落实不到位的问题，建议制定政策，规范治未病基层行政管理行为，促使基层政府重视治未病工作，积极协调政府资源共同推进。①成立领导组：行政区域内成立由政府分管卫生健康副市长任组长，卫生健康、发改、财政、工商等有关部门为成员的中医药预防保健及康复服务工作领导小组，负责能力建设项目的指导。②落实政策保障：积极加强与卫生、工商、发改、财政、人保、科技等有关部门的协调和合作，根据治未病服务开展的需求，结合本地区实际情况，研究制定有利于治未病工作的相关政策。③落实经费保障：制定项目经费管理制度，确保项目经费按时使用且专款专用。④纳入责任考核：将中医药预防保健、治未病建设项目工作纳入工作目标责任考核及基层卫健委对基层直属单位目标责任考核。⑤建立会议制度：建立中医药预防保护健、治未病建设工作联席会议制度，为项目工作的开展提供支持。

（四）治未病人才队伍建设，提高治未病服务体量

人才队伍的壮大是治未病服务体量提升的重要举措。建议制定政策，开展针对科研、临床、基层等不同层级的培养和培训工作。

开设治未病专业，培养高级科研人才：编制治未病相关教材，开设治未病本科课程，并在全国中医药院校普及。开设治未病硕、博士专业，招收和培养治未病专门高级人才。

开展治未病高级临床人才培训：在高级人才培训方面，要加强医院原有临床医生的转岗培训，提高中医养生保健的技能。同时扩大治未病服务国家特殊需求人才培养博士点、硕士点。

治未病基层人才培训：基层人员培训仅依靠短期集中培训远远不够，建议建立长期的培训机构，定期进行加强培训。还可以制定政策，鼓励基层人员到三甲医院治未病中心进行进修学习等。

从业人员可以依据需求进行分层。如高级人才主要从事理论科研工作和基层培训工作，三甲医院治未病中心和体检中心可面对企事业人员及医疗保险健全的人员，乡镇卫生院可面对农民。不同层级人才间加强沟通和培训工作，对乡镇卫生院提供技术支持和帮助。

（五）治未病示范区建设，提升治未病服务层次

规范化的示范区建设是治未病服务层次提升的重要途径。随着全国治未病试点单位和地区的逐步增多，从队伍建设到服务内容，都在不断完善和提高，但仍缺少从治未病干预到队列观察，再到效果评估的完整示范区，建议国家制定"治未病示范区"扶持政策，在全国已有治未病试点地区遴选基础扎实、服务规范、满意度高的地区，建设完善的示范区。固定专业人员对当地长期居住人群开展治未病干预，并进行长期队列观察，把握治未病工作成效及预后，得到科学的评估结论。标志性示范区的建立，将为中医治未病工作提供科学数据，指导治未病服务措施调整，提升治未病服务层次，指明未来发展方向。

（六）实施治未病大医学计划，提升文化认同

通过基层调研发现，体质辨识已经成为临床治未病工作最重要的工具和评估手段，体现了其普遍性和不可替代的重要性，也说明了其在治未病领域的适用性；通过国家层面调研发现，中医体质辨识不仅在治未病领域发挥了重要作用，且进入了国家基本公共卫生服务规范和慢病防控规划。为推进具有中国特色的个体化诊疗和治未病工程，充分发挥中医治未病的主导作用，提升文化认同，针对体质辨识等独具特色的理论技术，急需设立重大科研专项计划，加强科研支持力度。

如"九体医学健康计划"，运用模块化思想将人群分为9大类，针对健康医学、慢病防控及老龄化社会的问题，提出相应的策略和方法，从而实现中国特色健康管理。九体医学具备当代科学体系的要素，其辨识技术已成为国

家治未病的核心手段，并进入国家公共卫生服务体系，实现了中国式的自主创新。因此，建议国家应以此为契机，以九体医学为核心，开展治未病专项医学计划。

第七部分　中医治未病相关政策梳理

一、治未病工程相关政策

2007 年时任国务院副总理吴仪同志提出开展中医"治未病"工作的要求，2008 年国家中医药管理局开始在全国范围内实施"治未病"健康工程。从 2007 年至今，国家中医药管理局相继出台了一系列政策文件（包括工程实施方案、工作指南、"治未病"建设方案等），批准多批"治未病"预防保健试点单位，以保证"治未病"健康工程的顺利进行。经过 13 年的建设，全国二级以上中医院均有治未病科的设置，"治未病"理念得到广泛普及，为构建中医特色预防保健服务体系提供了有力的实践基础。以下共整理纳入治未病工程相关文件 8 份。

"治未病"健康工程实施方案（2008—2010 年）

国中医药办发〔2008〕37 号

党的十七大确定了坚持预防为主、坚持中西医并重的卫生工作方针以及扶持中医药和民族医药事业发展的要求，提出了人人享有基本医疗卫生服务的宏伟目标，明确了提高全民健康水平的战略部署。

2007 年，国务院领导同志站在历史和时代发展的战略高度，从国家经济社会发展的大局出发，开创性地提出了开展中医"治未病"工作的要求，并就建立完善中医预防保健服务体系做出了重要指示。

"治未病"理念和实践，是落实预防为主的卫生工作方针、实现人人享有基本医疗卫生服务宏伟目标的重要举措；是增强全民健康意识、提高健康素质的重要途径；是弘扬中医药优秀传统文化、建设中华民族共有精神家园的重要组成部分；是推动中医药产业发展、提高中医药在经济社会发展中的贡献率的重要动力。

为深入开展"治未病"工作，探索构建中医特色预防保健服务体系，国家中医药管理局决定在全国实施"治未病"健康工程。

一、工程目标

经过 3 年的努力，初步形成中医特色明显、技术适宜、形式多样、服务规范的"治未病"预防保健服务体系框架，中医特色预防保健服务的能力和水平明显提高，基本满足人民群众日益增长的、多层次多样化的预防保健服务需求。具体目标包括：

1. 建立、完善政府引导、市场主导、多方参与"治未病"工作的运行机制。

2. 建立较为系统和完善的"治未病"预防保健服务提供、服务技术（产品）和服务支持的示范体系。

3. 总结完善以"治未病"理念为指导的融健康文化、健康管理、健康保险为一体的新型健康保障服务模式（即"KY3H 健康保障服务模式"）。

4. 创新"治未病"预防保健服务的内容和方法，建立规范的技术方案和服务流程。

5. 建立、完善"治未病"预防保健服务评价体系。

二、组织主体与实施载体

（一）组织主体
1. 国家中医药管理局。
2. 地方中医药管理部门。

（二）实施载体
1. 国家中医药管理局确定的"治未病"预防保健服务试点单位。
2. 其他医疗卫生机构、企事业单位及社会团体等各种社会力量。

三、主要任务

（一）构建服务提供体系
以中医医院和综合医院等设立的"治未病"中心、社区卫生服务中心等基层医疗卫生机构设立的"治未病"服务点及中医预防保健机构为主要结点，应用新型健康保障服务模式，建立规范的服务流程和技术方案，完善运行机制，形成中医特色预防保健服务网络。

（二）完善服务技术（产品）体系

以"治未病"理念为核心，借鉴并结合健康管理经验和方法，建立以中医理论为指导，充分利用现代医学及其他多学科技术方法，针对人体健康状态动态辨识、评估、干预及其效果的动态再评估等"治未病"预防保健服务各个环节并全程连贯的技术（产品）体系。

（三）建立服务支持体系

探索建立并不断完善政府引导、市场主导、多方参与的"治未病"工作运行机制，加强"治未病"人才培养、科技创新、文化传播，建立政策保障制度，推动健康保险创新，为"治未病"预防保健服务的开展提供支撑。

四、主要内容与实施计划

（一）服务提供体系的建设与运行

1. 目标

（1）初步形成"治未病"预防保健服务提供体系的框架，在部分地区建立"治未病"预防保健服务网络。

（2）规范开展"治未病"预防保健服务。

（3）规范运行"治未病"预防保健服务体系。

2. 体系框架

以国家中医药管理局"治未病"预防保健服务试点单位为骨干，以现有的医疗卫生服务机构为主要依托，采用新型健康保障服务模式，在一批中医医院、综合医院及专科医院等建立"治未病"中心，在社区卫生服务机构（特别是中医特色社区卫生服务示范区的社区卫生服务中心）建立"治未病"服务点，建立一批中医预防保健服务专门机构。

3. 体系运行

（1）开展"治未病"预防保健服务的医疗卫生机构内，"治未病"预防保健服务科室与其他临床科室分工合作，相互促进，形成"治未病"预防保健服务与医疗服务的有机联系。

（2）开展"治未病"预防保健服务的机构之间，协作配合，协同提供规范的"治未病"预防保健服务，形成中医特色预防保健服务网络。

（3）开展"治未病"预防保健服务的机构与专门的健康管理机构等合作，形成"治未病"预防保健服务链。

4. 计划与措施

（1）明确试点主要任务

采用新型健康保障服务模式，确定服务内容，规范服务流程，完善技术方案，形成有效的运行机制。

（2）扩大试点单位和范围

国家中医药管理局在确定首批"治未病"预防保健服务试点单位基础上，根据发展要求和条件基础，在严格把关指导下，逐步扩大试点单位和范围。

——增加试点单位的数量。2008年确定第二批，2009年实现覆盖全部省份。

——扩大试点单位的范围。由中医医院逐步扩大到中医医院、综合医院、专科医院、社区卫生服务机构以及中医预防保健服务专门机构。

——开展区域性试点。在以机构为试点单位基础上，开展区域性试点，首先将上海市、广东省作为试点地区，2009年再选择2—3个省份（或地市）列入试点范围。

（3）加强试点单位内涵建设

——建设服务平台。试点医院（包括中医医院、综合医院、专科医院等），设立组织结构和功能定位相对独立、业务工作与医疗服务科室有机联系的"治未病"中心。试点社区卫生服务机构，设立"治未病"服务点，与"六位一体"服务功能有机结合，因地制宜开展"治未病"预防保健服务。试点中医预防保健服务专门机构，全面、综合提供"治未病"预防保健服务。

——确定服务内容。紧紧围绕健康维护与促进的要求，结合现代健康管理办法，应用新型健康保障服务模式，确定具体的服务内容，做到真正坚持以个体人的健康状态为中心，充分体现中医特色，全面反映个性化、系统、全程服务；而不是简单地将一种或几种"治未病"技术方法的应用就作为"治未病"服务。

——规范服务流程。根据确定的具体服务内容，针对不同的服务对象，建立规范的服务流程。

（4）推进服务提供网络建设

——推进区域性网络建设。试点地区在推进本地区医疗卫生机构等开展"治未病"预防保健服务的基础上，建立本地区的"治未病"预防保健服务提供网络。

——推进全国性网络建设。由中国中医药科技开发交流中心会同有关机构，联合"治未病"预防保健服务试点单位及其他有关机构，建立"中华'治未病'网"服务网络，为提供一站式、全方位的新型健康服务搭建网络平台。

（二）服务技术（产品）体系的建立与完善

1. 目标

以中医学为主体，融合现代医学及其他学科的技术方法，丰富和发展"治未病"预防保健服务各个环节的技术方法及产品，并使之有机联系、构成体系。

2. 体系框架

（1）个体人的健康状态的动态辨识技术方法与产品；

（2）个体人的健康状态信息的动态检测与监测技术方法与产品；

（3）个体人的健康状态信息的采集、存储、整合技术方法与产品；

（4）个体人的健康状态的动态分析评估技术方法与产品；

（5）以"治未病"理念为核心，以中医理论为指导，针对维护和提高个体人的健康状态所采取的干预技术方法与产品。

（6）基于上述各项（各类）技术方法与产品，体现个体、系统、全程健康保障服务的成套技术方法与产品。

3. 计划与措施

（1）把握基本原则

——坚持以中医理论为指导。从中医整体观、辨证观出发，认识人的健康状态及其和谐发展，研究规律，创新技术。

——坚持以个体人的健康状态为核心。以身心健康及其与环境和谐一致为目标，注重对生命全过程的健康监测，研究预防和保健技术方法。

——坚持以实践为核心。科研来源于需求，成果服务于实践，提高"治未病"服务的技术水平。

（2）明确科研重点

——丰富和发展"治未病"预防保健服务各个环节的服务技术方法及产品，并使之形成体系。

——中医"治未病"的传统理论内涵和现代理论研究，推动"治未病"的学术继承和发展。

——"治未病"预防保健服务技术（产品）标准和服务规范的研究，建立"治未病"预防保健服务质量控制体系。

——"治未病"预防保健服务效果评价方法和指标体系的研究，科学总结服务效果。

（3）实施科研专项计划

——国家中医药管理局组织制定"治未病"科研规划纲要并组织实施专项计划，以"治未病"预防保健服务技术方法为重点，以试点单位和地区为主体，实施一批科研项目。

——省级中医药管理部门及试点单位，按照"治未病"科研规划纲要和"治未病"预防保健服务技术（产品）体系建设的总体要求，根据"治未病"预防保健服务的现实需求，结合当地及本单位的实际，开展有关"治未病"的科学研究。

（4）建立科技创新机制

——建立"治未病"虚拟研究院，促进有关医疗卫生机构、科研单位、高等院校、企业之间的合作，整合资源，形成"治未病"科研的新型组织模式。

——建立预防保健服务与产、学、研等相结合的研发机制，组织研制、筛选、推广一批"治未病"预防保健服务的器械设备和技术方法，促进科技成果的转化。

（三）人才培养与队伍建设

1. 目标

为开展"治未病"预防保健服务及实施"治未病"健康工程提供人才支撑。

2. 人才队伍结构

（1）"治未病"预防保健服务专业技术人员，包括：

——中医药基本功扎实、具有丰富的临床实践经验、掌握中医养生保健

知识和技能的医师队伍;

——具有养生保健康复基本知识、掌握中医特色技术方法等中医"治未病"职业技能的实用型人才。加强以"治未病"为核心理念的等方面人才的培训。

（2）其他专业人才，包括:

——"治未病"健康文化传播专业人才;

——"治未病"健康管理专业人才;

——"治未病"健康保险专业人才。

3. 计划与措施

（1）加强"治未病"预防保健服务医师的培养

——岗位培训。各试点单位要在试点实践中，研究总结"治未病"预防保健服务医师的知识结构、技能要求，并积极开展岗位培训。试点医院中的高等中医药院校附属医院应当充分利用人才优势，精心选拔具有深厚中医理论造诣和丰富实践经验的医师，认真总结试点实践经验，研究制定规范化培训计划，组织编写"治未病"预防保健服务专业技术人员岗位培训教材。

——院校培养。各高等中医药院校要加强对中医临床专业学生的"治未病"理念及其内涵的教育，"治未病"基本技术与方法的训练。

（2）加强"治未病"预防保健服务职业技能人员队伍建设

——鼓励现有中等中医药院校发展"治未病"预防保健服务职业技能型人才的培养。总结试点工作经验，由国家中医药管理局教育主管部门组织研究"治未病"预防保健服务职业技能型人才的知识结构与技能要求，制定教学大纲及相关专业设置基本要求，指导教材编写。

——建立"治未病"预防保健服务的职业技能鉴定制度。以设立"治未病"新型职业系列、建立"治未病"职业技能鉴定制度为目标，国家中医药管理局"治未病"工作领导小组办公室协调，由中医药职业技能鉴定指导中心（国家中医药管理局中医师资格认证中心）具体负责，结合"治未病"试点的开展和"治未病"健康工程的实施，按照职业技能鉴定制度建立的要求进行研究，并开展有关试点工作。

（3）加强其他"治未病"专业人员的培训

——加强试点单位及地区业务管理人员的培训。以国家中医药管理局

"治未病"预防保健服务试点单位和地区，以及"治未病"健康工程实施参与单位的管理人员及业务骨干为主要培训对象。培训内容主要包括："治未病"的理念及其内涵，以"治未病"为核心理念的新型健康保障模式及其服务模式，"治未病"预防保健服务的主要内容、方式方法，现代健康管理的理论及其方法等。由国家中医药管理局"治未病"工作领导小组办公室组织，有关机构具体承办。

——加强"治未病"健康文化传播、健康管理、健康保险等方面专业技术人员的培训。

（4）建立"治未病"培训基地

——依托试点单位，特别是三级中医医院，建立"治未病"预防保健服务专业技术人员的实践培训基地。

——依托试点单位及高等院校等，引导和促进相关资源的整合，院校教育和岗位培训相结合，创新培养机制，建立"治未病"综合培训基地。

（四）研讨交流与传播推广

1. 目标

（1）提高社会对"治未病"理念的认知度与普及率，提高广大群众增进和维护健康的自主行为能力。

（2）促进"治未病"预防保健服务技术水平的提高，满足并引导、激发广大群众对"治未病"预防保健服务的需求。

2. 内容

（1）研究探讨中医"治未病"的理论与内涵，继承创新"治未病"的学术思想，探讨完善提供健康保障服务的服务模式。

（2）总结交流"治未病"健康工程实施、中医特色预防保健服务体系构建中的成功经验，研究分析存在的问题及其原因并提出切实可行的解决方法。

（3）宣传中国传统健康文化，传播"治未病"理念，普及"治未病"预防保健知识与方法，介绍"治未病"服务信息及服务效果等。

（4）交流推广"治未病"的最新研究成果及相关技术、产品和服务进展等。

3. 计划与措施

（1）举办"治未病"高峰论坛

在 2008 年成功举办首届"治未病"高峰论坛的基础上，2009、2010 年继续由国家中医药管理局主办第二、三届"治未病"高峰论坛（以下简称"论坛"）。

通过举办"论坛"，研究探讨相关理论、总结交流实践经验、分析存在问题及其原因、展示相关技术产品和服务，为应用 KY3H 健康保障模式及其服务模式、实施"治未病"健康工程、构建中医特色预防保健服务体系，提供理论依据、实践依据和基础支撑等。从而推动"治未病"理念及知识的深化和传播，推动工程的健康实施，推动相关产业的发展，推动中医特色预防保健服务体系的构建。

"论坛"由国家中医药管理局主办，必要时邀请其他部门联合主办。承办与协办单位在与首届"论坛"相衔接的基础上，结合各届主题，可邀请有关企事业单位、医疗卫生服务机构、社会团体、传媒机构等作为承办、协办单位。

（2）举办"治未病"与疾病防治专题讲坛

为巩固"治未病"高峰论坛的成果，扩大其影响，深化其内涵，由国家中医药管理局定期举办"治未病"高峰论坛系列讲坛——"治未病"与疾病防治专题讲坛（以下简称"讲坛"）。

通过举办"讲坛"，介绍在"治未病"理念指导下，防治有关疾病和养生保健的文化、知识、方法，防治有关疾病的最新研究成果以及相关技术方法的应用，KY3H 健康保障服务模式及其服务产品在防治有关疾病中的应用，交流展示相关技术、产品和服务。从而创建可持续发展的"治未病"健康工程主流传播平台，促进"治未病"理念指导下防治有关疾病的科技成果转化及相关技术应用，打造"治未病"理念指导下防治有关疾病的示范服务提供机构，建立"治未病"领域的专家团队，促进"治未病"健康工程的切实、规范实施；同时向大众传播"治未病"理念的精粹及有关疾病防治知识、方法、技术，普及新型健康保障服务模式，满足各类人群的健康需求。

"讲坛"由国家中医药管理局主办，必要时邀请其他部门联合主办。中国中医药科技开发交流中心、昆仑—炎黄公司和中华中医药学会、中华医学会健康管理分会，分别作为每期"讲坛"的固定承办、协办单位；结合每期专题，增加与专题密切相关的医院及有关企事业单位、医疗卫生服务机构、社会团体、传媒机构等作为承办、协办单位。

（3）丰富传播形式，创制传播产品

——中医药管理部门、试点地区及试点单位，针对不同的传播对象、传播内容和传播方式，加强与有关部门、机构的合作，构建形式多样的"治未病"健康文化传播平台。

——试点单位在开展"治未病"预防保健服务以及医疗服务的同时，利用各种方式加强宣传，成为"治未病"健康文化、知识与方法等传播的重要窗口。

——国家中医药管理局政府网站及《中国中医药报》等开设"治未病"宣传专栏。

——中医药管理部门、试点单位及有关专家，加强与电视、网络、广播、报刊等媒体及相关机构、单位的合作，根据大众传播、群体传播、组织传播等不同形式的要求，积极创制"治未病"健康文化的传播产品。

（五）运行机制与制度保障

1. 建立完善"治未病"工作运行机制

（1）政府引导（中医药主管部门）

——研究制定实施"治未病"健康工程、构建中医特色预防保健服务体系的总体规划和方案；

——协调有关主管部门，通过行政、经济等手段进行宏观调控；

——制定有关标准、规范，有效实施管理；

——组织研讨交流和树立典型示范，引导"治未病"预防保健服务的规范开展。

——加强监督检查，推动"治未病"健康工程有效、规范实施。

（2）市场主导

——中医药管理部门及试点单位，在实施"治未病"健康工程、构建中医特色预防保健服务体系中，强化市场意识，遵循市场规律，运用市场机制；

——"治未病"预防保健服务试点单位，树立市场主体意识，注重培育市场，服务于市场。

——开展"治未病"预防保健服务，从服务内容到服务产品，从服务方式方法到途径与流程，都从市场需求出发，并在满足人们需求的同时，注重引导需求、激发需求。

（3）多方参与

——各级中医药主管部门作为工程实施的组织主体，积极利用市场机制，围绕构建服务提供体系、服务技术（产品）体系、服务支持体系，整合各方面资源，形成构建中医特色预防保健服务体系的合力。

——各试点单位作为工作实施的主要载体和开展"治未病"预防保健服务的市场主体，充分运用市场机制，围绕服务平台建设、服务技术产品开发与应用、服务市场开发与维护、传播平台建设与产品开发、人才培养等方面，积极利用各种社会资源，加强建设与发展。

2. 制定扶持政策

（1）积极鼓励社会力量在服务提供体系建设、服务技术（产品）研发、人才培养、健康文化传播等方面发挥作用，推动资源整合，形成构建中医特色预防保健服务体系的合力。

（2）注重发挥健康保险在经济补偿、市场组织、资金融通、社会管理等方面的功能，推动以健康为中心、中医特色个性化健康保险产品的创制，促进创新型健康保险服务体系的构建，为"治未病"预防保健服务的发展提供保障。

3. 制定标准规范

"治未病"预防保健服务机构、人员准入的条件和开展业务的范围，建立定期考评制度，健全有关管理规范，制定运行规则，规范市场行为，为实施"治未病"健康工程、发展"治未病"预防保健服务和构建中医特色预防保健服务体系，提供制度保障。

五、组织管理

（一）加强组织领导和业务指导

1. 国家中医药管理局成立"治未病"工作领导小组，设立"治未病"工作专家咨询组，并聘请有关专家为"治未病"工作顾问。

2. 省级中医药管理部门特别是各试点地区，成立"治未病"工作领导小组或实施"治未病"健康工程领导小组、专家咨询组。

3. 试点单位成立试点工作领导小组和专家组。

4. 各级中医药管理部门要切实加强组织领导，并充分发挥专家的业务指导作用，确保各试点单位、试点地区及参与工程实施的有关机构，按照本方案的总体要求，规范、有效地做好工程的实施工作。

（二）加强交流协作

以国家中医药管理局"治未病"预防保健服务试点单位为主体，建立"治未病"健康工程实施协作组。该协作组在国家中医药管理局"治未病"工作领导小组的指导下，对实施工程和开展试点的工作经验，及时总结交流，相互学习借鉴；按照实施工程和开展试点的主要目标与任务，围绕规范服务内容与服务流程、协同提供服务、研究开发服务技术与产品、培养服务人才、传播健康文化、提出政策建议等，开展合作，共同提高。

（三）加强督促检查

国家中医药管理局建立工程实施及试点工作的评估机制，组织"治未病"工作顾问和专家咨询组成员对工程实施及试点工作开展评估指导，对工作成效突出的试点单位和地区予以表彰，对工作长期无进展的提出改进要求直至取消试点。

（四）开展效果评估

国家中医药管理局组织"治未病"工作顾问和专家咨询组成员等，开展"治未病"预防保健服务效果评估的研究，建立完善评价指标体系，并依托工程的实施开展评估工作。

国家中医药管理局办公室

2008 年 8 月 21 日

中医预防保健（治未病）服务科技创新纲要（2013—2020 年）

国中医药科技发〔2013〕12 号

各有关省、自治区、直辖市卫生厅局、中医药管理局，中国中医科学院，北京中医药大学，广州中医药大学：

中医预防保健（治未病）是指在中医治未病为核心理念指导下预防疾病、

养生保健的理论认识和技术方法，是中医药学的重要组成部分，也是中华民族独特的健康文化。

近年来，随着中医预防保健（治未病）工作逐步深入，中医预防保健（治未病）服务得到社会的认可和人民群众欢迎，中医预防保健（治未病）科学研究也取得了一批成果。但是，在快速发展的同时，也凸显出一些问题和不足，包括中医预防保健（治未病）理论构建尚不完善，技术方法的科学筛选与集成不够，技术标准和评价方法尚未系统建立，科技成果的转化应用缺乏有效机制，科技支撑的作用有待更好发挥等。为了进一步解决上述问题，特制定本《纲要》。

一、指导思想

以为人民健康服务和促进人民身心健康为目标，把满足人民群众对中医预防保健（治未病）服务的需求作为出发点和落脚点，把握中医理论的内涵和特点，突出中医预防保健（治未病）服务的优势和特色，以理论提升为基础，技术集成为核心，效果评价为抓手，服务应用为重点，案例示范为引导，机制创新为保障，为提高中医预防保健（治未病）学术水平和服务能力提供科技支撑。

二、基本原则

（一）坚持以民众健康需求为导向。发挥政府在战略规划、项目组织和标准制定等方面的统筹作用，面向民众对健康的多元化需求，结合经济社会发展，研发中医预防保健（治未病）服务技术、产品，不断完善服务内容，提高服务质量，拓展服务领域。

（二）坚持技术创新与服务模式创新并重。在重视理论知识、技术、产品创新的同时，高度重视服务业态和服务模式创新，把科技支撑中医预防保健（治未病）服务发展放在重要位置，同步推进公共服务和市场化服务发展。

（三）坚持传承与创新并重。坚持传承中医药特色优势的同时，积极引进、消化吸收国内外有关最新成果，丰富中医预防保健（治未病）服务的内容、方法和手段，不断继承和发展中医预防保健（治未病）理论和实践。

（四）坚持有效整合资源，支持协同创新。强化产学研用紧密结合的机制，构建技术创新联盟，创新组织管理模式，推动创新成果向服务机构集聚，向现实服务转化。

三、目标

到 2020 年末，系统整理和诠释中医预防保健（治未病）理论，建立理论体系框架；优化集成一批效果明确、经济实用的中医预防保健方法和技术；建立相对系统的中医预防保健（治未病）服务标准和规范；完善中医预防保健（治未病）服务业态和服务模式；初步形成中医预防保健（治未病）服务科技创新体系。提升中医预防保健（治未病）学术水平和服务能力，为持续推动中医预防保健（治未病）服务发展提供有效的支撑，为提高全民健康水平做出更大贡献。

四、主要任务

（一）中医预防保健（治未病）理论研究

1. 系统整理中医治未病理论

系统整理保存于民间、中医古籍、方志及各种典藏文献中的中医预防保健（治未病）理论和方法，梳理中医治未病基本理论。

2. 阐释中医治未病理论科学内涵

归纳总结既往的中医治未病相关理论研究成果与实践经验，阐释中医治未病概念、原理、观点、方法等基本理论要素和科学内涵。

3. 探索建立中医治未病理论构架

在全面继承中医治未病科学内涵和实践经验基础上，积极吸纳引入当代生命健康与预防保健领域的新成果，建立由中医预防保健（治未病）基本概念、基本原理和具体科学规律三个基本知识要素组成的完整理论构架，为中医预防保健（治未病）研究和应用提供理论指导。

（二）中医预防保健（治未病）服务技术、产品研究

1. 健康状态辨识技术方法研究

（1）健康状态检测方法和辨识指标体系研究。采用多学科方法，从宏、中、微观三个层次分析健康状态构成要素，通过集成现代科学技术方法和工具，开展健康状态检测方法研究，制定主观和客观互参、定性和定量兼容的

健康状态辨识指标体系，全面反映个体人整体健康状态。

（2）健康状态评估技术方法研究。开展健康状态评估技术方法研究，实现个体人健康状态量化评估及发病、传变、复发的风险预警，为制定个体化干预方案提供可靠依据。

2. 健康状态干预技术方法研究

开展药物、非药物、生活方式等健康状态干预技术方法研究。加强手法、拔罐、艾灸等具有中医特色优势的健康状态干预技术方法的熟化研究。筛选、评价一批中医预防保健（治未病）服务关键技术并开展这些技术的适用范围、方案优化和技术规范等系统研究，为干预技术的应用提供科学依据；收集整理和研究名老中医和长寿人群的养生经验。针对不同人群、不同时间、不同地域，开展心理、饮食、起居、运动、环境等适宜养生方法研究。梳理太极拳、八段锦、五禽戏等传统功法，开展养生、健身功法的研究和规范。

3. 产品研发

（1）健康状态辨识产品研发。开发研制检测健康状态宏、中、微三观指标和评估健康状态及风险预警的仪器设备、应用软件，提高健康状态辨识的可靠性和准确性。

（2）健康状态干预产品研发。加强以中医预防保健（治未病）理论指导的药品、功能性食品、保健食品和新型诊疗设备、用品的研制，拓展健康状态干预方法，为公众健康水平的提高提供一批健康产品。

（3）健康服务信息产品研发。研发健康状态检测、体质辨识、健康风险评估、评估信息处理系统，服务信息全程监测、收集、动态分析的信息产品，建立知识库平台，完成适用于中医预防保健（治未病）服务的健康物联网关键技术开发，提高服务的实时性与便捷性。

（4）健康宣教产品研制。设计、制作中医预防保健（治未病）服务宣教系列公益广告、视频、动漫、书籍等系列文化产品，加强中医预防保健（治未病）理念的普及，促进公众对中医预防保健（治未病）方法和产品的正确理解和应用。

（三）中医预防保健（治未病）服务标准研究

1. 中医预防保健（治未病）服务标准化共性技术研究

根据中医药理论与实践特点，开展基于中医预防保健（治未病）理论的标准化原理、方法研究；开展基于系统科学理论方法的中医预防保健（治未病）服务标准化应用研究以及标准的运行与监管技术方法研究。

2. 中医预防保健（治未病）服务标准体系的构建研究

通过概念体系建立、分类学研究、标准体系表的构建与优化研究，结合现代服务业标准化成果，开展包括服务基础标准、服务保障标准和服务提供标准等的构建研究。

3. 中医预防保健（治未病）服务标准的研制

围绕中医预防保健（治未病）服务理念、服务流程、服务内容，按择重急需的原则，分批研制中医预防保健（治未病）服务标准，通过示范性推广应用、评价效用与持续改进，逐步上升为行业（组织）、国家、国际标准。

（四）中医预防保健（治未病）服务科技成果应用研究

1. 集约化服务形式研究

针对不同健康状态的人群，系统集成、综合应用中医预防保健（治未病）服务技术方法研究成果，紧密链接服务业态和服务模式，探索包含各服务要素的干预方案，形成服务包，以集约化服务形式开展科技成果的应用示范，带动和引领科技成果在中医预防保健（治未病）不同服务领域的应用。

2. 服务标准研制与推广

基于中医预防保健（治未病）理论和实践经验的总结，结合现代服务业规范化特点，示范性研制中医预防保健（治未病）服务标准。通过示范性推广应用，持续改进。

3. 服务效果评价方法研究

根据中医预防保健（治未病）自身特点，借鉴当代方法学的研究成果和技术手段，通过应用示范，围绕技术效果和卫生经济学等指标，建立科学评价中医预防保健（治未病）服务效果的手段和方法。

4. 主要领域应用示范研究

发挥中医药特色和优势，在公共卫生服务中开展有关中医预防保健（治未病）服务项目的研究，优先在慢性非传染性疾病防控、健康保险服务、优质服务、特殊人群服务等领域进行技术集成和集约化服务的应用研究，建立应用示范基地，探索适宜不同领域和人群使用的中医预防保健（治未病）服务的内容和形式；对样本人群进行服务效果和卫生经济学评价，为相关管理部门制定中医预防保健（治未病）政策制定提供科学依据。

五、保障措施

（一）加强组织领导，统筹整体布局

进一步提高认识，加强领导。注重调查研究，做好顶层设计与整体布局，编制实施中医预防保健（治未病）服务科技创新发展专项规划，明确重点任务，加强统筹协调，整合优势资源，不断优化政策环境，认真落实各项规划任务和措施，促进规划目标顺利实现。

（二）创新组织机制，产学研用结合

针对中医预防保健（治未病）服务科技创新的特点，建立并实施能有效支撑其学术发展的组织机制。充分依靠科研和临床机构，发挥治未病试点单位、中医预防保健重点专科的作用，产学研用紧密结合，鼓励并推动建立以企业为主体的中医预防保健（治未病）服务业技术创新联盟，促进集成创新，完善技术创新链，保障科研与服务应用紧密衔接，促进科技成果向临床和现实服务转化。

（三）强化平台建设，促进开放共享

适应中医预防保健（治未病）服务科技创新发展的需要，加强创新平台建设。根据各自基础和优势方向，以机制创新为切入点，建设一批支撑中医预防保健（治未病）服务科技创新发展基地，形成高水平、开放的临床研究平台、信息共享平台、成果转化推广平台、人才培养平台等支撑体系，促进中医预防保健（治未病）服务科技资源的共建共享。

（四）整合科技资源，加大研究投入

要充分发挥政府部门引导作用，积极探索建立多渠道投入机制，完善科技经费保障机制。在制定有关科技规划时，充分重视中医预防保健（治未病）服务科技创新发展的需求，在国家科技计划项目中安排一定经费投入，支持重点的研究方向。同时，建立激励机制，鼓励地方、企业和民间资金等多种渠道对中医预防保健（治未病）服务科学研究的支持。

（五）提高人才素质，加强队伍建设

根据中医预防保健（治未病）服务科学研究的需要，通过各种形式的培训，结合承担课题研究工作，建设一支多学科、专业化的高水平科研骨干队

伍，尤其注重具有科学研究与企业管理双重知识结构复合型人才的培养，使之成为中医预防保健（治未病）服务科学研究、成果转化和产业化的骨干力量。

（六）借鉴国际经验，推动快速发展

积极利用国际合作平台，不断拓展合作范围，加强与世界领先医疗科研机构、知名大学及国际医药产业界的交流与合作。充分运用国际资源，推动中医预防保健（治未病）服务学术进步、技术升级和效果评价体系的建立与完善，提高中医预防保健（治未病）服务科技创新发展的速度和效率。同时，积极推动中医药治未病"走出去"，扩大中医药服务贸易国际市场。

（七）重视科普宣传，加强环境建设

建设科普知识宣传队伍和网络，拓展信息渠道，鼓励以多种形式传播中医预防保健（治未病）服务文化和知识，加强中医预防保健（治未病）服务科技创新成果的知识普及，提高行业内外对中医预防保健（治未病）服务科技创新发展重要性的认识。

2013 年 3 月 25 日

基层医疗机构"治未病"服务工作指南（试用稿）

国中医药办医政发〔2013〕44 号

自国家中医药管理局 2007 年启动"治未病"健康工程以来，全国先后确定了 25 所社区卫生服务中心为"治未病"预防保健服务试点单位，确定了 500 余所社区卫生服务中心为基层医疗机构"治未病"服务工作协作组成员单位。为指导基层医疗机构更好地开展"治未病"服务工作，加强"治未病"服务网络的网底建设，提升基层医疗机构"治未病"服务能力，2011 年 11 月，国家中医药管理局提出研究制定《基层医疗机构"治未病"服务工作指南》（以下简称《指南》）。受国家中医药管理局医政司委托，杭州市拱墅区米市巷街道社区卫生服务中心等单位承担了该《指南》的编写工作，在系统总结基层医疗机构"治未病"服务试点工作与管理经验的基础上，开展了《指南》的编写工作。

《指南》对社区卫生服务中心等基层医疗机构"治未病"服务工作的核心要素进行归纳提炼，力求突出实用性、指导性和可操作性，分为总则、人员配备、科室设置、服务对象、服务内容与方法、组织管理、绩效考核等7个部分。

《指南》旨在指导社区卫生服务中心、乡镇卫生院等基层医疗机构开展"治未病"服务工作，同时可作为中医药管理部门对基层医疗机构开展"治未病"服务工作的评价参考和依据。有条件的社区卫生服务站、村卫生室可参照执行。

本次编写的《指南》（试用稿），为我国基层医疗机构"治未病"服务工作中的首次尝试。请各有关单位在试用过程中及时提出宝贵的意见和建议。我局将在各地实践基础上，不断修改完善《指南》，逐步提高基层医疗机构"治未病"服务工作水平。

一、总则

第一条 基层医疗机构开展"治未病"服务工作应以"治未病"理念为核心，针对不同的服务人群，采用中医"治未病"服务方法和手段进行健康管理和服务，发挥中医药在预防、保健、康复、养生等领域的优势和作用，达到预防疾病、增进健康的目的。

第二条 基层医疗机构"治未病"服务工作应坚持以人为本，以健康为中心，服务群众；坚持中医为体，继承创新，弘扬特色，彰显优势；坚持结合实际，因地制宜，形式多样，注重实效。

二、人员配备

第三条 基层医疗机构按每万服务人口配备0.5~1名"治未病"服务工作人员。"治未病"服务工作人员主要包括中医类别执业医师、临床和公共卫生类别执业医师、护师（士）、中药师、其他经过专业培训的卫生技术人员和管理人员等，至少应配备2名中医类别执业医师，其中1名应具备主治医师以上专业技术职务任职资格。

第四条 基层医疗机构的中医类别执业医师及其他从事中医药服务的执业医师应当每年接受80学时以上的中医预防保健服务知识与技能在岗培训，

掌握中医药基本理论、基础知识和基本技能，熟练掌握"治未病"服务工作常用健康评估方法、干预技术操作、常用的预防调养方案及高危人群中医预防保健服务技术指南等；社区公共卫生医师和护师（士）应当接受中医预防保健服务知识和技能培训；管理人员应接受中医药政策和中医预防保健服务知识培训。

三、科室设置

第五条 基层医疗机构应将"治未病"服务工作与社区卫生服务功能有机结合，通过设立"治未病"科或服务门诊（点）等全面开展"治未病"服务工作。

第六条 基层医疗机构的中医"治未病"服务区域，总面积不少于$25m^2$，至少分为健康状态信息采集与管理区域、健康咨询指导与干预区域等，应设置在相对独立的中医药综合服务区内。有条件的基层医疗机构可设置相对独立的健康状态信息采集与管理、健康状态辨识及风险评估、健康咨询与指导、健康干预等区域。

第七条 基层医疗机构应依据国家中医药管理局印发的《中医预防保健服务提供平台建设基本规范》及《中医诊疗设备评估选型推荐品目》等文件要求配置有关设备：健康状态信息管理设备（如专用计算机、文件柜等）；健康状态辨识及其风险评估设备（如体重仪、身高仪、血压计、心血管检测仪、肺功能仪、骨密度检测仪、心电图、血糖监测仪、舌像仪、脉象仪、体质辨识系统、经络检测设备等）；健康咨询与指导设备（如健康教育宣传栏、影像等演示设备、多媒体教学设备及信息网络系统设备等）；健康干预设备（如针灸、火罐、刮痧板、中医电疗、磁疗、热疗等）。设备配置应与本单位中医预防保健服务功能、医技人员医技水平、开展的业务工作项目及工作量相适应。常规的理化、影像等辅助检查设备可与本单位资源共享。

第八条 基层医疗机构应根据本单位实际情况，在环境形象建设上注重体现中医药特色优势，通过内部装饰、展板布置等形式，传播"治未病"理念，宣传"治未病"知识，介绍"治未病"方法，彰显"治未病"服务的特色和优势，营造良好的中医药文化氛围。

第九条 有条件的基层医疗机构可以建立体质分析数据库及体检资料数

据库，实行"治未病"服务工作信息化管理。

四、服务对象

第十条　社区居民，包括常住居民和流动人口。以妇女、儿童、老年人、慢性病患者和亚健康人群为重点服务人群。

五、服务内容与方法

第十一条　居民健康档案应建立中医药健康管理专项，至少包括体质辨识、饮食偏颇、居住环境、中医习惯用药史等内容。及时将发现的服务对象纳入中医药健康管理，并提供规范的中医药技术服务。

第十二条　按照国家卫生计生委《关于做好 2013 年国家基本公共卫生服务项目工作的通知》和《中医药健康管理服务规范》要求，将中医药健康管理服务纳入基本公共卫生服务范围，开展老年人体质辨识和儿童中医调养服务；根据《国家基本公共卫生服务规范（2011 年版）》要求，开展对孕产妇、高血压和糖尿病患者等人群的中医药健康管理服务。

第十三条　参照国家中医药管理局印发的《中医特色健康保障服务模式服务基本规范》《常见疾病高危人群中医预防保健服务技术指南》及《中医体质分类与判定》标准等要求，结合本地实际，为居民开展体质辨识，制定个性化中医健康调养方案，提供健康干预服务，并开展服务效果评估和总结工作。

第十四条　基层医疗机构应参照中华中医药学会《中医养生保健技术操作规范》等有关要求，积极应用针刺、艾灸、推拿、拔罐、穴位敷贴、药浴、熏蒸、刮痧、药膳、音疗、光疗、电疗等中医"治未病"技术，并按照国家中医药管理局《关于加强对医疗机构膏方推广应用管理的通知》和《关于加强对冬病夏治穴位贴敷技术应用管理的通知》要求，加强对膏方、穴位贴敷等中医技术的规范使用和管理。

第十五条　采取多种形式开展中医药养生保健科普宣传活动，传播中医养生、慢病调养和健康生活方式，促进中医养生保健"进社区、进农村、进学校、进家庭"，向居民推广起居调养、药膳食疗、情志调节、四时养生、经络腧穴按摩保健和五禽戏、八段锦、太极拳及气功导引等自我保健方法。

第十六条 针对季节性易感疾病、传染性疾病的易感人群，开展中医药健康教育，并采取中医药干预措施。

六、组织管理

第十七条 各级中医药管理部门应加强对区域内基层医疗机构"治未病"服务工作的指导和管理，及时总结工作经验并推广，逐步提高区域内基层中医"治未病"服务水平。

第十八条 基层医疗机构应成立"治未病"服务工作小组，由中心主任（或院长）任组长，中医科及相关职能科室有关人员任成员，全面落实"治未病"服务工作。基层医疗机构应制定本单位"治未病"服务相关规章制度，确保"治未病"服务工作规范、有序开展。

第十九条 基层医疗机构应在卫生行政部门的领导下，积极加强与当地中医医院、妇幼保健院、疾病预防控制中心的合作，接受其技术指导与帮扶。

七、绩效考核

第二十条 基层医疗机构应建立以"治未病"服务工作量和服务质量为主的综合绩效考核制度，对"治未病"服务科室的建设、服务内容、服务效果、居民接受度及满意度进行绩效评价。

第二十一条 建立"治未病"服务效果评估指标体系，评估指标应包括：①知晓率：居民中医预防保健常识知晓率不低于90%，对基层医疗机构"治未病"服务内容知晓率不低于90%；基层医疗机构中医药人员对中医预防保健相关政策知晓率不低于85%。②服务对象对中医预防保健服务的依从性、接受率和满意率。③覆盖率：老年人体质辨识、儿童中医调养服务目标人群覆盖率30%；居民健康体检体质辨识覆盖率达到40%以上。④管理率：高血压患者中医药健康管理率达到35%以上；糖尿病患者中医药健康管理率达到20%以上。

国家中医药管理局办公室

2013 年 11 月 13 日

国家中医"治未病"重点专科建设要求（2014版）

国中医药办医政发〔2014〕1号

一、总则

第一条 为加强国家中医"治未病"重点专科培育项目（以下简称"专科"）建设管理，充分发挥中医药特色优势，规范服务行为，提升服务质量，提高服务效果，增强专科可持续发展能力，制定本要求。

第二条 本要求旨在指导专科开展建设与管理工作，并作为专科"十二五"中期评估和终末评审验收的依据。

第三条 专科建设应符合《中医医院"治未病"科建设与管理指南（修订版）》的要求，并结合本要求进行建设和改进。

二、基本条件

第四条 专科科室名称符合《中医医院"治未病"科建设与管理指南（修订版）》的有关规定。

第五条 按照《中医医院"治未病"科建设与管理指南（修订版）》有关要求，进行专科的基本条件建设。

第六条 按照《中医医院中医药文化建设指南》（国中医药发〔2009〕23号）、《中医医院临床科室环境形象建设范例》和《中医医院"治未病"科建设与管理指南（修订版）》的有关要求，结合本专科特点开展中医药文化建设。

三、人才队伍

第七条 专科专职医护人员≥8人，中医类医护人员比例≥70%；具有副高级以上专业技术职务任职资格的中医执业医师占科室医师比例≥30%；具有中医专业硕士研究生以上学历人员占科室医师比例≥30%。

第八条 专科负责人应具备从事中医专业10年以上工作经历，同时具有副高级以上专业技术职务任职资格，具备指导健康状态管理和"治未病"服务人群干预方案的制定、实施和效果总结的能力。

第九条 学术带头人应从事中医工作 20 年以上，同时具有正高级专业技术职务任职资格，在"治未病"专业领域有一定学术地位，具备组织研究确定本科室学术发展方向和科研创新工作的能力。

第十条 学术继承人应从事中医工作 8 年以上，同时具有中级专业技术职务任职资格 5 年以上，具备全面继承本专科学术带头人的学术思想和"治未病"服务理论和技术方法的能力。

第十一条 技术骨干应从事中医工作 5 年以上，同时具有中级以上专业技术职务任职资格，熟练掌握应用中医健康状态辨识、中医健康咨询指导和中医特色技术干预服务。

四、服务水平和能力

第十二条 开展中医健康管理全程服务，为服务对象提供高水平、个性化、快捷方便的体检服务，制订包括个性化养生食谱、起居调养、情志调节、保健功法、经穴按摩方法等在内的健康调养方案，提供针灸、推拿、膏方、拔罐、穴位敷贴、药浴等个性化健康干预措施。

第十三条 积极应用国家中医药管理局制订的常见病多发病高危人群和偏颇体质人群中医预防保健服务技术指南，组织制订符合本地实际情况的常见病多发病高危人群和偏颇体质人群中医预防保健服务技术指南，并根据医院实际情况在应用过程中不断优化完善。

第十四条 对"治未病"服务人群进行随访追踪，并对常见病多发病高危人群和偏颇体质人群中医预防保健服务技术指南的应用进行效果总结分析，按时完成总结分析报告。

第十五条 根据《中医医疗技术手册（2013 普及版）》（国中医药医政医管便函〔2013〕81 号）的技术目录，积极应用中医药特色干预技术和方法。专科特色"治未病"服务技术项目≥8 种。

第十六条 上级医师能够正确指导下级医师开展中医"治未病"服务，不断提高中医"治未病"服务质量和水平。

第十七条 护理人员应熟悉健康管理和中医预防保健基本知识，掌握并实施中医预防保健服务技术指南和健康调养方案中的中医护理技术。

第十八条 开展中医预防保健服务信息化建设，为群众提供体质辨识自测系统，建立体质分析数据库及体检资料数据库，实行中医预防保健服务信息化管理。

第十九条 利用医院网站设立中医药养生保健专栏、健康讲座、编制实用性中医科普养生资料等形式，积极面向公众开展健康教育指导，传播中医养生保健的理念，宣传中医药养生保健知识。

第二十条 专科服务量高于本区域中医类三级医院同专科平均水平，并逐年提高。

第二十一条 专科建设周期内为辖区内其他中医预防保健服务提供机构提供技术指导和示范，并取得一定成效，带动区域整体中医预防保健服务水平的提升。

五、科研教学

第二十二条 专科建设周期内围绕提高"治未病"服务效果开展干预研究，承担或参与的省部级以上科研课题≥2项，积极推动成果转化，研发相关服务产品≥1项。

第二十三条 专科建设周期内每年度应有以中医"治未病"为主题的学术论文在国内核心期刊或国际刊物上发表，或出版专著。

第二十四条 承担相关教学及培训工作；继续教育达到规定的要求；每年举办省级以上以中医治未病为主要内容的中医药继续教育项目专题培训班。

第二十五条 专科建设周期内每年派出和接收一定数量的进修或培训人员，进修培训内容应与"治未病"服务相关。

六、组织管理

第二十六条 医院制定以提高中医预防保健服务效果、发挥中医药特色优势为总体目标的专科建设年度工作计划和具体措施。

第二十七条 医院制定专科人才队伍建设规划和计划，有重点专科学术带头人、学术继承人选拔与激励机制，并认真组织实施。

第二十八条 完成重点专科协作组的各项工作任务，充分利用专科视频网络平台开展各项工作。

第二十九条 各级中医药管理部门和专科所在医院应给予专科经费投入，专款专用。

国家中医药管理局办公室

2014 年 2 月 20 日

中医医院治未病科建设与管理指南（修订版）

国中医药医政发〔2014〕3 号

一、总则

第一条 为加强中医医院治未病科规范化建设和科学管理，提高治未病服务水平和能力，根据《国家中医药管理局关于积极发展中医预防保健服务的实施意见》《中医预防保健服务提供平台建设基本规范（试行）》和《中医医院治未病科建设与管理指南（试行）》等有关文件，在系统总结中医医院治未病科建设与管理经验的基础上，立足现阶段治未病科室建设现状，制定本指南。

第二条 本指南适用于二级以上中医医院治未病科的建设和管理，可作为各级中医药管理部门制定中医医院治未病科工作评价指标的依据。

第三条 治未病科是以治未病理念为核心，针对个体人健康状态，运用中医药养生保健技术和方法，结合现代健康管理手段和方法，系统维护和提升个体人整体功能状态，管理个体人健康状态风险，实现"不得病，少得病，晚得病，不复发"的健康目标，达到预防疾病、健康长寿目的的科室，在现阶段以"未病先防、瘥后防复"作为主要功能定位。

第四条 治未病科的服务特点以人的健康状态的辨识、评估和干预为主，而非着眼于疾病治疗；突出非药物方法的运用，注重整体调节，求得整体效果；重视连续、动态、全程的管理，并充分发挥服务对象的参与意识与能力，求得长远效果。

第五条 各级中医药管理部门应加强对中医医院"治未病"科的指导和管理。中医医院应加强对治未病科的规范化建设与管理，提供与其医院规模、科室功能相适应的场所、设备设施、技术力量和资金投入等，以保证治未病服务工作的有效开展，提高治未病服务质量。

二、科室名称

第六条　原则上以"治未病科"（"治未病中心"）作为科室名称。由于历史沿革产生的"中医预防保健科"命名可保留；因整合健康管理资源产生的"健康管理中心（治未病）"等命名可采用。不得以"国医堂""名医工作室""保健中心""体检部""预防保健科"等或同类含义文字的名称作为本科科室名称。

不同的科室名称涵盖的服务内容应有所不同：

治未病科——提供健康信息采集与数据管理、中医健康状态辨识评估、健康咨询、中医调养等治未病相关服务。

健康管理中心（治未病）——整合体检部门（提供中西医健康评估），除提供治未病服务外兼具健康管理职能，开展健康宣教，实现随访管理等。

中医预防保健科——体现中医治未病服务内涵的同时，兼顾计划免疫、职工保健、妇女儿童保健等综合医院或基层医疗机构预防保健科相关职能。

三、服务对象

第七条　治未病科的服务对象主要有以下五类：

一是中医体质偏颇人群：根据 2009 年中华中医药学会颁布的《中医体质分类与判定》标准，健康体检人群中体质辨识结果符合气虚质、阳虚质、阴虚质、痰湿质、湿热质、气郁质、血瘀质或特禀质等偏颇体质者。

二是亚健康人群：处于亚健康状态者，表现为一定时间内的活力降低、功能和适应能力减退的症状，但不符合现代西医学有关疾病的临床或亚临床诊断标准。亚健康状态涉及的范围主要有以下两方面：①机体或精神、心理上的不适感或表现，如疲劳、虚弱、情绪改变，或易感冒、胃肠功能失调、睡眠质量下降等；②与年龄不相符的组织结构或生理功能的表现，如记忆力减退、性生活质量下降等。

三是病前状态人群：病前状态是指具备与具体疾病相关的风险因素，或出现理化指标异常，但未达到相关疾病的诊断标准，容易向疾病状态转归的一种疾病前持续状态。常见病前状态有高尿酸血症、糖调节异常、血脂异常、临界高血压、肥胖、颈肩腰腿痛、代谢综合征、更年期、经前综合征等。

四是慢性疾病需实施健康管理的人群：指已达到相关疾病的诊断标准，处于疾病稳定期，愿意接受中医健康管理，通过生活方式改变与自我保健，可以提高生活质量、促进疾病向愈的人群。

五是其他关注健康的特殊人群：如育龄妇女（孕前调理）、男性（育前保健）、老年人（延年益寿）等。

四、科室构架与管理模式

第八条 治未病科应为中医医院兼具管理与临床职能的一级科室，由院领导直接管理，设立专职的科室负责人，可涵盖或设置体检（提供中西医健康评估）、健康咨询指导、中医调养、随访管理及健康宣教等部门。

不得把针灸科、推拿科、康复科、理疗科等临床科室及国医堂、名中医工作室等纳入治未病科范畴。

第九条 治未病科可具有以下管理职能：

一是统筹并整合资源，构建"治未病"服务链。充分利用医院现有资源，实现健康评估、干预、追踪管理等一条龙服务。相关科室独立存在，但可纳入"治未病"服务链，或为"治未病"服务提供技术支撑。

二是协调各相关专科介入疾病病前管理。协助各专科选择合适的优势病种，推进疾病管理，并前移到病前状态管理。

三是基层辐射。通过为社区卫生服务中心等基层医疗机构培养治未病人才、支持开展治未病相关业务，延伸拓展中医"治未病"服务，提高基层"治未病"服务水平。

五、科室区域划分

第十条 应设置健康状态信息采集与辨识评估区域、健康咨询与指导区域、健康干预区域、健康宣教区等辅助区域，各区域布局合理，工作流程便捷，保护服务对象隐私。区域设置只需体现相关功能即可，不要求对各区域对应挂牌命名。

健康状态信息采集与辨识评估区域（如体检区或体质辨识区域）主要用

于采集和录入服务对象的健康状态信息，分析健康状态信息并进行状态辨识及其风险评估。健康检查/体检区域应当满足设备与功能需要，也可整合本单位的其他相关资源。健康信息采集与健康状态评估应涵盖中、西医学指标，从躯体到心理，体现局部与整体结合、主观与客观结合、宏观与微观结合、功能与结构结合的特征，从而实现多维、综合、连续性、个性化的评估。

健康咨询与指导区域（如健康调养咨询门诊）主要用于根据服务对象的健康状态辨识及其风险评估结果，制定健康干预方案，指导服务对象进行健康干预，接受服务对象的健康咨询，为服务对象量身打造一整套个性化的调养方案，包括膳食食疗、起居调养、情志调节、养生功法、保健技术等。健康咨询与指导区域应当相对独立，若因条件限制，也可与健康状态辨识及其风险评估区域合用，但区域面积应当满足开展业务工作的需要。

健康干预区域（如特色疗法干预区）主要用于根据健康干预方案为服务对象提供各种中医特色的健康干预服务，如针刺、灸法、拔罐、推拿、药浴、刮痧、膏方、贴敷、放血等。健康干预区域应当相对独立，区域面积应当满足开展业务工作的需要。各种干预方法的服务区域应当相互隔开，能有效保护服务对象的隐私。

健康宣教等辅助区域主要用于服务对象的等候休息，开展健康宣教等，包括影像播放、宣传手册及宣传栏等设施，使服务对象更深入地了解治未病相关知识，开展服务管理等。区域面积应当满足开展业务工作的需要。

第十一条 有条件的单位可增加健康管理区，完善健康追踪与管理功能。基层单位如社区卫生服务机构等，在满足上述服务功能要求及开展业务工作需要的前提下，相关服务区域可以整合，但至少应分为健康状态信息采集与管理、健康咨询指导与干预两个区域。

六、服务项目与技术

第十二条 "治未病"服务项目主要包含以下几类：

一是健康状态辨识及评估项目：中医体质辨识，中医经络、脏腑功能、血气状态评估等。

二是健康调养咨询服务：开具健康处方、养生功法示范指导、中药调养咨询指导等。

三是中医特色干预技术：包括针刺、灸法、拔罐、推拿、穴位贴敷、埋线、药浴、熏洗（蒸）、刮痧、砭石、音疗，以及热疗、电疗等其他理疗技术。

四是产品类：如膏方、养生调养茶饮等。

此外，健康档案建立、慢性病健康管理、健康信息管理，以及管理效果评价等也可纳入治未病服务项目。

治未病科开展的服务项目应当不少于5项。

第十三条 治未病科应按照相关要求，规范应用相关中医技术，建立有关工作制度、服务规范和技术操作规范。

第十四条 治未病科应结合本科室实际，制定本科室主攻方向或常见健康状态的高危人群中医预防保健服务技术指南，定期对指南的实施情况和效果进行分析评价，不断优化指南，提高中医治未病服务水平。

第十五条 治未病科应根据专科发展方向和建设规划，注重引进吸收新的健康信息采集、评估、干预技术，并以干预效果为核心，在技术方法、干预手段、设备研发等方面积极探索，大胆创新。

七、设备配置

第十六条 根据《中医预防保健服务提供平台建设基本规范》《中医诊疗设备评估选型推荐品目》配置有关设备：

一是健康状态信息管理设备。如办公桌、办公椅、计算机、打印机、电话、专用文件柜等。

二是健康状态辨识及其风险评估设备。如中医体质辨识系统、舌象仪、脉象仪、经络检测设备、体重仪、身高仪、血压计、心血管检测仪、肺功能仪、骨密度检测仪、心电图、血糖监测仪等常规体检、理化、影像设备。

三是健康咨询与指导设备。如健康教育宣传栏、影像等演示设备、多媒体教学设备及信息网络系统设备等。

四是健康干预设备及器具。如针具、灸具、罐具、刮痧板、砭石，及中医电疗、磁疗、热疗设备等。

第十七条 设备配置应与医疗卫生机构中医"治未病"服务功能、医技人员医技水平、开展的服务项目及工作量相适应。常规的理化、影像等辅助检查设备可与本单位资源共享。

八、人员队伍

第十八条　治未病科人员包括中医执业医师、医技人员、中药师、护理人员、管理人员等。专职医护人员二级中医医院应当不少于 5 人，三级中医医院应当不少于 6 人，中医类医护人员比例不低于 70%。医技人员和中药师可整合本单位的其他相关资源。

第十九条　治未病科高级、中级、初级专业技术职务任职资格的人员比例应合理，年龄及学历构成基本均衡，具有支撑科室可持续发展的人才梯队。二级中医医院治未病科应当有一名具备副高级以上专业技术职务任职资格的中医执业医师；三级中医医院副高级以上专业技术职务任职资格的中医执业医师占科室医师比例不低于 20%。二级中医医院治未病科应当有中医专业本科及以上学历人员；三级中医医院治未病科中医专业硕士以上学历人员占科室医师比例不低于 20%。

第二十条　治未病科医师应接受"治未病"服务的专业培训，掌握中医治未病的基本理论、基础知识和基本技能，熟练掌握治未病科常用健康评估技术、干预技术操作，以及常用的预防调养方案或常见健康状态的高危人群中医预防保健服务技术指南等，积累一定的健康评估及干预经验，如健康状态调养经验（包括药养食养和非药物疗法等）及健康宣教经验等。

治未病科副高级以上专业技术职务任职资格中医医师还应具备较高的健康评估、健康咨询与指导、健康干预的能力，并能指导下级医师开展"治未病"服务工作。

第二十一条　中医医院治未病科负责人应由从事中医专业工作的中医类别执业医师、并具有一定行政管理能力者担任。二级中医医院治未病科主任应具备从事中医专业学习和工作 10 年以上经历，同时具有中级以上专业技术职务任职资格；三级中医医院治未病科主任应具备从事中医专业 10 年以上工作经历，同时具有副高级以上专业技术职务任职资格。

第二十二条　执业医师人数在 10 人以上的三级中医医院治未病科和有条件的二级中医医院治未病科，可建立学术带头人制度。

学术带头人应从事中医工作 20 年以上，具备正高级专业技术职务任职资格，在治未病专业领域有一定学术地位。学术带头人负责组织研究确定本科室学术发展方向，指导本科室的科研创新工作，指导重点项目的制定与实施。

第二十三条 中医医院治未病科护理人员应接受"治未病"服务的专门培训，熟悉健康管理和中医预防保健基本知识，掌握治未病科常用中医护理技术，能为患者提供具有中医药特色的护理服务。

第二十四条 在治未病科室初期建设阶段，医院应给与扶持，保证人员收入；在治未病科发展阶段，医院应建立激励机制，促进其进一步发展，人员收入不低于医院平均水平。同时尽可能从医院层面为治未病科室从业人员提供可预期的职业发展前景，以保证人员的积极性与稳定性。

九、文化宣传

第二十五条 中医医院应根据本单位和治未病科的实际情况，在环境形象建设上注重体现中医药文化特点，在治未病科、医院广场及有关区域加强中医治未病理念和中医药养生保健知识的宣传，介绍中医药养生保健的方法及专家特长，彰显中医药养生保健服务的特色和优势。

第二十六条 中医医院网站应设立内容规范的中医药养生保健专栏（专题），以健康讲座、疾病预防保健沙龙等形式加强门诊及住院患者养生保健健康宣教。组建专家团队和中医健康讲师团进社区、进单位、进校园，开展中医药健康巡回宣讲。编制实用性的中医科普养生资料，传播治未病理念和养生保健方法，营造良好的中医药"治未病"健康文化氛围。

十、附则

第二十七条 中西医结合医院治未病科、综合医院及妇幼保健机构以预防保健为特色的中医科室按照本指南进行建设和管理。

第二十八条 中医专科医院、民族医医院治未病科参照本指南进行建设和管理。

第二十九条 本指南自发布之日起施行，2012年12月发布的《中医医院"治未病"科建设与管理指南（试行)》停止使用。

国家中医药管理局办公室

2014 年 2 月 20 日

实施"治未病"健康工程 2009 年工作计划

国中医药办发〔2009〕23 号

一、工作重点

（一）按照中医特色健康保障－服务模式（KY3H 模式）服务基本规范要求，加快中医预防保健服务（"治未病"服务）提供平台建设，初步构建覆盖全国主要城市的"治未病"服务提供体系。

（二）加强科学技术研究，加快科技成果转化，初步形成"治未病"服务技术（产品）体系。

（三）加快中医特色健康保障－服务模式的服务人才队伍建设，完善运行机制，加快系列标准和规范的研究制定，加强研讨交流与传播推广，初步建立"治未病"服务支持体系。

（四）加强"治未病"服务科技成果的推广应用，满足人民群众多层次、多元化的健康需求。

（五）组织开展"治未病"服务效果评估的研究，建立完善评价指标体系，年内完成一定数量样本的服务效果阶段性评价，完善中医特色健康保障－服务模式。

二、服务提供体系的建设与运行

（一）扩大试点单位和范围

1. 增加数量

国家中医药管理局进一步增加"治未病"预防保健服务试点单位，年内实现基本覆盖全部省份。有条件的省（区、市）可以根据当地实际，确定省级试点单位，并报国家中医药管理局"治未病"工作领导小组办公室（以下简称"领导小组办公室"）。

2. 扩大范围

由中医医院逐步扩大到综合医院、专科医院、社区卫生服务机构，以及中医预防保健服务专门机构。

3. 推进区域性试点

在上海市、广东省作为全国实施"治未病"健康工程试点地区基础上，再选择 2~3 个省份（或地市）列入试点范围。

（二）规范试点单位内涵建设

1. 规范服务提供平台建设

各试点单位统一按照《中医预防保健服务提供平台建设基本规范（试行）》，开展服务提供平台的规范化建设，其中试点医院（包括中医医院、综合医院、专科医院等）设立组织结构和功能定位相对独立、业务工作与医疗服务科室有机联系的"治未病"中心，试点社区卫生服务机构设立"治未病"服务点，全面开展"治未病"服务，为中医特色健康保障－服务模式的服务提供体系建设发挥示范作用。

2. 规范服务提供的内容

按照中医特色健康保障－服务模式的服务基本规范要求，规范服务流程，为服务对象提供中医特色突出、结构化设计的"治未病"服务内容（KY3H－48Mn），真正做到以"治未病"为核心理念，以人为本，管理个体人健康状态风险。同时，为"治未病"服务技术（产品）的研发积累经验，奠定基础。

（三）组建"中华'治未病'服务网"

"中华'治未病'服务网"是"治未病"健康工程服务提供体系建设的形态和载体。

1. 主要功能

宣传、推广中医特色健康保障－服务模式，并提供相应服务。

2. 组织构架

由中国中医药科技开发交流中心（以下简称"交流中心"）会同昆仑—炎黄公司等有关机构，设立非法人性质的"中华 KY3H'治未病'中心"，作为"中华'治未病'服务网"服务提供总平台，并以国家中医药管理局确定的"治未病"预防保健服务试点单位（以下简称"试点单位"）为主要结点，联合医疗卫生机构、功能社区及其他企事业机构，按照《中医预防保健服务提供平台建设基本规范》，组织设立 KY3H"治未病"中心、分中心、服务站，联同各组成机构在其网站统一开设的《"治未病"健康工程》专栏（包括网站）中设置的有关专题，初步形成"中华'治未病'服务网"，构建"治未病"服务提供体系的框架。

3. 运行方式

作为"中华'治未病'服务网"的载体，"中华 KY3H'治未病'中心"及其分支机构、分中心、服务站，按照"中华'治未病'服务网"运行规范，运用政府机构引导、企事业机构主导、社会团体参与、公益与市场并举的机制，统一部署、整体运行，分级管理、独立运营，相互依托、共同发展。

4. 组织管理

由交流中心会同昆仑—炎黄公司等有关机构，研究制定"中华'治未病'服务网"建设计划及其运行规范，报请国家中医药管理局"治未病"工作领导小组（以下简称"领导小组"）批准后组织实施，并全面负责"中华'治未病'服务网"的整体运行。在"中华'治未病'服务网"的运行中，加强服务质量管理，建立服务质量控制（监测）制度，及时组织分析相关数据，形成报告报送领导小组办公室。

三、服务技术（产品）体系的建立与完善

（一）实施科研专项计划

1. 制定计划

国家中医药管理局组织制定"治未病"科研规划纲要及年度科研专项计划。

省级中医药管理部门及试点单位按照"治未病"科研规划纲要和"治未病"服务技术（产品）体系建设总体要求，根据"治未病"服务现实需求，结合当地及本单位实际，开展有关"治未病"的科学研究，其中试点省（市）的中医药管理部门应当设立"治未病"科研专项。省级中医药管理部门及试点单位自主开展的研究计划，报国家中医药管理局科技司。

2. 实施项目

领导小组统一部署，有关省级中医药管理部门协助管理，试点单位和国家中医临床研究基地、重点研究室等为骨干，协同有关机构，继续组织实施国家科技支撑计划、973 计划、行业专项等相关课题，再重点部署一批培育性、基础性、集成性项目。

（二）组建"中华'治未病'研究院"

"中华'治未病'研究院"是由产、学、研、金相结合，实体研究和虚拟网络研究相结合的非法人联合体，是"治未病"健康工程服务技术（产品）体系建设的载体，是"治未病"服务技术（产品）的研发网络。

1. 主要功能

专业从事"治未病"理论和应用研究，健康保障和服务模式研究；开展有关服务技术（产品）研发、规范制定、成果推广、学术交流等工作。

2. 组织构架

由交流中心会同昆仑—炎黄公司等有关机构，在"十一五"国家支撑计划、行业专项等相关课题承担、参与单位的基础上，以试点单位和国家中医临床研究基地、重点研究室等为骨干，联合科学研究、医疗卫生、高等院校、文化、保险等有关企事业机构，建立布局合理、分工协作、功能完善、能力较强的研发单元，组建"中华'治未病'研究院"，初步构建"治未病"服务技术（产品）的研发体系。

3. 运行方式

作为"治未病"健康工程服务技术（产品）体系建设的载体，"中华'治未病'研究院"各组成单位、机构之间，以项目为纽带、课题为结点，按照"中华'治未病'研究院"运行规范，运用政府部门引导、企事业机构主导、社会团体参与、公益与市场并举的机制，并利用现代信息技术和网络技术，统一部署、统一管理，分工合作、整体运行、集成创新。

4. 组织管理

由交流中心会同昆仑—炎黄公司等有关机构，研究制定"中华'治未病'研究院"建设计划及其运行规范，报请领导小组批准后，组织实施"中华'治未病'研究院"的组建，并负责整体运行。

（三）推广科技成果

国家中医药管理局科技司加强对"治未病"现有科技成果和适宜技术的筛选，及时组织专家对在研项目取得的阶段成果进行论证。经筛选和论证的研究成果、适宜技术，通过"论坛"与"讲坛"，以及国家中医药管理局和省级中医药管理部门的科技成果推广计划、继续教育计划、"治未病"服务专业技术人员培训、相关技术讲座等，及时组织推广，使科技成果不断为"治未病"服务提供支撑。

四、服务人才培养与队伍建设

(一) 管理人员与业务骨干培训

由领导小组办公室组织，交流中心会同有关机构具体负责，研究制定"治未病"服务培训方案及工作计划，并通过培训总结，完善规范化的培训计划，形成培训教材。特别要认真总结"治未病"服务技术业务骨干的培训，开展设立"治未病"服务专业技术职务系列的研究。

1. 举办若干期"治未病"管理培训班，培训对象以试点单位和地区及"治未病"健康工程实施参与单位等的管理人员为主。培训内容主要包括："治未病"的理念及其内涵，发展中医预防保健服务的意义，"治未病"健康工程实施方案及其 2009 年工作计划、重点工作方案，中医特色健康保障－服务模式的主要内涵、特点与应用，有关建设规范、运行规范、服务规范等。

2. 举办若干期"治未病"服务技术业务骨干培训班，培训对象以试点单位及开展"治未病"服务机构的业务骨干为主。培训内容主要包括："治未病"的理念及其内涵，发展中医预防保健服务的意义，"治未病"健康工程实施方案及其 2009 年工作计划、重点工作方案，中医特色健康保障－服务模式的主要内涵、特点和应用，有关建设规范、运行规范、服务规范，"治未病"服务效果评价方法及其指标体系，"治未病"服务质量监测，健康管理等。

(二) 试点单位内的岗位培训

1. 各试点单位开展"治未病"服务专业医务人员的全员岗位培训，培训的重点是"治未病"的理念及其内涵，实施"治未病"健康工程的主要内涵，中医特色健康保障－服务模式的主要内涵、特点和应用，有关建设规范、运行规范、服务规范，"治未病"服务效果评价方法及其指标体系，"治未病"服务质量控制，健康管理等。

2. 各试点单位开展全员培训，使全体医务人员全面了解发展中医预防保健服务的重要意义，"治未病"健康工程的主要内涵，中医特色健康保障－服务模式的基本内涵、主要特点及其先进性。

(三) 职业技能人员队伍建设

1. 开展职业技能鉴定、人员准入试点。以设立中医预防保健服务新型职业系列、建立准入制度为目标，由国家中医药管理局医政司协调，国家中医药管理局中医师资格认证中心（职业技能鉴定指导中心，以下简称"认证中心"）具体负责，研究提出开展中医预防保健服务职业技能鉴定、建立人员准入制度的试点工作实施方案，经领导小组批准后组织实施。

2. 推进职业技能培训。由认证中心会同有关机构，组织开展中医预防保健服务职业技能培训。鼓励现有中等中医药院校发展中医预防保健服务职业技能型人才培养，研究制定中医预防保健服务职业技能型人才培养的教学大纲、相关专业设置基本要求，做好教材编写。

（四）培训基地建设

1. 依托高等院校及试点单位中高等中医药院校附属医院等，引导和促进相关资源的整合，建立"治未病"综合培训基地。依托试点单位特别是三级中医医院，建立"治未病"服务实践培训基地。

2. 交流中心、认证中心会同有关机构，研究制定"治未病"服务培训基地建设方案及其运行规范，经领导小组办公室批准后实施，并在试点的基础上逐步发展培训基地。

五、研讨交流与传播推广

（一）举办第二届、筹备第三届"治未病"高峰论坛

第二届"论坛"以"治未病——把握健康"为主题，由国家中医药管理局主办，交流中心、昆仑—炎黄公司承办，中华中医药学会、中华医学会健康管理学分会协办。已于 2009 年 1 月中旬在北京举办。

第三届"论坛"的筹备工作，由"治未病"高峰论坛组委会秘书处负责，根据领导小组审定的"论坛"总体方案，拟订筹备工作方案，报请"治未病"高峰论坛组委会领导批准后，组织实施。

（二）继续举办"治未病"高峰论坛系列专题讲坛

在 2008 年连续举办三期四场的基础上，2009 年 5 ~ 12 月将连续举办九期"讲坛"。

"讲坛"由国家中医药管理局会同有关省（区、市）中医药管理部门等主办；交流中心、昆仑—炎黄公司和中华中医药学会、中华医学会健康管理分会，分别作为每期"讲坛"的固定承办、协办单位；结合每期专题，增加相关医疗卫生服务机构及有关企事业单位、社会团体、传媒机构等作为承办、协办、支持单位。

各期"讲坛"的实施方案，由"治未病"高峰论坛组委会秘书处根据领导小组审定的"讲坛"总体方案拟订，报请"治未病"高峰论坛组委会领导批准后组织实施。

（三）丰富传播形式，创制传播产品

1. 体验展示

在各期"讲坛"的现场，由"治未病"高峰论坛组委会组织开展中医特色健康保障－服务模式的展示体验活动。

各试点单位和地区按照国家中医药管理局的统一部署，切实做好为期一年的中医特色健康保障－服务模式体验活动。

2. 巡回宣讲

充分发挥各期"讲坛"的后续效应，在"治未病"高峰论坛组委会的统一协调下，由各期"讲坛"的主要承办单位会同其他机构，深入社区、企事业单位等，开展巡回宣讲。

3. 媒体宣传

国家中医药管理局政府网站及参与"治未病"健康工程实施的各有关单位、机构的网站，设立形式统一、内容规范的"治未病"健康工程专栏（专题），宣传的内容，由交流中心报请领导小组办公室同意后统一提供；推广和服务的内容，一方面由交流中心报请领导小组办公室同意后统一提供，另一方面由各有关单位、机构，经交流中心审核并报请领导小组办公室同意后统一提供，或在本单位、机构的网站发布。

《中国中医药报》等中医药专业报刊，开设实施"治未病"健康工程专栏。借助各种活动，积极组织大众媒体开展"治未病"健康工程的宣传。

4. 产品创制

领导小组办公室组织，交流中心会同昆仑—炎黄公司、中华中医药学会等有关机构负责，总结试点经验和研究成果，以中医特色健康保障－服务模式的主要内涵为主题，组织专家编撰出版有关书刊等。

中医药管理部门、试点单位及中医药学术团体、有关专家，加强与电视、网络、广播、报刊等媒体及相关机构、单位的合作，根据大众传播、群体传播、组织传播等不同形式要求，积极创制"治未病"健康文化的传播产品。

国家中医药管理局办公室

2009 年 7 月 9 日

区域"治未病"预防保健服务试点工作方案

国中医药医政发〔2012〕9 号

为深入开展"治未病"预防保健服务工作，探索区域开展中医预防保健服务工作的方法、途径、机制和模式，积极推进区域中医预防保健服务体系建设，制定本方案。

一、指导思想

坚持以人为本，以健康为中心，突出中医药特色，发挥中医药优势，把满足人民群众对中医预防保健服务的需求作为工作出发点和基准点，坚持高起点、规范化、高质量的原则，加快构建区域性中医预防保健服务体系，为提高全民健康水平服务。

二、工作目标

自 2011 年下半年起，在全国范围内选择部分市辖区和个别县（区），开展区域"治未病"预防保健服务试点工作，逐步建成一批比较成熟的"治未病"预防保健服务试点区。

三、基本条件

（一）具有较好的开展中医预防保健服务的群众基础和工作基础，开展了区域中医预防保健服务工作的初步探索；

（二）政府重视中医预防保健服务工作，在政策、经费等方面能够给予支持；

（三）积极将中医预防保健服务工作与基本公共卫生服务工作有机结合，在基本公共卫生服务体系中充分发挥中医预防保健的优势和作用。

区域试点工作主要在各省（区、市）市辖区范围内开展，个别具备条件的县（市）也可纳入。

四、组织领导

试点区应成立包括中医药、卫生、工商、财政、社保和物价等部门成员在内的区域中医预防保健服务试点工作领导小组，对试点工作进行总体部署、统筹协调、组织管理和监督指导，制定扶持政策，推动资源整合，制定运行规则，规范市场行为，充分发挥政府在区域中医预防保健服务工作中的引导作用。

五、主要内容

（一）健全服务网络

试点区应按照区域内中医预防保健服务的客观需求统筹规划各类中医预防保健服务，加强资源配置，在原有中医预防保健服务试点单位的基础上，形成由区域内各级各类机构（中医院、综合性医院、社区卫生服务中心、乡镇卫生院、妇幼保健医院、疾病预防控制中心、社会独立养生保健机构等）组成的功能完善、特色互补、覆盖全区、辐射周边的区域性中医预防保健服务网络。

（二）完善服务平台

参与区域中医预防保健服务试点工作的医疗卫生机构，应按照《中医预防保健服务提供平台建设基本规范》，做好整体规划，加强基础设施条件建设，完善区域设置和相关设备设施的配备，强化专业技术队伍建设，规范开展中医预防保健服务，充分体现中医特色，全面反映个性化、系统、全程服务，切实保证服务质量。

（三）加快人才培养

加快中医药预防保健人才队伍建设，着重三类人才的培养。一是中医药素养深厚、具有丰富的临床实践经验、掌握中医预防保健知识和技能的医师队伍；二是具备中医预防保健康复基本知识、掌握中医特色技术方法的中医预防保健服务职业技能人员；三是中医健康文化传播、健康管理、健康保险等方面的专业人才。

（四）完善管理政策

针对目前存在的影响"治未病"工作开展的相关管理问题，如：服务收费项目设立及收费标准、"治未病"服务的报销政策或纳入基本公共卫生服务、医疗和保健技术的界定及运用范围、"治未病"从业人员执业管理、"治未病"预防保健机构定性及社会机构的监管准入等方面的管理问题，加强与有关部门的协调，开展政策研究。

（五）开展效果评价

结合中医预防保健服务的特点和优势，建立相对科学、合理的中医预防保健服务评价方法，评估中医预防保健服务工作的成效。确定的评价指标应简洁实用，主观指标和客观指标相结合，评价方法要体现科学性和普适性，有较强的可行性和针对性。

六、工作步骤

（一）制定实施方案

试点区域结合当地实际制定区域"治未病"预防保健服务试点实施方案，试点实施方案应思路清晰，目标明确，重点突出，可操作性强，经省级中医药管理部门审核后报国家中医药管理局医政司组织专家审定。

（二）确定试点区域

根据专家审定意见，选择确定试点区域，并由国家中医药管理局发文通知各有关省级中医药管理部门和各试点区域。

（三）开展试点工作

试点区域根据试点实施方案开展试点工作。国家中医药管理局根据试点进展情况，通过不定期召开试点工作座谈会、实地调研等方式，及时发现和研究解决试点中存在的问题，推进试点工作的开展。

（四）总结试点工作

定期对试点工作进行总结，根据具体情况确定是否扩大试点或者在全国推广。

国家中医药管理局办公室

2012 年 1 月 16 日

基层"治未病"服务指南（试用稿）

自国家中医药管理局 2007 年启动"治未病"健康工程以来，全国先后确定了 25 所社区卫生服务中心为"治未病"预防保健服务试点单位，确定了 500 余所社区卫生服务中心为基层医疗机构"治未病"服务工作协作组成员单位。为指导基层医疗机构更好地开展"治未病"服务工作，加强"治未病"服务网络的网底建设，提升基层医疗机构"治未病"服务能力，2011 年 11 月，国家中医药管理局提出研究制定《基层医疗机构"治未病"服务工作指南》（以下简称《指南》）。受国家中医药管理局医政司委托，杭州市拱墅区米市巷街道社区卫生服务中心等单位承担了该《指南》的编写工作，在系统总结基层医疗机构"治未病"服务试点工作与管理经验的基础上，开展了《指南》的编写工作。

《指南》对社区卫生服务中心等基层医疗机构"治未病"服务工作的核心要素进行归纳提炼，力求突出实用性、指导性和可操作性，分为总则、人员配备、科室设置、服务对象、服务内容与方法、组织管理、绩效考核等 7 个部分。

《指南》旨在指导社区卫生服务中心、乡镇卫生院等基层医疗机构开展"治未病"服务工作，同时可作为中医药管理部门对基层医疗机构开展"治未病"服务工作的评价参考和依据。有条件的社区卫生服务站、村卫生室可参照执行。

本次编写的《指南》（试用稿），为我国基层医疗机构"治未病"服务工作中的首次尝试。请各有关单位在试用过程中及时提出宝贵的意见和建议。我局将在各地实践基础上，不断修改完善《指南》，逐步提高基层医疗机构"治未病"服务工作水平。

一、总则

第一条　基层医疗机构开展"治未病"服务工作应以"治未病"理念为核心，针对不同的服务人群，采用中医"治未病"服务方法和手段进行健康管理和服务，发挥中医药在预防、保健、康复、养生等领域的优势和作用，达到预防疾病、增进健康的目的。

第二条　基层医疗机构"治未病"服务工作应坚持以人为本，以健康为中心，服务群众；坚持中医为体，继承创新，弘扬特色，彰显优势；坚持结合实际，因地制宜，形式多样，注重实效。

二、人员配备

第三条　基层医疗机构按每万服务人口配备0.5～1名"治未病"服务工作人员。"治未病"服务工作人员主要包括中医类别执业医师、临床和公共卫生类别执业医师、护师（士）、中药师、其他经过专业培训的卫生技术人员和管理人员等，至少应配备2名中医类别执业医师，其中1名应具备主治医师以上专业技术职务任职资格。

第四条　基层医疗机构的中医类别执业医师及其他从事中医药服务的执业医师应当每年接受80学时以上的中医预防保健服务知识与技能在岗培训，掌握中医药基本理论、基础知识和基本技能，熟练掌握"治未病"服务工作常用健康评估方法、干预技术操作、常用的预防调养方案及高危人群中医预防保健服务技术指南等；社区公共卫生医师和护师（士）应当接受中医预防保健服务知识和技能培训；管理人员应接受中医药政策和中医预防保健服务知识培训。

三、科室设置

第五条　基层医疗机构应将"治未病"服务工作与社区卫生服务功能有机结合，通过设立"治未病"科或服务门诊（点）等全面开展"治未病"服务工作。

第六条　基层医疗机构的中医"治未病"服务区域，总面积不少于 $25m^2$，至少分为健康状态信息采集与管理区域、健康咨询指导与干预区域等，应设置在相对独立的中医药综合服务区内。有条件的基层医疗机构可设置相对独立的健康状态信息采集与管理、健康状态辨识及风险评估、健康咨询与指导、健康干预等区域。

第七条　基层医疗机构应依据国家中医药管理局印发的《中医预防保健服务提供平台建设基本规范》及《中医诊疗设备评估选型推荐品目》等文件

要求配置有关设备：健康状态信息管理设备（如专用计算机、文件柜等）；健康状态辨识及其风险评估设备（如体重仪、身高仪、血压计、心血管检测仪、肺功能仪、骨密度检测仪、心电图、血糖监测仪、舌像仪、脉象仪、体质辨识系统、经络检测设备等）；健康咨询与指导设备（如健康教育宣传栏、影像等演示设备、多媒体教学设备及信息网络系统设备等）；健康干预设备（如针灸、火罐、刮痧板、中医电疗、磁疗、热疗等）。设备配置应与本单位中医预防保健服务功能、医技人员医技水平、开展的业务工作项目及工作量相适应。常规的理化、影像等辅助检查设备可与本单位资源共享。

第八条 基层医疗机构应根据本单位实际情况，在环境形象建设上注重体现中医药特色优势，通过内部装饰、展板布置等形式，传播"治未病"理念，宣传"治未病"知识，介绍"治未病"方法，彰显"治未病"服务的特色和优势，营造良好的中医药文化氛围。

第九条 有条件的基层医疗机构可以建立体质分析数据库及体检资料数据库，实行"治未病"服务工作信息化管理。

四、服务对象

第十条 社区居民，包括常住居民和流动人口。以妇女、儿童、老年人、慢性病患者和亚健康人群为重点服务人群。

五、服务内容与方法

第十一条 居民健康档案应建立中医药健康管理专项，至少包括体质辨识、饮食偏颇、居住环境、中医习惯用药史等内容。及时将发现的服务对象纳入中医药健康管理，并提供规范的中医药技术服务。

第十二条 按照国家卫生计生委《关于做好2013年国家基本公共卫生服务项目工作的通知》和《中医药健康管理服务规范》要求，将中医药健康管理服务纳入基本公共卫生服务范围，开展老年人体质辨识和儿童中医调养服务；根据《国家基本公共卫生服务规范（2011年版）》要求，开展对孕产妇、高血压和糖尿病患者等人群的中医药健康管理服务。

第十三条 参照国家中医药管理局印发的《中医特色健康保障服务模式服务基本规范》《中医体质分类与判定标准》《常见疾病高危人群中医预防保

健服务技术指南》等要求，结合本地实际，为居民开展体质辨识，制定个性化中医健康调养方案，提供健康干预服务，并开展服务效果评估和总结工作。

第十四条　基层医疗机构应参照中华中医药学会《中医养生保健技术操作规范》等有关要求，积极应用针刺、艾灸、推拿、拔罐、穴位敷贴、药浴、熏蒸、刮痧、药膳、音疗、光疗、电疗等中医"治未病"技术，并按照国家中医药管理局《关于加强对医疗机构膏方推广应用管理的通知》和《关于加强对冬病夏治穴位贴敷技术应用管理的通知》要求，加强对膏方、穴位贴敷等中医技术的规范使用和管理。

第十五条　采取多种形式开展中医药养生保健科普宣传活动，传播中医养生、慢病调养和健康生活方式，促进中医养生保健"进社区、进农村、进学校、进家庭"，向居民推广起居调养、药膳食疗、情志调节、四时养生、经络腧穴按摩保健和五禽戏、八段锦、太极拳及气功导引等自我保健方法。

第十六条　针对季节性易感疾病、传染性疾病的易感人群，开展中医药健康教育，并采取中医药干预措施。

六、组织管理

第十七条　各级中医药管理部门应加强对区域内基层医疗机构"治未病"服务工作的指导和管理，及时总结工作经验并推广，逐步提高区域内基层中医"治未病"服务水平。

第十八条　基层医疗机构应成立"治未病"服务工作小组，由中心主任（或院长）任组长，中医科及相关职能科室有关人员任成员，全面落实"治未病"服务工作。基层医疗机构应制定本单位"治未病"服务相关规章制度，确保"治未病"服务工作规范、有序开展。

第十九条　基层医疗机构应在卫生行政部门的领导下，积极加强与当地中医医院、妇幼保健院、疾病预防控制中心的合作，接受其技术指导与帮扶。

七、绩效考核

第二十条　基层医疗机构应建立以"治未病"服务工作量和服务质量为主的综合绩效考核制度，对"治未病"服务科室的建设、服务内容、服务效果、居民接受度、满意度进行绩效评价。

　　第二十一条　建立"治未病"服务效果评估指标体系，评估指标应包括：①知晓率：居民中医预防保健常识知晓率不低于90%，对基层医疗机构"治未病"服务内容知晓率不低于90%；基层医疗机构中医药人员对中医预防保健相关政策知晓率不低于85%。②服务对象对中医预防保健服务依从性、接受率和满意率。③覆盖率：老年人体质辨识、儿童中医调养服务目标人群覆盖率达到30%以上；居民健康体检体质辨识覆盖率达到40%以上。④管理率：高血压患者中医药健康管理率达到35%以上；糖尿病患者中医药健康管理率达到20%以上。

国家中医药管理局办公室

2013 年 11 月 20 日

二、大健康领域相关政策

　　本节检索收录卫生健康领域国家级政策文件 12 份，主要涉及公共卫生服务、健康中国建设、慢病管理等。党和国家历来高度重视人民健康，中医药作为几千年来维护民众健康的主要手段，近年来也得到党和国家的大力扶持。《国家基本公共卫生服务规范（2009 年)》首次将中医体质辨识内容纳入，之后 2011 年版、2017 年版的《规范》中，中医药比重不断增大，在 2017 年版《规范》更是专门列有"中医药健康管理服务规范"一项。2016 年 10 月 25 日中共中央、国务院印发《"健康中国 2030"规划纲要》，提出了健康中国建设的目标和任务。党的十九大作出实施健康中国战略的重大决策部署，强调坚持预防为主，倡导健康文明生活方式，预防控制重大疾病。2019 年国家卫生健康委制定《健康中国行动（2019—2030 年)》发展战略。这些政策的制定都充实了中医药的元素，中医药作为行而有效的手段正在为"健康中国"发挥其独特的作用。

医药卫生体制改革近期重点实施方案（2009—2011）

国发〔2009〕12 号

各省、自治区、直辖市人民政府，国务院各部委、各直属机构：

根据《中共中央 国务院关于深化医药卫生体制改革的意见》（中发〔2009〕6 号，以下简称《意见》），2009—2011 年重点抓好五项改革：一是加快推进基本医疗保障制度建设，二是初步建立国家基本药物制度，三是健全基层医疗卫生服务体系，四是促进基本公共卫生服务逐步均等化，五是推进公立医院改革试点。

推进五项重点改革，旨在着力解决群众反映较多的"看病难、看病贵"问题。推进基本医疗保障制度建设，将全体城乡居民纳入基本医疗保障制度，切实减轻群众个人支付的医药费用负担。建立国家基本药物制度，完善基层医疗卫生服务体系，方便群众就医，充分发挥中医药作用，降低医疗服务和药品价格。促进基本公共卫生服务逐步均等化，使全体城乡居民都能享受基本公共卫生服务，最大限度地预防疾病。推进公立医院改革试点，提高公立医疗机构服务水平，努力解决群众"看好病"问题。

推进五项重点改革，旨在落实医疗卫生事业的公益性质，具有改革阶段性的鲜明特征。把基本医疗卫生制度作为公共产品向全民提供，实现人人享有基本医疗卫生服务，这是我国医疗卫生事业发展从理念到体制的重大变革，是贯彻落实科学发展观的本质要求。医药卫生体制改革是艰巨而长期的任务，需要分阶段有重点地推进。要处理好公平与效率的关系，在改革初期首先着力解决公平问题，保障广大群众看病就医的基本需求，并随着经济社会发展逐步提高保障水平。逐步解决城镇职工基本医疗保险、城镇居民基本医疗保险、新型农村合作医疗制度之间的衔接问题。鼓励社会资本投入，发展多层次、多样化的医疗卫生服务，统筹利用全社会的医疗卫生资源，提高服务效率和质量，满足人民群众多样化的医疗卫生需求。

推进五项重点改革，旨在增强改革的可操作性，突出重点，带动医药卫生体制全面改革。建立基本医疗卫生制度是一项重大制度创新，是医药卫生体制全面改革的关键环节。五项重点改革涉及医疗保障制度建设、药品供应保障、医药价格形成机制、基层医疗卫生机构建设、公立医疗机构改革、医疗卫生投入机制、医务人员队伍建设、医药卫生管理体制等关键环节和重要领域。抓好这五项改革，目的是从根本上改变部分城乡居民没有医疗保障和公共医疗卫生服务长期薄弱的状况，扭转公立医疗机构趋利行为，使其真正回归公益性，有效解决当前医药卫生领域的突出问题，为全面实现医药卫生体制改革的长远目标奠定坚实基础。

一、加快推进基本医疗保障制度建设

（一）扩大基本医疗保障覆盖面

三年内，城镇职工基本医疗保险（以下简称城镇职工医保）、城镇居民基本医疗保险（以下简称城镇居民医保）和新型农村合作医疗（以下简称新农合）覆盖城乡全体居民，参保率均提高到 90% 以上。用两年左右时间，将关闭破产企业退休人员和困难企业职工纳入城镇职工医保，确有困难的，经省级人民政府批准后，参加城镇居民医保。关闭破产企业退休人员实现医疗保险待遇与企业缴费脱钩。中央财政对困难地区的国有关闭破产企业退休人员参保给予适当补助。2009 年全面推开城镇居民医保制度，将在校大学生全部纳入城镇居民医保范围。积极推进城镇非公有制经济组织从业人员、灵活就业人员和农民工参加城镇职工医保。政府对符合就业促进法规定的就业困难人员参加城镇职工医保的参保费用给予补贴。灵活就业人员自愿选择参加城镇职工医保或城镇居民医保。参加城镇职工医保有困难的农民工，可以自愿选择参加城镇居民医保或户籍所在地的新农合。

（二）提高基本医疗保障水平

逐步提高城镇居民医保和新农合筹资标准及保障水平。2010 年，各级财政对城镇居民医保和新农合的补助标准提高到每人每年 120 元，并适当提高个人缴费标准，具体缴费标准由省级人民政府制定。城镇职工医保、城镇居民医保和新农合对政策范围内的住院费用报销比例逐步提高。逐步扩大和提高门诊费用报销范围和比例。将城镇职工医保、城镇居民医保最高支付限额分别提高到当地职工年平均工资和居民可支配收入的 6 倍左右，新农合最高支付限额提高到当地农民人均纯收入的 6 倍以上。

（三）规范基本医疗保障基金管理

各类医保基金要坚持以收定支、收支平衡、略有结余的原则。合理控制城镇职工医保基金、城镇居民医保基金的年度结余和累计结余，结余过多的地方要采取提高保障水平等办法，把结余逐步降到合理水平。新农合统筹基金当年结余率原则上控制在15%以内，累计结余不超过当年统筹基金的25%。建立基本医疗保险基金风险调剂金制度。基金收支情况要定期向社会公布。提高基金统筹层次，2011年城镇职工医保、城镇居民医保基本实现市（地）级统筹。

（四）完善城乡医疗救助制度

有效使用救助资金，简化救助资金审批发放程序，资助城乡低保家庭成员、五保户参加城镇居民医保或新农合，逐步提高对经济困难家庭成员自负医疗费用的补助标准。

（五）提高基本医疗保障管理服务水平

鼓励地方积极探索建立医保经办机构与医药服务提供方的谈判机制和付费方式改革，合理确定药品、医疗服务和医用材料支付标准，控制成本费用。改进医疗保障服务，推广参保人员就医"一卡通"，实现医保经办机构与定点医疗机构直接结算。允许参加新农合的农民在统筹区域内自主选择定点医疗机构就医，简化到县域外就医的转诊手续。建立异地就医结算机制，探索异地安置的退休人员就地就医、就地结算办法。制定基本医疗保险关系转移接续办法，解决农民工等流动就业人员基本医疗保障关系跨制度、跨地区转移接续问题。做好城镇职工医保、城镇居民医保、新农合、城乡医疗救助之间的衔接。探索建立城乡一体化的基本医疗保障管理制度，并逐步整合基本医疗保障经办管理资源。在确保基金安全和有效监管的前提下，积极提倡以政府购买医疗保障服务的方式，探索委托具有资质的商业保险机构经办各类医疗保障管理服务。

二、初步建立国家基本药物制度

（六）建立国家基本药物目录遴选调整管理机制

制订国家基本药物遴选和管理办法。基本药物目录定期调整和更新。2009年初，公布国家基本药物目录。

（七）初步建立基本药物供应保障体系

充分发挥市场机制作用，推动药品生产流通企业兼并重组，发展统一配送，实现规模经营；鼓励零售药店发展连锁经营。完善执业药师制度，零售药店必须按规定配备执业药师为患者提供购药咨询和指导。政府举办的医疗卫生机构使用的基本药物，由省级人民政府指定的机构公开招标采购，并由招标选择的配送企业统一配送。参与投标的生产企业和配送企业应具备相应的资格条件。招标采购药品和选择配送企业，要坚持全国统一市场，不同地区、不同所有制企业平等参与、公平竞争。药品购销双方要根据招标采购结果签订合同并严格履约。用量较少的基本药物，可以采用招标方式定点生产。完善基本药物国家储备制度。加强药品质量监管，对药品定期进行质量抽检，并向社会公布抽检结果。

国家制定基本药物零售指导价格。省级人民政府根据招标情况在国家指导价格规定的幅度内确定本地区基本药物统一采购价格，其中包含配送费用。政府举办的基层医疗卫生机构按购进价格实行零差率销售。鼓励各地探索进一步降低基本药物价格的采购方式。

（八）建立基本药物优先选择和合理使用制度

所有零售药店和医疗机构均应配备和销售国家基本药物，满足患者需要。不同层级医疗卫生机构基本药物使用率由卫生行政部门规定。从 2009 年起，政府举办的基层医疗卫生机构全部配备和使用基本药物，其他各类医疗机构也都必须按规定使用基本药物。卫生行政部门制订临床基本药物应用指南和基本药物处方集，加强用药指导和监管。允许患者凭处方到零售药店购买药物。基本药物全部纳入基本医疗保障药品报销目录，报销比例明显高于非基本药物。

三、健全基层医疗卫生服务体系

（九）加强基层医疗卫生机构建设

完善农村三级医疗卫生服务网络。发挥县级医院的龙头作用，三年内中央重点支持2000所左右县级医院（含中医院）建设，使每个县至少有1所县级医院基本达到标准化水平。完善乡镇卫生院、社区卫生服务中心建设标准。2009 年，全面完成中央规划支持的 2.9 万所乡镇卫生院建设任务，再支持改扩建 5000 所中心乡镇卫生院，每个县 1~3 所。支持边远地区村卫生室建设，三年内实现全国每个行政村都有卫生室。三年内新建、改造 3700 所城市社区卫生服务中心和 1.1 万个社区卫生服务站。中央支持困难地区 2400 所城市社区卫生服务中心建设。公立医院资源过剩地区，要进行医疗资源重组，充实和加强基层医疗卫生机构。对社会力量举办基层医疗卫生机构提供的公共卫生服务，采取政府购买服务等方式给予补偿；对其提供的基本医疗服务，通过签订医疗保险定点合同等方式，由基本医疗保障基金等渠道补偿。鼓励有资质的人员开办诊所或个体行医。

（十）加强基层医疗卫生队伍建设

制定并实施免费为农村定向培养全科医生和招聘执业医师计划。用三年时间，分别为乡镇卫生院、城市社区卫生服务机构和村卫生室培训医疗卫生人员 36 万人次、16 万人次和 137 万人次。完善城市医院对口支援农村制度。每所城市三级医院要与 3 所左右县级医院（包括有条件的乡镇卫生院）建立长期对口协作关系。继续实施"万名医师支援农村卫生工程"。采取到城市大医院进修、参加住院医师规范化培训等方式，提高县级医院医生水平。

落实好城市医院和疾病预防控制机构医生晋升中高级职称前到农村服务一年以上的政策。鼓励高校医学毕业生到基层医疗机构工作。从 2009 年起，对志愿去中西部地区乡镇卫生院工作三年以上的高校医学毕业生，由国家代偿学费和助学贷款。

（十一）改革基层医疗卫生机构补偿机制

基层医疗卫生机构运行成本通过服务收费和政府补助补偿。政府负责其举办的乡镇卫生院、城市社区卫生服务中心和服务站按国家规定核定的基本建设、设备购置、人员经费及所承担公共卫生服务的业务经费，按定额定项和购买服务等方式补助。医务人员的工资水平，要与当地事业单位工作人员平均工资水平相衔接。基层医疗卫生机构提供的医疗服务价格，按扣除政府补助后的成本制定。实行药品零差率销售后，药品收入不再作为基层医疗卫生机构经费的补偿渠道，不得接受药品折扣。探索对基层医疗卫生机构实行收支两条线等管理方式。

政府对乡村医生承担的公共卫生服务等任务给予合理补助，补助标准由地方人民政府规定。

（十二）转变基层医疗卫生机构运行机制

基层医疗卫生机构要使用适宜技术、适宜设备和基本药物，大力推广包括民族医药在内的中医药，为城乡居民提供安全有效和低成本服务。乡镇卫生院要转变服务方式，组织医务人员在乡村开展巡回医疗；城市社区卫生服务中心和服务站对行动不便的患者要实行上门服务、主动服务。鼓励地方制定分级诊疗标准，开展社区首诊制试点，建立基层医疗机构与上级医院双向转诊制度。全面实行人员聘用制，建立能进能出的人力资源管理制度。完善收入分配制度，建立以服务质量和服务数量为核心、以岗位责任与绩效为基础的考核和激励制度。

四、促进基本公共卫生服务逐步均等化

（十三）基本公共卫生服务覆盖城乡居民

制定基本公共卫生服务项目，明确服务内容。从 2009 年开始，逐步在全国统一建立居民健康档案，并实施规范管理。定期为 65 岁以上老年人做健康检查、为 3 岁以下婴幼儿做生长发育检查、为孕产妇做产前检查和产后访视，为高血压、糖尿病、精神疾病、艾滋病、结核病等人群提供防治指导服务。普及健康知识，2009 年开设中央电视台健康频道，中央和地方媒体均应加强健康知识宣传教育。

（十四）增加国家重大公共卫生服务项目

继续实施结核病、艾滋病等重大疾病防控和国家免疫规划、农村妇女住院分娩等重大公共卫生项目。从 2009 年开始开展以下项目：为 15 岁以下人群补种乙肝疫苗；消除燃煤型氟中毒危害；农村妇女孕前和孕早期补服叶酸等，预防出生缺陷；贫困白内障患者复明；农村改水改厕等。

（十五）加强公共卫生服务能力建设

重点改善精神卫生、妇幼卫生、卫生监督、计划生育等专业公共卫生机构的设施条件。加强重大疾病及突发公共卫生事件预测预警和处置能力。积极推广和应用中医药预防保健方法和技术。落实传染病医院、鼠防机构、血防机构和其他疾病预防控制机构从事高风险岗位工作人员的待遇政策。

（十六）保障公共卫生服务所需经费

专业公共卫生机构人员经费、发展建设经费、公用经费和业务经费由政

府预算全额安排，服务性收入上缴财政专户或纳入预算管理。按项目为城乡居民免费提供基本公共卫生服务。提高公共卫生服务经费标准。2009 年人均基本公共卫生服务经费标准不低于 15 元，2011 年不低于 20 元。中央财政通过转移支付对困难地区给予补助。

五、推进公立医院改革试点

（十七）改革公立医院管理体制、运行机制和监管机制

公立医院要坚持维护公益性和社会效益原则，以患者为中心。鼓励各地积极探索政事分开、管办分开的有效形式。界定公立医院所有者和管理者的责权。完善医院法人治理结构。推进人事制度改革，明确院长选拔任用和岗位规范，完善医务人员职称评定制度，实行岗位绩效工资制度。建立住院医师规范化培训制度。鼓励地方探索注册医师多点执业的办法和形式。强化医疗服务质量管理。规范公立医院临床检查、诊断、治疗、使用药物和植（介）入类医疗器械行为，优先使用基本药物和适宜技术，实行同级医疗机构检查结果互认。

探索建立由卫生行政部门、医疗保险机构、社会评估机构、群众代表和专家参与的公立医院质量监管和评价制度。严格医院预算和收支管理，加强成本核算与控制。全面推行医院信息公开制度，接受社会监督。

（十八）推进公立医院补偿机制改革

逐步将公立医院补偿由服务收费、药品加成收入和财政补助三个渠道改为服务收费和财政补助两个渠道。政府负责公立医院基本建设和大型设备购置、重点学科发展、符合国家规定的离退休人员费用和政策性亏损补偿等，对公立医院承担的公共卫生任务给予专项补助，保障政府指定的紧急救治、援外、支农、支边等公共服务经费，对中医院（民族医院）、传染病医院、职业病防治院、精神病医院、妇产医院和儿童医院等在投入政策上予以倾斜。严格控制公立医院建设规模、标准和贷款行为。推进医药分开，逐步取消药品加成，不得接受药品折扣。医院由此减少的收入或形成的亏损通过增设药事服务费、调整部分技术服务收费标准和增加政府投入等途径解决。药事服务费纳入基本医疗保险报销范围。积极探索医药分开的多种有效途径。适当提高医疗技术服务价格，降低药品、医用耗材和大型设备检查价格。定期开

展医疗服务成本测算，科学考评医疗服务效率。

公立医院提供特需服务的比例不超过全部医疗服务的 10%。鼓励各地探索建立医疗服务定价由利益相关方参与协商的机制。

（十九）加快形成多元办医格局

省级卫生行政部门会同有关部门，按照区域卫生规划，明确辖区内公立医院的设置数量、布局、床位规模、大型医疗设备配置和主要功能。要积极稳妥地把部分公立医院转制为民营医疗机构。制定公立医院转制政策措施，确保国有资产保值和职工合法权益。

鼓励民营资本举办非营利性医院。民营医院在医保定点、科研立项、职称评定和继续教育等方面，与公立医院享受同等待遇；对其在服务准入、监督管理等方面一视同仁。落实非营利性医院税收优惠政策，完善营利性医院税收政策。

公立医院改革 2009 年开始试点，2011 年逐步推开。

六、保障措施

（二十）加强组织领导

国务院深化医药卫生体制改革领导小组统筹组织和协调改革工作。国务院有关部门要抓紧研究制定相关配套文件。各级政府要切实加强领导，抓好组织落实，加快推进各项重点改革。

（二十一）加强财力保障

各级政府要认真落实《意见》提出的各项卫生投入政策，调整支出结构，转变投入机制，改革补偿办法，切实保障改革所需资金，提高财政资金使用效益。为了实现改革的目标，经初步测算，2009～2011 年各级政府需要投入8500 亿元，其中中央政府投入 3318 亿元。

（二十二）鼓励各地试点

医药卫生体制改革涉及面广，情况复杂，政策性强，一些重大改革要先行试点，逐步推开。各地情况差别很大，要鼓励地方因地制宜制定具体实施方案，开展多种形式的试点，进行探索创新。国务院深化医药卫生体制改革领导小组负责统筹协调、指导各地试点工作。要注意总结和积累经验，不断深入推进改革。

（二十三）加强宣传引导

坚持正确的舆论导向，制定分步骤、分阶段的宣传方案；采取通俗易懂、生动形象的方式，广泛宣传实施方案的目标、任务和主要措施，解答群众关心的问题；及时总结、宣传改革经验，为深化改革营造良好的社会和舆论环境。

国务院

2009 年 3 月 18 日

国务院关于扶持和促进中医药事业发展的若干意见

国发〔2009〕22 号

各省、自治区、直辖市人民政府，国务院各部委、各直属机构：

中医药（民族医药）是我国各族人民在几千年生产生活实践和与疾病作斗争中逐步形成并不断丰富发展的医学科学，为中华民族繁衍昌盛作出了重要贡献，对世界文明进步产生了积极影响。新中国成立特别是改革开放以来，党中央、国务院高度重视中医药工作，中医药事业取得了显著成就。但也要清醒地看到，当前中医药事业发展还面临不少问题，不能适应人民群众日益增长的健康需求。《中共中央 国务院关于深化医药卫生体制改革的意见》（中发〔2009〕6 号）提出，要坚持中西医并重的方针，充分发挥中医药作用。为进一步扶持和促进中医药事业发展，落实医药卫生体制改革任务，现提出以下意见：

一、充分认识扶持和促进中医药事业发展的重要性和紧迫性

长期以来，中医药和西医药互相补充、协调发展，共同担负着维护和增进人民健康的任务，这是我国医药卫生事业的重要特征和显著优势。中医药临床疗效确切、预防保健作用独特、治疗方式灵活、费用比较低廉，特别是随着健康观念变化和医学模式转变，中医药越来越显示出独特优势。中医药作为中华民族的瑰宝，蕴含着丰富的哲学思想和人文精神，是我国文化软实力的重要体现。扶持和促进中医药事业发展，对于深化医药卫生体制改革、

提高人民群众健康水平、弘扬中华文化、促进经济发展和社会和谐，都具有十分重要的意义。

随着经济全球化、科技进步和现代西医学的快速发展，我国中医药发展环境发生了深刻变化，面临许多新情况、新问题。中医药特色优势逐渐淡化，服务领域趋于萎缩；老中医药专家很多学术思想和经验得不到传承，一些特色诊疗技术、方法濒临失传，中医药理论和技术方法创新不足；中医中药发展不协调，野生中药资源破坏严重；中医药发展基础条件差，人才匮乏。各地区、各有关部门要充分认识扶持和促进中医药事业发展的重要性和紧迫性，采取有效措施，全面加强中医药工作，开创中医药事业持续健康发展新局面。

二、发展中医药事业的指导思想和基本原则

（一）指导思想

坚持以邓小平理论和"三个代表"重要思想为指导，全面贯彻落实科学发展观，把满足人民群众对中医药服务的需求作为中医药工作的出发点。遵循中医药发展规律，保持和发扬中医药特色优势，推动继承与创新，丰富和发展中医药理论与实践，促进中医中药协调发展，为提高全民健康水平服务。

（二）基本原则

坚持中西医并重，把中医药与西医药摆在同等重要的位置；坚持继承与创新的辩证统一，既要保持特色优势又要积极利用现代科技；坚持中医与西医相互取长补短、发挥各自优势，促进中西医结合；坚持统筹兼顾，推进中医药医疗、保健、科研、教育、产业、文化全面发展；坚持发挥政府扶持作用，动员各方面力量共同促进中医药事业发展。

三、发展中医医疗和预防保健服务

（一）加强中医医疗服务体系建设

县级以上地方人民政府要在区域卫生规划中合理规划和配置中医医疗机构（包括中西医结合和民族医医疗机构）。大力加强综合医院、乡镇卫生院和社区卫生服务中心的中医科室建设，积极发展社区卫生服务站、村卫生室的中医药服务。在其他医疗卫生机构中积极推广使用中医药适宜技术。通过中央和地方共同努力，进一步加大公立中医医院的改造建设力度，有条件的县

以上综合医院和乡镇卫生院、社区卫生服务中心都要设置中医科和中药房，配备中医药专业技术人员、基本中医诊疗设备和必备中药，基本实现每个社区卫生服务站、村卫生室都能够提供中医药服务。加强中医医疗机构服务能力建设，研究制订中医诊疗常规、出入院标准、用药指南、临床诊疗路径、医疗服务质量评价标准等技术标准和规范，促进中医医疗机构因病施治、规范诊疗、合理用药，提高医疗服务质量。培育、培养一批名院、名科、名医。推动中医药进乡村、进社区、进家庭。

积极促进非公立中医医疗机构发展，形成投资主体多元化、投资方式多样化的办医格局。鼓励有资质的中医专业技术人员特别是名老中医开办中医诊所或个体行医，允许符合条件的药品零售企业举办中医坐堂医诊所。非公立中医医疗机构在医保定点、科研立项、职称评定和继续教育等方面，与公立中医医疗机构享受同等待遇，对其在服务准入、监督管理等方面一视同仁。

（二）积极发展中医预防保健服务

充分发挥中医预防保健特色优势，将中医药服务纳入公共卫生服务项目，在疾病预防与控制中积极运用中医药方法和技术。推动中医医院和基层医疗卫生机构开展中医预防保健服务。鼓励社会力量投资兴办中医预防保健服务机构。制定中医预防保健服务机构、人员准入条件和服务规范，加强引导和管理。

四、推进中医药继承与创新

（一）做好中医药继承工作

开展中医药古籍普查登记，建立综合信息数据库和珍贵古籍名录，加强整理、出版、研究和利用。整理历代医家医案，研究其学术思想、技术方法和诊疗经验，总结中医药学重大学术创新规律。依托现有中医药机构设立一批当代名老中医药专家学术研究室，系统研究其学术思想、临证经验和技术专长。整理研究传统中药制药技术和经验，形成技术规范。挖掘整理民间医药知识和技术，加以总结和利用。

（二）加快中医药科技进步与创新

建立符合中医药特点的科技创新体系、评价体系和管理体制，改革和创新项目组织管理模式，整合中医药科技资源。推进中医药科研基地特别是国家和省级中医临床研究基地建设。支持中医药科技创新，开展中医药基础理论、诊疗技术、疗效评价等系统研究，推动中药新药和中医诊疗仪器、设备的研制开发，加强重大疾病的联合攻关和常见病、多发病、慢性病的中医药防治研究。推行中医药科研课题立项、科技成果评审同行评议制度。

五、加强中医药人才队伍建设

（一）改革中医药院校教育

根据经济社会发展和中医药事业需要，规划发展中医药院校教育。调整中医药高等教育结构和规模，坚持以中医药专业为主体，按照中医药人才成长规律施教，强化中医药基础理论教学和基本实践技能培养。选择部分高等中医药院校进行中医临床类本科生招生与培养改革试点。加强中医药职业教育，加快技能型人才培养。国家支持建设一批中医药重点学科、专业和课程，重点建设一批中医临床教学基地。

（二）完善中医药师承和继续教育制度

总结中医药师承教育经验，制订师承教育标准和相关政策措施，探索不同层次、不同类型的师承教育模式，丰富中医药人才培养方式和途径。落实名老中医药专家学术经验继承人培养与专业学位授予相衔接的政策。妥善解决取得执业资格的师承人员在职称评定和岗位聘用等方面的相关问题。完善中医药继续教育制度，健全继续教育网络。

（三）加快中医药基层人才和技术骨干的培养

制订切实可行的实施方案，积极探索定向为农村培养中医药人才的措施。鼓励基层中医药人员参加学历教育及符合条件的中医执业医师带徒培训。探索中医执业医师多点执业的办法和形式。将农村具有中医药一技之长的人员纳入乡村医生管理。制订实施中医药学科带头人和技术骨干培养计划，造就新一代中医药领军人才和一大批中青年名中医。鼓励西医师学习中医，培养一批中西医结合人才。开展面向基层医生的中医药基本知识与适宜技术培训。

（四）完善中医药人才考核评价制度

制订体现中医药特点的中医药专业技术人员水平能力评价标准，改进和完善卫生专业技术人员资格考试中的中医药专业考试方法和标准。建立国家中医药专业人员职业资格证书制度，开展中医药行业特有工种技能鉴定工作。

建立政府表彰和社会褒奖相结合的中医药人才激励机制。

六、提升中药产业发展水平

（一）促进中药资源可持续发展

加强对中药资源的保护、研究开发和合理利用。开展全国中药资源普查，加强中药资源监测和信息网络建设。保护药用野生动植物资源，加快种质资源库建设，在药用野生动植物资源集中分布区建设保护区，建立一批繁育基地，加强珍稀濒危品种保护、繁育和替代品研究，促进资源恢复与增长。结合农业结构调整，建设道地药材良种繁育体系和中药材种植规范化、规模化生产基地，开展技术培训和示范推广。合理调控、依法监管中药原材料出口。

（二）建设现代中药工业和商业体系

加强中药产业发展的统筹规划，制定有利于中药产业发展的优惠政策。组织实施现代中药高技术产业化项目，加大支持力度。鼓励中药企业优势资源整合，建设现代中药产业制造基地、物流基地，打造一批知名中药生产、流通企业。加大对中药行业驰名商标、著名商标的扶持与保护力度。优化中药产品出口结构，提高中药出口产品附加值，扶持中药企业开拓国际市场。

（三）加强中药管理

完善中药注册管理，充分体现中药特点，着力提高中药新药的质量和临床疗效。推进实施中药材生产质量管理规范，加强对中药饮片生产质量和中药材、中药饮片流通监管。加强对医疗机构使用中药饮片和配制中药制剂的管理，鼓励和支持医疗机构研制和应用特色中药制剂。

七、加快民族医药发展

加强民族医医疗机构服务能力建设，改善就医条件，满足民族医药服务需求。加强民族医药教育，重视人才队伍建设，提高民族医药人员素质。完善民族医药从业人员准入制度。加强民族医药继承和科研工作，支持重要民族医药文献的校勘、注释和出版，开展民族医特色诊疗技术、单验方等整理研究，筛选推广一批民族医药适宜技术。建设民族药研发基地，促进民族医药产业发展。

八、繁荣发展中医药文化

将中医药文化建设纳入国家文化发展规划。加强中医药文物、古迹保护，做好中医药非物质文化遗产保护传承工作，加大对列入国家级非物质文化遗产名录项目的保护力度，为国家级非物质文化遗产中医药项目代表性传承人创造良好传习条件。推进中医药机构文化建设，弘扬行业传统职业道德。开展中医药科学文化普及教育，加强宣传教育基地建设。加强中医药文化资源开发利用，打造中医药文化品牌。加强舆论引导，营造全社会尊重、保护中医药传统知识和关心、支持中医药事业发展的良好氛围。

九、推动中医药走向世界

积极参与相关国际组织开展的传统医药活动，进一步开展与外国政府间的中医药交流合作，扶持有条件的中医药企业、医疗机构、科研院所和高等院校开展对外交流合作。完善相关政策，积极拓展中医药服务贸易。在我国对外援助、政府合作项目中增加中医药项目。加强中医药知识和文化对外宣传，促进国际传播。

十、完善中医药事业发展保障措施

（一）加强对中医药工作的组织领导

根据国民经济和社会发展总体规划和医疗卫生事业、医药产业发展要求，编制实施国家中医药中长期发展专项规划。充分发挥中医药工作部际协调机制作用，加强对中医药工作的统筹协调。地方各级人民政府要切实加强对中医药工作的领导，及时研究解决中医药事业发展中的问题，认真落实各项政策措施。

（二）加大对中医药事业投入

各级政府要逐步增加投入，重点支持开展中医药特色服务、公立中医医院基础设施建设、重点学科和重点专科建设及中医药人才培养。落实政府对公立中医医院投入倾斜政策，研究制订有利于公立中医医院发挥中医药特色优势的具体补助办法。完善相关财政补助政策，鼓励基层医疗卫生机构提供中医药适宜技术与服务。制定优惠政策，鼓励企事业单位、社会团体和个人捐资支持中医药事业。合理确定中医医疗服务收费项目和价格，充分体现服务成本和技术劳务价值。

（三）医疗保障政策和基本药物政策要鼓励中医药服务的提供和使用

将符合条件的中医医疗机构纳入城镇职工基本医疗保险、城镇居民基本医疗保险和新型农村合作医疗的定点机构范围，将符合条件的中医诊疗项目、中药品种和医疗机构中药制剂纳入报销范围。按照中西药并重原则，合理确定国家基本药物目录中的中药品种，基本药物的供应保障、价格制定、临床应用、报销比例要充分考虑中药特点，鼓励使用中药。

（四）加强中医药法制建设和知识产权保护

积极推进中医药立法进程，完善法律法规。加强中医药知识产权保护和利用，完善中医药专利审查标准和中药品种保护制度，研究制订中医药传统知识保护名录，逐步建立中医药传统知识专门保护制度。加强中药道地药材原产地保护工作，将道地药材优势转化为知识产权优势。

（五）加强中医药行业管理

加强中医药行业统一规划，按照中医药自身特点和规律管理中医药。推进中医药信息化建设，建立健全综合统计制度。推进中医药标准化建设，建立标准体系，推动我国中医药标准向国际标准转化。严格中医药执法监督，严厉打击假冒中医名义非法行医、发布虚假违法中医中药广告及制售假冒伪劣中药行为。加强地方中医药管理机构建设，强化管理职能，提高管理水平。

国务院

2009 年 4 月 21 日

国家基本公共卫生服务规范（2009 年版）（部分）

卫妇社发〔2009〕98 号

各省、自治区、直辖市卫生厅局，新疆生产建设兵团卫生局：

为贯彻落实卫生部、财政部、人口计生委联合印发的《关于促进基本公共卫生服务逐步均等化的意见》（卫妇社发〔2009〕70 号），规范国家基本公共卫生服务项目管理，卫生部在总结各地实施基本公共卫生服务项目经验的基础上，组织制定了《国家基本公共卫生服务规范（2009 年版）》（以下简称《规范》）。

本《规范》分为 10 个类别，即：城乡居民健康档案管理、健康教育、0~36 个月儿童健康管理、孕产妇健康管理、老年人健康管理、预防接种、传染病报告和处理、高血压患者健康管理、2 型糖尿病患者健康管理、重性精神疾病患者管理。在各项规范中，分别对国家基本公共卫生服务项目的服务对象、内容、流程、要求、考核指标及服务记录表单等作出了规定。《规范》所列服务内容免费向城乡居民提供，其中部分检查项目鼓励有条件的地区开展，考核指标标准由各地根据本地实际情况自行确定。各项公共卫生服务项目服务记录表单应纳入居民健康档案统一管理。

《规范》主要作为乡镇卫生院、村卫生室和社区卫生服务中心（站）等城乡基层医疗卫生机构为居民免费提供基本公共卫生服务项目的参考依据，其他医疗卫生机构提供国家基本公共卫生服务可参照执行。《规范》所列公共卫生服务项目主要由乡镇卫生院和社区卫生服务中心负责组织实施，村卫生室、社区卫生服务站应分别接受乡镇卫生院、社区卫生服务中心的业务管理并合理承担公共卫生服务任务。城乡基层医疗卫生机构开展国家基本公共卫生服务应接受各专业公共卫生机构的业务指导。

地方各级卫生行政部门可根据本《规范》的基本要求，结合当地实际情况制订本地区的基本公共卫生服务规范。本《规范》也可作为各级卫生行政部门开展基本公共卫生服务绩效考核的依据。鉴于国家基本公共卫生服务项目将随着经济社会发展、公共卫生服务需要和财政承受能力等因素进行调整，目前《规范》暂作为试行版本，卫生部将根据实际情况适时对《规范》进行修订。

城乡居民健康档案管理服务规范

一、服务对象

辖区内常住居民，包括居住半年以上的户籍及非户籍居民。以 0~36 个月儿童、孕产妇、老年人、慢性病患者等人群为重点。

二、服务内容

（一）居民健康档案的内容

居民健康档案内容包括个人基本信息、健康体检、重点人群健康管理记录和其他医疗卫生服务记录。

1. 个人基本情况包括姓名、性别等基础信息和既往史、家族史等基本健康信息。

2. 健康体检包括一般健康检查、生活方式、健康状况及其疾病用药情况、健康评价等。

3. 重点人群健康管理记录包括国家基本公共卫生服务项目要求的 0 ~ 36 个月儿童、孕产妇、老年人、慢性病和重性精神疾病患者等各类重点人群的健康管理记录。

4. 其他医疗卫生服务记录包括上述记录之外的其他接诊记录、会诊记录等。

5. 农村地区在居民个人健康档案基础上可增加家庭成员基本信息和变更情况，及家庭成员主要健康问题，社会经济状况，农村家庭厨房、厕所使用，禽畜栏设置等信息。

（二）居民健康档案的建立

1. 辖区居民到乡镇卫生院、村卫生室、社区卫生服务中心（站）接受服务时，由医务人员负责为其建立居民健康档案，并根据其主要健康问题和服务提供情况填写相应记录。同时为服务对象填写并发放居民健康档案信息卡。

2. 通过入户服务（调查）、疾病筛查、健康体检等多种方式，由乡镇卫生院、村卫生室、社区卫生服务中心（站）组织医务人员为居民建立健康档案，并根据其主要健康问题和卫生服务需要填写相应记录。

3. 将医疗卫生服务过程中填写的健康档案相关记录表单，装入居民健康档案袋统一存放。农村地区可以家庭为单位集中存放保管。有条件的地区录入计算机，建立电子化健康档案。

（三）居民健康档案的使用

1. 已建档居民到乡镇卫生院、村卫生室、社区卫生服务中心（站）复诊时，应持居民健康档案信息卡，在调取其健康档案后，由接诊医生根据复诊情况，及时更新、补充相应记录内容。

2. 入户开展医疗卫生服务时，应事先查阅服务对象的健康档案并携带相应表单，在服务过程中记录、补充相应内容。

3. 对于需要转诊、会诊的服务对象，由接诊医生填写转诊、会诊记录。

4. 所有的服务记录由责任医务人员或档案管理人员统一汇总、及时归档。

5. 农村地区建立居民健康档案可与新型农村合作医疗工作相结合。

三、服务流程

（一）确定建档对象流程图（图7-1）

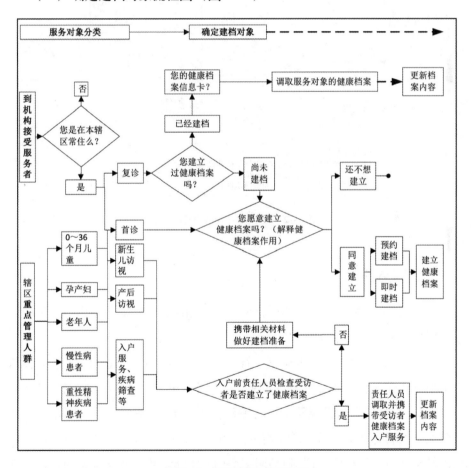

图7-1　确定建档对象流程

（二）居民健康档案管理流程图（图7-2）

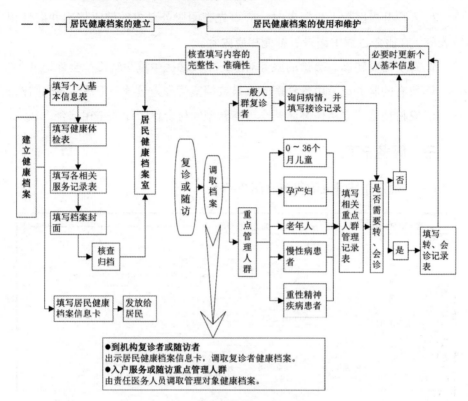

图7-2 居民健康档案管理流程

四、服务要求

（一）健康档案的建立要遵循自愿与引导相结合的原则，在使用过程中要注意保护服务对象的个人隐私。

（二）乡镇卫生院、村卫生室、社区卫生服务中心（站）应通过多种信息采集方式建立居民健康档案。健康档案应及时更新，保持资料的连续性。

（三）统一为居民健康档案进行编码，采用16位编码制，以国家统一的行政区划编码为基础，以乡镇（街道）为范围，村（居）委会为单位，编制居民健康档案唯一编码。同时将建档居民的身份证号作为身份识别码，为在信息平台下实现资源共享奠定基础。

（四）按照国家有关专项服务规范要求记录相关内容，记录内容应齐全完整、真实准确、书写规范、基础内容无缺失。各类检查报告单据和转、会诊的相关记录应粘贴留存归档。

（五）健康档案管理要具有必需的档案保管设施设备，按照防盗、防晒、防高温、防火、防潮、防尘、防鼠、防虫等要求妥善保管健康档案，指定专（兼）职人员负责健康档案管理工作，保证健康档案完整、安全。

（六）加强信息化建设，有条件的地区应利用计算机管理健康档案。

（七）积极应用中医药方法为城乡居民提供中医健康服务，记录相关信息纳入健康档案管理。

五、考核指标

（一）健康档案建档率 = 建档人数/辖区内常住居民数 × 100%。

（二）健康档案合格率 = 填写合格的档案份数/抽查档案总份数 × 100%。

（三）健康档案使用率 = 抽查档案中有动态记录的档案份数/抽查档案总份数 × 100%。

有动态记录的档案是指 1 年内有符合各类服务规范要求的相关服务记录的健康档案。

六、附件

1. 居民健康档案表单目录

2. 居民健康档案封面

3. 个人基本信息表

4. 健康体检表

5. 接诊记录表

6. 会诊记录表

7. 双向转诊单

8. 居民健康档案信息卡

9. 填表基本要求

附件1

居民健康档案表单目录

1. 居民健康档案封面

2. 个人基本信息表

3. 健康体检表

4. 重点人群健康管理记录表（图、卡）（见各专项服务规范相关表单）

  4.1　0～36个月儿童健康管理记录表

    4.1.1 新生儿家庭访视记录表

    4.1.2 1岁以内儿童健康检查记录表

    4.1.3 1～2岁儿童健康检查记录表

    4.1.4 3岁儿童健康检查记录表

    4.1.5 儿童生长发育监测图

      4.1.5.1 男童年龄别体重

      4.1.5.2 男童年龄别身长

      4.1.5.3 女童年龄别体重

      4.1.5.4 女童年龄别身长

  4.2　孕产妇健康管理记录表

    4.2.1 第1次产前随访服务记录表

    4.2.2 第2～5次产前随访服务记录表

    4.2.3 产后访视记录表

    4.2.4 产后42天健康检查记录表

  4.3　预防接种卡

  4.4　高血压患者随访服务记录表

  4.5 2型糖尿病患者随访服务记录表

  4.6　重性精神疾病患者管理记录表

    4.6.1 重性精神疾病患者个人信息补充表

    4.6.2 重性精神疾病患者随访服务记录表

5. 其他医疗卫生服务记录表

  5.1　接诊记录表

5.2　会诊记录表

6. 居民健康档案信息卡

附件2

居民健康档案封面

编号□□□□□□ – □□□ – □□ – □□□□□

居民健康档案

姓　　名：

现 住 址：

户籍地址：

联系电话：

乡镇（街道）名称：

村（居）委会名称：

建档单位：

建 档 人：

责任医生：

建档日期：＿＿＿＿年＿＿月＿＿日

附件3

个人基本信息表

姓名：　　　　　　　　　　　　　　　　　编号□□－□□□□□

性　别	0 未知的性别　1 男　2 女　9 未说明的性别　□		出生日期	□□□□ □□ □□
身份证号			工作单位	
本人电话		联系人姓名	联系人电话	
常住类型	1 户籍　2 非户籍　　　　　　□		民　族	1 汉族 2 少数民族_____　□
血　型	1 A 型　2 B 型　3 O 型　4 AB 型　5 不详 / RH 阴性：1 否 2 是 3 不详			□/□
文化程度	1 文盲及半文盲　2 小学　3 初中　4 高中/技校/中专　5 大学专科及以上　6 不详			□
职　业	1 国家机关、党群组织、企业、事业单位负责人 2 专业技术人员 3 办事人员和有关人员　4 商业、服务业人员　5 农、林、牧、渔、水利业生产人员　6 生产、运输设备操作人员及有关人员　7 军人　8 不便分类的其他从业人员　　　　□			
婚姻状况	1 未婚　2 已婚　3 丧偶　4 离婚　5 未说明的婚姻状况　　　　□			
医疗费用支付方式	1 城镇职工基本医疗保险　2 城镇居民基本医疗保险　3 新型农村合作医疗 4 贫困救助　5 商业医疗保险　6 全公费　7 全自费　8 其他　　　□/□/□			
药物过敏史	1 无　有：2 青霉素　3 磺胺　4 链霉素　5 其他　　　□/□/□/□			
既往史	疾病	1 无　2 高血压　3 糖尿病　4 冠心病　5 慢性阻塞性肺疾病　6 恶性肿瘤 7 脑卒中　8 重性精神疾病　9 结核病　10 肝炎　11 其他法定传染病　12 其他 □ 确诊时间　年　月/ □ 确诊时间　年　月/ □ 确诊时间　年　月 □ 确诊时间　年　月/ □ 确诊时间　年　月/ □ 确诊时间　年　月		
	手术	1 无　2 有：名称1 _____　时间 _____ / 名称2 _____　时间 _____		□
	外伤	1 无　2 有：名称1 _____　时间 _____ / 名称2 _____　时间 _____		□
	输血	1 无　2 有：原因1 _____　时间 _____ / 原因2 _____　时间 _____		□
家族史	父　亲	□/□/□/□/□/□	母　亲	□/□/□/□/□/□
	兄弟姐妹	□/□/□/□/□/□	子　女	□/□/□/□/□/□
	1 无　2 高血压　3 糖尿病　4 冠心病　5 慢性阻塞性肺疾病　6 恶性肿瘤　7 脑卒中 8 重性精神疾病　9 结核病　10 肝炎　11 先天畸形　12 其他			
遗传病史	1 无　2 有：疾病名称 _____　　　　□			
残疾情况	1 无残疾　2 视力残疾　3 听力残疾　4 言语残疾　5 肢体残疾 6 智力残疾　7 精神残疾　8 其他残疾			□/□/□/□/□/□

填表说明：

1. 本表用于居民首次建立健康档案时填写。如果居民的个人信息有所变动，可在原条目处修改，并注明修改时间。

2. 性别：按照国标分为未知的性别、男、女及未说明的性别。

3. 出生日期：根据居民身份证的出生日期，按照年（4位）、月（2位）、日（2位）

顺序填写，如19490101。

4. 工作单位：应填写目前所在工作单位的全称。离退休者填写最后工作单位的全称；下岗待业或无工作经历者须具体注明。

5. 联系人姓名：填写与建档对象关系紧密的亲友姓名。

6. 民族：少数民族应填写全称，如彝族、回族等。

7. 血型：在前一个"□"内填写与ABO血型对应编号的数字；在后一个"□"内填写是否为"RH阴性"对应编号的数字。

8. 文化程度：指截至建档时间，本人接受国内外教育所取得的最高学历或现有水平所相当的学历。

9. 药物过敏史：表中药物过敏主要列出青霉素、磺胺或者链霉素过敏，如有其他药物过敏，请在其他栏中写明名称，可以多选。

10. 既往史：包括疾病史、手术史、外伤史和输血史。

（1）疾病：填写现在和过去曾经患过的某种疾病，包括建档时还未治愈的慢性病或某些反复发作的疾病，并写明确诊时间，如有恶性肿瘤，请写明具体的部位或疾病名称。对于经医疗单位明确诊断的疾病都应以一级及以上医院的正式诊断为依据，有病史卡的以卡上的疾病名称为准，没有病史卡的应有证据证明是经过医院明确诊断的。可以多选。

（2）手术：填写曾经接受过的手术治疗。如有，应填写具体手术名称和手术时间。

（3）外伤：填写曾经发生的后果比较严重的外伤经历。如有，应填写具体外伤名称和发生时间。

（4）输血：填写曾经接受过的输血。如有，应填写具体输血原因和发生时间。

11. 家族史：指直系亲属（父亲、母亲、兄弟姐妹、子女）中是否患过所列出的具有遗传性或遗传倾向的疾病或症状。有则选择具体疾病名称对应编号的数字，没有列出的请在"_____"上写明。可以多选。

附件4

健康体检表

姓名：　　　　　　　　　　　　　　　　编号□□-□□□□□

体检日期	年　月　日		责任医生			
内容	**检 查 项 目**					
症状	1 无症状 2 头痛 3 头晕 4 心悸 5 胸闷 6 胸痛 7 慢性咳嗽 8 咳痰 9 呼吸困难 10 多饮 11 多尿 12 体重下降 13 乏力 14 关节肿痛 15 视力模糊 16 手脚麻木 17 尿急 18 尿痛 19 便秘 20 腹泻 21 恶心呕吐 22 眼花 23 耳鸣 24 乳房胀痛 25 其他 □/□/□/□/□/□/□/□/□/□					

一般状况	体　温	℃		脉　率		次/分钟
	呼吸频率	次/分钟	血　压	左 侧	/	mmHg
				右 侧	/	mmHg
	身　高	cm	体　重			kg
	腰　围	cm	体质指数			
	臀　围	cm	腰臀围比值			
	老年人 认知功能*	1 粗筛阴性 2 粗筛阳性，简易智力状态检查，总分				□
	老年人 情感状态*	1 粗筛阴性 2 粗筛阳性，老年人抑郁评分检查，总分				□

生活方式	体育锻炼	锻炼频率	1 每天　2 每周一次以上　3 偶尔　4 不锻炼			□
		每次锻炼时间	分钟	坚持锻炼时间		年
		锻炼方式				
	饮食习惯	1 荤素均衡 2 荤食为主 3 素食为主 4 嗜盐 5 嗜油 6 嗜糖				□/□/□
	吸烟情况	吸烟状况	1 从不吸烟　　2 已戒烟　　3 吸烟			
		日吸烟量	平均　　　　支			
		开始吸烟年龄	岁	戒烟年龄		岁
	饮酒情况	饮酒频率	1 从不　2 偶尔　3 经常　4 每天			□
		日饮酒量	平均　　　两			
		是否戒酒	1 未戒酒　2 已戒酒，戒酒年龄：_____岁			□
		开始饮酒年龄	岁	近一年内是否曾醉酒	1 是　2 否	□
		饮酒种类	1 白酒　2 啤酒　3 红酒　4 黄酒　　5 其他			□/□
	职业暴露 情　况	1 无 2 有（具体职业_____从业时间___年）				□
		毒物种类　化学品_____ 防护措施1 无 2 有				□
		毒　物_____ 防护措施1 无 2 有				□
		射　线_____ 防护措施1 无 2 有				□
脏器	口　腔	口唇 1 红润 2 苍白 3 发干 4 皲裂 5 疱疹				□
		齿列 1 正常 2 缺齿 3 龋齿 4 义齿（假牙）				□
		咽部 1 无充血 2 充血 3 淋巴滤泡增生				□

功能	视 力	左眼 _____ 右眼 _____ （矫正视力：左眼 _____ 右眼 _____）	
	听 力	1 听见 2 听不清或无法听见	☐
	运动功能	1 可顺利完成 2 无法独立完成其中任何一个动作	☐
查体	皮 肤	1 正常 2 潮红 3 苍白 4 发绀 5 黄染 6 色素沉着 7 其他	☐
	巩 膜	1 正常 2 黄染 3 充血 4 其他	☐
	淋巴结	1 未触及 2 锁骨上 3 腋窝 4 其他	☐
	肺	桶状胸：1 否 2 是	☐
		呼吸音：1 正常 2 异常	☐
		罗音：1 无 2 干啰音 3 湿啰音 4 其他	☐
	心 脏	心率 _____ 次/分钟 心律：1 齐 2 不齐 3 绝对不齐	☐
		杂音：1 无 2 有	☐
	腹 部	压痛：1 无 2 有	☐
		包块：1 无 2 有	☐
		肝大：1 无 2 有	☐
		脾大：1 无 2 有	☐
		移动性浊音：1 无 2 有	☐
	下肢水肿	1 无 2 单侧 3 双侧不对称 4 双侧对称	☐
	足背动脉搏动	1 未触及 2 触及双侧对称 3 触及左侧弱或消失 4 触及右侧弱或消失	☐
	肛门指诊*	1 未及异常 2 触痛 3 包块 4 前列腺异常 5 其他_____	☐
	乳 腺*	1 未见异常 2 乳房切除 3 异常泌乳 4 乳腺包块 5 其他_____	☐/☐/☐/☐
	妇科 外阴*	1 未见异常 2 异常_____	☐
	阴道*	1 未见异常 2 异常_____	☐
	宫颈*	1 未见异常 2 异常_____	☐
	宫体*	1 未见异常 2 异常_____	☐
	附件*	1 未见异常 2 异常_____	☐
	其 他*		
辅助检查	空腹血糖*	_____ mmol/L 或 _____ mg/dL	
	血常规*	血红蛋白_____ g/L 白细胞_____ /L 血小板_____ /L 其他_____	
	尿常规*	尿蛋白_____ 尿糖_____ 尿酮体_____ 尿潜血_____ 其他_____	
	尿微量白蛋白*	_____ mg/dL	
	大便潜血*	1 阴性 2 阳性	☐

	肝功能*	血清谷丙转氨酶____U/L 血清谷草转氨酶____U/L 白蛋白____g/L 总胆红素____μmol/L 结合胆红素____μmol/L	
	肾功能*	血清肌酐____μmol/L 血尿素氮____mmol/L 血钾浓度____mmol/L 血钠浓度____mmol/L	
	血　脂*	总胆固醇____mmol/L 甘油三酯____mmol/L 血清低密度脂蛋白胆固醇____mmol/L 血清高密度脂蛋白胆固醇____mmol/L	
	糖化血红蛋白*	____%	
	乙型肝炎 表面抗原*	1 阴性　2 阳性	☐
	眼　底*	1 正常　2 异常	☐
	心电图*	1 正常　2 异常	☐
	胸部 X 线片*	1 正常　2 异常	☐
	B　超*	1 正常　2 异常	☐
	宫颈涂片*	1 正常　2 异常	☐
	其　他*		
中医 体质 辨识 *	平和质	1 是　2 基本是	☐
	气虚质	1 是　2 倾向是	☐
	阳虚质	1 是　2 倾向是	☐
	阴虚质	1 是　2 倾向是	☐
	痰湿质	1 是　2 倾向是	☐
	湿热质	1 是　2 倾向是	☐
	血瘀质	1 是　2 倾向是	☐
	气郁质	1 是　2 倾向是	☐
	特禀质	1 是　2 倾向是	☐
现存 主要 健康 问题	脑血管疾病	1 未发现　2 缺血性卒中　3 脑出血　4 蛛网膜下腔出血　5 短暂性脑缺血发作 6 其他	☐/☐/☐/☐/☐
	肾脏疾病	1 未发现　2 糖尿病肾病　3 肾功能衰竭　4 急性肾炎　5 慢性肾炎 6 其他	☐/☐/☐/☐/☐
	心脏疾病	1 未发现　2 心肌梗死　3 心绞痛　4 冠状动脉血运重建　5 充血性心力衰竭 6 心前区疼痛　7 其他	☐/☐/☐/☐/☐
	血管疾病	1 未发现　2 夹层动脉瘤　3 动脉闭塞性疾病　4 其他	☐/☐/☐
	眼部疾病	1 未发现　2 视网膜出血或渗出　3 视乳头水肿　4 白内障 5 其他	☐/☐/☐
	神经系统疾病	1 未发现　2 有	☐
	其他系统疾病	1 未发现　2 有	☐

住院治疗情况	住院史	入/出院日期		原　因	医疗机构名称	病案号
		/				
		/				
	家　庭病床史	建/撤床日期		原　因	医疗机构名称	病案号
		/				
		/				

主要用药情况		药物名称	用法	用量	用药时间	服药依从性 1 规律　2 间断　3 不服药
	1					
	2					
	3					
	4					
	5					
	6					

非免疫规划预防接种史		名称	接种日期	接种机构
	1			
	2			
	3			

健康评价	1 体检无异常　　　　　　　　　　　　　　　　　　　　□
	2 有异常
	异常 1
	异常 2
	异常 3
	异常 4

健康指导	1 定期随访 2 纳入慢性病患者健康管理 3 建议复查 4 建议转诊 　　　　　　　　　　　　　　□/□/□/□	危险因素控制：　　□/□/□/□/□/□ 1 戒烟　　2 健康饮酒　　3 饮食　　4 锻炼 5 减体重（目标 _____　） 6 建议疫苗接种 7 其他

填表说明：

1. 本表用于居民首次建立健康档案以及老年人、高血压患者、2 型糖尿病患者和重性精神疾病患者等的年度健康检查。

2. 一般状况

体质指数＝体重（kg）／身高的平方（m²）。

老年人认知功能粗筛方法：告诉被检查者"我将要说三件物品的名称（如铅笔、卡车、书），请您立刻重复"。过 1 分钟后请其再次重复。如被检查者无法立即重复或 1 分钟后无法完整回忆三件物品名称为粗筛阳性，需进一步行"简易智力状态检查量表"检查。

老年人情感状态粗筛方法：询问被检查者"你经常感到伤心或抑郁吗"或"你的情绪怎么样"。如回答"是"或"我想不是十分好"，为粗筛阳性，需进一步行"老年抑郁量表"检查。

3. 生活方式

体育锻炼：指主动锻炼，即有意识地为强体健身而进行的活动。不包括因工作或其他需要而必须进行的活动，如为上班骑自行车、做强体力工作等。锻炼方式填写最常采用的具体锻炼方式。

吸烟情况："从不吸烟者"不必填写"日吸烟量""开始吸烟年龄""戒烟年龄"等。

饮酒情况："从不饮酒者"不必填写其他有关饮酒情况项目。"日饮酒量"应折合相当于白酒"××两"。白酒 1 两折合葡萄酒 4 两、黄酒半斤、啤酒 1 瓶、果酒 4 两。

职业暴露情况：指因患者职业原因造成的化学品、毒物或射线接触情况。如有，需填写具体化学品、毒物、射线名或填不详。

4. 脏器功能

视力：填写采用对数视力表测量后的具体数值，对佩戴眼镜者，可戴其平时所用眼镜测量矫正视力。

听力：在被检查者耳旁轻声耳语"你叫什么姓名"（注意检查时检查者的脸应在被检查者视线之外），判断被检查者听力状况。

运动功能：请被检查者完成以下动作："两手触枕后部""捡起这支笔""从椅子上站起，行走几步，转身，坐下。"判断被检查者运动功能。

5. 查体：如有异常请在横线上具体说明，如其他淋巴结部位、个数；心脏杂音描述；肝脾肋下触诊大小等。

足背动脉搏动：糖尿病患者必须进行此项检查。

乳腺：主要询问乳房是否随月经有周期性疼痛，检查外观有无异常，有无异常泌乳及包块。

妇科：外阴　记录发育情况及婚产式（未婚、已婚未产或经产式），如有异常情况请具体描述。

　　　　阴道　记录是否通畅，黏膜情况、分泌物量、色、性状以及有无异味等。

　　　　宫颈　记录大小、质地、有无糜烂、撕裂、息肉、腺囊肿；有无接触性出血、举痛等。

　　　　宫体　记录位置、大小、质地、活动度；有无压痛等。

附件 记录有无块物、增厚或压痛；若扪及块物，记录其位置、大小、质地；表面光滑与否、活动度、有无压痛以及与子宫及盆壁关系。左右两侧分别记录。

6. 辅助检查：该项目根据各地实际情况及不同人群情况，有选择地开展。

空腹血糖：老年人健康体检、高血压患者、2 型糖尿病患者和重性精神疾病患者年度健康检查时应免费检查的项目。

尿常规中的"尿蛋白、尿糖、尿酮体、尿潜血"可以填写定性检查结果，阴性填写"－"，阳性根据检查结果填写"＋""＋＋""＋＋＋"或"＋＋＋＋"，也可以填写定量检查结果，定量结果需写明计量单位。

血钾浓度、血钠浓度为高血压患者年度健康检查时应检查的项目，建议有条件的地区为高血压患者提供该项检查。

糖化血红蛋白为糖尿病患者应检查的项目，建议有条件的地区为糖尿病患者提供该项检查。

眼底、心电图、胸部 X 线片、B 超结果若有异常，具体描述异常结果。其中 B 超写明检查的部位。

其他：表中列出的检查项目以外的辅助检查结果填写在"其他"一栏。

7. 中医体质辨识

该项由有条件的地区基层医疗卫生机构中医医务人员或经过培训的其他医务人员填写。

体质辨识方法：采用量表的方法，依据中华中医药学会颁布的《中医体质分类与判定标准》进行测评。根据不同的体质辨识，提供相应的健康指导。

8. 现存主要健康问题：指曾经出现或一直存在，并影响目前身体健康状况的疾病。可以多选。

9. 住院治疗情况：指最近 1 年内的住院治疗情况。应逐项填写。日期填写年月，年份必须写 4 位。如因慢性病急性发作或加重而住院/家庭病床，请特别说明。医疗机构名称应写全称。

10. 主要用药情况：对长期服药的慢性病患者了解其最近 1 年内的主要用药情况，西药填写化学名（通用名）而非商品名，中药填写药品名称或中药汤剂，用法、用量按医生医嘱填写。用药时间指在此时间段内一共服用此药的时间，单位为年、月或天。服药依从性是指对此药的依从情况，"规律"为按医嘱服药，"间断"为未按医嘱服药，频次或数量不足，"不服药"即为医生开了处方，但患者未使用此药。

11. 非免疫规划预防接种史：填写最近 1 年内接种的疫苗的名称、接种日期和接种机构。疫苗名称填写应完整准确。

附件5

接诊记录表

姓名：　　　　　　　　　　　　　　　编号□□－□□□□□

就诊者的主观资料：

就诊者的客观资料：

评估：

处置计划：

医生签字：

接诊日期：　　　　年　　　月　　　日

填表说明：

1. 本表供居民由于急性或短期健康问题接受咨询或医疗卫生服务时使用，应以能够如实反映居民接受服务的全过程为目的、根据居民接受服务的具体情况填写。

2. 就诊者的主观资料：包括主诉、咨询问题和卫生服务要求等。

3. 就诊者的客观资料：包括查体、实验室检查、影像检查等结果。

4. 评估：根据就诊者的主、客观资料作出的初步印象、疾病诊断或健康问题评估。

5. 处置计划：指在评估基础上制定的处置计划，包括诊断计划、治疗计划、病人指导计划等。

附件6

会诊记录表

姓名：   编号□□－□□□□□

会诊原因：

会诊意见：

会诊医生及其所在医疗机构：
   医疗机构名称   会诊医生签字

责任医生：

接诊日期：_____年___月___日

填表说明：

1. 本表供居民接受会诊服务时使用。

2. 会诊原因：责任医生填写患者需会诊的主要情况。

3. 会诊意见：责任医生填写会诊医生的主要处置、指导意见。

4. 会诊医生及其所在医疗机构：填写会诊医生所在医疗机构名称并签署会诊医生姓名。来自同一医疗机构的会诊医生可以只填写一次机构名称，然后在同一行依次签署姓名。

附件7

双向转诊单

存　根

患者姓名＿＿＿＿＿性别＿＿＿＿＿年龄＿＿＿档案编号＿＿＿＿＿＿＿

家庭住址＿＿＿＿＿＿＿＿＿＿＿＿＿＿＿＿＿＿联系电话＿＿＿＿＿＿

于＿＿＿年＿＿月＿＿日因病情需要，转入＿＿＿＿＿＿＿＿＿＿单位＿＿＿＿

＿＿＿＿＿＿＿科室＿＿＿＿＿＿＿＿＿＿接诊医生。

转诊医生（签字）：

年　月　日

双向转诊（转出）单

＿＿＿＿＿＿＿＿＿＿＿（机构名称）：

现有患者＿＿＿＿＿＿＿性别＿＿＿＿年龄＿＿＿＿因病情需要，需转入贵单位，请予以接诊。

初步印象：

主要现病史（转出原因）：

主要既往史：

治疗经过：

转诊医生（签字）：

联系电话：

＿＿＿＿＿＿＿＿＿＿＿（机构名称）

年　月　日

填表说明：

1. 本表供居民双向转诊转出时使用，由转诊医生填写。

2. 初步印象：转诊医生根据患者病情做出的初步判断。

3. 主要现病史：患者转诊时存在的主要临床问题。

4. 主要既往史：患者既往存在的主要疾病史。

5. 治疗经过：经治医生对患者实施的主要诊治措施。

存　根

患者姓名＿＿＿＿＿性别＿＿＿＿＿年龄＿＿＿＿病案号＿＿＿＿＿＿＿＿

家庭住址＿＿＿＿＿＿＿＿＿＿＿＿＿＿＿＿＿＿＿＿联系电话＿＿＿＿＿＿＿

于＿＿＿年＿＿月＿＿日因病情需要，转回＿＿＿＿＿＿＿＿＿＿＿＿＿单位＿＿＿＿＿＿

＿＿＿＿＿＿＿＿接诊医生。

转诊医生（签字）：

年　月　日

双向转诊（回转）单

＿＿＿＿＿＿＿＿＿＿＿＿＿＿（机构名称）：

现有患者＿＿＿＿＿＿＿＿因病情需要，现转回贵单位，请予以接诊。

诊断结果＿＿＿＿＿＿＿＿＿＿＿＿住院病案号＿＿＿＿＿＿＿＿＿＿＿＿＿＿＿

主要检查结果：

治疗经过、下一步治疗方案及康复建议：

转诊医生（签字）：

联系电话：

＿＿＿＿＿＿＿＿＿＿＿＿（机构名称）

年　月　日

填表说明：

1. 本表供居民双向转诊回转时使用，由转诊医生填写。

2. 主要检查结果：填写患者接受检查的主要结果。

3. 治疗经过：经治医生对患者实施的主要诊治措施。

4. 康复建议：填写经治医生对患者转出后需要进一步治疗及康复提出的指导建议。

附件 8

居民健康档案信息卡

（正面）

姓名		性别		出生日期		年　月　日
健康档案编号				□□ - □□□□□		
ABO 血型	□A □B □O □AB		RH 血型		□Rh 阴性 □Rh 阳性 □不详	
慢性病患病情况： □无　　　□高血压　　□糖尿病　　□脑卒中　　□冠心病　□哮喘 □其他疾病						
过敏史：						

（反面）

家庭住址		家庭电话	
紧急情况联系人		联系人电话	
建档机构名称		联系电话	
责任医生或护士		联系电话	
其他说明：			

填表说明：

1. 居民健康档案信息卡为正反两面，根据居民信息如实填写，应与健康档案对应项目的填写内容一致。

2. 过敏史：过敏主要指青霉素、磺胺、链霉素过敏，如有其他药物或食物等其他物质（如花粉、酒精、油漆等）过敏，请写明过敏物质名称。

国家基本公共卫生服务规范（2011年版）（具体内容略）

卫妇社发〔2011〕38号

在《城乡居民健康档案管理服务规范》中延续纳入中医体质辨识内容，具体内容略。

关于做好2013年国家基本公共卫生服务项目工作的通知

卫计生发〔2013〕26号

各省、自治区、直辖市卫生厅局（卫生计生委）、人口计生委、财政厅局、中医药管理局，新疆生产建设兵团卫生局、人口计生委、财务局：

为贯彻落实国务院《"十二五"期间深化医药卫生体制改革规划暨实施方案》有关精神，做好2013年国家基本公共卫生服务项目工作，现将有关事项通知如下：

一、提高人均基本公共卫生服务经费补助标准

2013年人均基本公共卫生服务经费补助标准由25元提高至30元。新增经费主要用于做实、做细、做深现有基本公共卫生服务，同时进一步扩大受益人群范围，强化基础性服务项目。一是用于扩大建立居民电子健康档案、高血压和糖尿病患者健康管理、老年人健康管理覆盖面；二是适当提高预防接种、重性精神疾病患者健康管理、传染病及突发公共卫生事件报告和处理、卫生监督协管等服务项目补助水平；三是将中医药健康管理服务纳入基本公共卫生服务范围。各地要结合本地区实际情况，科学测算各项服务的补偿水平，合理确定工作任务目标，要以提高基本公共卫生服务质量为重点，进一步健全项目管理制度，强化绩效考核，改进服务方式，提高服务水平，切实保障群众受益。

二、主要工作任务

（一）提高健康档案使用率

以慢性病患者、老年人、孕产妇、儿童以及基层医疗卫生机构就诊人群等为重点，扩大健康档案覆盖面，2013年居民健康档案全国总体建档率累计要达到80%以上，其中电子建档率要达到65%以上。要进一步规范健康档案信息采集，加大检查力度，保证档案信息真实完整。各地要加快基层医疗卫生机构信息系统建设，条件成熟的地区要同步推进居民健康卡发放和使用，促进健康档案与基层医疗卫生服务有效衔接，建立居民健康档案动态更新机制，提高健康档案使用率。

（二）丰富健康教育内容和形式

各地要树立健康优先、健康教育先行理念，将健康教育融入各项基本公共卫生服务中。丰富基层医疗卫生机构健康教育内容和形式，提高健康教育工作科学性和适用性，注重发挥中医药健康教育作用。结合爱国卫生工作和各种卫生主题宣传日，进一步利用网络、短信等形式，开展面向公众的健康教育。加强个体化健康指导，为重点人群制订适宜的健康教育方案，提高服务对象参与度和依从性。

（三）巩固和加强预防接种工作

2013年，各地以乡镇（街道）为单位，将适龄儿童（包括流动人口）国家免疫规划疫苗接种率保持在90%以上。要进一步改善接种服务环境，强化安全注射，有效处置疑似预防接种异常反应。要合理布设接种点，提高预防接种可及性。合理安排接种工作日，实行多种方式和分时段预约接种，将预防接种与儿童保健有机结合。加强预防接种信息管理，加大流动人口预防接种力度，定期开展漏种排查并及时补种。

（四）提高儿童健康管理水平

各地妇幼保健机构要及时汇总本地新生儿出生信息，并转至基层医疗卫生机构，方便其开展新生儿家庭访视。要按照《国家基本公共卫生服务规范（2011年版）》要求，在规定时间内，按照相应年龄，为辖区内7岁以下儿童提供体格检查、血常规检测、生长发育和心理行为评估、健康指导等服务。以县（区、市）为单位，2013年7岁以下儿童健康管理率要达到80%以上。

（五）加强孕产妇健康管理

各地要积极为基层医疗卫生机构创造条件开展孕产妇健康管理服务，按规范要求为孕产妇提供保健服务，保证孕产妇至少接受 5 次产前检查和 2 次产后访视服务。暂不具备条件的地区，可由县级卫生行政部门通过购买服务方式由辖区内其他有资质医疗卫生机构提供孕产妇健康管理服务。以县（区、市）为单位，2013 年孕产妇系统管理率要达到 80% 以上。

（六）做好老年人健康体检工作

基层医疗卫生机构要根据辖区 65 岁以上老年人数量和身体状况，制订年度计划，合理安排医务人员和工作时间，采取多种形式，有序做好老年人健康体检工作。要保证老年人必要的体格检查和实验室检查项目，并做好检查结果反馈工作，切实发挥体检在疾病筛查和健康指导中的作用，提高老年人健康保健意识。以县（区、市）为单位，2013 年 65 岁以上老年人健康管理率要达到 65% 以上。

（七）提高慢性病管理率和控制率

通过日常门诊、健康体检、建立健康档案等途径，加大高血压、糖尿病患者筛查和发现力度，准确掌握患病情况，提高知晓率。要及时将发现的患者纳入健康管理，并规范提供服务，2013 年，以县（区、市）为单位，高血压和糖尿病患者健康管理率要分别达到 35% 和 20% 以上，全国管理人数分别达到 7000 万人和 2000 万人以上。要将慢性病随访工作与基层医疗卫生机构门诊服务相结合，根据患者病情，加强生活方式和用药指导，提高患者依从性和血压、血糖控制率。

（八）加强重性精神疾病患者管理

地方各级卫生计生行政部门要加强与公安、民政、残联等有关部门协作，加强与街道（乡镇）、居（村）委会联系，建立日常筛查机制，及时发现重性精神疾病患者。要及时为新发现患者建立健康档案并及时更新，做到发现一例、管理一例。加强分类管理，根据患者病情相应增加随访次数，指导患者科学用药，提高病情稳定率。2013 年，要按照"应管尽管"原则，将发现并登记在册的居家治疗重性精神疾病患者在知情同意的基础上全部纳入管理。

（九）做好传染病和突发公共卫生事件报告和处理工作

基层医疗卫生机构要按照规范要求，加强传染病疫情和突发公共卫生事件风险排查，做好发现、登记等工作，并按照相关时限及时上报。积极协助有关部门做好病人医疗救治、流行病学调查、疫点疫区处理、应急接种和预防性服药等工作。

（十）积极推进中医药健康管理服务

进一步发挥中医药在基本公共卫生服务中的作用，2013年起开展老年人中医体质辨识和儿童中医调养服务。2013年，各省（区、市）中医药健康管理服务目标人群覆盖率要达到30%。各地要加强基层医疗卫生机构中医药服务能力建设，合理配置中医人员，加强人员培训。国家卫生计生委、国家中医药局将另行制订中医药健康管理服务规范。

（十一）完善卫生监督协管服务

2013年以县（区、市）为单位，政府办基层医疗卫生机构开展卫生监督协管服务的比例要达到90%以上。完善卫生监督协管制度，规范工作流程。卫生监督机构要加强对基层医疗卫生机构的指导，提高其开展卫生监督协管工作的规范性和有效性，认真开展巡查、信息收集和报告等工作。

地方各级卫生计生部门要积极探索建立基本公共卫生服务和计划生育技术服务衔接机制，加强基层医疗卫生机构和计划生育技术服务机构分工合作，逐步将计划生育咨询指导、优生优育健康知识宣传等服务融入健康教育、孕产妇健康管理等服务中，进一步提高居民获得基本公共卫生服务和计划生育技术服务的可及性和方便性。

三、规范资金管理

2013年中央将继续对各地给予补助，地方各级财政部门要足额安排补助资金预算。省级财政部门要统筹使用中央补助资金，加大对困难地区支持力度。要完善资金拨付方式，采取"先预拨、后结算"等方式，进一步加快资金拨付进度，提高资金使用效率。加大资金监管力度，确保专款专用，严禁截留和挪用。县级卫生行政部门要会同财政部门合理测算确定各项服务成本补偿标准，并根据基层医疗卫生机构提供的服务数量、质量和绩效考核结果安排和拨付资金，不得简单地按照基层医疗卫生机构人员和支出水平核拨资金。

四、加强绩效考核和日常管理

各地要健全绩效考核机制，完善考核方案，细化考核内容，合理设定考核指标，开展基本公共卫生服务项目考核，并将考核结果与人员管理和资金分配挂钩。鼓励探索实行第三方考核。2013 年，国家卫生计生委、财政部将对各省（区、市）2012 年度基本公共卫生服务项目实施情况进行考核。地方各级卫生计生行政部门要加强对基本公共卫生服务项目的管理，进一步健全管理组织，完善系统内部各业务部门协作机制。要根据当地实际，合理分解各项任务，明确项目实施单位，加强项目日常管理和督导检查，确保各项服务规范开展和工作任务的落实。要加强服务工作量数据上报和管理，建立数据月报或季报制度，并以适当形式公布。要坚决制止虚报浮夸行为，一经发现，要通过通报批评、取消服务资格、扣减经费补助等方式予以严肃处理。各地要进一步加大宣传力度，通过报纸、广播、电视等，宣传基本公共卫生服务项目，提高居民知晓率。基层医疗卫生机构要在辖区显著位置以适当形式公示基本公共卫生服务项目免费政策、服务对象、服务内容、服务数量和服务方式等，接受居民和媒体监督。要及时发现并协调解决项目实施中的问题，深入总结经验，通过多种形式加强经验交流。

国家卫生和计划生育委员会 财政部 国家中医药管理局

2013 年 6 月 5 日

国家基本公共卫生服务规范（第三版）（部分）

国卫基层发〔2017〕13 号

前 言

各省、自治区、直辖市卫生计生委，新疆生产建设兵团卫生局：

实施国家基本公共卫生服务项目是促进基本公共卫生服务逐步均等化的重要内容，是我国公共卫生制度建设的重要组成部分。国家基本公共卫生服务项目自 2009 年启动以来，在基层医疗卫生机构得到了普遍开展，取得了一定成效。

2011—2016 年，人均基本公共卫生服务经费补助标准从 25 元提高至 45 元，先后增加了中医药健康管理服务和结核病患者健康管理服务。为进一步规范国家基本公共卫生服务项目管理，国家卫生计生委在《国家基本公共卫生服务规范（2011 年版）》基础上，组织专家对规范内容进行了修订和完善，形成了《国家基本公共卫生服务规范（第三版)》（以下简称《规范》）。

《规范》包括 12 项内容，即：居民健康档案管理、健康教育、预防接种、0～6 岁儿童健康管理、孕产妇健康管理、老年人健康管理、慢性病患者健康管理（包括高血压患者健康管理和 2 型糖尿病患者健康管理）、严重精神障碍患者管理、肺结核患者健康管理、中医药健康管理、传染病及突发公共卫生事件报告和处理、卫生计生监督协管。在各服务规范中，分别对国家基本公共卫生服务项目的服务对象、内容、流程、要求、工作指标及服务记录表等作出了规定。《规范》中针对个体的相关服务记录表应纳入居民健康档案统一管理，工作指标标准由各地根据本地实际情况合理确定。

《规范》是乡镇卫生院、村卫生室和社区卫生服务中心（站）等基层医疗卫生机构为居民提供免费、自愿的基本公共卫生服务的参考依据，也可作为各级卫生计生行政部门开展基本公共卫生服务绩效考核的依据。基层医疗卫生机构开展国家基本公共卫生服务应接受当地疾病预防控制、妇幼保健、卫生计生监督等专业公共卫生机构的相关业务指导。其他医疗卫生机构提供国家基本公共卫生服务可参照本《规范》执行。地方各级卫生计生行政部门可根据本《规范》的基本要求，结合当地实际情况制订本地区的基本公共卫生服务规范。国家基本公共卫生服务项目将随着社会经济发展、公共卫生服务需要和财政承受能力等因素不断调整，国家卫生计生委将根据实际情况适时对《规范》进行修订。

各地在实施国家基本公共卫生服务项目过程中，要结合全科医生制度建设、分级诊疗制度建设和家庭医生签约服务等工作，不断改进和完善服务模式，积极采取签约服务的方式为居民提供基本公共卫生服务。

中医药健康管理服务规范

老年人中医药健康管理服务

一、服务对象

辖区内 65 岁及以上常住居民。

二、服务内容

每年为 65 岁及以上老年人提供 1 次中医药健康管理服务，内容包括中医体质辨识和中医药保健指导。

（一）中医体质辨识

按照老年人中医药健康管理服务记录表前 33 项问题采集信息，根据体质判定标准进行体质辨识，并将辨识结果告知服务对象。

（二）中医药保健指导

根据不同体质从情志调摄、饮食调养、起居调摄、运动保健、穴位保健等方面进行相应的中医药保健指导。

三、服务流程

见图 7 - 3。

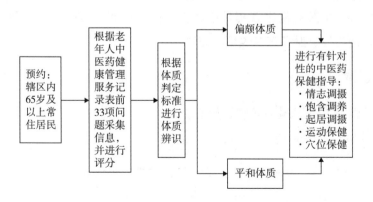

图 7 - 3　老年人中医药健康管理服务流程

四、服务要求

（一）开展老年人中医药健康管理服务可结合老年人健康体检和慢性病患者管理及日常诊疗时间。

（二）开展老年人中医药健康管理服务的乡镇卫生院、村卫生室和社区卫生服务中心（站）应当具备相应的设备和条件。有条件的地区应利用信息化手段开展老年人中医药健康管理服务。

（三）开展老年人中医体质辨识工作的人员应当为接受过老年人中医药知识和技能培训的卫生技术人员。开展老年人中医药保健指导工作的人员应当为中医类别执业（助理）医师或接受过中医药知识和技能专门培训、能够提供上述服务的其他类别医师（含乡村医生）。

（四）服务机构要加强与村（居）委会、派出所等相关部门的联系，掌握辖区内老年人口信息变化。

（五）服务机构要加强宣传，告知服务内容，使更多的老年人愿意接受服务。

（六）每次服务后要及时、完整记录相关信息，纳入老年人健康档案。

五、工作指标

老年人中医药健康管理率＝年内接受中医药健康管理服务的 65 岁及以上居民数/年内辖区内 65 岁及以上常住居民数×100%。

注：接受中医药健康管理是指建立了健康档案、接受了中医体质辨识、中医药保健指导、服务记录表填写完整。

六、附件

1. 老年人中医药健康管理服务记录表
2. 体质判定标准表

0～36 个月儿童中医药健康管理服务

一、服务对象

辖区内常住的 0～36 个月常住儿童。

二、服务内容

在儿童 6、12、18、24、30、36 月龄时，对儿童家长进行儿童中医药健康指导，具体内容包括：

（一）向家长提供儿童中医饮食调养、起居活动指导。

（二）在儿童 6、12 月龄时，给家长传授摩腹和捏脊方法；在 18、24 月龄时，传授按揉迎香穴、足三里穴的方法；在 30、36 月龄时，传授按揉四神聪穴的方法。

三、服务流程

见图 7 - 4。

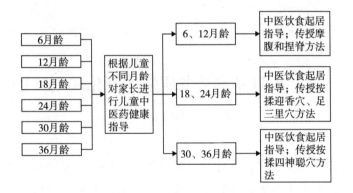

图 7 - 4 0~36 个月儿童中医药健康管理服务流程

四、服务要求

（一）开展儿童中医药健康管理服务应当结合儿童健康体检和预防接种的时间。

（二）开展儿童中医药健康管理服务的乡镇卫生院、村卫生室和社区卫生服务中心（站）应当具备相应的设备和条件。

（三）开展儿童中医药健康管理服务的人员应当为中医类别执业（助理）医师，或接受过儿童中医药保健知识和技能培训、能够提供上述服务的其他类别医师（含乡村医生）。

（四）服务机构要加强宣传，告知服务内容，提高服务质量，使更多的儿童家长愿意接受服务。

（五）每次服务后要及时记录相关信息，纳入儿童健康档案。

五、工作指标

0～36个月儿童中医药健康管理服务率＝年度辖区内按照月龄接受中医药健康管理服务的0～36月儿童数/年度辖区内应管理的0～36个月儿童数×100％。

六、附件

1. 6～18月龄儿童中医药健康管理服务记录表
2. 24～36月龄儿童中医药健康管理服务记录表

国家卫生计生委

2017年2月28日

"十三五"推进基本公共服务均等化规划（部分）

国发〔2017〕9号

基本公共服务是由政府主导、保障全体公民生存和发展基本需要、与经济社会发展水平相适应的公共服务。基本公共服务均等化是指全体公民都能公平可及地获得大致均等的基本公共服务，其核心是促进机会均等，重点是保障人民群众得到基本公共服务的机会，而不是简单的平均化。享有基本公共服务是公民的基本权利，保障人人享有基本公共服务是政府的重要职责。推进基本公共服务均等化，是全面建成小康社会的应有之义，对于促进社会公平正义、增进人民福祉、增强全体人民在共建共享发展中的获得感、实现中华民族伟大复兴的中国梦，都具有十分重要的意义。

本规划依据《中华人民共和国国民经济和社会发展第十三个五年规划纲要》编制，是"十三五"乃至更长一段时期推进基本公共服务体系建设的综合性、基础性、指导性文件。

第七章　基本医疗卫生

国家建立健全覆盖城乡居民的基本医疗卫生制度，推进健康中国建设，坚持计划生育基本国策，以基层为重点，以改革创新为动力，预防为主、中西医并重，提高人民健康水平。本领域服务项目共 20 项，具体包括：居民健康档案、健康教育、预防接种、传染病及突发公共卫生事件报告和处理、儿童健康管理、孕产妇健康管理、老年人健康管理、慢性病患者管理、严重精神障碍患者管理、卫生计生监督协管、结核病患者健康管理、中医药健康管理、艾滋病病毒感染者和患者随访管理、社区艾滋病高危行为人群干预、免费孕前优生健康检查、基本药物制度、计划生育技术指导咨询、农村部分计划生育家庭奖励扶助、计划生育家庭特别扶助、食品药品安全保障。

第一节　重点任务

——重大疾病防治和基本公共卫生服务。继续实施国家基本公共卫生服务项目和国家重大公共卫生服务项目。开展重大疾病和突发急性传染病联防联控，提高对传染病、慢性病、精神障碍、地方病、职业病和出生缺陷等的监测、预防和控制能力。加强突发公共事件紧急医学救援、突发公共卫生事件监测预警和应急处理。深入开展爱国卫生运动，继续推进卫生城镇创建工作，开展健康城市、健康村镇建设，实施全国城乡环境卫生整洁行动，加快农村改厕，农村卫生厕所普及率提高到 85%。加强居民身心健康教育和自我健康管理，做好心理健康服务。

——医疗卫生服务。落实区域卫生规划和医疗机构设置规划，依据常住人口规模和服务半径等合理配置医疗卫生资源。深化基层医改，巩固完善基本药物制度，全面推进公立医院综合改革，推动形成基层首诊、双向转诊、急慢分治、上下联动的分级诊疗模式。完善中医医疗服务体系，发挥中医药特色优势，推动中医药传承与创新。

——妇幼健康和计划生育服务管理。实施全面两孩政策，改革完善计划生育服务管理，实施生育登记服务。开展孕前优生健康检查，加强高危孕产妇和新生儿健康管理。提高妇女常见病筛查率和早诊早治率，扩大农村妇女宫颈癌、乳腺癌项目检查覆盖范围。继续落实计划生育技术服务基本项目，将流动人口纳入城镇计划生育服务范围。加强出生人口性别比综合治理。完善农村部分计划生育家庭奖励扶助制度、计划生育家庭特别扶助制度，继续实施"少生快富"工程。

——食品药品安全。实施食品安全战略，完善法规制度，提高安全标准，全面落实企业主体责任，提高监督检查频次，扩大抽检监测覆盖面，实行全产业链可追溯管理。深化药品医疗器械审评审批制度改革，探索按照独立法人治理模式改革审评机构，推行药品经营企业分级分类管理。加大农村食品药品安全治理力度，完善对网络销售食品药品的监管。

第二节　保障措施

——基层医疗卫生服务能力提升。在县级区域依据常住人口数，原则上办好1个县办综合医院和1个县办中医类医院（含中医、中西医结合、民族医等），每个乡镇（街道）办好1所标准化建设的乡镇卫生院（社区卫生服务中心），每个行政村办好1个村卫生室。优先支持832个国家扶贫开发工作重点县和集中连片特困地区县县级医院和基层医疗卫生机构建设，打造30分钟基层医疗服务圈，基层医疗卫生机构标准化达标率达到95%以上。

——疾病防治和基本公共卫生服务能力强化。加强卫生应急、疾病预防控制、精神卫生、血站、卫生计生监督能力建设。提高肿瘤、心脑血管疾病、呼吸系统疾病等疑难病症防治能力。支持肿瘤、心脑血管疾病、糖尿病、精神病、传染病、职业病、地方病等薄弱领域服务能力建设。

——妇幼健康服务保障。加强儿童医院和综合性医院儿科及妇幼健康服务机构建设，合理增加产床。加快产科和儿科医师、助产士及护士人才培养，力争增加产科医生和助产士14万名。落实孕前优生健康检查，开展再生育技术服务。

——中医药传承创新。改善中医医院基础设施条件，支持中医重点学科和重点专科（专病）建设，加强中医临床研究基地和科研机构建设，鼓励基层医疗卫生机构开设中医综合服务区（中医馆），继续实施中医药传承与创新人才工程，实施中药民族药标准化行动。

——医疗卫生人才培养。加强住院医师规范化培训，力争到2020年经过规范化培训的住院医师数量达到 50 万人，每万人口全科医生数达到 2 名。继续实施助理全科医生培训、全科医生转岗培训和农村订单定向免费培养医学生政策，加强基层医务人员继续教育，完善城市医疗卫生人才对口支援农村制度。

——食品药品安全治理体系建设。完善食品安全协调工作机制，健全检验检测等技术支撑体系和信息化监管系统，建立食品药品职业化检查员队伍，实现各级监管队伍装备配备标准化。

——人口健康信息化。以全民健康保障信息化工程和健康中国云服务计划为基础，依托现有资源统筹建立人口健康信息平台。推进居民电子健康档案应用。积极利用移动互联网提供在线预约诊疗、健康咨询、检查检验报告查询等服务，提高重大疾病和突发公共卫生事件防控能力。完善中西部地区县级医院电子病历等信息系统功能，加强县级医院与对口三级医院、县级医院与基层医疗卫生机构之间的远程诊疗信息系统建设，健全基于互联网、大数据技术的分级诊疗信息系统。

国务院

2017 年 1 月 23 日

中国防治慢性病中长期规划（2017—2025 年）

国办发〔2017〕12 号

为加强慢性病防治工作，降低疾病负担，提高居民健康期望寿命，努力全方位、全周期保障人民健康，依据《"健康中国2030"规划纲要》，制定本规划。

一、规划背景

本规划所称慢性病主要包括心脑血管疾病、癌症、慢性呼吸系统疾病、糖尿病和口腔疾病，以及内分泌、肾脏、骨骼、神经等疾病。慢性病是严重威胁我国居民健康的一类疾病，已成为影响国家经济社会发展的重大公共卫生问题。慢性病的发生和流行与经济、社会、人口、行为、环境等因素密切相关。随着我国工业化、城镇化、人口老龄化进程不断加快，居民生活方式、生态环境、食品安全状况等对健康的影响逐步显现，慢性病发病、患病和死亡人数不断增多，群众慢性病疾病负担日益沉重。慢性病影响因素的综合性、复杂性决定了防治任务的长期性和艰巨性。

近年来，各地区、各有关部门认真贯彻落实党中央、国务院决策部署，深化医药卫生体制改革，着力推进环境整治、烟草控制、体育健身、营养改善等工作，初步形成了慢性病综合防治工作机制和防治服务网络。慢性病防治工作已引起社会各界高度关注，健康支持性环境持续改善，群众健康素养逐步提升，为制定实施慢性病防治中长期规划奠定了重要基础。

二、总体要求

（一）指导思想

全面贯彻党的十八大和十八届三中、四中、五中、六中全会精神，深入贯彻习近平总书记系列重要讲话精神和治国理政新理念新思想新战略，认真落实党中央、国务院决策部署，统筹推进"五位一体"总体布局和协调推进"四个全面"战略布局，牢固树立和贯彻落实创新、协调、绿色、开放、共享的发展理念，坚持正确的卫生与健康工作方针，以提高人民健康水平为核心，以深化医药卫生体制改革为动力，以控制慢性病危险因素、建设健康支持性环境为重点，以健康促进和健康管理为手段，提升全民健康素质，降低高危人群发病风险，提高患者生存质量，减少可预防的慢性病发病、死亡和残疾，实现由以治病为中心向以健康为中心转变，促进全生命周期健康，提高居民健康期望寿命，为推进健康中国建设奠定坚实基础。

（二）基本原则

1. 坚持统筹协调

统筹各方资源，健全政府主导、部门协作、动员社会、全民参与的慢性病综合防治机制，将健康融入所有政策，调动社会和个人参与防治的积极性，营造有利于慢性病防治的社会环境。

2. 坚持共建共享

倡导"每个人是自己健康第一责任人"的理念，促进群众形成健康的行为和生活方式。构建自我为主、人际互助、社会支持、政府指导的健康管理模式，将健康教育与健康促进贯穿于全生命周期，推动人人参与、人人尽力、人人享有。

3. 坚持预防为主

加强行为和环境危险因素控制，强化慢性病早期筛查和早期发现，推动由疾病治疗向健康管理转变。加强医防协同，坚持中西医并重，为居民提供公平可及、系统连续的预防、治疗、康复、健康促进等一体化的慢性病防治服务。

4. 坚持分类指导

根据不同地区、不同人群慢性病流行特征和防治需求，确定针对性的防治目标和策略，实施有效防控措施。充分发挥国家慢性病综合防控示范区的典型引领作用，提升各地区慢性病防治水平。

（三）规划目标

到 2020 年，慢性病防控环境显著改善，降低因慢性病导致的过早死亡率，力争 30—70 岁人群因心脑血管疾病、癌症、慢性呼吸系统疾病和糖尿病导致的过早死亡率较 2015 年降低 10%。到 2025 年，慢性病危险因素得到有效控制，实现全人群全生命周期健康管理，力争 30—70 岁人群因心脑血管疾病、癌症、慢性呼吸系统疾病和糖尿病导致的过早死亡率较 2015 年降低 20%，逐步提高居民健康期望寿命，有效控制慢性病疾病负担。

中国慢性病防治中长期规划（2017—2025 年）主要指标

主要指标	基线	2020 年	2025 年	属性
心脑血管疾病死亡率（1/10 万）	241.3/10 万	下降 10%	下降 15%	预期性
总体癌症 5 年生存率（%）	30.9%	提高 5%	提高 10%	预期性
高发地区重点癌种早诊率（%）	48%	55%	60%	预期性
70 岁以下人群慢性呼吸系统疾病死亡率（1/10 万）	11.96/10 万	下降 10%	下降 15%	预期性
40 岁以上居民肺功能检测率（%）	7.1%	15%	25%	预期性
高血压患者管理人数（万人）	8835	10000	11000	预期性
糖尿病患者管理人数（万人）	2614	3500	4000	预期性
高血压、糖尿病患者规范管理率（%）	50%	60%	70%	预期性
35 岁以上居民年度血脂检测率（%）	19.4%	25%	30%	预期性
65 岁以上老年人中医药健康管理率（%）	45%	65%	80%	预期性

续　表

主要指标	基线	2020 年	2025 年	属性
居民健康素养水平（%）	10%	大于 20%	25%	预期性
全民健康生活方式行动县（区）覆盖率（%）	80.9%	90%	95%	预期性
经常参加体育锻炼的人数（亿人）	3.6	4.35	5	预期性
15 岁以上人群吸烟率（%）	27.7%	控制在 25%以内	控制在 20%以内	预期性
人均每日食盐摄入量（克）	10.5	下降 10%	下降 15%	预期性
国家慢性病综合防控示范区覆盖率（%）	9.3%	15%	20%	预期

三、策略与措施

（一）加强健康教育，提升全民健康素质

1. 开展慢性病防治全民教育

建立健全健康教育体系，普及健康科学知识，教育引导群众树立正确健康观。卫生计生部门组织专家编制科学实用的慢性病防治知识和信息指南，由专业机构向社会发布，广泛宣传合理膳食、适量运动、戒烟限酒、心理平衡等健康科普知识，规范慢性病防治健康科普管理。充分利用主流媒体和新媒体开展形式多样的慢性病防治宣传教育，根据不同人群特点开展有针对性的健康宣传教育。深入推进全民健康素养促进行动、健康中国行等活动，提升健康教育效果。到 2020 年和 2025 年，居民重点慢性病核心知识知晓率分别达到 60% 和 70%。

2. 倡导健康文明的生活方式

创新和丰富预防方式，贯彻零级预防理念，全面加强幼儿园、中小学营养均衡、口腔保健、视力保护等健康知识和行为方式教育，实现预防工作的关口前移。鼓励机关、企事业单位开展工间健身和职工运动会、健步走、健康知识竞赛等活动，依托村（居）委会组织志愿者、社会体育指导员、健康生活方式指导员等，科学指导大众开展自我健康管理。发挥中医治未病优势，大力推广传统养生健身法。推进全民健康生活方式行动，开展"三减三健"（减盐、减油、减糖、健康口腔、健康体重、健康骨骼）等专项行动，开发推广健康适宜技术和支持工具，增强群众维护和促进自身健康的能力。

专栏 1：健康教育与健康促进项目

全民健康生活方式行动："三减三健"（减盐、减油、减糖、健康口腔、健康体重、健康骨骼）等专项行动。

健康教育：全民健康素养促进行动、健康中国行活动、健康家庭行动。

（二）实施早诊早治，降低高危人群发病风险

1. 促进慢性病早期发现

全面实施 35 岁以上人群首诊测血压，发现高血压患者和高危人群，及时提供干预指导。社区卫生服务中心和乡镇卫生院逐步提供血糖血脂检测、口腔预防保健、简易肺功能测定和大便隐血检测等服务。逐步将临床可诊断、治疗有手段、群众可接受、国家能负担的疾病筛检技术列为公共卫生措施。在高发地区和高危人群中逐步开展上消化道癌、宫颈癌等有成熟筛查技术的癌症早诊早治工作。加强健康体检规范化管理，健全学生健康体检制度，推广老年人健康体检，推动癌症、脑卒中、冠心病等慢性病的机会性筛查。将口腔健康检查纳入常规体检内容，将肺功能检查和骨密度检测项目纳入 40 岁以上人群常规体检内容。

2. 开展个性化健康干预

依托专业公共卫生机构和医疗机构，开设戒烟咨询热线，提供戒烟门诊等服务，提高戒烟干预能力。促进体医融合，在有条件的机构开设运动指导门诊，提供运动健康服务。社区卫生服务中心和乡镇卫生院逐步开展超重肥胖、血压血糖升高、血脂异常等慢性病高危人群的患病风险评估和干预指导，提供平衡膳食、身体活动、养生保健、体质辨识等咨询服务。鼓励慢性病患者和高危人群接种成本效益较好的肺炎、流感等疫苗。加大牙周病、龋病等口腔常见病干预力度，实施儿童局部用氟、窝沟封闭等口腔保健措施，12 岁儿童患龋率控制在 30% 以内。重视老年人常见慢性病、口腔疾病、心理健康的指导与干预。探索开展集慢性病预防、风险评估、跟踪随访、干预指导于一体的职工健康管理服务。

专栏 2：慢性病筛查干预与健康管理项目

　　早期发现和干预：癌症早诊早治，脑卒中、心血管病、慢性呼吸系统疾病筛查干预，高血压、糖尿病高危人群健康干预，重点人群口腔疾病综合干预。

　　健康管理：居民健康档案、健康教育、慢性病（高血压、糖尿病等）患者健康管理、老年人健康管理、中医药健康管理。

（三）强化规范诊疗，提高治疗效果

1. 落实分级诊疗制度

　　优先将慢性病患者纳入家庭医生签约服务范围，积极推进高血压、糖尿病、心脑血管疾病、肿瘤、慢性呼吸系统疾病等患者的分级诊疗，形成基层首诊、双向转诊、上下联动、急慢分治的合理就医秩序，健全治疗－康复－长期护理服务链。鼓励并逐步规范常见病、多发病患者首先到基层医疗卫生机构就诊，对超出基层医疗卫生机构功能定位和服务能力的慢性病，由基层医疗卫生机构为患者提供转诊服务。完善双向转诊程序，重点畅通慢性期、恢复期患者向下转诊渠道，逐步实现不同级别、不同类别医疗机构之间的有序转诊。

2. 提高诊疗服务质量

　　建设医疗质量管理与控制信息化平台，加强慢性病诊疗服务实时管理与控制，持续改进医疗质量和医疗安全。全面实施临床路径管理，规范诊疗行为，优化诊疗流程，努力缩短急性心脑血管疾病发病到就诊有效处理的时间，推广应用癌症个体化规范治疗方案，降低患者死亡率。基本实现医疗机构检查、检验结果互认。

（四）促进医防协同，实现全流程健康管理

1. 加强慢性病防治机构和队伍能力建设

　　发挥中国疾病预防控制中心、国家心血管病中心、国家癌症中心在政策咨询、标准规范制定、监测评价、人才培养、技术指导等方面的作用，在条件成熟地区依托现有资源建设心血管病、癌症等慢性病区域中心，建立由国家、区域和基层中医专科专病诊疗中心构成的中医专科专病防治体系。各地区要明确具体的医疗机构承担对辖区内心脑血管疾病、癌症、慢性呼吸系统疾病、糖尿病等慢性病防治的技术指导。二级以上医院要配备专业人员，履行公共卫生职责，做好慢性病防控工作。基层医疗卫生机构要根据工作实际，提高公共卫生服务能力，满足慢性病防治需求。

2. 构建慢性病防治结合工作机制

疾病预防控制机构、医院和基层医疗卫生机构要建立健全分工协作、优势互补的合作机制。疾病预防控制机构负责开展慢性病及其危险因素监测和流行病学调查、综合防控干预策略与措施实施指导和防控效果考核评价；医院承担慢性病病例登记报告、危重急症患者诊疗工作并为基层医疗卫生机构提供技术支持；基层医疗卫生机构具体实施人群健康促进、高危人群发现和指导、患者干预和随访管理等基本医疗卫生服务。加强医防合作，推进慢性病防、治、管整体融合发展。

3. 建立健康管理长效工作机制

明确政府、医疗卫生机构和家庭、个人等各方在健康管理方面的责任，完善健康管理服务内容和服务流程。逐步将符合条件的癌症、脑卒中等重大慢性病早诊早治适宜技术按规定纳入诊疗常规。探索通过政府购买服务等方式，鼓励企业、公益慈善组织、商业保险机构等参与慢性病高危人群风险评估、健康咨询和健康管理，培育以个性化服务、会员制经营、整体式推进为特色的健康管理服务产业。

（五）完善保障政策，切实减轻群众就医负担

1. 完善医保和救助政策

完善城乡居民医保门诊统筹等相关政策，探索基层医疗卫生机构对慢性病患者按人头打包付费。完善不同级别医疗机构的医保差异化支付政策，推动慢性病防治工作重心下移、资源下沉。发展多样化健康保险服务，鼓励有资质的商业保险机构开发与基本医疗保险相衔接的商业健康保险产品，开展各类慢性病相关保险经办服务。按规定对符合条件的患慢性病的城乡低保对象、特困人员实施医疗救助。鼓励基金会等公益慈善组织将优质资源向贫困地区和农村延伸，开展对特殊人群的医疗扶助。

2. 保障药品生产供应

做好专利到期药物的仿制和生产，提升仿制药质量，优先选用通过一致性评价的慢性病防治仿制药，对于国内尚不能仿制的，积极通过药品价格谈判等方法，合理降低采购价格。进一步完善基本药物目录，加强二级以上医院与基层医疗卫生机构用药衔接。发挥社会药店在基层的药品供应保障作用，提高药物的可及性。老年慢性病患者可以由家庭签约医生开具慢性病长期药品处方，探索以多种方式满足患者用药需求。发挥中医药在慢性病防治中的优势和作用。

（六）控制危险因素，营造健康支持性环境

1. 建设健康的生产生活环境

推动绿色清洁生产，改善作业环境，严格控制尘毒危害，强化职业病防治，整洁城乡卫生，优化人居环境，加强文化、科教、休闲、健身等公共服务设施建设。建设健康步道、健康主题公园等运动健身环境，提高各类公共体育设施开放程度和利用率，推动有条件的学校体育场馆设施在课后和节假日对本校师生和公众有序开放，形成覆盖城乡、比较健全的全民健身服务体系，推动全民健身和全民健康深度融合。坚持绿色发展理念，强化环境保护和监管，落实大气、水、土壤污染防治行动计划，实施污染物综合控制，持续改善环境空气质量、饮用水水源水质和土壤环境质量。建立健全环境与健康监测、调查、风险评估制度，降低环境污染对健康的影响。

2. 完善政策环境

履行《烟草控制框架公约》，推动国家层面公共场所控制吸烟条例出台，加快各地区控烟立法进程，加大控烟执法力度。研究完善烟草与酒类税收政策，严格执行不得向未成年人出售烟酒的有关法律规定，减少居民有害饮酒。加强食品安全和饮用水安全保障工作，推动营养立法，调整和优化食物结构，倡导膳食多样化，推行营养标签，引导企业生产销售、消费者科学选择营养健康食品。

3. 推动慢性病综合防控示范区创新发展

以国家慢性病综合防控示范区建设为抓手，培育适合不同地区特点的慢性病综合防控模式。示范区建设要紧密结合卫生城镇创建和健康城镇建设要求，与分级诊疗、家庭医生签约服务相融合，全面提升示范区建设质量，在强化政府主体责任、落实各部门工作职责、提供全人群全生命周期慢性病防治管理服务等方面发挥示范引领作用，带动区域慢性病防治管理水平整体提升。

专栏3：健康支持性环境建设项目

健康环境建设：大气污染防治、污水处理、重点流域水污染防治等环保项目，卫生城镇创建、健康城镇建设，慢性病综合防控示范区建设。

危险因素控制：减少烟草危害行动、贫困地区儿童营养改善项目、农村义务教育学生营养改善计划。

（七）统筹社会资源，创新驱动健康服务业发展

1. 动员社会力量开展防治服务

鼓励、引导、支持社会力量举办的医疗、体检、养老和养生保健机构及基金会等公益慈善组织、商业保险机构、行业协会学会、互联网企业等通过竞争择优的方式，参与所在区域医疗服务、健康管理与促进、健康保险及相关慢性病防治服务，创新服务模式，促进覆盖全生命周期、内涵丰富、结构合理的健康服务业体系发展。建立多元化资金筹措机制，拓宽慢性病防治公益事业投融资渠道，鼓励社会资本投向慢性病防治服务和社区康复等领域。

2. 促进医养融合发展

促进慢性病全程防治管理服务与居家、社区、机构养老紧密结合。深入养老机构、社区和居民家庭开展老年保健、老年慢性病防治和康复护理，维护和促进老年人功能健康。支持有条件的养老机构设置医疗机构，有条件的二级以上综合医院和中医医院设置老年病科，增加老年病床数量，为老年人就医提供优先便利服务。加快推进面向养老机构的远程医疗服务试点。鼓励基层医疗卫生机构与老年人家庭建立签约服务关系，开展上门诊视、健康查体、健康管理、养生保健等服务。

3. 推动互联网创新成果应用

促进互联网与健康产业融合，发展智慧健康产业，探索慢性病健康管理服务新模式。完善移动医疗、健康管理法规和标准规范，推动移动互联网、云计算、大数据、物联网与健康相关产业的深度融合，充分利用信息技术丰富慢性病防治手段和工作内容，推进预约诊疗、在线随访、疾病管理、健康管理等网络服务应用，提供优质、便捷的医疗卫生服务。

（八）增强科技支撑，促进监测评价和研发创新

1. 完善监测评估体系

整合单病种、单因素慢性病及其危险因素监测信息，实现相关系统互联互通。健全死因监测和肿瘤登记报告制度，建立国家、省级和区域慢性病与营养监测信息网络报告机制，逐步实现重点慢性病发病、患病、死亡和危险因素信息实时更新，定期发布慢性病相关监测信息。以地市为单位，基本摸清辖区内主要慢性病状况、影响因素和疾病负担。开展营养和慢性病危险因素健康干预与疾病管理队列研究。运用大数据等技术，加强信息分析与利用，掌握慢性病流行规律及特点，确定主要健康问题，为制定慢性病防治政策与策略提供循证依据。加强水、土壤、空气等环境介质和工作场所等环境质量、农产品质量安全监测，逐步实现跨行业跨部门跨层级的纵向报告和横向交换，动态实施环境、食物等因素与健康的风险评估与预警。

2. 推动科技成果转化和适宜技术应用

系统加强慢性病防治科研布局，推进相关科研项目。进一步加强国家临床医学研究中心和协同创新网络建设，完善重大慢性病研究体系。以信息、生物和医学科技融合发展为引领，加强慢性病防治基础研究、应用研究和转化医学研究。统筹优势力量，推进慢性病致病因素、发病机制、预防干预、诊疗康复、医疗器械、新型疫苗和创新药物等研究，重点突破精准医疗、"互联网＋"健康医疗、大数据等应用的关键技术，支持基因检测等新技术、新产品在慢性病防治领域推广应用。针对中医药具有优势的慢性病病种，总结形成慢性病中医健康干预方案并推广应用。结合慢性病防治需求，遴选成熟有效的慢性病预防、诊疗、康复保健适宜技术，加快成果转化和应用推广。开展慢性病社会决定因素与疾病负担研究，探索有效的慢性病防控路径。在专业人才培养培训、信息沟通及共享、防治技术交流与合作、能力建设等方面积极参与国际慢性病防治交流与合作。

专栏 4：慢性病科技支撑项目

慢性病监测：疾病监测（慢性病与营养监测、死因监测、肿瘤随访登记）；环境健康危害因素监测（城乡饮用水卫生监测、农村环境卫生监测、

公共场所健康危害因素监测、空气污染等对人群健康影响监测、人体生物监测）；重点人群健康监测（学生健康危害因素和常见病监测）。

慢性病科技重大项目和工程：健康保障重大工程，国家科技重大专项"重大新药创制"专项，国家重点研发计划"精准医学研究""重大慢性非传染性疾病防控研究"等重点专项有关内容。

科技成果转化和适宜技术应用：健康科技成果转移转化行动、基层医疗卫生服务适宜技术推广。

四、保障措施

（一）强化组织领导

各地区要将慢性病防治作为健康中国建设和深化医药卫生体制改革的重点内容，纳入地方重要民生工程，确定工作目标和考核指标，制定本地区慢性病防治规划及实施方案，强化组织实施，建立健全慢性病防治工作协调机制，定期研究解决慢性病防治工作中的重大问题。

（二）落实部门责任

卫生计生部门要会同有关部门共同组织实施本规划并开展监督评估。发展改革部门要将慢性病防治列入经济社会发展规划，加强慢性病防治能力建设。财政部门要按照政府卫生投入政策要求落实相关经费。人力资源社会保障部门和卫生计生部门要进一步完善门诊相关保障政策和支付机制，发挥医保控费作用。国务院防治重大疾病工作部际联席会议办公室要发挥统筹协调作用，推动教育、科技、工业和信息化、民政、环境保护、住房城乡建设、农业、商务、新闻出版广电、体育、安全监管、食品药品监管、中医药等部门履行职责，形成慢性病防治工作合力。

（三）加强人才培养

完善有利于人才培养使用的政策措施，加强健康教育、健康管理、医疗、公共卫生、护理、康复及中医药等领域人才培养。加强医教协同，深化院校教育改革，加强对医学生慢性病防治相关知识和能力的教育培养，支持高校设立健康促进、健康管理等相关专业，加强有针对性的继续医学教育，着力培养慢性病防治复合型、实用型人才。完善专业技术职称评定制度，促进人才成长发展和合理流动。

（四）营造良好氛围

各地区、各部门要广泛宣传党和国家关于维护促进人民健康的重大战略思想和方针政策，宣传实施慢性病综合防控战略的重大意义、目标任务和策略措施。要加强正面宣传、舆论监督、科学引导和典型报道，增强社会对慢性病防治的普遍认知，形成全社会关心支持慢性病防治的良好氛围。

五、督导与评估

国家卫生计生委要会同有关部门制定本规划实施分工方案，各相关部门要各负其责，及时掌握工作进展，定期交流信息，联合开展督查和效果评价，2020 年对规划实施情况进行中期评估，2025 年组织规划实施的终期评估。各地区要建立监督评价机制，组织开展规划实施进度和效果评价，将规划实施情况作为政府督查督办的重要事项，推动各项规划目标任务落实。

国务院办公厅

2017 年 1 月 22 日

关于促进基本公共卫生服务逐步均等化的意见

卫妇社发〔2009〕70 号

各省、自治区、直辖市卫生厅局、财政厅局、人口计生委，新疆生产建设兵团卫生局、财政局、人口计生委：

根据《中共中央、国务院关于深化医药卫生体制改革的意见》（中发〔2009〕6 号）和《国务院关于印发医药卫生体制改革近期重点实施方案（2009—2011 年）的通知》（国发〔2009〕12 号），现就促进基本公共卫生服务逐步均等化提出以下意见：

一、工作目标

通过实施国家基本公共卫生服务项目和重大公共卫生服务项目，明确政府责任，对城乡居民健康问题实施干预措施，减少主要健康危险因素，有效预防和控制主要传染病及慢性病，提高公共卫生服务和突发公共卫生事件应急处置能力，使城乡居民逐步享有均等化的基本公共卫生服务。

到 2011 年，国家基本公共卫生服务项目得到普及，城乡和地区间公共卫生服务差距明显缩小。到 2020 年，基本公共卫生服务逐步均等化的机制基本完善，重大疾病和主要健康危险因素得到有效控制，城乡居民健康水平得到进一步提高。

二、主要任务

（一）制定和实施基本公共卫生服务项目

国家根据经济社会发展状况、主要公共卫生问题和干预措施效果，确定国家基本公共卫生服务项目。国家基本公共卫生服务项目随着经济社会发展、公共卫生服务需要和财政承受能力适时调整。地方政府根据当地公共卫生问题、经济发展水平和财政承受能力等因素，可在国家基本公共卫生服务项目基础上增加基本公共卫生服务内容。

现阶段，国家基本公共卫生服务项目主要包括：建立居民健康档案，健康教育，预防接种，传染病防治，高血压、糖尿病等慢性病和重性精神疾病管理，儿童保健，孕产妇保健，老年人保健等。

（二）实施重大公共卫生服务项目

国家和各地区针对主要传染病、慢性病、地方病、职业病等重大疾病和严重威胁妇女、儿童等重点人群的健康问题及突发公共卫生事件预防和处置需要，制定和实施重大公共卫生服务项目，并适时充实调整。

从 2009 年开始继续实施结核病、艾滋病等重大疾病防控，国家免疫规划，农村孕产妇住院分娩，贫困白内障患者复明，农村改水改厕，消除燃煤型氟中毒危害等重大公共卫生服务项目；新增 15 岁以下人群补种乙肝疫苗、农村妇女孕前和孕早期增补叶酸预防神经管缺陷、农村妇女乳腺癌、宫颈癌检查等项目。

人口和计划生育部门继续组织开展计划生育技术服务，主要包括避孕节育、优生优育科普宣传，避孕方法咨询指导，发放避孕药具，实施避孕节育和恢复生育力手术，随访服务，开展计划生育手术并发症及避孕药具不良反应诊治等。

（三）提高服务能力

大力培养公共卫生技术人才和管理人才。在农村卫生人员和全科医师、社区护士培训中强化公共卫生知识和技能，提高公共卫生服务能力。加强以健康档案为基础的信息系统建设，提高公共卫生服务工作效率和管理能力。切实加强重大疾病和突发公共卫生事件监测预警和处置能力。

转变公共卫生服务模式。专业公共卫生机构要定期深入工作场所、学校、社区和家庭，开展卫生学监测评价，研究制定公共卫生防治策略，指导其他医疗卫生机构开展基本公共卫生服务。城乡基层医疗卫生机构要深入家庭，全面掌握辖区及居民主要健康问题，主动采取有效的干预措施，做到基本公共卫生服务与医疗服务有机结合。

（四）规范管理

完善基本公共卫生服务规范。根据城乡基层医疗卫生机构的服务能力和条件，研究制定和推广健康教育、预防接种、儿童保健、孕产妇保健、老年保健及主要传染病防治、慢性病管理等基本公共卫生服务项目规范，健全管理制度和工作流程，提高服务质量和管理水平。以重点人群和基层医疗卫生机构服务对象为切入点，逐步建立规范统一的居民健康档案，积极推进健康档案电子化管理，加强公共卫生信息管理。

在研究制订和推广基本公共卫生服务项目规范中，要积极应用中医药预防保健技术和方法，充分发挥中医药在公共卫生服务中的作用。

完善重大公共卫生服务项目管理制度。整合现有重大公共卫生服务项目，统筹考虑，突出重点，中西医并重。建立重大公共卫生服务项目专家论证机制，实行动态管理。

（五）转变运行机制

进一步深化专业公共卫生机构和城乡基层医疗卫生机构人事管理和分配制度改革。建立岗位聘用、竞聘上岗、合同管理、能进能出的用人机制。实行岗位绩效工资制度，积极推进内部分配制度改革，绩效工资分配要体现多劳多得、优劳优得、奖勤罚懒，合理拉开差距，形成促进工作任务落实的有效激励机制，充分调动工作人员的积极性和主动性。

三、保障措施

（一）加强公共卫生服务体系建设

基本公共卫生服务项目主要通过城市社区卫生服务中心（站）、乡镇卫生院、村卫生室等城乡基层医疗卫生机构免费为全体居民提供，其他基层医疗卫生机构也可提供。

重大公共卫生服务项目主要通过专业公共卫生机构组织实施。建立健全疾病预防控制、健康教育、妇幼保健、精神卫生、应急救治、采供血、卫生监督、计划生育等专业公共卫生服务网络。近期要重点改善精神卫生、妇幼保健、卫生监督、计划生育等专业公共卫生机构的设施条件，加强城乡急救体系建设。

优化公共卫生资源配置，完善以基层医疗卫生服务网络为基础的医疗服务体系的公共卫生服务功能。医院依法承担重大疾病和突发公共卫生事件监测、报告、救治等职责及国家规定的其他公共卫生服务职责。社会力量举办的医疗卫生机构承担法定的公共卫生职责，并鼓励提供公共卫生服务。

加强专业公共卫生机构和医院对城乡基层医疗卫生机构的业务指导。专业公共卫生机构、城乡基层医疗卫生机构和医院之间要建立分工明确、功能互补、信息互通、资源共享的工作机制，实现防治结合。

（二）健全公共卫生经费保障机制

各级政府要根据实现基本公共卫生服务逐步均等化的目标，完善政府对公共卫生的投入机制，逐步增加公共卫生投入。基本公共卫生服务按项目为城乡居民免费提供，经费标准按单位服务综合成本核定，所需经费由政府预算安排。2009 年人均基本公共卫生服务经费标准不低于 15 元，2011 年不低于 20 元。地方政府要切实负起支出责任，中央通过一般性转移支付和专项转移支付对困难地区给予补助。政府对乡村医生承担的公共卫生服务等任务给予合理补助，具体补助标准由地方人民政府规定，其中基本公共卫生服务所需经费从财政安排的基本公共卫生服务补助经费中统筹安排。

专业公共卫生机构人员经费、发展建设经费、公用经费和业务经费由政府预算全额安排。按照规定取得的服务性收入上缴财政专户或纳入预算管理。合理安排重大公共卫生服务项目所需资金。人口和计划生育部门组织开展的计划生育技术服务所需经费由政府按原经费渠道核拨。

公立医院承担规定的公共卫生服务，政府给予专项补助。社会力量举办的各级各类医疗卫生机构承担规定的公共卫生服务任务，政府通过购买服务等方式给予补偿。

（三）强化绩效考核

各级卫生、人口和计划生育行政部门要会同有关部门建立健全基本公共卫生服务绩效考核制度，完善考核评价体系和方法，明确各类医疗卫生机构工作职责、目标和任务，考核履行职责、提供公共卫生服务的数量和质量、社会满意度等情况，保证公共卫生任务落实和群众受益。要充分发挥考核结果在激励、监督和资金安排等方面的作用，考核结果要与经费补助及单位主要领导的年度考核和任免挂钩，作为人员奖惩及核定绩效工资的依据。要注重群众参与考核评价，建立信息公开制度，考核情况应向社会公示，将政府考核与社会监督结合起来。

四、加强组织领导

（一）提高认识，加强领导

促进基本公共卫生服务逐步均等化关系广大人民群众的切身利益，关系千家万户的幸福安康。各级政府要把促进基本公共卫生服务逐步均等化作为落实科学发展观的重要举措和关注民生、促进社会和谐的大事，纳入当地经济社会发展总体规划，切实加强领导。

（二）科学规划，加强管理

各省、自治区、直辖市卫生、人口计生、财政等行政部门要根据本意见的要求，结合当地经济社会发展情况和人民群众健康需要，合理确定本地区基本公共卫生服务项目和重大公共卫生服务项目。要做好调查研究，广泛听取意见，制定具体实施方案，认真组织落实，加快促进基本公共卫生服务逐步均等化工作。在实施过程中，要不断总结经验，完善管理制度。

（三）加强宣传，督导落实

各级政府要采取多种方式，加强对促进基本公共卫生服务逐步均等化工作的宣传，提高群众的知晓率，接受社会监督。新闻媒体要加强对健康知识的宣传教育。各级地方政府要将促进基本公共卫生服务逐步均等化作为重大民生问题纳入政府任期考核目标，进行督导检查和考核评估，逐步使城乡居民平等地享有基本公共卫生服务，切实提高人民群众健康水平。

卫生部　财政部　国家人口和计划生育委员会

二○○九年七月七日

附件：

国家基本公共卫生服务项目

一、建立居民健康档案

以妇女、儿童、老年人、残疾人、慢性病患者等人群为重点，在自愿的基础上，为辖区常住人口建立统一、规范的居民健康档案，健康档案主要信息包括居民基本信息、主要健康问题及卫生服务记录等；健康档案要及时更新，并逐步实行计算机管理。

二、健康教育

针对健康素养基本知识和技能、优生优育及辖区重点健康问题等内容，向城乡居民提供健康教育宣传信息和健康教育咨询服务，设置健康教育宣传栏并定期更新内容，开展健康知识讲座等健康教育活动。

三、预防接种

为适龄儿童接种乙肝疫苗、卡介苗、脊灰疫苗、百白破疫苗、白破疫苗、麻疹疫苗、甲肝疫苗、流脑疫苗、乙脑疫苗、麻腮风疫苗等国家免疫规划疫苗；在重点地区，对重点人群进行针对性接种，包括肾综合征出血热疫苗、炭疽疫苗、钩体疫苗；发现、报告预防接种中的疑似异常反应，并协助调查处理。

四、传染病防治

及时发现、登记并报告辖区内发现的传染病病例和疑似病例，参与现场疫点处理；开展结核病、艾滋病等传染病防治知识宣传和咨询服务；配合专业公共卫生机构，对非住院结核病患者、艾滋病患者进行治疗管理。

五、儿童保健

为 0~36 个月婴幼儿建立儿童保健手册，开展新生儿访视及儿童保健系统管理。新生儿访视至少 2 次，儿童保健 1 岁以内至少 4 次，第 2 年和第 3 年每年至少 2 次。进行体格检查和生长发育监测及评价，开展心理行为发育、母乳喂养、辅食添加、意外伤害预防、常见疾病防治等健康指导。

六、孕产妇保健

为孕产妇建立保健手册，开展至少 5 次孕期保健服务和 2 次产后访视。进行一般体格检查及孕期营养、心理等健康指导，了解产后恢复情况并对产后常见问题进行指导。

七、老年人保健

对辖区 65 岁及以上老年人进行登记管理，进行健康危险因素调查和一般体格检查，提供疾病预防、自我保健及伤害预防、自救等健康指导。

八、慢性病管理

对高血压、糖尿病等慢性病高危人群进行指导。对 35 岁以上人群实行门诊首诊测血压。对确诊高血压和糖尿病患者进行登记管理，定期进行随访，每次随访要询问病情，进行体格检查及用药、饮食、运动、心理等健康指导。

九、重性精神疾病管理

对辖区重性精神疾病患者进行登记管理；在专业机构指导下，对在家居住的重性精神疾病患者进行治疗随访和康复指导。

卫生部办公厅

2009 年 7 月 13 日

"健康中国2030"规划纲要

序　言

健康是促进人的全面发展的必然要求，是经济社会发展的基础条件。实现国民健康长寿，是国家富强、民族振兴的重要标志，也是全国各族人民的共同愿望。

党和国家历来高度重视人民健康。新中国成立以来特别是改革开放以来，我国健康领域改革发展取得显著成就，城乡环境面貌明显改善，全民健身运动蓬勃发展，医疗卫生服务体系日益健全，人民健康水平和身体素质持续提高。2015年我国人均预期寿命已达76.34岁，婴儿死亡率、5岁以下儿童死亡率、孕产妇死亡率分别下降到8.1‰、10.7‰和20.1/10万，总体上优于中高收入国家平均水平，为全面建成小康社会奠定了重要基础。同时，工业化、城镇化、人口老龄化、疾病谱变化、生态环境及生活方式变化等，也给维护和促进健康带来一系列新的挑战，健康服务供给总体不足与需求不断增长之间的矛盾依然突出，健康领域发展与经济社会发展的协调性有待增强，需要从国家战略层面统筹解决关系健康的重大和长远问题。

推进健康中国建设，是全面建成小康社会、基本实现社会主义现代化的重要基础，是全面提升中华民族健康素质、实现人民健康与经济社会协调发展的国家战略，是积极参与全球健康治理、履行2030年可持续发展议程国际承诺的重大举措。未来15年，是推进健康中国建设的重要战略机遇期。经济保持中高速增长将为维护人民健康奠定坚实基础，消费结构升级将为发展健康服务创造广阔空间，科技创新将为提高健康水平提供有力支撑，各方面制度更加成熟更加定型将为健康领域可持续发展构建强大保障。

为推进健康中国建设，提高人民健康水平，根据党的十八届五中全会战略部署，制定本规划纲要。本规划纲要是推进健康中国建设的宏伟蓝图和行动纲领。全社会要增强责任感、使命感，全力推进健康中国建设，为实现中华民族伟大复兴和推动人类文明进步作出更大贡献。

第一篇 总体战略

第一章 指导思想

推进健康中国建设，必须高举中国特色社会主义伟大旗帜，全面贯彻党的十八大和十八届三中、四中、五中全会精神，以马克思列宁主义、毛泽东思想、邓小平理论、"三个代表"重要思想、科学发展观为指导，深入学习贯彻习近平总书记系列重要讲话精神，紧紧围绕统筹推进"五位一体"总体布局和协调推进"四个全面"战略布局，认真落实党中央、国务院决策部署，坚持以人民为中心的发展思想，牢固树立和贯彻落实新发展理念，坚持正确的卫生与健康工作方针，以提高人民健康水平为核心，以体制机制改革创新为动力，以普及健康生活、优化健康服务、完善健康保障、建设健康环境、发展健康产业为重点，把健康融入所有政策，加快转变健康领域发展方式，全方位、全周期维护和保障人民健康，大幅提高健康水平，显著改善健康公平，为实现"两个一百年"奋斗目标和中华民族伟大复兴的中国梦提供坚实健康基础。

主要遵循以下原则：

——健康优先。把健康摆在优先发展的战略地位，立足国情，将促进健康的理念融入公共政策制定实施的全过程，加快形成有利于健康的生活方式、生态环境和经济社会发展模式，实现健康与经济社会良性协调发展。

——改革创新。坚持政府主导，发挥市场机制作用，加快关键环节改革步伐，冲破思想观念束缚，破除利益固化藩篱，清除体制机制障碍，发挥科技创新和信息化的引领支撑作用，形成具有中国特色、促进全民健康的制度体系。

——科学发展。把握健康领域发展规律，坚持预防为主、防治结合、中西医并重，转变服务模式，构建整合型医疗卫生服务体系，推动健康服务从规模扩张的粗放型发展转变到质量效益提升的绿色集约式发展，推动中医药和西医药相互补充、协调发展，提升健康服务水平。

——公平公正。以农村和基层为重点，推动健康领域基本公共服务均等化，维护基本医疗卫生服务的公益性，逐步缩小城乡、地区、人群间基本健康服务和健康水平的差异，实现全民健康覆盖，促进社会公平。

第二章 战略主题

"共建共享、全民健康"，是建设健康中国的战略主题。核心是以人民健康为中心，坚持以基层为重点，以改革创新为动力，预防为主，中西医并重，把健康融入所有政策，人民共建共享的卫生与健康工作方针，针对生活行为方式、生产生活环境及医疗卫生服务等健康影响因素，坚持政府主导与调动社会、个人的积极性相结合，推动人人参与、人人尽力、人人享有，落实预防为主，推行健康生活方式，减少疾病发生，强化早诊断、早治疗、早康复，实现全民健康。

共建共享是建设健康中国的基本路径。从供给侧和需求侧两端发力，统筹社会、行业和个人三个层面，形成维护和促进健康的强大合力。要促进全社会广泛参与，强化跨部门协作，深化军民融合发展，调动社会力量的积极性和创造性，加强环境治理，保障食品药品安全，预防和减少伤害，有效控制影响健康的生态和社会环境危险因素，形成多层次、多元化的社会共治格局。要推动健康服务供给侧结构性改革，卫生计生、体育等行业要主动适应人民健康需求，深化体制机制改革，优化要素配置和服务供给，补齐发展短板，推动健康产业转型升级，满足人民群众不断增长的健康需求。要强化个人健康责任，提高全民健康素养，引导形成自主自律、符合自身特点的健康生活方式，有效控制影响健康的生活行为因素，形成热爱健康、追求健康、促进健康的社会氛围。

全民健康是建设健康中国的根本目的。立足全人群和全生命周期两个着力点，提供公平可及、系统连续的健康服务，实现更高水平的全民健康。要惠及全人群，不断完善制度、扩展服务、提高质量，使全体人民享有所需要的、有质量的、可负担的预防、治疗、康复、健康促进等健康服务，突出解决好妇女儿童、老年人、残疾人、低收入人群等重点人群的健康问题。要覆盖全生命周期，针对生命不同阶段的主要健康问题及主要影响因素，确定若干优先领域，强化干预，实现从胎儿到生命终点的全程健康服务和健康保障，全面维护人民健康。

第三章 战略目标

到 2020 年，建立覆盖城乡居民的中国特色基本医疗卫生制度，健康素养水平持续提高，健康服务体系完善高效，人人享有基本医疗卫生服务和基本体育健身服务，基本形成内涵丰富、结构合理的健康产业体系，主要健康指标居于中高收入国家前列。

到 2030 年，促进全民健康的制度体系更加完善，健康领域发展更加协调，健康生活方式得到普及，健康服务质量和健康保障水平不断提高，健康产业繁荣发展，基本实现健康公平，主要健康指标进入高收入国家行列。到 2050 年，建成与社会主义现代化国家相适应的健康国家。

到 2030 年具体实现以下目标：

——人民健康水平持续提升。人民身体素质明显增强，2030 年人均预期寿命达到 79.0 岁，人均健康预期寿命显著提高。

——主要健康危险因素得到有效控制。全民健康素养大幅提高，健康生活方式得到全面普及，有利于健康的生产生活环境基本形成，食品药品安全得到有效保障，消除一批重大疾病危害。

——健康服务能力大幅提升。优质高效的整合型医疗卫生服务体系和完善的全民健身公共服务体系全面建立，健康保障体系进一步完善，健康科技创新整体实力位居世界前列，健康服务质量和水平明显提高。

——健康产业规模显著扩大。建立起体系完整、结构优化的健康产业体系，形成一批具有较强创新能力和国际竞争力的大型企业，成为国民经济支柱性产业。

——促进健康的制度体系更加完善。有利于健康的政策法律法规体系进一步健全，健康领域治理体系和治理能力基本实现现代化。

健康中国建设主要指标

领域	指标	2015 年	2020 年	2030 年
健康水平	人均预期寿命（岁）	76.34	77.3	79.0
	婴儿死亡率（‰）	8.1	7.5	5.0
	5 岁以下儿童死亡率（‰）	10.7	9.5	6.0
	孕产妇死亡率（1/10 万）	20.1	18.0	12.0
	城乡居民达到《国民体质测定标准》合格以上的人数比例（%）	89.6（2014 年）	90.6	92.2

续　表

领域	指标	2015 年	2020 年	2030 年
健康生活	居民健康素养水平（%）	10	20	30
	经常参加体育锻炼人数（亿人）	3.6（2014 年）	4.35	5.3
健康服务与保障	重大慢性病过早死亡率（%）	19.1（2013 年）	比 2015 年降低 10%	比 2015 年降低 30%
	每千常住人口执业（助理）医师数（人）	2.2	2.5	3.0
	个人卫生支出占卫生总费用的比重（%）	29.3	28 左右	25 左右
健康环境	地级及以上城市空气质量优良天数比率（%）	76.7	>80	持续改善
	地表水质量达到或好于Ⅲ类水体比例（%）	66	>70	持续改善
健康产业	健康服务业总规模（万亿元）	—	>8	16

第二篇　普及健康生活

第四章　加强健康教育

第一节　提高全民健康素养

推进全民健康生活方式行动，强化家庭和高危个体健康生活方式指导及干预，开展健康体重、健康口腔、健康骨骼等专项行动，到 2030 年基本实现以县（市、区）为单位全覆盖。开发推广促进健康生活的适宜技术和用品。建立健康知识和技能核心信息发布制度，健全覆盖全国的健康素养和生活方式监测体系。建立健全健康促进与教育体系，提高健康教育服务能力，从小抓起，普及健康科学知识。加强精神文明建设，发展健康文化，移风易俗，培育良好的生活习惯。各级各类媒体加大健康科学知识宣传力度，积极建设和规范各类广播电视等健康栏目，利用新媒体拓展健康教育。

第二节　加大学校健康教育力度

将健康教育纳入国民教育体系，把健康教育作为所有教育阶段素质教育的重要内容。以中小学为重点，建立学校健康教育推进机制。构建相关学科教学与教育活动相结合、课堂教育与课外实践相结合、经常性宣传教育与集中式宣传教育相结合的健康教育模式。培养健康教育师资，将健康教育纳入体育教师职前教育和职后培训内容。

第五章　塑造自主自律的健康行为

第一节　引导合理膳食

制定实施国民营养计划，深入开展食物（农产品、食品）营养功能评价研究，全面普及膳食营养知识，发布适合不同人群特点的膳食指南，引导居民形成科学的膳食习惯，推进健康饮食文化建设。建立健全居民营养监测制度，对重点区域、重点人群实施营养干预，重点解决微量营养素缺乏、部分人群油脂等高热能食物摄入过多等问题，逐步解决居民营养不足与过剩并存问题。实施临床营养干预。加强对学校、幼儿园、养老机构等营养健康工作的指导。开展示范健康食堂和健康餐厅建设。到 2030 年，居民营养知识素养明显提高，营养缺乏疾病发生率显著下降，全国人均每日食盐摄入量降低 20%，超重、肥胖人口增长速度明显放缓。

第二节　开展控烟限酒

全面推进控烟履约，加大控烟力度，运用价格、税收、法律等手段提高控烟成效。深入开展控烟宣传教育。积极推进无烟环境建设，强化公共场所控烟监督执法。推进公共场所禁烟工作，逐步实现室内公共场所全面禁烟。领导干部要带头在公共场所禁烟，把党政机关建成无烟机关。强化戒烟服务。到 2030 年，15 岁以上人群吸烟率降低到 20%。加强限酒健康教育，控制酒精过度使用，减少酗酒。加强有害使用酒精监测。

第三节　促进心理健康

加强心理健康服务体系建设和规范化管理。加大全民心理健康科普宣传力度，提升心理健康素养。加强对抑郁症、焦虑症等常见精神障碍和心理行为问题的干预，加大对重点人群心理问题早期发现和及时干预力度。加强严重精神障碍患者报告登记和救治救助管理。全面推进精神障碍社区康复服务。提高突发事件心理危机的干预能力和水平。到 2030 年，常见精神障碍防治和心理行为问题识别干预水平显著提高。

第四节　减少不安全性行为和毒品危害

强化社会综合治理，以青少年、育龄妇女及流动人群为重点，开展性道德、性健康和性安全宣传教育和干预，加强对性传播高危行为人群的综合干预，减少意外妊娠和性相关疾病传播。大力普及有关毒品危害、应对措施和治疗途径等知识。加强全国戒毒医疗服务体系建设，早发现、早治疗成瘾者。加强戒毒药物维持治疗与社区戒毒、强制隔离戒毒和社区康复的衔接。建立集生理脱毒、心理康复、就业扶持、回归社会于一体的戒毒康复模式，最大限度减少毒品社会危害。

第六章　提高全民身体素质

第一节　完善全民健身公共服务体系

统筹建设全民健身公共设施，加强健身步道、骑行道、全民健身中心、体育公园、社区多功能运动场等场地设施建设。到 2030 年，基本建成县乡村三级公共体育设施网络，人均体育场地面积不低于 $2.3 m^2$，在城镇社区实现 15 分钟健身圈全覆盖。推行公共体育设施免费或低收费开放，确保公共体育场地设施和符合开放条件的企事业单位体育场地设施全部向社会开放。加强全民健身组织网络建设，扶持和引导基层体育社会组织发展。

第二节　广泛开展全民健身运动

继续制定实施全民健身计划，普及科学健身知识和健身方法，推动全民健身生活化。组织社会体育指导员广泛开展全民健身指导服务。实施国家体育锻炼标准，发展群众健身休闲活动，丰富和完善全民健身体系。大力发展群众喜闻乐见的运动项目，鼓励开发适合不同人群、不同地域特点的特色运动项目，扶持推广太极拳、健身气功等民族民俗民间传统运动项目。

第三节　加强体医融合和非医疗健康干预

发布体育健身活动指南，建立完善针对不同人群、不同环境、不同身体状况的运动处方库，推动形成体医结合的疾病管理与健康服务模式，发挥全民科学健身在健康促进、慢性病预防和康复等方面的积极作用。加强全民健身科技创新平台和科学健身指导服务站点建设。开展国民体质测试，完善体质健康监测体系，开发应用国民体质健康监测大数据，开展运动风险评估。

第四节　促进重点人群体育活动

制定实施青少年、妇女、老年人、职业群体及残疾人等特殊群体的体质健康干预计划。实施青少年体育活动促进计划，培育青少年体育爱好，基本实现青少年熟练掌握 1 项以上体育运动技能，确保学生校内每天体育活动时间不少于 1 小时。到 2030 年，学校体育场地设施与器材配置达标率达到100%，青少年学生每周参与体育活动达到中等强度 3 次以上，国家学生体质健康标准达标优秀率 25% 以上。加强科学指导，促进妇女、老年人和职业群体积极参与全民健身。实行工间健身制度，鼓励和支持新建工作场所建设适当的健身活动场地。推动残疾人康复体育和健身体育广泛开展。

第三篇　优化健康服务

第七章　强化覆盖全民的公共卫生服务

第一节　防治重大疾病

实施慢性病综合防控战略，加强国家慢性病综合防控示范区建设。强化慢性病筛查和早期发现，针对高发地区重点癌症开展早诊早治工作，推动癌症、脑卒中、冠心病等慢性病的机会性筛查。基本实现高血压、糖尿病患者管理干预全覆盖，逐步将符合条件的癌症、脑卒中等重大慢性病早诊早治适宜技术纳入诊疗常规。加强学生近视、肥胖等常见病防治。到 2030 年，实现全人群、全生命周期的慢性病健康管理，总体癌症 5 年生存率提高 15%。加强口腔卫生，12 岁儿童患龋率控制在 25% 以内。

加强重大传染病防控。完善传染病监测预警机制。继续实施扩大国家免疫规划，适龄儿童国家免疫规划疫苗接种率维持在较高水平，建立预防接种异常反应补偿保险机制。加强艾滋病检测、抗病毒治疗和随访管理，全面落实临床用血核酸检测和预防艾滋病母婴传播，疫情保持在低流行水平。建立结核病防治综合服务模式，加强耐多药肺结核筛查和监测，规范肺结核诊疗管理，全国肺结核疫情持续下降。有效应对流感、手足口病、登革热、麻疹等重点传染病疫情。继续坚持以传染源控制为主的血吸虫病综合防治策略，全国所有流行县达到消除血吸虫病标准。继续巩固全国消除疟疾成果。全国所有流行县基本控制包虫病等重点寄生虫病流行。保持控制和消除重点地方病，地方病不再成为危害人民健康的重点问题。加强突发急性传染病防治，积极防范输入性突发急性传染病，加强鼠疫等传统烈性传染病防控。强化重大动物源性传染病的源头治理。

第二节 完善计划生育服务管理

健全人口与发展的综合决策体制机制，完善有利于人口均衡发展的政策体系。改革计划生育服务管理方式，更加注重服务家庭，构建以生育支持、幼儿养育、青少年发展、老人赡养、病残照料为主题的家庭发展政策框架，引导群众负责任、有计划地生育。完善国家计划生育技术服务政策，加大再生育计划生育技术服务保障力度。全面推行知情选择，普及避孕节育和生殖健康知识。完善计划生育家庭奖励扶助制度和特别扶助制度，实行奖励扶助金标准动态调整。坚持和完善计划生育目标管理责任制，完善宣传倡导、依法管理、优质服务、政策推动、综合治理的计划生育长效工作机制。建立健全出生人口监测工作机制。继续开展出生人口性别比治理。到2030年，全国出生人口性别比实现自然平衡。

第三节 推进基本公共卫生服务均等化

继续实施完善国家基本公共卫生服务项目和重大公共卫生服务项目，加强疾病经济负担研究，适时调整项目经费标准，不断丰富和拓展服务内容，提高服务质量，使城乡居民享有均等化的基本公共卫生服务，做好流动人口基本公共卫生计生服务均等化工作。

第八章 提供优质高效的医疗服务

第一节 完善医疗卫生服务体系

全面建成体系完整、分工明确、功能互补、密切协作、运行高效的整合型医疗卫生服务体系。县和市域内基本医疗卫生资源按常住人口和服务半径合理布局，实现人人享有均等化的基本医疗卫生服务；省级及以上分区域统筹配置，整合推进区域医疗资源共享，基本实现优质医疗卫生资源配置均衡化，省域内人人享有均质化的危急重症、疑难病症诊疗和专科医疗服务；依托现有机构，建设一批引领国内、具有全球影响力的国家级医学中心，建设一批区域医学中心和国家临床重点专科群，推进京津冀、长江经济带等区域医疗卫生协同发展，带动医疗服务区域发展和整体水平提升。加强康复、老年病、长期护理、慢性病管理、安宁疗护等接续性医疗机构建设。实施健康扶贫工程，加大对中西部贫困地区医疗卫生机构建设支持力度，提升服务能力，保障贫困人口健康。到 2030 年，15 分钟基本医疗卫生服务圈基本形成，每千常住人口注册护士数达到 4.7 人。

第二节 创新医疗卫生服务供给模式

建立专业公共卫生机构、综合和专科医院、基层医疗卫生机构"三位一体"的重大疾病防控机制，建立信息共享、互联互通机制，推进慢性病防、治、管整体融合发展，实现医防结合。建立不同层级、不同类别、不同举办主体医疗卫生机构间目标明确、权责清晰的分工协作机制，不断完善服务网络、运行机制和激励机制，基层普遍具备居民健康守门人的能力。完善家庭医生签约服务，全面建立成熟完善的分级诊疗制度，形成基层首诊、双向转诊、上下联动、急慢分治的合理就医秩序，健全治疗－康复－长期护理服务链。引导三级公立医院逐步减少普通门诊，重点发展危急重症、疑难病症诊疗。完善医疗联合体、医院集团等多种分工协作模式，提高服务体系整体绩效。加快医疗卫生领域军民融合，积极发挥军队医疗卫生机构作用，更好地为人民服务。

第三节 提升医疗服务水平和质量

建立与国际接轨、体现中国特色的医疗质量管理与控制体系，基本健全覆盖主要专业的国家、省、市三级医疗质量控制组织，推出一批国际化标准规范。建设医疗质量管理与控制信息化平台，实现全行业全方位精准、实时管理与控制，持续改进医疗质量和医疗安全，提升医疗服务同质化程度，再住院率、抗菌药物使用率等主要医疗服务质量指标达到或接近世界先进水平。全面实施临床路径管理，规范诊疗行为，优化诊疗流程，增强患者就医获得感。推进合理用药，保障临床用血安全，基本实现医疗机构检查、检验结果互认。加强医疗服务人文关怀，构建和谐医患关系。依法严厉打击涉医违法犯罪行为特别是伤害医务人员的暴力犯罪行为，保护医务人员安全。

第九章 充分发挥中医药独特优势

第一节 提高中医药服务能力

实施中医临床优势培育工程，强化中医药防治优势病种研究，加强中西医结合，提高重大疑难病、危急重症临床疗效。大力发展中医非药物疗法，使其在常见病、多发病和慢性病防治中发挥独特作用。发展中医特色康复服务。健全覆盖城乡的中医医疗保健服务体系。在乡镇卫生院和社区卫生服务中心建立中医馆、国医堂等中医综合服务区，推广适宜技术，所有基层医疗卫生机构都能够提供中医药服务。促进民族医药发展。到2030年，中医药在治未病中的主导作用、在重大疾病治疗中的协同作用、在疾病康复中的核心作用得到充分发挥。

第二节　发展中医养生保健治未病服务

实施中医"治未病"健康工程，将中医药优势与健康管理结合，探索融健康文化、健康管理、健康保险为一体的中医健康保障模式。鼓励社会力量举办规范的中医养生保健机构，加快养生保健服务发展。拓展中医医院服务领域，为群众提供中医健康咨询评估、干预调理、随访管理等治未病服务。鼓励中医医疗机构、中医医师为中医养生保健机构提供保健咨询和调理等技术支持。开展"中医中药中国行"活动，大力传播中医药知识和易于掌握的养生保健技术方法，加强中医药非物质文化遗产的保护和传承运用，实现中医药健康养生文化创造性转化、创新性发展。

第三节　推进中医药继承创新

实施中医药传承创新工程，重视中医药经典医籍研读及挖掘，全面系统继承历代各家学术理论、流派及学说，不断弘扬当代名老中医药专家学术思想和临床诊疗经验，挖掘民间诊疗技术和方药，推进中医药文化传承与发展。建立中医药传统知识保护制度，制定传统知识保护名录。融合现代科技成果，挖掘中药方剂，加强重大疑难疾病、慢性病等中医药防治技术和新药研发，不断推动中医药理论与实践发展。发展中医药健康服务，加快打造全产业链服务的跨国公司和国际知名的中国品牌，推动中医药走向世界。保护重要中药资源和生物多样性，开展中药资源普查及动态监测。建立大宗、道地和濒危药材种苗繁育基地，提供中药材市场动态监测信息，促进中药材种植业绿色发展。

第十章　加强重点人群健康服务

第一节　提高妇幼健康水平

实施母婴安全计划，倡导优生优育，继续实施住院分娩补助制度，向孕产妇免费提供生育全过程的基本医疗保健服务。加强出生缺陷综合防治，构建覆盖城乡居民，涵盖孕前、孕期、新生儿各阶段的出生缺陷防治体系。实施健康儿童计划，加强儿童早期发展，加强儿科建设，加大儿童重点疾病防治力度，扩大新生儿疾病筛查，继续开展重点地区儿童营养改善等项目。提高妇女常见病筛查率和早诊早治率。实施妇幼健康和计划生育服务保障工程，提升孕产妇和新生儿危急重症救治能力。

第二节　促进健康老龄化

推进老年医疗卫生服务体系建设，推动医疗卫生服务延伸至社区、家庭。健全医疗卫生机构与养老机构合作机制，支持养老机构开展医疗服务。推进中医药与养老融合发展，推动医养结合，为老年人提供治疗期住院、康复期护理、稳定期生活照料、安宁疗护一体化的健康和养老服务，促进慢性病全程防治管理服务同居家、社区、机构养老紧密结合。鼓励社会力量兴办医养结合机构。加强老年常见病、慢性病的健康指导和综合干预，强化老年人健康管理。推动开展老年心理健康与关怀服务，加强老年痴呆症等的有效干预。推动居家老人长期照护服务发展，全面建立经济困难的高龄、失能老人补贴制度，建立多层次长期护理保障制度。进一步完善政策，使老年人更便捷获得基本药物。

第三节　维护残疾人健康

制定实施残疾预防和残疾人康复条例。加大符合条件的低收入残疾人医疗救助力度，将符合条件的残疾人医疗康复项目按规定纳入基本医疗保险支付范围。建立残疾儿童康复救助制度，有条件的地方对残疾人基本型辅助器具给予补贴。将残疾人康复纳入基本公共服务，实施精准康复，为城乡贫困残疾人、重度残疾人提供基本康复服务。完善医疗机构无障碍设施，改善残疾人医疗服务。进一步完善康复服务体系，加强残疾人康复和托养设施建设，建立医疗机构与残疾人专业康复机构双向转诊机制，推动基层医疗卫生机构优先为残疾人提供基本医疗、公共卫生和健康管理等签约服务。制定实施国家残疾预防行动计划，增强全社会残疾预防意识，开展全人群、全生命周期残疾预防，有效控制残疾的发生和发展。加强对致残疾病及其他致残因素的防控。推动国家残疾预防综合试验区试点工作。继续开展防盲治盲和防聋治聋工作。

第四篇　完善健康保障

第十一章　健全医疗保障体系

第一节　完善全民医保体系

健全以基本医疗保障为主体、其他多种形式补充保险和商业健康保险为补充的多层次医疗保障体系。整合城乡居民基本医保制度和经办管理。健全基本医疗保险稳定可持续筹资和待遇水平调整机制，实现基金中长期精算平衡。完善医保缴费参保政策，均衡单位和个人缴费负担，合理确定政府与个人分担比例。改进职工医保个人账户，开展门诊统筹。进一步健全重特大疾病医疗保障机制，加强基本医保、城乡居民大病保险、商业健康保险与医疗救助等的有效衔接。到2030年，全民医保体系成熟定型。

第二节　健全医保管理服务体系

严格落实医疗保险基金预算管理。全面推进医保支付方式改革，积极推进按病种付费、按人头付费，积极探索按疾病诊断相关分组付费（DRGs）、按服务绩效付费，形成总额预算管理下的复合式付费方式，健全医保经办机构与医疗机构的谈判协商与风险分担机制。加快推进基本医保异地就医结算，实现跨省异地安置退休人员住院医疗费用直接结算和符合转诊规定的异地就医住院费用直接结算。全面实现医保智能监控，将医保对医疗机构的监管延伸到医务人员。逐步引入社会力量参与医保经办。加强医疗保险基础标准建设和应用。到2030年，全民医保管理服务体系完善高效。

第三节　积极发展商业健康保险

落实税收等优惠政策，鼓励企业、个人参加商业健康保险及多种形式的补充保险。丰富健康保险产品，鼓励开发与健康管理服务相关的健康保险产品。促进商业保险公司与医疗、体检、护理等机构合作，发展健康管理组织等新型组织形式。到2030年，现代商业健康保险服务业进一步发展，商业健康保险赔付支出占卫生总费用比重显著提高。

第十二章　完善药品供应保障体系

第一节　深化药品、医疗器械流通体制改革

推进药品、医疗器械流通企业向供应链上下游延伸开展服务，形成现代流通新体系。规范医药电子商务，丰富药品流通渠道和发展模式。推广应用现代物流管理与技术，健全中药材现代流通网络与追溯体系。落实医疗机构药品、耗材采购主体地位，鼓励联合采购。完善国家药品价格谈判机制。建立药品出厂价格信息可追溯机制。强化短缺药品供应保障和预警，完善药品储备制度和应急供应机制。建设遍及城乡的现代医药流通网络，提高基层和边远地区药品供应保障能力。

第二节　完善国家药物政策

巩固完善国家基本药物制度，推进特殊人群基本药物保障。完善现有免费治疗药品政策，增加艾滋病防治等特殊药物免费供给。保障儿童用药。完善罕见病用药保障政策。建立以基本药物为重点的临床综合评价体系。按照政府调控和市场调节相结合的原则，完善药品价格形成机制。强化价格、医保、采购等政策的衔接，坚持分类管理，加强对市场竞争不充分药品和高值医用耗材的价格监管，建立药品价格信息监测和信息公开制度，制定完善医保药品支付标准政策。

第五篇　建设健康环境

第十三章　深入开展爱国卫生运动

第一节　加强城乡环境卫生综合整治

持续推进城乡环境卫生整洁行动，完善城乡环境卫生基础设施和长效机制，统筹治理城乡环境卫生问题。加大农村人居环境治理力度，全面加强农村垃圾治理，实施农村生活污水治理工程，大力推广清洁能源。到2030年，努力把我国农村建设成为人居环境干净整洁、适合居民生活养老的美丽家园，实现人与自然和谐发展。实施农村饮水安全巩固提升工程，推动城镇供水设施向农村延伸，进一步提高农村集中供水率、自来水普及率、水质达标率和

供水保证率，全面建立从源头到龙头的农村饮水安全保障体系。加快无害化卫生厕所建设，力争到 2030 年，全国农村居民基本都能用上无害化卫生厕所。实施以环境治理为主的病媒生物综合预防控制策略。深入推进国家卫生城镇创建，力争到 2030 年，国家卫生城市数量提高到全国城市总数的 50%，有条件的省（自治区、直辖市）实现全覆盖。

第二节　建设健康城市和健康村镇

把健康城市和健康村镇建设作为推进健康中国建设的重要抓手，保障与健康相关的公共设施用地需求，完善相关公共设施体系、布局和标准，把健康融入城乡规划、建设、治理的全过程，促进城市与人民健康协调发展。针对当地居民主要健康问题，编制实施健康城市、健康村镇发展规划。广泛开展健康社区、健康村镇、健康单位、健康家庭等建设，提高社会参与度。重点加强健康学校建设，加强学生健康危害因素监测与评价，完善学校食品安全管理、传染病防控等相关政策。加强健康城市、健康村镇建设监测与评价。到 2030 年，建成一批健康城市、健康村镇建设的示范市和示范村镇。

第十四章　加强影响健康的环境问题治理

第一节　深入开展大气、水、土壤等污染防治

以提高环境质量为核心，推进联防联控和流域共治，实行环境质量目标考核，实施最严格的环境保护制度，切实解决影响广大人民群众健康的突出环境问题。深入推进产业园区、新城、新区等开发建设规划环评，严格建设项目环评审批，强化源头预防。深化区域大气污染联防联控，建立常态化区域协作机制。完善重度及以上污染天气的区域联合预警机制。全面实施城市空气质量达标管理，促进全国城市环境空气质量明显改善。推进饮用水水源地安全达标建设。强化地下水管理和保护，推进地下水超采区治理与污染综合防治。开展国家土壤环境质量监测网络建设，建立建设用地土壤环境质量调查评估制度，开展土壤污染治理与修复。以耕地为重点，实施农用地分类管理。全面加强农业面源污染防治，有效保护生态系统和遗传多样性。加强噪声污染防控。

第二节　实施工业污染源全面达标排放计划

全面实施工业污染源排污许可管理，推动企业开展自行监测和信息公开，

建立排污台账，实现持证按证排污。加快淘汰高污染、高环境风险的工艺、设备与产品。开展工业集聚区污染专项治理。以钢铁、水泥、石化等行业为重点，推进行业达标排放改造。

第三节 建立健全环境与健康监测、调查和风险评估制度

逐步建立健全环境与健康管理制度。开展重点区域、流域、行业环境与健康调查，建立覆盖污染源监测、环境质量监测、人群暴露监测和健康效应监测的环境与健康综合监测网络及风险评估体系。实施环境与健康风险管理。划定环境健康高风险区域，开展环境污染对人群健康影响的评价，探索建立高风险区域重点项目健康风险评估制度。建立环境健康风险沟通机制。建立统一的环境信息公开平台，全面推进环境信息公开。推进县级及以上城市空气质量监测和信息发布。

第十五章 保障食品药品安全

第一节 加强食品安全监管

完善食品安全标准体系，实现食品安全标准与国际标准基本接轨。加强食品安全风险监测评估，到2030年，食品安全风险监测与食源性疾病报告网络实现全覆盖。全面推行标准化、清洁化农业生产，深入开展农产品质量安全风险评估，推进农兽药残留、重金属污染综合治理，实施兽药抗菌药治理行动。加强对食品原产地指导监管，完善农产品市场准入制度。建立食用农产品全程追溯协作机制，完善统一权威的食品安全监管体制，建立职业化检查员队伍，加强检验检测能力建设，强化日常监督检查，扩大产品抽检覆盖面。加强互联网食品经营治理。加强进口食品准入管理，加大对境外源头食品安全体系检查力度，有序开展进口食品指定口岸建设。推动地方政府建设出口食品农产品质量安全示范区。推进食品安全信用体系建设，完善食品安全信息公开制度。健全从源头到消费全过程的监管格局，严守从农田到餐桌的每一道防线，让人民群众吃得安全、吃得放心。

第二节 强化药品安全监管

深化药品（医疗器械）审评审批制度改革，研究建立以临床疗效为导向的审批制度，提高药品（医疗器械）审批标准。加快创新药（医疗器械）和

临床急需新药（医疗器械）的审评审批，推进仿制药质量和疗效一致性评价。完善国家药品标准体系，实施医疗器械标准提高计划，积极推进中药（材）标准国际化进程。全面加强药品监管，形成全品种、全过程的监管链条。加强医疗器械和化妆品监管。

第十六章　完善公共安全体系

第一节　强化安全生产和职业健康

加强安全生产，加快构建风险等级管控、隐患排查治理两条防线，切实降低重特大事故发生频次和危害后果。强化行业自律和监督管理职责，推动企业落实主体责任，推进职业病危害源头治理，强化矿山、危险化学品等重点行业领域安全生产监管。开展职业病危害基本情况普查，健全有针对性的健康干预措施。进一步完善职业安全卫生标准体系，建立完善重点职业病监测与职业病危害因素监测、报告和管理网络，遏制尘肺病和职业中毒高发势头。建立分级分类监管机制，对职业病危害高风险企业实施重点监管。开展重点行业领域职业病危害专项治理。强化职业病报告制度，开展用人单位职业健康促进工作，预防和控制工伤事故及职业病发生。加强全国个人辐射剂量管理和放射诊疗辐射防护。

第二节　促进道路交通安全

加强道路交通安全设施设计、规划和建设，组织实施公路安全生命防护工程，治理公路安全隐患。严格道路运输安全管理，提升企业安全自律意识，落实运输企业安全生产主体责任。强化安全运行监管能力和安全生产基础支撑。进一步加强道路交通安全治理，提高车辆安全技术标准，提高机动车驾驶人和交通参与者综合素质。到2030年，力争实现道路交通万车死亡率下降30%。

第三节　预防和减少伤害

建立伤害综合监测体系，开发重点伤害干预技术指南和标准。加强儿童和老年人伤害预防和干预，减少儿童交通伤害、溺水和老年人意外跌落，提高儿童玩具和用品安全标准。预防和减少自杀、意外中毒。建立消费品质量安全事故强制报告制度，建立产品伤害监测体系，强化重点领域质量安全监管，减少消费品安全伤害。

第四节　提高突发事件应急能力

加强全民安全意识教育。建立健全城乡公共消防设施建设和维护管理责任机制，到 2030 年，城乡公共消防设施基本实现全覆盖。提高防灾减灾和应急能力。完善突发事件卫生应急体系，提高早期预防、及时发现、快速反应和有效处置能力。建立包括军队医疗卫生机构在内的海陆空立体化的紧急医学救援体系，提升突发事件紧急医学救援能力。到 2030 年，建立起覆盖全国、较为完善的紧急医学救援网络，突发事件卫生应急处置能力和紧急医学救援能力达到发达国家水平。进一步健全医疗急救体系，提高救治效率。到 2030 年，力争将道路交通事故死伤比基本降低到中等发达国家水平。

第五节　健全口岸公共卫生体系

建立全球传染病疫情信息智能监测预警、口岸精准检疫的口岸传染病预防控制体系和种类齐全的现代口岸核生化有害因子防控体系，建立基于源头防控、境内外联防联控的口岸突发公共卫生事件应对机制，健全口岸病媒生物及各类重大传染病监测控制机制，主动预防、控制和应对境外突发公共卫生事件。持续巩固和提升口岸核心能力，创建国际卫生机场（港口）。完善国际旅行与健康信息网络，提供及时有效的国际旅行健康指导，建成国际一流的国际旅行健康服务体系，保障出入境人员健康安全。

提高动植物疫情疫病防控能力，加强进境动植物检疫风险评估准入管理，强化外来动植物疫情疫病和有害生物查验截获、检测鉴定、除害处理、监测防控规范化建设，健全对购买和携带人员、单位的问责追究体系，防控国际动植物疫情疫病及有害生物跨境传播。健全国门生物安全查验机制，有效防范物种资源丧失和外来物种入侵。

第六篇　发展健康产业

第十七章　优化多元办医格局

进一步优化政策环境，优先支持社会力量举办非营利性医疗机构，推进和实现非营利性民营医院与公立医院同等待遇。鼓励医师利用业余时间、退休医师到基层医疗卫生机构执业或开设工作室。个体诊所设置不受规划布局限制。破除社会力量进入医疗领域的不合理限制和隐性壁垒。逐步扩大外资兴办医疗机构的范围。加大政府购买服务的力度，支持保险业投资、设立医疗机构，推动非公立医疗机构向高水平、规模化方向发展，鼓励发展专业性医院管理集团。加强政府监管、行业自律与社会监督，促进非公立医疗机构规范发展。

第十八章　发展健康服务新业态

积极促进健康与养老、旅游、互联网、健身休闲、食品融合，催生健康新产业、新业态、新模式。发展基于互联网的健康服务，鼓励发展健康体检、咨询等健康服务，促进个性化健康管理服务发展，培育一批有特色的健康管理服务产业，探索推进可穿戴设备、智能健康电子产品和健康医疗移动应用服务等发展。规范发展母婴照料服务。培育健康文化产业和体育医疗康复产业。制定健康医疗旅游行业标准、规范，打造具有国际竞争力的健康医疗旅游目的地。大力发展中医药健康旅游。打造一批知名品牌和良性循环的健康服务产业集群，扶持一大批中小微企业配套发展。

第十九章　积极发展健身休闲运动产业

进一步优化市场环境，培育多元主体，引导社会力量参与健身休闲设施建设运营。推动体育项目协会改革和体育场馆资源所有权、经营权分离改革，加快开放体育资源，创新健身休闲运动项目推广普及方式，进一步健全政府购买体育公共服务的体制机制，打造健身休闲综合服务体。鼓励发展多种形式的体育健身俱乐部，丰富业余体育赛事，积极培育冰雪、山地、水上、汽摩、航空、极限、马术等具有消费引领特征的时尚休闲运动项目，打造具有区域特色的健身休闲示范区、健身休闲产业带。

第二十章　促进医药产业发展

第一节　加强医药技术创新

完善政产学研用协同创新体系，推动医药创新和转型升级。加强专利药、中药新药、新型制剂、高端医疗器械等创新能力建设，推动治疗重大疾病的专利到期药物实现仿制上市。大力发展生物药、化学药新品种、优质中药、高性能医疗器械、新型辅料包材和制药设备，推动重大药物产业化，加快医疗器械转型升级，提高具有自主知识产权的医学诊疗设备、医用材料的国际竞争力。加快发展康复辅助器具产业，增强自主创新能力。健全质量标准体系，提升质量控制技术，实施绿色和智能改造升级，到2030年，药品、医疗器械质量标准全面与国际接轨。

第二节 提升产业发展水平

发展专业医药园区，支持组建产业联盟或联合体，构建创新驱动、绿色低碳、智能高效的先进制造体系，提高产业集中度，增强中高端产品供给能力。大力发展医疗健康服务贸易，推动医药企业走出去和国际产业合作，提高国际竞争力。到2030年，具有自主知识产权新药和诊疗装备国际市场份额大幅提高，高端医疗设备市场国产化率大幅提高，实现医药工业中高速发展和向中高端迈进，跨入世界制药强国行列。推进医药流通行业转型升级，减少流通环节，提高流通市场集中度，形成一批跨国大型药品流通企业。

第七篇 健全支撑与保障

第二十一章 深化体制机制改革

第一节 把健康融入所有政策

加强各部门各行业的沟通协作，形成促进健康的合力。全面建立健康影响评价评估制度，系统评估各项经济社会发展规划和政策、重大工程项目对健康的影响，健全监督机制。畅通公众参与渠道，加强社会监督。

第二节 全面深化医药卫生体制改革

加快建立更加成熟定型的基本医疗卫生制度，维护公共医疗卫生的公益性，有效控制医药费用不合理增长，不断解决群众看病就医问题。推进政事分开、管办分开，理顺公立医疗卫生机构与政府的关系，建立现代公立医院管理制度。清晰划分中央和地方及地方各级政府医药卫生管理事权，实施属地化和全行业管理。推进军队医院参加城市公立医院改革、纳入国家分级诊疗体系工作。健全卫生计生全行业综合监管体系。

第三节 完善健康筹资机制

健全政府健康领域相关投入机制，调整优化财政支出结构，加大健康领域投入力度，科学合理界定中央政府和地方政府支出责任，履行政府保障基本健康服务需求的责任。中央财政在安排相关转移支付时对经济欠发达地区予以倾斜，提高资金使用效益。建立结果导向的健康投入机制，开展健康投入绩效监测和评价。充分调动社会组织、企业等的积极性，形成多元筹资格局。鼓励金融等机构创新产品和服务，完善扶持措施。大力发展慈善事业，鼓励社会和个人捐赠与互助。

第四节 加快转变政府职能

进一步推进健康相关领域简政放权、放管结合、优化服务。继续深化药品、医疗机构等审批改革，规范医疗机构设置审批行为。推进健康相关部门依法行政，推进政务公开和信息公开。加强卫生计生、体育、食品药品等健康领域监管创新，加快构建事中和事后监管体系，全面推开"双随机、一公开"机制建设。推进综合监管，加强行业自律和诚信建设，鼓励行业协会商会发展，充分发挥社会力量在监管中的作用，促进公平竞争，推动健康相关行业科学发展，简化健康领域公共服务流程，优化政府服务，提高服务效率。

第二十二章 加强健康人力资源建设

第一节 加强健康人才培养培训

加强医教协同，建立完善医学人才培养供需平衡机制。改革医学教育制度，加快建成适应行业特点的院校教育、毕业后教育、继续教育三阶段有机衔接的医学人才培养培训体系……加强社会体育指导员队伍建设，到2030年，实现每千人拥有社会体育指导员2.3名。（简略）

第二节 创新人才使用评价激励机制

落实医疗卫生机构用人自主权，全面推行聘用制，形成能进能出的灵活用人机制。落实基层医务人员工资政策。创新医务人员使用、流动与服务提供模式，积极探索医师自由执业、医师个体与医疗机构签约服务或组建医生集团。建立符合医疗卫生行业特点的人事薪酬制度……

第二十三章　推动健康科技创新

第一节　构建国家医学科技创新体系

大力加强国家临床医学研究中心和协同创新网络建设，进一步强化实验室、工程中心等科研基地能力建设，依托现有机构推进中医药临床研究基地和科研机构能力建设，完善医学研究科研基地布局。加强资源整合和数据交汇，统筹布局国家生物医学大数据、生物样本资源、实验动物资源等资源平台，建设心脑血管、肿瘤、老年病等临床医学数据示范中心。实施中国医学科学院医学与健康科技创新工程。加快生物医药和大健康产业基地建设，培育健康产业高新技术企业，打造一批医学研究和健康产业创新中心，促进医研企结合，推进医疗机构、科研院所、高等学校和企业等创新主体高效协同。加强医药成果转化推广平台建设，促进医学成果转化推广。建立更好的医学创新激励机制和以应用为导向的成果评价机制，进一步健全科研基地、生物安全、技术评估、医学研究标准与规范、医学伦理与科研诚信、知识产权等保障机制，加强科卫协同、军民融合、省部合作，有效提升基础前沿、关键共性、社会公益和战略高科技的研究水平。

第二节　推进医学科技进步

启动实施脑科学与类脑研究、健康保障等重大科技项目和重大工程，推进国家科技重大专项、国家重点研发计划重点专项等科技计划。发展组学技术、干细胞与再生医学、新型疫苗、生物治疗等医学前沿技术，加强慢病防控、精准医学、智慧医疗等关键技术突破，重点部署创新药物开发、医疗器械国产化、中医药现代化等任务，显著增强重大疾病防治和健康产业发展的科技支撑能力。力争到2030年，科技论文影响力和三方专利总量进入国际前列，进一步提高科技创新对医药工业增长贡献率和成果转化率。

第二十四章　建设健康信息化服务体系

第一节　完善人口健康信息服务体系建设

全面建成统一权威、互联互通的人口健康信息平台，规范和推动"互联网＋健康医疗"服务，创新互联网健康医疗服务模式，持续推进覆盖全生命周期的预防、治疗、康复和自主健康管理一体化的国民健康信息服务。实施健康中国云服务计划，全面建立远程医疗应用体系，发展智慧健康医疗便民惠民服务。建立人口健康信息化标准体系和安全保护机制。做好公民入伍前与退伍后个人电子健康档案军地之间接续共享。到 2030 年，实现国家省市县四级人口健康信息平台互通共享、规范应用，人人拥有规范化的电子健康档案和功能完备的健康卡，远程医疗覆盖省市县乡四级医疗卫生机构，全面实现人口健康信息规范管理和使用，满足个性化服务和精准化医疗的需求。

第二节　推进健康医疗大数据应用

加强健康医疗大数据应用体系建设，推进基于区域人口健康信息平台的医疗健康大数据开放共享、深度挖掘和广泛应用。消除数据壁垒，建立跨部门跨领域密切配合、统一归口的健康医疗数据共享机制，实现公共卫生、计划生育、医疗服务、医疗保障、药品供应、综合管理等应用信息系统数据采集、集成共享和业务协同。建立和完善全国健康医疗数据资源目录体系，全面深化健康医疗大数据在行业治理、临床和科研、公共卫生、教育培训等领域的应用，培育健康医疗大数据应用新业态。加强健康医疗大数据相关法规和标准体系建设，强化国家、区域人口健康信息工程技术能力，制定分级分类分域的数据应用政策规范，推进网络可信体系建设，注重内容安全、数据安全和技术安全，加强健康医疗数据安全保障和患者隐私保护。加强互联网健康服务监管。

第二十五章　加强健康法治建设

推动颁布并实施基本医疗卫生法、中医药法，修订实施药品管理法，加强重点领域法律法规的立法和修订工作，完善部门规章和地方政府规章，健全健康领域标准规范和指南体系。强化政府在医疗卫生、食品、药品、环境、体育等健康领域的监管职责，建立政府监管、行业自律和社会监督相结合的监督管理体制。加强健康领域监督执法体系和能力建设。

第二十六章　加强国际交流合作

实施中国全球卫生战略，全方位积极推进人口健康领域的国际合作。以双边合作机制为基础，创新合作模式，加强人文交流，促进我国和"一带一路"沿线国家卫生合作。加强南南合作，落实中非公共卫生合作计划，继续向发展中国家派遣医疗队员，重点加强包括妇幼保健在内的医疗援助，重点支持疾病预防控制体系建设。加强中医药国际交流与合作。充分利用国家高层战略对话机制，将卫生纳入大国外交议程。积极参与全球卫生治理，在相关国际标准、规范、指南等的研究、谈判与制定中发挥影响，提升健康领域国际影响力和制度性话语权。

第八篇　强化组织实施

第二十七章　加强组织领导

完善健康中国建设推进协调机制，统筹协调推进健康中国建设全局性工作，审议重大项目、重大政策、重大工程、重大问题和重要工作安排，加强战略谋划，指导部门、地方开展工作。

各地区各部门要将健康中国建设纳入重要议事日程，健全领导体制和工作机制，将健康中国建设列入经济社会发展规划，将主要健康指标纳入各级党委和政府考核指标，完善考核机制和问责制度，做好相关任务的实施落实工作。注重发挥工会、共青团、妇联、残联等群团组织及其他社会组织的作用，充分发挥民主党派、工商联和无党派人士作用，最大限度凝聚全社会共识和力量。

第二十八章　营造良好社会氛围

大力宣传党和国家关于维护促进人民健康的重大战略思想和方针政策，宣传推进健康中国建设的重大意义、总体战略、目标任务和重大举措。加强正面宣传、舆论监督、科学引导和典型报道，增强社会对健康中国建设的普遍认知，形成全社会关心支持健康中国建设的良好社会氛围。

第二十九章　做好实施监测

制定实施五年规划等政策文件，对本规划纲要各项政策和措施进行细化完善，明确各个阶段所要实施的重大工程、重大项目和重大政策。建立常态化、经常化的督查考核机制，强化激励和问责。建立健全监测评价机制，制定规划纲要任务部门分工方案和监测评估方案，并对实施进度和效果进行年度监测和评估，适时对目标任务进行必要调整。充分尊重人民群众的首创精神，对各地在实施规划纲要中好的做法和有效经验，要及时总结，积极推广。

中共中央　国务院
2016 年 10 月 25 日

关于实施健康中国行动的意见

国发〔2019〕13 号

各省、自治区、直辖市人民政府，国务院各部委、各直属机构：

人民健康是民族昌盛和国家富强的重要标志，预防是最经济最有效的健康策略。党中央、国务院发布《"健康中国 2030"规划纲要》，提出了健康中国建设的目标和任务。党的十九大作出实施健康中国战略的重大决策部署，强调坚持预防为主，倡导健康文明生活方式，预防控制重大疾病。为加快推动从以治病为中心转变为以人民健康为中心，动员全社会落实预防为主方针，实施健康中国行动，提高全民健康水平，现提出以下意见。

一、行动背景

新中国成立后特别是改革开放以来，我国卫生健康事业获得了长足发展，居民主要健康指标总体优于中高收入国家平均水平。随着工业化、城镇化、人口老龄化进程加快，我国居民生产生活方式和疾病谱不断发生变化。心脑血管疾病、癌症、慢性呼吸系统疾病、糖尿病等慢性非传染性疾病导致的死亡人数占总死亡人数的 88%，导致的疾病负担占疾病总负担的 70% 以上。居民健康知识知晓率偏低，吸烟、过量饮酒、缺乏锻炼、不合理膳食等不健康生活方式比较普遍，由此引起的疾病问题日益突出。肝炎、结核病、艾滋病等重大传染病防控形势仍然严峻，精神卫生、职业健康、地方病等方面问题不容忽视。

为坚持预防为主，把预防摆在更加突出的位置，积极有效应对当前突出健康问题，必须关口前移，采取有效干预措施，细化落实《"健康中国 2030"

规划纲要》对普及健康生活、优化健康服务、建设健康环境等部署，聚焦当前和今后一段时期内影响人民健康的重大疾病和突出问题，实施疾病预防和健康促进的中长期行动，健全全社会落实预防为主的制度体系，持之以恒加以推进，努力使群众不生病、少生病，提高生活质量。

二、总体要求

（一）指导思想

以习近平新时代中国特色社会主义思想为指导，全面贯彻党的十九大和十九届二中、三中全会精神，坚持以人民为中心的发展思想，坚持改革创新，贯彻新时代卫生与健康工作方针，强化政府、社会、个人责任，加快推动卫生健康工作理念、服务方式从以治病为中心转变为以人民健康为中心，建立健全健康教育体系，普及健康知识，引导群众建立正确健康观，加强早期干预，形成有利于健康的生活方式、生态环境和社会环境，延长健康寿命，为全方位全周期保障人民健康、建设健康中国奠定坚实基础。

（二）基本原则

普及知识、提升素养。把提升健康素养作为增进全民健康的前提，根据不同人群特点有针对性地加强健康教育与促进，让健康知识、行为和技能成为全民普遍具备的素质和能力，实现健康素养人人有。

自主自律、健康生活。倡导每个人是自己健康第一责任人的理念，激发居民热爱健康、追求健康的热情，养成符合自身和家庭特点的健康生活方式，合理膳食、科学运动、戒烟限酒、心理平衡，实现健康生活少生病。

早期干预、完善服务。对主要健康问题及影响因素尽早采取有效干预措施，完善防治策略，推动健康服务供给侧结构性改革，提供系统连续的预防、治疗、康复、健康促进一体化服务，加强医疗保障政策与健康服务的衔接，实现早诊早治早康复。

全民参与、共建共享。强化跨部门协作，鼓励和引导单位、社区（村）、家庭和个人行动起来，形成政府积极主导、社会广泛动员、人人尽责尽力的良好局面，实现健康中国行动齐参与。

（三）总体目标

到 2022 年，健康促进政策体系基本建立，全民健康素养水平稳步提高，健康生活方式加快推广，重大慢性病发病率上升趋势得到遏制，重点传染病、严重精神障碍、地方病、职业病得到有效防控，致残和死亡风险逐步降低，重点人群健康状况显著改善。

到 2030 年，全民健康素养水平大幅提升，健康生活方式基本普及，居民主要健康影响因素得到有效控制，因重大慢性病导致的过早死亡率明显降低，人均健康预期寿命得到较大提高，居民主要健康指标水平进入高收入国家行列，健康公平基本实现。

三、主要任务

（一）全方位干预健康影响因素

1. 实施健康知识普及行动

维护健康需要掌握健康知识。面向家庭和个人普及预防疾病、早期发现、紧急救援、及时就医、合理用药等维护健康的知识与技能。建立并完善健康科普专家库和资源库，构建健康科普知识发布和传播机制。强化医疗卫生机构和医务人员开展健康促进与教育的激励约束。鼓励各级电台电视台和其他媒体开办优质健康科普节目。到 2022 年和 2030 年，全国居民健康素养水平分别不低于 22% 和 30%。

2. 实施合理膳食行动

合理膳食是健康的基础。针对一般人群、特定人群和家庭，聚焦食堂、餐厅等场所，加强营养和膳食指导。鼓励全社会参与减盐、减油、减糖，研究完善盐、油、糖包装标准。修订预包装食品营养标签通则，推进食品营养标准体系建设。实施贫困地区重点人群营养干预。到 2022 年和 2030 年，成人肥胖增长率持续减缓，5 岁以下儿童生长迟缓率分别低于 7% 和 5%。

3. 实施全民健身行动

生命在于运动，运动需要科学。为不同人群提供针对性的运动健身方案或运动指导服务。努力打造百姓身边健身组织和"15 分钟健身圈"。推进公共体育设施免费或低收费开放。推动形成体医结合的疾病管理和健康服务模式。把高校学生体质健康状况纳入对高校的考核评价。到 2022 年和 2030 年，城乡居民达到《国民体质测定标准》合格以上的人数比例分别不少于 90.86% 和 92.17%，经常参加体育锻炼人数比例达到 37% 及以上和 40% 及以上。

4. 实施控烟行动

吸烟严重危害人民健康。推动个人和家庭充分了解吸烟和二手烟暴露的严重危害。鼓励领导干部、医务人员和教师发挥控烟引领作用。把各级党政机关建设成无烟机关。研究利用税收、价格调节等综合手段，提高控烟成效。完善卷烟包装烟草危害警示内容和形式。到 2022 年和 2030 年，全面无烟法规保护的人口比例分别达到 30% 及以上和 80% 及以上。

5. 实施心理健康促进行动

心理健康是健康的重要组成部分。通过心理健康教育、咨询、治疗、危机干预等方式，引导公众科学缓解压力，正确认识和应对常见精神障碍及心理行为问题。健全社会心理服务网络，加强心理健康人才培养。建立精神卫生综合管理机制，完善精神障碍社区康复服务。到 2022 年和 2030 年，居民心理健康素养水平提升到 20% 和 30%，心理相关疾病发生的上升趋势减缓。

6. 实施健康环境促进行动

良好的环境是健康的保障。向公众、家庭、单位（企业）普及环境与健康相关的防护和应对知识。推进大气、水、土壤污染防治。推进健康城市、健康村镇建设。建立环境与健康的调查、监测和风险评估制度。采取有效措施预防控制环境污染相关疾病、道路交通伤害、消费品质量安全事故等。到 2022 年和 2030 年，居民饮用水水质达标情况明显改善，并持续改善。

（二）维护全生命周期健康

7. 实施妇幼健康促进行动

孕产期和婴幼儿时期是生命的起点。针对婚前、孕前、孕期、儿童等阶段特点，积极引导家庭科学孕育和养育健康新生命，健全出生缺陷防治体系。加强儿童早期发展服务，完善婴幼儿照护服务和残疾儿童康复救助制度。促进生殖健康，推进农村妇女宫颈癌和乳腺癌检查。到 2022 年和 2030 年，婴儿死亡率分别控制在 7.5‰ 及以下和 5‰ 及以下，孕产妇死亡率分别下降到 18/10 万及以下和 12/10 万及以下。

8. 实施中小学健康促进行动

中小学生处于成长发育的关键阶段。动员家庭、学校和社会共同维护中小学生身心健康。引导学生从小养成健康生活习惯，锻炼健康体魄，预防近视、肥胖等疾病。中小学校按规定开齐开足体育与健康课程。把学生体质健康状况纳入对学校的绩效考核，结合学生年龄特点，以多种方式对学生健康知识进行考试考查，将体育纳入高中学业水平测试。到 2022 年和 2030 年，国家学生体质健康标准达标优良率分别达到50%及以上和60%及以上，全国儿童青少年总体近视率力争每年降低 0.5 个百分点以上，新发近视率明显下降。

9. 实施职业健康保护行动

劳动者依法享有职业健康保护的权利。针对不同职业人群，倡导健康工作方式，落实用人单位主体责任和政府监管责任，预防和控制职业病危害。完善职业病防治法规标准体系。鼓励用人单位开展职工健康管理。加强尘肺病等职业病救治保障。到 2022 年和 2030 年，接尘工龄不足 5 年的劳动者新发尘肺病报告例数占年度报告总例数的比例实现明显下降，并持续下降。

10. 实施老年健康促进行动

老年人健康快乐是社会文明进步的重要标志。面向老年人普及膳食营养、体育锻炼、定期体检、健康管理、心理健康及合理用药等知识。健全老年健康服务体系，完善居家和社区养老政策，推进医养结合，探索长期护理保险制度，打造老年宜居环境，实现健康老龄化。到 2022 年和 2030 年，65 至 74 岁老年人失能发生率有所下降，65 岁及以上人群老年期痴呆患病率增速下降。

（三）防控重大疾病

11. 实施心脑血管疾病防治行动

心脑血管疾病是我国居民第一位死亡原因。引导居民学习掌握心肺复苏等自救互救知识技能。对高危人群和患者开展生活方式指导。全面落实 35 岁以上人群首诊测血压制度，加强高血压、高血糖、血脂异常的规范管理。提高院前急救、静脉溶栓、动脉取栓等应急处置能力。到 2022 年和 2030 年，心脑血管疾病死亡率分别下降到209.7/10 万及以下和190.7/10 万及以下。

12. 实施癌症防治行动

癌症严重影响人民健康。倡导积极预防癌症，推进早筛查、早诊断、早治疗，降低癌症发病率和死亡率，提高患者生存质量。有序扩大癌症筛查范围。推广应用常见癌症诊疗规范。提升中西部地区及基层癌症诊疗能力。加强癌症防治科技攻关。加快临床急需药物审评审批。到 2022 年和 2030 年，总体癌症 5 年生存率分别不低于 43.3% 和 46.6%。

13. 实施慢性呼吸系统疾病防治行动

慢性呼吸系统疾病严重影响患者生活质量。引导重点人群早期发现疾病，控制危险因素，预防疾病发生发展。探索高危人群首诊测量肺功能、40 岁及以上人群体检检测肺功能。加强慢阻肺患者健康管理，提高基层医疗卫生机构肺功能检查能力。到 2022 年和 2030 年，70 岁及以下人群慢性呼吸系统疾病死亡率下降到 9/10 万及以下和 8.1/10 万及以下。

14. 实施糖尿病防治行动

我国是糖尿病患病率增长最快的国家之一。提示居民关注血糖水平，引导糖尿病前期人群科学降低发病风险，指导糖尿病患者加强健康管理，延迟或预防糖尿病的发生发展。加强对糖尿病患者和高危人群的健康管理，促进基层糖尿病及并发症筛查标准化和诊疗规范化。到 2022 年和 2030 年，糖尿病患者规范管理率分别达到 60% 及以上和 70% 及以上。

15. 实施传染病及地方病防控行动

传染病和地方病是重大公共卫生问题。引导居民提高自我防范意识，讲究个人卫生，预防疾病。充分认识疫苗对预防疾病的重要作用。倡导高危人群在流感流行季节前接种流感疫苗。加强艾滋病、病毒性肝炎、结核病等重大传染病防控，努力控制和降低传染病流行水平。强化寄生虫病、饮水型燃煤型氟砷中毒、大骨节病、氟骨症等地方病防治，控制和消除重点地方病。到 2022 年和 2030 年，以乡（镇、街道）为单位，适龄儿童免疫规划疫苗接种率保持在 90% 以上。

四、组织实施

（一）加强组织领导

国家层面成立健康中国行动推进委员会，制定印发《健康中国行动（2019—2030 年）》，细化上述 15 个专项行动的目标、指标、任务和职责分工，统筹指导各地区各相关部门加强协作，研究疾病的综合防治策略，做好监测考核。要根据医学进步和相关技术发展等情况，适时组织修订完善《健康中国行动（2019—2030 年）》内容。各地区要结合实际健全领导推进工作机制，研究制定实施方案，逐项抓好任务落实。各相关部门要按照职责分工，将预防为主、防病在先融入各项政策举措中，研究具体政策措施，推动落实重点任务。

（二）动员各方广泛参与

凝聚全社会力量，形成健康促进的强大合力。鼓励个人和家庭积极参与健康中国行动，落实个人健康责任，养成健康生活方式。各单位特别是各学校、各社区（村）要充分挖掘和利用自身资源，积极开展健康细胞工程建设，创造健康支持性环境。鼓励企业研发生产符合健康需求的产品，增加健康产品供给，国有企业特别是中央企业要作出表率。鼓励社会捐资，依托社会力量依法成立健康中国行动基金会，形成资金来源多元化的保障机制。鼓励金融机构创新健康类产品和服务。卫生健康相关行业学会、协会和群团组织及其他社会组织要充分发挥作用，指导、组织健康促进和健康科普工作。

（三）健全支撑体系

加强公共卫生体系建设和人才培养，提高疾病防治和应急处置能力。加强财政支持，强化资金统筹，优化资源配置，提高基本公共卫生服务项目、重大公共卫生服务项目资金使用的针对性和有效性。加强科技支撑，开展一批影响健康因素和疑难重症诊疗攻关重大课题研究，国家科技重大专项、重点研发计划要给予支持。完善相关法律法规体系，开展健康政策审查，保障各项任务落实和目标实现。强化信息支撑，推动部门和区域间共享健康相关信息。

（四）注重宣传引导

采取多种形式，强化舆论宣传，及时发布政策解读，回应社会关切。设立健康中国行动专题网站，大力宣传实施健康中国行动、促进全民健康的重大意义、目标任务和重大举措。编制群众喜闻乐见的解读材料和文艺作品，以有效方式引导群众了解和掌握必备健康知识，践行健康生活方式。加强科学引导和典型报道，增强社会的普遍认知，营造良好的社会氛围。

国务院

2019 年 6 月 24 日

健康中国行动（2019—2030年）

国发〔2019〕13号

各省、自治区、直辖市人民政府，国务院各部委、各直属机构：

人民健康是民族昌盛和国家富强的重要标志。党的十八大以来，我国卫生健康事业取得新的显著成绩，医疗卫生服务水平大幅提高，居民主要健康指标总体优于中高收入国家平均水平。随着工业化、城镇化、人口老龄化发展及生态环境、生活行为方式变化，慢性非传染性疾病（以下简称慢性病）已成为居民的主要死亡原因和疾病负担。心脑血管疾病、癌症、慢性呼吸系统疾病、糖尿病等慢性病导致的负担占总疾病负担的70%以上，成为制约健康预期寿命提高的重要因素。同时，肝炎、结核病、艾滋病等重大传染病防控形势仍然严峻，精神卫生、职业健康、地方病等问题不容忽视，重大安全生产事故和交通事故时有发生。党的十九大作出了实施健康中国战略的重大决策部署，充分体现了对维护人民健康的坚定决心。为积极应对当前突出健康问题，必须关口前移，采取有效干预措施，努力使群众不生病、少生病，提高生活质量，延长健康寿命。这是以较低成本取得较高健康绩效的有效策略，是解决当前健康问题的现实途径，是落实健康中国战略的重要举措。为此，特制定《健康中国行动（2019—2030年）》（以下简称《健康中国行动》）。

一、总体要求

（一）指导思想

以习近平新时代中国特色社会主义思想为指导，全面贯彻党的十九大和十九届二中、三中全会精神，认真落实党中央、国务院决策部署，坚持以人民为中心的发展思想，牢固树立"大卫生、大健康"理念，坚持预防为主、防治结合的原则，以基层为重点，以改革创新为动力，中西医并重，把健康融入所有政策，针对重大疾病和一些突出问题，聚焦重点人群，实施一批重大行动，政府、社会、个人协同推进，建立健全健康教育体系，引导群众建立正确健康观，形成有利于健康的生活方式、生态环境和社会环境，促进以治病为中心向以健康为中心转变，提高人民健康水平。

（二）基本路径

——普及健康知识。把提升健康素养作为增进全民健康的前提，根据不同人群特点有针对性地加强健康教育与促进，让健康知识、行为和技能成为全民普遍具备的素质和能力，实现健康素养人人有。

——参与健康行动。倡导每个人是自己健康第一责任人的理念，激发居民热爱健康、追求健康的热情，养成符合自身和家庭特点的健康生活方式，合理膳食、科学运动、戒烟限酒、心理平衡，实现健康生活少生病。

——提供健康服务。推动健康服务供给侧结构性改革，完善防治策略、制度安排和保障政策，加强医疗保障政策与公共卫生政策衔接，提供系统连续的预防、治疗、康复、健康促进一体化服务，提升健康服务的公平性、可及性、有效性，实现早诊早治早康复。

——延长健康寿命。强化跨部门协作，鼓励和引导单位、社区、家庭、居民个人行动起来，对主要健康问题及影响因素采取有效干预，形成政府积极主导、社会广泛参与、个人自主自律的良好局面，持续提高健康预期寿命。

（三）总体目标

到 2022 年，覆盖经济社会各相关领域的健康促进政策体系基本建立，全民健康素养水平稳步提高，健康生活方式加快推广，心脑血管疾病、癌症、慢性呼吸系统疾病、糖尿病等重大慢性病发病率上升趋势得到遏制，重点传染病、严重精神障碍、地方病、职业病得到有效防控，致残和死亡风险逐步降低，重点人群健康状况显著改善。

到 2030 年，全民健康素养水平大幅提升，健康生活方式基本普及，居民主要健康影响因素得到有效控制，因重大慢性病导致的过早死亡率明显降低，人均健康预期寿命得到较大提高，居民主要健康指标水平进入高收入国家行列，健康公平基本实现，实现《"健康中国 2030"规划纲要》有关目标。

二、主要指标

健康中国行动主要指标

领域	序号	指标	基期水平	2022年目标值	2030年目标值	指标性质
（一）健康知识普及行动		结果性指标				
	1	居民健康素养水平（%）	14.18	≥22	≥30	预期性
		说明：健康素养是指个人获取和理解基本健康信息和服务，并运用这些信息和服务作出正确决策，以维护和促进自身健康的能力。健康素养水平是指具备健康素养的人在监测总人群中所占的比例。 计算方法：具备基本健康素养的人数/监测人群总人数×100%。				
		个人和社会倡导性指标				
	2	个人定期记录身心健康状况				倡导性
	3	个人了解掌握基本中医药健康知识				倡导性
	4	居民掌握基本的急救知识和技能				倡导性
		说明：基本的急救知识和技能包括心肺复苏术、急救包扎和固定搬运、海姆立克急救法（对气管被异物堵塞的患者，通过向其上腹部施压，促进异物排出）等。				
	5	医务人员掌握与岗位相适应的健康科普知识，并在诊疗过程主动提供健康指导。				倡导性
		政府工作指标				
	6	建立并完善健康科普专家库和资源库，构建健康科普知识发布和传播机制	—	实现		约束性
		说明：建立并完善国家和省级健康科普专家库，组织专家开展健康科普活动；建立并完善国家级健康科普资源库，出版、遴选、推介一批健康科普读物和科普材料；构建健康科普知识发布和传播的机制。				
	7	建立医疗机构和医务人员开展健康教育和健康促进的绩效考核机制	—	实现		约束性
	8	中医医院设置治未病科室比例（%）	—	90	100	预期性
（二）合理膳食行动		结果性指标				
	9	成人肥胖增长率（%）	2002—2012年平均每年增长约5.3%	持续减缓		预期性
		说明：体重指数（BMI）为体重（kg）/身高的平方（m²），按照中国成人体重判定标准，体重指数≥28kg/m² 即为肥胖。成人肥胖增长率是指18岁及以上居民肥胖率的年均增长速度。2012年与2002年相比，我国成人肥胖率上升了67.6%。				

续　表

领域	序号	指标	基期水平	2022 年目标值	2030 年目标值	指标性质
（二）合理膳食行动	10	居民营养健康知识知晓率（%）	—	比 2019 年提高 10%	比 2022 年提高 10%	预期性
		计算方法：具备基本营养健康知识的人数/监测人群总人数×100%。				
	11	孕妇贫血率（%）	2013 年为 17.2	<14	<10	预期性
		说明：孕妇血红蛋白<110g/L 诊断为贫血，此指标是衡量营养状况的重要指标。计算方法：监测孕妇贫血人数/监测孕妇总人数×100%。				
	12	5 岁以下儿童生长迟缓率（%）	2013 年为 8.1	<7	<5	预期性
		说明：儿童生长迟缓是指儿童年龄别身高低于标准身高中位数两个标准差。计算方法：某地区当年 5 岁以下儿童年龄别身高<（中位数−2 个标准差）人数/某地区当年 5 岁以下儿童身高（长）体重检查人数×100%。				
		个人和社会倡导性指标				
	13	人均每日食盐摄入量（g）	2012 年为 10.5	≤5		倡导性
		说明：2013 年，世界卫生组织建议人均每日食盐摄入量不高于 5g。				
	14	成人人均每日食用油摄入量（g）	2012 年为 42.1	25～30		倡导性
		说明：监测人群的每日食用油总消耗量与监测人群总人数之比。《中国居民膳食指南》建议成人每日食用油摄入量不高于 25～30g。				
	15	人均每日添加糖摄入量（g）	30	≤25		倡导性
		说明：添加糖指人工加入到食品中的、具有甜味特征的糖类，以及单独食用的糖，常见有蔗糖、果糖、葡萄糖等。计算方法：监测人群的每日添加糖总消耗量/监测人群总人数。				
	16	蔬菜和水果每日摄入量（g）	2012 年为 296	≥500		倡导性
		说明：《中国居民膳食指南》建议餐餐有蔬菜，保证每天摄入 300～500g 蔬菜，深色蔬菜应占 1/2；天天吃水果，保证每天摄入 200～350g 新鲜水果，果汁不能代替鲜果。				
	17	每日摄入食物种类（种）	—	≥12		倡导性
		说明：《中国居民膳食指南》建议平均每天摄入 12 种及以上食物，每周 25 种以上。				
	18	成年人维持健康体重	2012 年 BMI 在正常范围内的比例为 52%	18.5≤BMI<24		倡导性
		说明：体重指数（BMI），2012 年成人健康体重指数在正常范围内的比例为 52%。				

续　表

领域	序号	指标	基期水平	2022年目标值	2030年目标值	指标性质
（二）合理膳食行动		政府工作指标				
	19	每万人营养指导员（名）	—		1	预期性
		说明：营养指导员是指可以为居民提供合理膳食、均衡营养指导的人员。合理膳食、均衡营养可以有效减少相关慢性病的发生，还可有效促进患者康复。				
（三）全民健身行动		结果性指标				
	20	城乡居民达到《国民体质测定标准》合格以上的人数比例（%）	2014年为89.6	≥90.86	≥92.17	预期性
		说明：《国民体质测定标准》由国家体育总局等11个部门在2003年发布。				
	21	经常参加体育锻炼人数比例（%）	2014年为33.9	≥37	≥40	预期性
		说明：经常参加体育锻炼是指每周参加体育锻炼频度3次及以上，每次体育锻炼持续时间30分钟及以上，每次体育锻炼的运动强度达到中等及以上。中等运动强度是指在运动时心率达到最大心率的64%~76%的运动强度（最大心率等于220减去年龄）。				
		个人和社会倡导性指标				
	22	机关、企事业单位积极开展工间操				倡导性
	23	鼓励个人至少有1项运动爱好或掌握一项传统运动项目，参加至少1个健身组织，每天进行中等强度运动至少半小时				倡导性
	24	鼓励医疗机构提供运动促进健康的指导服务，鼓励引导社会体育指导员在健身场所等地方为群众提供科学健身指导服务，提高健身效果，预防运动损伤				倡导性
		说明：社会体育指导员是指不以收取报酬为目的，向公众提供传授健身技能、组织健身活动、宣传科学健身知识等全民健身志愿服务，并获得技术等级称号的人员。				
	25	鼓励公共体育场地设施更多更好地提供免费或低收费开放服务，符合条件的企事业单位体育场地设施全部向社会开放				倡导性
		政府工作指标				
	26	城市慢跑步行道绿道的人均长度（m/万人）	—	持续提升		预期性
	27	每千人拥有社会体育指导员（人）	1.6	1.9	2.3	预期性
	28	农村行政村体育设施覆盖率（%）	88	基本实现全覆盖	100	预期性

续　表

领域	序号	指标	基期水平	2022 年目标值	2030 年目标值	指标性质
（四）控烟行动		结果性指标				
	29	15 岁以上人群吸烟率（%）	2015 年为 27.7	<24.5	<20	预期性
	30	全面无烟法规保护的人口比例（%）	10 左右	≥30	≥80	预期性
		说明：全面无烟法规保护的人口是指通过无烟立法而受到保护，避免在室内公共场所、室内工作场所和公共交通工具遭受烟草烟雾危害的人群数量。计算方法：全面无烟法规覆盖人群总人数/全国人口人数×100%。				
		个人和社会倡导性指标				
	31	个人戒烟越早越好，什么时候都不晚。创建无烟家庭，保护家人免受二手烟危害				倡导性
	32	领导干部、医务人员和教师发挥在控烟方面的引领作用				倡导性
	33	鼓励企业、单位出台室内全面无烟政策，为员工营造无烟工作环境，为吸烟员工戒烟提供必要的帮助				倡导性
		政府工作指标				
	34	建设成无烟党政机关	—	基本实现	持续保持	约束性
		说明：中共中央办公厅、国务院办公厅《关于领导干部带头在公共场所禁烟有关事项的通知》要求把各级党政机关建成无烟机关，各级领导干部模范遵守公共场所禁烟规定，以实际行动作出表率。				
（五）心理健康促进行动		结果性指标				
	35	居民心理健康素养水平（%）	12	20	30	预期性
		说明：根据国家卫生健康委发布的《心理健康素养十条》，居民对心理健康核心知识的知晓情况、认可程度、行为改变等。				
	36	失眠现患率（%）	2016 年为 15	上升趋势减缓		预期性
		说明：失眠现患率指用反映睡眠情况的相关量表检测出的失眠人数占调查人数的比例。据预测，我国睡眠问题和睡眠障碍患病率将呈上升趋势。计算方法：通过定期开展专项调查获得相关结果。				
	37	焦虑障碍患病率（%）	2014 年为 4.98	上升趋势减缓		预期性
		说明：焦虑障碍是以焦虑综合征为主要临床表现的一组精神障碍。焦虑综合征包括精神症状和躯体症状两个方面。精神症状指提心吊胆、恐惧和忧郁的内心体验，常伴有紧张不安；躯体症状指心悸气短、胸闷、口干、出汗、肌紧张性震颤、颤抖或颜面潮红、苍白等。焦虑障碍患病率美国为 18.2%（2003 年）、澳大利亚为 14.4%（2007 年）、巴西为 19.9%（2007 年）。专家预测，我国焦虑障碍患病率将呈上升趋势。				

续 表

领域	序号	指标	基期水平	2022年目标值	2030年目标值	指标性质
（五）心理健康促进行动	38	抑郁症患病率（%）	2014年为2.1	上升趋势减缓		预期性
		说明：抑郁症是一种常见疾病，指情绪低落、兴趣丧失、精力缺乏持续2周以上，有显著情感、认知和自主神经功能改变并在发作间歇期症状缓解。抑郁症患病率美国2003年为6.6%、法国2002年为5.9%、巴西2007年为9.4%、澳大利亚2007年为4.1%。专家预测，我国抑郁症患病率将呈上升趋势。				
	个人和社会倡导性指标					
	39	成人每日平均睡眠时间（小时）	6.5	7~8		倡导性
		说明：长期的睡眠不足会加大患心脑血管疾病、抑郁症、糖尿病和肥胖的风险，损害认知功能、记忆力和免疫系统。				
	40	鼓励个人正确认识抑郁和焦虑症状，掌握基本的情绪管理、压力管理等自我心理调适方法				倡导性
	41	各类临床医务人员主动掌握心理健康知识和技能，应用于临床诊疗活动中				倡导性
	政府工作指标					
	42	精神科执业（助理）医师（名/10万人）	2.55	3.3	4.5	预期性
		说明：2015年，中高收入国家精神科医师6.6名/10万。 计算方法：我国精神科执业（助理）医师人数/人口总数×10万。				
（六）健康环境促进行动	结果性指标					
	43	居民饮用水水质达标情况	—	明显改善	持续改善	预期性
		说明：指当地居民饮用水的水质达标情况，包括出厂水和末梢水水质达标状况。				
	44	居民环境与健康素养水平（%）	2018年为12.5	≥15	≥25	预期性
		说明：环境与健康素养是指个人获取并理解环境与健康基本知识，同时运用这些知识对常见的环境与健康问题做出正确判断，树立科学观念并具备采取行动保护环境、维护自身健康的能力。 环境与健康素养水平是指具备环境与健康素养的人数占监测人群总数的百分比。计算方法：具备该素养的人数/监测人群总人数×100%。				
	个人和社会倡导性指标					
	45	积极实施垃圾分类并及时清理，将固体废弃物主动投放到相应的回收地点及设施中				倡导性
	46	防治室内空气污染，提倡简约绿色装饰，做好室内油烟排风，提高家居环境水平				倡导性

续　表

领域	序号	指标	基期水平	2022年目标值	2030年目标值	指标性质
（六）健康环境促进行动	47	学校、医院、车站、大型商场、电影院等人员密集的地方应定期开展火灾、地震等自然灾害及突发事件的应急演练				倡导性
	48	提高自身健康防护意识和能力，学会识别常见的危险标识、化学品安全标签及环境保护图形标志				倡导性
（七）妇幼健康促进行动	结果性指标					
	49	婴儿死亡率（‰）	6.8	≤7.5	≤5	预期性
	50	5岁以下儿童死亡率（‰）	9.1	≤9.5	≤6	预期性
	51	孕产妇死亡率（1/10万）	19.6	≤18	≤12	预期性
		说明：从国内外经验和发展规律看，我国妇幼健康主要指标下降到较低水平后，下降速率趋缓并进入平台期。今后一段时期，我国孕产妇死亡率、婴儿死亡率和5岁以下儿童死亡率等主要指标将呈现基本平稳态势，省以下范围内可能会出现小幅波动。				
	个人和社会倡导性指标					
	52	主动学习掌握出生缺陷防治和儿童早期发展知识				倡导性
		说明：出生缺陷严重危害儿童生存和生活质量，对家庭带来很大影响。根据2016年调查，全球每33个婴儿就有1个有出生缺陷。学习出生缺陷防治知识可以有效降低出生缺陷的发生概率。同时，学习科学育儿和儿童早期发展知识，有助于提高养育照护能力，充分开发儿童潜能，促进儿童体格、心理、认知、情感和社会适应能力的全面发展。				
	53	主动接受婚前医学检查和孕前优生健康检查				倡导性
	54	倡导0～6个月婴儿纯母乳喂养，为6个月以上婴儿适时合理添加辅食				倡导性
		说明：世界卫生组织认为母乳喂养可以降低儿童的死亡率，对健康带来的益处可以延续到成人期，也有利于母亲防治相关疾病。母乳无法满足6个月以上婴儿的营养需求，需要适时合理添加辅食，达到营养均衡搭配。				
	政府工作指标					
	55	产前筛查率（%）	61.1	≥70	≥80	预期性
	56	新生儿遗传代谢性疾病筛查率（%）	97.5	≥98		预期性
	57	新生儿听力筛查率（%）	—	≥90		预期性
	58	农村适龄妇女宫颈癌和乳腺癌筛查覆盖率（%）	52.6	≥80	≥90	预期性
		说明：覆盖率以县为单位统计。				

续　表

领域	序号	指标	基期水平	2022年目标值	2030年目标值	指标性质
（八）中小学健康促进行动		**结果性指标**				
	59	国家学生体质健康标准达标优良率（%）	31.8	≥50	≥60	预期性
		说明：《国家学生体质健康标准》是测量学生体质健康状况和锻炼效果的评价标准，实施这一评价标准有利于促进学生积极参加体育锻炼，养成良好的锻炼习惯，提高体质健康水平。 计算方法：学年体质综合评定总分80分及以上学生数/参加评定学生总人数×100%。				
	60	全国儿童青少年总体近视率（%）	—	力争每年降低0.5个百分点以上	新发近视率明显下降	约束性
		个人和社会倡导性指标				
	61	中小学生每天在校外接触自然光时间1小时以上				倡导性
	62	小学生、初中生、高中生每天睡眠时间分别不少于10、9、8个小时				倡导性
	63	中小学生非学习目的使用电子屏幕产品单次不宜超过15分钟，每天累计不宜超过1小时				倡导性
	64	学校鼓励引导学生达到《国家学生体质健康标准》良好及以上水平				倡导性
		政府工作指标				
	65	符合要求的中小学体育与健康课程开课率（%）	—	100		约束性
	66	中小学生每天校内体育活动时间（小时）	—	≥1		约束性
	67	学校眼保健操普及率（%）	接近100	100		约束性
	68	寄宿制中小学校或600名学生以上的非寄宿制中小学校配备专职卫生专业技术人员、600名学生以下的非寄宿制中小学校配备专兼职保健教师或卫生专业技术人员的比例（%）	—	≥70	≥90	约束性
	69	配备专兼职心理健康工作人员的中小学校比例（%）		80	90	约束性
（九）职业健康保护行动		**结果性指标**				
	70	工伤保险参保人数（亿人）	2018年为2.36	稳步提升	实现工伤保险法定人群参保全覆盖	预期性
		说明：工伤保险作为社会保险制度的一个组成部分，是国家通过立法强制实施的，是国家对职工履行的社会责任，也是职工应当享受的基本权利。				

续 表

领域	序号	指标	基期水平	2022 年目标值	2030 年目标值	指标性质
（九）职业健康保护行动	71	接尘工龄不足 5 年的劳动者新发尘肺病报告例数占年度报告总例数比例（%）	—	明显下降	持续下降	预期性
		说明：该指标提及的尘肺病是指经职业病诊断机构依据《中华人民共和国职业病防治法》和《职业性尘肺病的诊断》（GBZ70–2015）诊断的职业性尘肺病。				
		个人和社会倡导性指标				
	72	重点行业劳动者对本岗位主要危害及防护知识知晓率（%）	—	≥90	持续保持	倡导性
	73	鼓励各用人单位做好员工健康管理、评选"健康达人"，国家机关、学校、医疗卫生机构、国有企业等用人单位应支持员				倡导性
	74	对从事长时间、高强度重复用力、快速移动等作业方式以及视屏作业的人员，采取推广先进工艺技术、调整作息时间等措施，预防和控制过度疲劳和工作相关肌肉骨骼系统疾病的发生				倡导性
	75	采取综合措施降低或消除工作压力				倡导性
		政府工作指标				
	76	辖区职业健康检查和职业病诊断服务覆盖率（%）	—	≥80	≥90	预期性
		说明：《职业病防治规划（2016—2020 年）》规定，各级政府部门应健全职业病防治服务网络，显著提高职业病防治的服务水平。该指标指设区的市至少有 1 家医疗卫生机构承担本辖区内职业病诊断工作，县级行政区域原则上至少有 1 家医疗卫生机构承担本辖区职业健康检查工作，实现"地市能诊断，县区能体检"。				
（十）老年健康促进行动		结果性指标				
	77	65～74 岁老年人失能发生率（%）	2015 年为 18.3	有所下降		预期性
		说明：降低 65～74 岁老年人失能发生率，将失能的发生尽可能延迟至生命的终末期，维持老年人的功能发挥，是世界卫生组织提倡的健康老龄化目标之一。 计算方法：65～74 岁失能老年人数/65～74 岁老年总人数×100%。				
	78	65 岁及以上人群老年期痴呆患病率（%）	5.56	增速下降		预期性
		说明：据预测，随着老龄化发展，老年痴呆患者绝对数量将呈上升趋势，我国老年期痴呆患病率将略有上升。美国老年期痴呆患病率 2012 年为 11.6%，日本 2001 年为 8.8%，韩国 2008 年为 8.1%。 计算方法：抽样调查 65 岁及以上人群中，过去一年符合老年期痴呆诊断标准的人数/调查人群总人数×100%。				

续　表

领域	序号	指标	基期水平	2022年目标值	2030年目标值	指标性质
（十）老年健康促进行动		个人和社会倡导性指标				
	79	老年健康核心信息知晓率（%）	—	不断提高		倡导性
		说明：引导老年人掌握正确的健康知识和理念，掌握自我保健和促进健康的基本技能，增强老年群体的健康生活意识，可以强化老年人自身的健康管理意识。				
	80	提倡老年人参加定期体检，经常监测呼吸、脉搏、血压、大小便情况，接受家庭医生团队的健康指导				倡导性
	81	鼓励和支持老年大学、老年活动中心、基层老年协会、有资质的社会组织等为老年人组织开展健康活动				倡导性
	82	鼓励和支持社会力量参与、兴办居家养老服务机构				倡导性
		政府工作指标				
	83	二级以上综合性医院设老年医学科比例（%）	—	≥50	≥90	预期性
		说明：设置老年医学科的二级以上综合性医院比例。计算方法：设置老年医学科的二级以上综合性医院数/二级以上综合性医院数×100%。				
	84	养老机构以不同形式为入住老年人提供医疗卫生服务比例（%）	93	100	持续改善	预期性
		说明：以不同形式为入住老年人提供医疗卫生服务的养老机构比例。计算方法：以不同形式为入住老年人提供医疗卫生服务的养老机构数/养老机构数×100%。				
	85	三级中医医院设置康复科比例（%）	—	75	90	约束性
（十一）~（十四）心脑血管疾病、癌症、慢性呼吸系统疾病、糖尿病防治行动		结果性指标				
	86	心脑血管疾病死亡率（1/10万）	2015年为238.4	≤209.7	≤190.7	预期性
	87	总体癌症5年生存率（%）	2015年为40.5	≥43.3	≥46.6	预期性
	88	70岁及以下人群慢性呼吸系统疾病死亡率（1/10万）	2015年为10.2	≤9.0	≤8.1	预期性
	89	30~70岁人群因心脑血管疾病、癌症、慢性呼吸系统疾病和糖尿病导致的过早死亡率（%）	2015年为18.5	≤15.9	≤13.0	预期性
		说明：指30~70岁人群因心脑血管疾病、癌症、慢性呼吸系统疾病和糖尿病死亡的概率。根据世界卫生组织及各国统计数据，美国为14.3%，英国为12%，俄罗斯为29.9%，印度为26.2%。				

领域	序号	指标	基期水平	2022 年目标值	2030 年目标值	指标性质
		个人和社会倡导性指标				
	90	人群健康体检率（%）	—	持续提高		倡导性
	91	18 岁及以上成人定期自我监测血压，血压正常高值人群和其他高危人群经常测量血压				倡导性
		说明：血压正常高值在医学上是指收缩压介于 120～139mmHg 之间，和（或）舒张压介于 80～89mmHg 之间的情况。				
	92	40 岁以下血脂正常人群每 2～5 年检测 1 次血脂，40 岁及以上人群至少每年检测 1 次血脂，心脑血管疾病高危人群每 6 个月检测 1 次血脂				倡导性
	93	基本实现 40 岁及以上人群每年至少检测 1 次空腹血糖，糖尿病前期人群每 6 个月检测 1 次空腹或餐后 2 小时血糖				倡导性
		说明：糖尿病前期人群是指空腹血糖受损或糖耐量异常，但未达到糖尿病诊断标准的人群，血糖轻微升高，无明显症状，但存在糖尿病高患病风险的人群。				
（十一）～（十四）心脑血管疾病、癌症、慢性呼吸系统疾病、糖尿病防治行动	94	基本实现癌症高危人群定期参加防癌体检				倡导性
	95	40 岁及以上人群或慢性呼吸系统疾病高危人群每年检查肺功能 1 次				倡导性
		政府工作指标				
	96	30 岁及以上居民高血压知晓率（%）	2012 年为 47	≥55	≥65	预期性
		说明：该指标是指调查确定的 30 岁及以上高血压人群中，在测量血压之前即知道自己患有高血压者（经过有资质的医疗机构或医生诊断）所占比例。				
	97	高血压患者规范管理率（%）	2015 年为 50	≥60	≥70	预期性
		说明：按照国家基本公共卫生服务规范要求进行高血压患者健康管理的人数占年内已管理的高血压患者人数的比例。				
	98	高血压治疗率（%）	2012 年为 41.1	持续提高		预期性
		说明：调查的 18 岁及以上高血压人群中，近两周内服用降压药物者所占的比例。				
	99	高血压控制率（%）	2012 年为 13.8	持续提高		预期性
		说明：调查的 18 岁及以上高血压人群中，通过治疗将血压水平控制在 140/90mmHg 以下者所占的比例。				
	100	静脉溶栓技术开展情况	—	所有二级及以上医院卒中中心均开展		预期性

续　表

领域	序号	指标	基期水平	2022年目标值	2030年目标值	指标性质
（十一）~（十四）心脑血管疾病、癌症、慢性呼吸系统疾病、糖尿病防治行动	101	35岁及以上居民年度血脂检测率（%）	2012年为19.4	≥27	≥35	预期性
		说明：该指标是指35岁及以上居民中每年对自身血液中所含脂类进行定量测定系的人群比例。主要是测定血清中的总胆固醇、甘油三酯、低密度脂蛋白胆固醇和统高密度脂蛋白胆固醇的水平等。				
	102	18岁及以上居民糖尿病知晓率（%）	2012年为36.1	≥50	≥60	预期性
		说明：该指标是指调查确定的18岁及以上糖尿病人群中，在测量血糖之前即知道自己患有糖尿病者（经过有资质的医疗机构或医生诊断）所占比例。				
	103	糖尿病患者规范管理率（%）	2015年为50	≥60	≥70	预期性
		说明：按照国家基本公共卫生服务规范要求进行糖尿病患者健康管理的人数占年内已管理的糖尿病患者人数的比例。				
	104	糖尿病治疗率（%）	2012年为33.4	持续提高		预期性
		说明：调查的18岁及以上糖尿病人群中，采取控制和治疗措施（包括生活方式改变和（或）药物）者所占的比例。 计算方法：采取控制和治疗措施（包括生活方式改变和（或）药物）者/调查确定的糖尿病人群患者数×100%。				
	105	糖尿病控制率（%）	2012年为30.6	持续提高		预期性
		说明：调查的18岁及以上糖尿病人群中，空腹血糖控制在7.0mmol/L及以下或糖化血红蛋白控制在7%及以下者所占的比例。				
	106	癌症防治核心知识知晓率（%）	66.4	≥70	≥80	预期性
	107	高发地区重点癌种早诊率（%）	2015年为48	≥55	持续提高	预期性
		说明：高发地区主要指癌症早诊早治项目覆盖的项目地区；重点癌种是指肺癌、脑肝癌、胃癌、食管癌、大肠癌、乳腺癌、宫颈癌；该指标是指发现的癌症患者中血患早期癌的比例。 计算方法：高发地区所有重点癌症筛查发现的癌症患者中患早期癌的例数/筛查疾发现的患者总人数×100%。				
	108	乡镇卫生院、社区卫生服务中心提供中医非药物疗法的比例（%），村卫生室提供中医非药物疗法的比例（%）	—	100 70	100 80	约束性

续　表

领域	序号	指标	基期水平	2022 年目标值	2030 年目标值	指标性质
（十一）~（十四）心脑血管疾病、癌症、慢性呼吸系统疾病、糖尿病防治行动	109	鼓励开展群众性应急救护培训，取得培训证书的居民比例（%）	—	≥1	≥3	预期性
		说明：依托红十字会等社会组织和急救中心等医疗机构开展心肺复苏、止血包扎等应急救护培训，合格者颁发相应资格证书。				
	110	40 岁及以上居民慢阻肺知晓率（%）	2012 年为2.6	≥15	≥30	预期性
		说明：该指标是指调查确定的 40 岁及以上慢阻肺人群中，在测量肺功能之前即知道自己患有慢阻肺者（经过有资质的医疗机构或医生诊断）所占比例。				
（十五）传染病及地方病防控行动		结果性指标				
	111	艾滋病全人群感染率（%）	2018 年<0.1	<0.15	<0.2	预期性
		说明：基于 2018 年的感染水平测算。近几年艾滋病新发感染人数基本平稳，随着抗病毒覆盖面的扩大和治疗效果的提升，感染者存活时间延长，病死率降低，及一段时间内，感染者总数仍将持续增加，但总体处于低流行水平。计算方法：估计存活艾滋病感染者数/全国人口数×100%。				
	112	5 岁以下儿童乙型肝炎病毒表面抗原流行率（%）	—	<1	<0.5	预期性
		说明：指 5 岁以下儿童中乙型肝炎病毒表面抗原携带者的比例。计算方法：5 岁以下儿童中表面抗原阳性的儿童/5 岁以下儿童总数×100%。				
	113	肺结核发病率（1/10 万）	—	<55	有效控制	预期性
		说明：有效控制是指我国肺结核疫情呈稳定下降趋势。计算方法：指一定地区、一定人群，在一定时间内（通常为 1 年）估算新发活动性肺结核患者人数/该地区总人数×10 万。				
	114	达到基本控制要求的包虫病流行县比例（%）	—	≥70#	100	预期性
		说明：基本控制包虫病是指流行县人群患病率小于1%，犬及家畜感染率小于5%。				
	115	疟疾本地感染病例数（例）	40	消除#		预期性
		说明：是由疟原虫引起的，以按蚊为媒介传播的全球性急性寄生虫传染病。				

领域	序号	指标	基期水平	2022年目标值	2030年目标值	指标性质
（十五）传染病及地方病防控行动	116	血吸虫病防治	3.76万患者有效	控制和消除危害#	消除	预期性
		说明：由裂体吸虫属血吸虫引起的一种寄生虫病，主要流行于亚、非、拉美73个国家。血吸虫病是全球第二大寄生虫病，2017年感染人数2.3亿人。有效控制和消除血吸虫病危害，即现症晚期血吸虫病人全部得到有效救治，防治措施全面落实，防控体系得到稳固加强。消除血吸虫病，指达到传播阻断要求后，连续5年未发现当地感染的血吸虫病病人、病畜和感染性钉螺。				
	117	燃煤污染型氟砷中毒、大骨节病和克山病危害	—	保持基本消除#		预期性
		说明：保持基本消除燃煤污染型地方性氟砷中毒、大骨节病、克山病危害指全国95%以上的病区县达到控制或消除水平。				
	118	饮水型氟砷中毒、饮茶型地氟病和水源性高碘危害	—	有效控制#		预期性
		说明：有效控制饮水型地方性氟砷中毒危害是指90%以上氟（砷）超标村饮用水氟（砷）含量符合国家卫生标准，70%以上的病区县饮水型氟中毒达到控制水平，90%以上的病区县饮水型砷中毒达到消除水平。有效控制饮茶型地氟病危害是指在内蒙古、四川、西藏、甘肃、青海、宁夏、新疆等7个省（自治区）大力推广氟含量合格的砖茶，逐步降低人群砖茶氟摄入水平。有效控制水源性高碘危害是指水源性高碘病区和地区95%以上的县居民户无碘盐食用率达到90%以上，水源性高碘病区落实改水措施。				
		个人和社会倡导性指标				
	119	提倡负责任和安全的性行为，鼓励使用安全套				倡导性
	120	咳嗽、打喷嚏时用胳膊或纸巾掩口鼻，正确、文明吐痰				倡导性
	121	充分认识疫苗对预防疾病的重要作用，积极接种疫苗				倡导性
		政府工作指标				
	122	以乡（镇、街道）为单位适龄儿童免疫规划疫苗接种率（%）	90	>90		预期性
		说明：以乡（镇、街道）为单位，免疫规划内适龄儿童的疫苗接种率。计算方法：免疫规划内接种疫苗适龄儿童数/适龄儿童数×100%。				

续 表

领域	序号	指标	基期水平	2022年目标值	2030年目标值	指标性质
健康水平	123	人均预期寿命（岁）	76.7	77.7	79.0	预期性
		说明：指在一定死亡水平下，预期每个人出生时平均可存活的年数；根据寿命表法计算所得；根据世界银行数据，2016年中高收入国家平均为75岁，高收入国家平均为80岁。				
	124	人均健康预期寿命（岁）	2016年为68.7	提高	显著提高	预期性
		说明：是一个相对数据，估算的是一个人在完全健康状态下生存的平均年数，这一数据是基于现在人口的死亡率和普遍的健康状况。根据《世界卫生统计2018》数据，2016年中国的人均健康预期寿命为68.7岁，高于美国的68.5岁。				

注：（1）本文件中的有关调查数据，未特别说明的，主要为官方抽样调查统计数据；（2）本主要指标表中，未写明年份的基线水平值，均为2017年数值；（3）#为2020年目标值。

三、重大行动

（一）健康知识普及行动

每个人是自己健康的第一责任人，对家庭和社会都负有健康责任。普及健康知识，提高全民健康素养水平，是提高全民健康水平最根本最经济最有效的措施之一。当前，我国居民健康素养水平总体仍比较低。2017年居民健康素养水平只有14.18%。城乡居民关于预防疾病、早期发现、紧急救援、及时就医、合理用药、应急避险等维护健康的知识和技能比较缺乏，不健康生活行为方式比较普遍。科学普及健康知识，提升健康素养，有助于提高居民自我健康管理能力和健康水平。《中国公民健康素养——基本知识与技能》界定了现阶段健康素养的具体内容，是公民最应掌握的健康知识和技能。

行动目标：

到2022年和2030年，全国居民健康素养水平分别不低于22%和30%，其中：基本知识和理念素养水平、健康生活方式与行为素养水平、基本技能素养水平分别提高到30%、18%、20%及以上和45%、25%、30%及以上，居民基本医疗素养、慢性病防治素养、传染病防治素养水平分别提高到20%、20%、20%及以上和28%、30%、25%及以上；人口献血率分别达到15‰和25‰；建立并完善健康科普专家库和资源库，构建健康科普知识发布和传播机制；中央广电总台对公益性健康节目和栏目，在时段、时长上给予倾斜保障；建立医疗机构和医务人员开展健康教育和健康促进的绩效考核机制；医务人员掌握与岗位相适应的健康科普知识，并在诊疗过程中主动提供健康指导；中医医院设置治未病科室比例分别达到90%和100%。鼓励各主要媒体网站和商业网站开设健康科普栏目。提倡个人定期记录身心健康状况；了解掌握基本中医药健康知识；掌握基本的急救知识和技能。

——个人和家庭：

1. 正确认识健康。健康包括身体健康、心理健康和良好的社会适应能力。遗传因素、环境因素、个人生活方式和医疗卫生服务是影响健康的主要因素。每个人是自己健康的第一责任人，提倡主动学习健康知识，养成健康生活方式，自觉维护和促进自身健康，理解生老病死的自然规律，了解医疗技术的局限性，尊重医学和医务人员，共同应对健康问题。

2. 养成健康文明的生活方式。注重饮食有节、起居有常、动静结合、心态平和。讲究个人卫生、环境卫生、饮食卫生，勤洗手、常洗澡、早晚刷牙、饭后漱口，不共用毛巾和洗漱用品，不随地吐痰，咳嗽、打喷嚏时用胳膊或纸巾遮掩口鼻。没有不良嗜好，不吸烟，吸烟者尽早戒烟，少喝酒，不酗酒，拒绝毒品。积极参加健康有益的文体活动和社会活动。关注并记录自身健康状况，定期健康体检。积极参与无偿献血，健康成人每次献血400mL不影响健康，还能帮助他人，两次献血间隔不少于6个月。

3. 关注健康信息。学习、了解、掌握、应用《中国公民健康素养——基本知识与技能》和中医养生保健知识。遇到健康问题时，积极主动获取健康相关信息。提高理解、甄别、应用健康信息的能力，优先选择从卫生健康行政部门等政府部门及医疗卫生专业机构等正规途径获取健康知识。

4. 掌握必备的健康技能。会测量体温、脉搏；能够看懂食品、药品、化妆品、保健品的标签和说明书；学会识别常见的危险标识，如高压、易燃、易爆、剧毒、放射性、生物安全等，远离危险物。积极参加逃生与急救培训，学会基本逃生技能与急救技能；需要紧急医疗救助时拨打120急救电话；发生创伤出血量较多时，立即止血、包扎；对怀疑骨折的伤员不要轻易搬动；遇到呼吸、心脏骤停的伤病员，会进行心肺复苏；抢救触电者时，首先切断电源，不能直接接触触电者；发生火灾时，会拨打火警电话119，会隔离烟雾、用湿毛巾捂住口鼻、低姿逃生。应用适宜的中医养生保健技术方法，开展自助式中医健康干预。

5. 科学就医。平时主动与全科医生、家庭医生联系，遇到健康问题时，及时到医疗机构就诊，早诊断、早治疗，避免延误最佳治疗时机。根据病情和医生的建议，选择合适的医疗机构就医，小病诊疗首选基层医疗卫生机构，大病到医院。遵医嘱治疗，不轻信偏方，不相信"神医神药"。

6. 合理用药。遵医嘱按时、按量使用药物，用药过程中如有不适及时咨询医生或药师。每次就诊时向医生或药师主动出示正在使用的药物记录和药物过敏史，避免重复用药或者有害的相互作用等不良事件的发生。服药前检查药品有效期，不使用过期药品，及时清理家庭中的过期药品。妥善存放药品，谨防儿童接触和误食。保健食品不是药品，正确选用保健食品。

7. 营造健康家庭环境。家庭成员主动学习健康知识，树立健康理念，养成良好生活方式，互相提醒定期体检，优生优育，爱老敬老，家庭和谐，崇尚公德，邻里互助，支持公益。有婴幼儿、老人和残疾人的家庭主动参加照护培训，掌握有关护理知识和技能。提倡有经消化道传播疾病的患者家庭实行分餐制。有家族病史的家庭，有针对性地做好预防保健。配备家用急救包（含急救药品、急救设备和急救耗材等）。

——社会和政府：

1. 建立并完善健康科普"两库、一机制"。建立并完善国家和省级健康科普专家库，开展健康科普活动。中央级媒体健康科普活动的专家应从国家科普专家库产生，省级媒体应从省级以上科普专家库产生。建立并完善国家级健康科普资源库，出版、遴选、推介一批健康科普读物和科普材料。针对重点人群、重点健康问题组织编制相关知识和信息指南，由专业机构向社会发布。构建全媒体健康科普知识发布和传播的机制，加强对健康教育内容的指导和监管，依托专业力量，加强电视、报刊健康栏目和健康医疗广告的审核和监管，以及对互联网新媒体平台健康科普信息的监测、评估和通报。对于出现问题较多的健康信息平台要依法依规勒令整改，直至关停。对于科学性强、传播效果好的健康信息，予以推广。对于传播范围广、对公众健康危害大的虚假信息，组织专家予以澄清和纠正。（卫生健康委牵头，中央宣传部、中央网信办、科技部、市场监管总局、广电总局、中医药局、药监局、

中国科协按职责分工负责）

2. 医务人员掌握与岗位相适应的健康科普知识，并在诊疗过程中主动提供健康指导。各医疗机构网站要根据本机构特色设置健康科普专栏，为社区居民提供健康讲座和咨询服务，三级医院要组建健康科普队伍，制定健康科普工作计划，建设微博微信新媒体健康科普平台。开发健康教育处方等健康科普材料，定期面向患者举办针对性强的健康知识讲座。完善全科医生、专科医生培养培训课程和教材内容，显著提高家庭医生健康促进与教育必备知识与技能。深入实施中医治未病健康工程，推广普及中医养生保健知识和易于掌握的中医养生保健技术和方法。鼓励健康适龄的公民定期参加无偿献血。（卫生健康委牵头，教育部、中医药局按职责分工负责）

3. 建立鼓励医疗卫生机构和医务人员开展健康促进与教育的激励约束机制，调动医务人员参与健康促进与教育工作的积极性。将健康促进与教育工作纳入各级各类医疗机构绩效考核，纳入医务人员职称评定和绩效考核。完善医保支付政策，鼓励基层医疗机构和家庭签约医生团队开展健康管理服务。鼓励和引导个人践行健康生活方式，加强个人健康管理。（人力资源社会保障部、卫生健康委牵头，医保局按职责负责）

4. 鼓励、扶持中央广电总台和各省级电台、电视台在条件成熟的情况下开办优质健康科普节目。中央广电总台对公益性健康节目和栏目，在时段、时长上给予倾斜保障，继续办好现有数字付费电视健康频道。报刊推出一批健康专栏。运用"两微一端"（指微信、微博、移动客户端）以及短视频等新媒体，推动"互联网＋精准健康科普"。（中央宣传部、中央网信办、卫生健康委、广电总局、中央广电总台、中医药局按职责分工负责）

5. 动员更多的社会力量参与健康知识普及工作。鼓励卫生健康行业学会、协会组织专家开展多种形式的、面向公众的健康科普活动和面向机构的培训工作。各社区和单位要将针对居民和职工的健康知识普及作为一项重要工作，结合居民和职工的主要健康问题，组织健康讲座等健康传播活动。加强贫困地区人口的健康素养促进工作。（卫生健康委牵头，中医药局、全国总工会、全国妇联、中国科协按职责分工负责）

6. 开发推广健康适宜技术和支持工具。发挥市场机制作用，鼓励研发推广健康管理类人工智能和可穿戴设备，充分利用互联网技术，在保护个人隐私的前提下，对健康状态进行实时、连续监测，实现在线实时管理、预警和行为干预，运用健康大数据提高大众自我健康管理能力。（卫生健康委、科技部、工业和信息化部按职责分工负责）

7. 开展健康促进县（区）建设，着力提升居民健康素养。国家每年选择一个与群众密切相关的健康主题开展"健康中国行"宣传教育活动。开展"中医中药中国行"活动，推动中医药健康文化普及，传播中医养生保健知识。推进全民健康生活方式行动，强化家庭和高危个体健康生活方式指导和干预。（卫生健康委、中医药局牵头，中国科协按职责负责）

（二）合理膳食行动

合理膳食是保证健康的基础。近年来，我国居民营养健康状况明显改善，但仍面临营养不足与过剩并存、营养相关疾病多发等问题。2012 年调查显示，我国居民人均每日食盐摄入量为 10.5g（世界卫生组织推荐值为 5g）；居民家庭人均每日食用油摄入量 42.1g（《中国居民膳食指南》（以下简称《膳食指南》）推荐标准为每天 25~30g）；居民膳食脂肪提供能量比例达到 32.9%（《膳食指南》推荐值上限为 30.0%）。目前我国人均每日添加糖（主要为蔗糖即"白糖""红糖"等）摄入量约 30g，其中儿童、青少年摄入量问题值得高度关注。2014 年调查显示，3~17 岁常喝饮料的儿童、青少年，仅从饮料中摄入的添加糖提供的能量就超过总能量的 5%，城市儿童远远高于农村儿童，且呈上升趋势（世界卫生组织推荐人均每日添加糖摄入低于总能量的10%，并鼓励控制到 5% 以下或不超过 25g）。与此同时，2010~2012 年，我国成人营养不良率为 6%；2013 年，5 岁以下儿童生长迟缓率为 8.1%，孕妇、儿童、老年人群贫血率仍较高，钙、铁、维生素 A、维生素 D 等微量营养素缺乏依然存在，膳食纤维摄入明显不足。

高盐、高糖、高脂等不健康饮食是引起肥胖、心脑血管疾病、糖尿病及其他代谢性疾病和肿瘤的危险因素。2016 年全球疾病负担研究结果显示，饮食因素导致的疾病负担占到 15.9%，已成为影响人群健康的重要危险因素。2012 年全国 18 岁及以上成人超重率为 30.1%，肥胖率为 11.9%，与 2002 年相比分别增长了 32.0% 和 67.6%；6~17 岁儿童青少年超重率为 9.6%，肥胖率为 6.4%，与 2002 年相比分别增加了 1 倍和 2 倍。合理膳食以及减少每日食用油、盐、糖摄入量，有助于降低肥胖、糖尿病、高血压、脑卒中、冠心病等疾病的患病风险。

行动目标：

到 2022 年和 2030 年，成人肥胖增长率持续减缓；居民营养健康知识知晓率分别在 2019 年基础上提高 10% 和在 2022 年基础上提高 10%；5 岁以下儿童生长迟缓率分别低于 7% 和 5%、贫血率分别低于 12% 和 10%，孕妇贫血率分别低于 14% 和 10%；合格碘盐覆盖率均达到 90% 及以上；成人脂肪供能比下降到 32% 和 30%；每 1 万人配备 1 名营养指导员；实施农村义务教育学生营养改善计划和贫困地区儿童营养改善项目；实施以食品安全为基础的营养健康标准，推进营养标准体系建设。

提倡人均每日食盐摄入量不高于 5g，成人人均每日食用油摄入量不高于 25～30g，人均每日添加糖摄入量不高于 25g，蔬菜和水果每日摄入量不低于 500g，每日摄入食物种类不少于 12 种，每周不少于 25 种；成年人维持健康体重，将体重指数（BMI）控制在 $18.5～24kg/m^2$；成人男性腰围小于 85cm，女性小于 80cm。

——个人和家庭：

1. 对于一般人群。学习中国居民膳食科学知识，使用中国居民平衡膳食宝塔、平衡膳食餐盘等支持性工具，根据个人特点合理搭配食物。每天的膳食包括谷薯类、蔬菜水果类、畜禽鱼蛋奶类、大豆坚果类等食物，平均每天摄入 12 种以上食物，每周 25 种以上。不能生吃的食材要做熟后食用；生吃蔬菜水果等食品要洗净。生、熟食品要分开存放和加工。日常用餐时宜细嚼慢咽，保持心情平和，食不过量，但也要注意避免因过度节食影响必要营养素摄入。少吃肥肉、烟熏和腌制肉制品，少吃高盐和油炸食品，控制添加糖的摄入量。足量饮水，成年人一般每天 7～8 杯（1500～1700mL），提倡饮用白开水或茶水，少喝含糖饮料；儿童少年、孕妇、乳母不应饮酒。

2. 对于超重（$24kg/m^2 \leqslant BMI < 28kg/m^2$）、肥胖（$BMI \geqslant 28kg/m^2$）的成年人群。减少能量摄入，增加新鲜蔬菜和水果在膳食中的比重，适当选择一些富含优质蛋白质（如瘦肉、鱼、蛋白和豆类）的食物。避免吃油腻食物和油炸食品，少吃零食和甜食，不喝或少喝含糖饮料。进食有规律，不要漏餐，不暴饮暴食，七八分饱即可。

3. 对于贫血、消瘦等营养不良人群。建议要在合理膳食的基础上，适当增加瘦肉类、奶蛋类、大豆和豆制品的摄入，保持膳食的多样性，满足身体对蛋白质、钙、铁、维生素 A、维生素 D、维生素 B12、叶酸等营养素的需求；增加含铁食物的摄入或者在医生指导下补充铁剂来纠正贫血。

4. 对于孕产妇和家有婴幼儿的人群。建议学习了解孕期妇女膳食、哺乳期妇女膳食和婴幼儿喂养等相关知识，特别关注生命早期 1000 天（从怀孕开始到婴儿出生后的 2 周岁）的营养。孕妇常吃含铁丰富的食物，增加富含优质蛋白质及维生素 A 的动物性食物和海产品，选用碘盐，确保怀孕期间铁、碘、叶酸等的足量摄入。尽量纯母乳喂养 6 个月，为 6～24 个月的婴幼儿合理添加辅食。

5. 对于家庭。提倡按需购买食物，合理储存；选择新鲜、卫生、当季的食物，采取适宜的烹调方式；按需备餐，小份量食物；学会选购食品看标签；在外点餐根据人数确定数量，集体用餐时采取分餐、简餐、份饭；倡导在家吃饭，与家人一起分享食物和享受亲情，传承和发扬我国优良饮食文化。

——社会：

1. 推动营养健康科普宣教活动常态化，鼓励全社会共同参与全民营养周、"三减三健"（减盐、减油、减糖，健康口腔、健康体重、健康骨骼）等宣教活动。推广使用健康"小三件"（限量盐勺、限量油壶和健康腰围尺），提高家庭普及率，鼓励专业行业组织指导家庭正确使用。尽快研究制定我国儿童添加蔗糖摄入的限量指导，倡导天然甜味物质和甜味剂饮料替代饮用。

2. 加强对食品企业的营养标签知识指导，指导消费者正确认读营养标签，提高居民营养标签知晓率。鼓励消费者减少蔗糖摄入量。倡导食品生产经营者使用食品安全标准允许使用的天然甜味物质和甜味剂取代蔗糖。科学减少加工食品中的蔗糖含量。提倡城市高糖摄入人群减少食用含蔗糖饮料和甜食，选择天然甜味物质和甜味剂替代蔗糖生产的饮料和食品。

3. 鼓励生产、销售低钠盐，并在专家指导下推广使用。做好低钠盐慎用人群（高温作业者、重体力劳动强度工作者、肾功能障碍者及服用降压药物的高血压患者等不适宜高钾摄入人群）提示预警。引导企业在食盐、食用油生产销售中配套用量控制措施（如在盐袋中赠送 2g 量勺、生产限量油壶和带刻度油壶等），鼓励有条件的地方先行试点。鼓励商店（超市）开设低脂、低盐、低糖食品专柜。

4. 鼓励食堂和餐厅配备专兼职营养师，定期对管理和从业人员开展营养、平衡膳食和食品安全相关的技能培训、考核；提前在显著位置公布食谱，标注份量和营养素含量并简要描述营养成分；鼓励为不同营养状况的人群推荐相应食谱。

5. 制定实施集体供餐单位营养操作规范，开展示范健康食堂和健康餐厅创建活动。鼓励餐饮业、集体食堂向消费者提供营养标识。鼓励发布适合不同年龄、不同地域人群的平衡膳食指导和食谱。鼓励发展传统食养服务，推进传统食养产品的研发以及产业升级换代。

——政府：

1. 全面推动实施《国民营养计划（2017—2030 年)》，因地制宜开展营养和膳食指导。实施贫困地区重点人群营养干预，将营养干预纳入健康扶贫工作。继续推进实施农村义务教育学生营养改善计划和贫困地区儿童营养改善项目。（卫生健康委牵头，教育部、国务院扶贫办按职责分工负责）

2. 推动营养立法和政策研究。研究制定实施营养师制度，在幼儿园、学校、养老机构、医院等集体供餐单位配备营养师，在社区配备营养指导员。强化临床营养工作，不断规范营养筛查、评估和治疗。（卫生健康委、民政部、司法部、财政部按职责分工负责）

3. 完善食品安全标准体系，制定以食品安全为基础的营养健康标准，推进食品营养标准体系建设。发展营养导向型农业和食品加工业。政府要加快研究制定标准限制高糖食品的生产销售。加大宣传力度，推动低糖或无糖食品的生产与消费。实施食品安全检验检测能力达标工程，加强食品安全抽检和风险监测工作。（卫生健康委、农业农村部、市场监管总局按职责分工负责）

4. 加快修订预包装食品营养标签通则，增加蔗糖等糖的强制标识，鼓励企业进行"低糖"或者"无糖"的声称，积极推动在食品包装上使用"包装正面标识（FOP）"信息，帮助消费者快速选择健康食品，加强对预包装食品营养标签的监督管理。研究推进制定特殊人群集体用餐营养操作规范，探索试点在餐饮食品中增加"糖"的标识。研究完善油、盐、糖包装标准，在外包装上标示建议每人每日食用合理量的油盐糖等有关信息。（卫生健康委牵头，市场监管总局、工业和信息化部按职责负责）

（三）全民健身行动

生命在于运动，运动需要科学。科学的身体活动可以预防疾病，愉悦身心，促进健康。根据国家体育总局 2014 年全民健身活动状况调查，我国城乡居民经常参加体育锻炼的比例为 33.9%，其中 20～69 岁居民经常锻炼率仅为 14.7%，成人经常锻炼率处于较低水平，缺乏身体活动成为多种慢性病发生的重要原因。同时，心肺耐力、柔韧性、肌肉力量、肌肉耐力、身体成分等指标的变化不容乐观，多数居民在参加体育活动时还有很大的盲目性。定期适量进行身体活动有助于预防和改善超重和肥胖及高血压、心脏病、卒中、糖尿病等慢性病，并能促进精神健康、提高生活质量和幸福感，促进社会和谐。

行动目标：

到 2022 年和 2030 年，城乡居民达到《国民体质测定标准》合格以上的人数比例分别不少于 90.86% 和 92.17%；经常参加体育锻炼（每周参加体育锻炼频度 3 次及以上，每次体育锻炼持续时间 30 分钟及以上，每次体育锻炼的运动强度达到中等及以上）人数比例达到 37% 及以上和 40% 及以上；学校体育场地设施开放率超过 70% 和 90%；人均体育场地面积分别达到 $1.9m^2$ 及以上和 $2.3m^2$ 及以上；城市慢跑步行道绿道的人均长度持续提升；每千人拥有社会体育指导员不少于 1.9 名和 2.3 名；农村行政村体育设施覆盖率基本实现全覆盖和覆盖率 100%。

提倡机关、企事业单位开展工间操；鼓励个人至少有 1 项运动爱好或掌握 1 项传统运动项目，参加至少 1 个健身组织，每天进行中等强度运动至少半小时；鼓励医疗机构提供运动促进健康的指导服务，鼓励引导社会体育指导人员在健身场所等地方为群众提供科学健身指导服务，提高健身效果，预防运动损伤；鼓励公共体育场地设施更多更好地提供免费或低收费开放服务，确保符合条件的企事业单位体育场地设施全部向社会开放。

——个人：

1. 了解运动对健康的益处。建议个人提高身体活动意识，培养运动习惯。了解和掌握全民健身、身体活动相关知识，将身体活动融入到日常生活中，掌握运动技能，少静多动，减少久坐，保持健康体重；科学运动避免运动风险。

2. 动则有益，贵在坚持。运动前需了解患病史及家族病史，评估身体状态，鼓励在家庭医生或专业人士指导下制定运动方案，选择适合自己的运动方式、强度和运动量，减少运动风险。鼓励每周进行 3 次以上、每次 30 分钟以上中等强度运动，或者累计 150 分钟中等强度或 75 分钟高强度身体活动。日常生活中要尽量多动，达到每天 6000～10000 步的身体活动量。吃动平衡，让摄入的多余能量通过运动的方式消耗，达到身体各机能的平衡。一次完整的运动包括准备活动、正式运动、整理活动。一周运动健身包括有氧运动、力量练习、柔韧性练习等内容。提倡家庭配备适合家庭成员使用的小型、便携、易操作的健身器材。

3. 老年人运动有助于保持身体功能，减缓认知功能的退化。提倡老年人量力而行，选择与自身体质和健康相适应的运动方式。在重视有氧运动的同时，重视肌肉力量练习和柔韧性锻炼，适当进行平衡能力锻炼，强健骨骼肌肉系统，预防跌倒。提倡老年人参加运动期间定期测量血压和血糖，调整运动量。

4. 特殊人群，如孕妇、慢性病患者、残疾人等，建议在医生和运动专业人士的指导下进行运动。单纯性肥胖患者至少要达到一般成年人的运动推荐量。控制体重每天要进行 45 分钟以上的中低强度的运动。在减低体重过程中，建议强调肌肉力量锻炼，以避免肌肉和骨骼重量的下降。提倡运动与饮食控制相结合来减低体重。

5. 以体力劳动为主的人群，要注意劳逸结合，避免"过劳"，通过运动促进身体的全面发展。可在工作一段时间后换一种放松的运动方式，减轻肌肉的酸痛和僵硬，消除局部的疲劳，但运动量和强度都不宜过大。

——社会：

1. 建立健全群众身边的健身组织，体育总会在地市、县、乡实现全覆盖，单项体育协会延伸到群众身边，让想健身的群众加入到体育组织中。

2. 举办各类全民健身赛事，实施群众冬季运动推广普及计划。发展中国特色健身项目，开展民族、民俗、民间体育活动。推广普及太极拳、健身气功等传统体育项目。推进全民健身进家庭。推广普及广播体操等工间操。推行国家体育锻炼标准和运动水平等级标准。

3. 弘扬群众身边的健身文化，制作体育题材的影视、动漫作品，鼓励开展全民健身志愿服务，普及体育健身文化知识，增强健身意识。

4. 鼓励将国民体质测定纳入健康体检项目。各级医疗卫生机构开展运动风险评估，提供健身方案或运动促进健康的指导服务。

——政府：

1. 推进基本公共体育服务体系建设，统筹建设全民健身场地设施，建设一批体育公园、社区健身中心等全民健身场地设施，推进建设城市慢跑步行道绿道，努力打造百姓身边"15分钟健身圈"，让想健身的群众有适当的场所。完善财政补助、服务收费、社会参与管理运营、安全保障等措施，推行公共体育设施免费或低收费开放，确保公共体育场地设施和符合开放条件的企事业单位体育场地设施全部向社会开放。鼓励社会力量举办或参与管理运营体育场地设施。（体育总局牵头，发展改革委、教育部、财政部、住房城乡建设部按职责分工负责）

2. 构建科学健身体系。建立针对不同人群、不同环境、不同身体状况的运动促进健康指导方法，推动形成"体医结合"的疾病管理与健康服务模式。构建运动伤病预防、治疗与急救体系，提高运动伤病防治能力。鼓励引导社会体育指导人员在健身场所等地方为群众提供科学健身指导服务，提高健身效果，预防运动损伤。（体育总局牵头，卫生健康委按职责负责）

3. 制定实施特殊人群的体质健康干预计划。鼓励和支持新建工作场所建设适当的健身活动场地。强化对高校学生体质健康水平的监测和评估干预，把高校学生体质健康水平纳入对高校的考核评价。确保高校学生体育课时，丰富高校学生体育锻炼的形式和内容。（体育总局牵头，教育部、全国总工会等按职责分工负责）

（四）控烟行动

烟草烟雾中含有多种已知的致癌物，有充分证据表明吸烟可以导致多种恶性肿瘤，还会导致呼吸系统和心脑血管系统等多个系统疾病。根据世界卫生组织报告，每3个吸烟者中就有1个死于吸烟相关疾病，吸烟者的平均寿命比非吸烟者缩短10年。烟草对健康的危害已经成为当今世界最严重的公共卫生问题之一。为此，世界卫生组织制定了第一部国际公共卫生条约——《烟草控制框架公约》（以下简称《公约》）。我国2003年签署《公约》，2005年经全国人民代表大会批准，2006年1月在我国正式生效。我国现有吸烟者逾 3 亿，迫切需要对烟草危害加以预防。每年因吸烟相关疾病所致的死亡人数超过 100 万，因二手烟暴露导致的死亡人数超过 10 万。

行动目标：

到 2022 年和 2030 年，15 岁以上人群吸烟率分别低于 24.5% 和 20%；全面无烟法规保护的人口比例分别达到 30% 及以上和 80% 及以上；把各级党政机关建设成无烟机关，逐步在全国范围内实现室内公共场所、室内工作场所和公共交通工具全面禁烟；将违反有关法律法规向未成年人出售烟草的商家、发布烟草广告的企业和商家，纳入社会诚信体系"黑名单"，依法依规实施联合惩戒。

提倡个人戒烟越早越好，什么时候都不晚；创建无烟家庭，保护家人免受二手烟危害；领导干部、医生和教师发挥引领作用；鼓励企业、单位出台室内全面无烟政策，为员工营造无烟工作环境，为吸烟员工戒烟提供必要的帮助。

—— 个人和家庭：

1. 充分了解吸烟和二手烟暴露的严重危害。不吸烟者不去尝试吸烟。吸烟者尽可能戒烟，戒烟越早越好，什么时候都不晚，药物治疗和尼古丁替代疗法可以提高长期戒烟率。不在禁止吸烟场所吸烟。

2. 领导干部、医务人员和教师发挥引领作用。领导干部要按照中共中央办公厅、国务院办公厅《关于领导干部带头在公共场所禁烟有关事项的通知》要求起模范带头作用，公务活动参加人员不得吸烟、敬烟、劝烟；医务人员不允许在工作时间吸烟，并劝导、帮助患者戒烟；教师不得当着学生的面吸烟。

3. 创建无烟家庭，劝导家庭成员不吸烟或主动戒烟，教育未成年人不吸烟，让家人免受二手烟危害。

4. 在禁止吸烟场所劝阻他人吸烟。依法投诉举报在禁止吸烟场所吸烟行为，支持维护无烟环境。

——社会：

1. 提倡无烟文化，提高社会文明程度。积极利用世界无烟日、世界心脏日、国际肺癌日等卫生健康主题日开展控烟宣传；倡导无烟婚礼、无烟家庭。

2. 关注青少年吸烟问题，为青少年营造远离烟草的环境。将烟草危害和二手烟危害等控烟相关知识纳入中小学生健康教育课程。不向未成年人售烟。加强无烟学校建设。

3. 鼓励企业、单位出台室内全面无烟规定，为员工营造无烟工作环境，为员工戒烟提供必要的支持。

4. 充分发挥居（村）委会的作用，协助控烟政策在辖区内得到落实。

5. 鼓励志愿服务组织、其他社会组织和个人通过各种形式参与控烟工作或者为控烟工作提供支持。

——政府：

1. 逐步提高全面无烟法规覆盖人口比例，在全国范围内实现室内公共场所、室内工作场所和公共交通工具全面禁烟。积极推进无烟环境建设，强化公共场所控烟监督执法。把各级党政机关建设成无烟机关。（卫生健康委牵头，中央文明办、烟草局按职责分工负责）

2. 研究推进采取税收、价格调节等综合手段，提高控烟成效。（发展改革委、财政部、税务总局、烟草局按职责分工负责）

3. 加大控烟宣传教育力度，进一步加强卷烟包装标识管理，完善烟草危害警示内容和形式，提高健康危害警示效果，提高公众对烟草危害健康的认知程度。制定完善相关技术标准并监督执行。限制影视作品中的吸烟镜头。（卫生健康委牵头，中央宣传部、工业和信息化部、市场监管总局、广电总局、烟草局按职责分工负责）

4. 逐步建立和完善戒烟服务体系，将询问患者吸烟史纳入到日常的门诊问诊中，推广简短戒烟干预服务和烟草依赖疾病诊治。加强对戒烟服务的宣传和推广，使更多吸烟者了解到其在戒烟过程中能获得的帮助。创建无烟医院，推进医院全面禁烟。（卫生健康委负责）

5. 全面落实《中华人民共和国广告法》，加大烟草广告监督执法力度，严厉查处在大众传播媒介、公共场所、公共交通工具、户外发布烟草广告的违法行为。依法规范烟草促销、赞助等行为。（市场监管总局、交通运输部、国家铁路局、民航局按职责分工负责）

6. 按照烟草控制框架公约履约进度要求，加快研究建立完善的烟草制品成分管制和信息披露制度。强化国家级烟草制品监督监测的独立性和权威性，完善烟草制品安全性检测评估体系，确保公正透明，保障公众知情和监督的

权利。（卫生健康委、市场监管总局、烟草局按职责分工负责）

7. 禁止向未成年人销售烟草制品。将违反有关法律法规向未成年人出售烟草的商家、发布烟草广告的企业和商家，纳入社会诚信体系"黑名单"，依法依规实施联合惩戒。（卫生健康委、市场监管总局、烟草局、教育部按职责分工负责）

8. 加强各级专业机构控烟工作，确定专人负责相关工作组织实施，保障经费投入。建立监测评估系统，定期开展烟草流行调查，了解掌握烟草使用情况。（财政部、卫生健康委按职责分工负责）

（五）心理健康促进行动

心理健康是人在成长和发展过程中，认知合理、情绪稳定、行为适当、人际和谐、适应变化的一种完好状态，是健康的重要组成部分。当前，我国常见精神障碍和心理行为问题人数逐年增多，个人极端情绪引发的恶性案（事）件时有发生。我国抑郁症患病率达到2.1%，焦虑障碍患病率达4.98%。截至2017年底，全国已登记在册的严重精神障碍患者581万人。同时，公众对常见精神障碍和心理行为问题的认知率仍比较低，更缺乏防治知识和主动就医意识，部分患者及家属仍然有病耻感。加强心理健康促进，有助于促进社会稳定和人际关系和谐、提升公众幸福感。

行动目标：

到2022年和2030年，居民心理健康素养水平提升到20%和30%；失眠现患率、焦虑障碍患病率、抑郁症患病率上升趋势减缓；每10万人口精神科执业（助理）医师达到3.3名和4.5名；抑郁症治疗率在现有基础上提高30%和80%；登记在册的精神分裂症治疗率达到80%和85%；登记在册的严重精神障碍患者规范管理率达到80%和85%；建立精神卫生医疗机构、社区康复机构及社会组织、家庭相互衔接的精神障碍社区康复服务体系，建立和完善心理健康教育、心理热线服务、心理评估、心理咨询、心理治疗、精神科治疗等衔接合作的心理危机干预和心理援助服务模式。

提倡成人每日平均睡眠时间为7~8小时；鼓励个人正确认识抑郁和焦虑症状，掌握基本的情绪管理、压力管理等自我心理调适方法；各类临床医务人员主动掌握心理健康知识和技能，应用于临床诊疗活动中。

——个人和家庭：

1. 提高心理健康意识，追求心身共同健康。每个人一生中可能会遇到多种心理健康问题，主动学习和了解心理健康知识，科学认识心理健康与身体健康之间的相互影响，保持积极健康的情绪，避免持续消极情绪对身体健康造成伤害。倡导养德养生理念，保持中和之道，提高心理复原力。在身体疾病的治疗中，要重视心理因素的作用。自我调适不能缓解时，可选择寻求心理咨询与心理治疗，及时疏导情绪，预防心理行为问题和精神障碍发生。

2. 使用科学的方法缓解压力。保持乐观、开朗、豁达的生活态度，合理设定自己的目标。正确认识重大生活、工作变故等事件对人的心理造成的影响，学习基本的减压知识，学会科学有益的心理调适方法。学习并运用健康的减压方式，避免使用吸烟、饮酒、沉迷网络或游戏等不健康的减压方式。学会调整自己的状态，找出不良情绪背后的消极想法，根据客观现实进行调整，减少非理性的认识。建立良好的人际关系，积极寻求人际支持，适当倾诉与求助。保持健康的生活方式，积极参加社会活动，培养健康的兴趣爱好。

3. 重视睡眠健康。每天保证充足的睡眠时间，工作、学习、娱乐、休息都要按作息规律进行，注意起居有常。了解睡眠不足和睡眠问题带来的不良心理影响，出现睡眠不足及时设法弥补，出现睡眠问题及时就医。要在专业指导下用科学的方法改善睡眠，服用药物需遵医嘱。

4. 培养科学运动的习惯。选择并培养适合自己的运动爱好，积极发挥运动对情绪的调节作用，在出现轻度情绪困扰时，可结合运动促进情绪缓解。

5. 正确认识抑郁、焦虑等常见情绪问题。出现心情压抑、愉悦感缺乏、兴趣丧失，伴有精力下降、食欲下降、睡眠障碍、自我评价下降、对未来感到悲观失望等表现，甚至有自伤、自杀的念头或行为，持续存在 2 周以上，可能患有抑郁障碍；突然或经常莫名其妙地感到紧张、害怕、恐惧，常伴有明显的心慌、出汗、头晕、口干、呼吸急促等躯体症状，严重时有濒死感、失控感，如频繁发生，可能患有焦虑障碍。一过性的或短期的抑郁、焦虑情绪，可通过自我调适或心理咨询予以缓解和消除，不用过分担心。抑郁障碍、焦虑障碍可以通过药物、心理干预或两者相结合的方式治疗。

6. 出现心理行为问题要及时求助。可以向医院的相关科室、专业的心理咨询机构和社会工作服务机构等寻求专业帮助。要认识到求助于专业人员既不等于自己有病，更不等于病情严重，而是负责任、有能力的表现。

7. 精神疾病治疗要遵医嘱。诊断精神疾病，要去精神专科医院或综合医院专科门诊。确诊后应及时接受正规治疗，听从医生的建议选择住院治疗或门诊治疗，主动执行治疗方案，遵照医嘱全程、不间断、按时按量服药，在病情得到有效控制后，不急于减药、停药。门诊按时复诊，及时、如实地向医生反馈治疗情况，听从医生指导。精神类药物必须在医生的指导下使用，不得自行任意服用。

8. 关怀和理解精神疾病患者，减少歧视。学习了解精神疾病的基本知识，知道精神疾病是可以预防和治疗的，尊重精神病人，不歧视患者。要认识到精神疾病在得到有效治疗后，可以缓解和康复，可以承担家庭功能与工作职能。要为精神疾病患者及其家属、照护者提供支持性的环境，提高患者心理行为技能，使其获得自我价值感。

9. 关注家庭成员心理状况。家庭成员之间要平等沟通交流，尊重家庭成员的不同心理需求。当与家庭成员发生矛盾时，不采用过激的言语或伤害行为，不冷漠回避，而是要积极沟通加以解决。及时疏导不良情绪，营造相互理解、相互信任、相互支持、相互关爱的家庭氛围和融洽的家庭关系。

——社会：

1. 各级各类医疗机构和专业心理健康服务机构对发现存在心理行为问题的个体，提供规范的诊疗服务，减轻患者心理痛苦，促进患者康复。医务人员应对身体疾病，特别是癌症、心脑血管疾病、糖尿病、消化系统疾病等患者及其家属适当辅以心理调整。鼓励医疗机构开展睡眠相关诊疗服务，提供科学睡眠指导，减少成年人睡眠问题的发生。专业人员可指导使用运动方案辅助治疗抑郁、焦虑等常见心理行为问题。鼓励相关社会组织、高等院校、科研院所、医疗机构对心理健康从业人员开展服务技能和伦理道德的培训，提升服务能力。

2. 发挥精神卫生医疗机构作用，对各类临床科室医务人员开展心理健康知识和技能培训，普及心理咨询和治疗技术在临床诊疗中的应用，提高抑郁、焦虑、认知障碍、孤独症等心理行为问题和常见精神障碍的筛查、识别、处置能力。推广中医心理调摄特色技术方法在临床诊疗中的应用。

3. 各机关、企事业单位、高校和其他用人单位把心理健康教育融入员工（学生）思想政治工作，鼓励依托本单位党团、工会、人力资源部门、卫生室等设立心理健康辅导室并建立心理健康服务团队，或通过购买服务形式，为员工（学生）提供健康宣传、心理评估、教育培训、咨询辅导等服务，传授情绪管理、压力管理等自我心理调适方法和抑郁、焦虑等常见心理行为问题的识别方法，为员工（学生）主动寻求心理健康服务创造条件。对处于特定时期、特定岗位，或经历特殊突发事件的员工（学生），及时进行心理疏导和援助。

4. 鼓励老年大学、老年活动中心、基层老年协会、妇女之家、残疾人康复机构及有资质的社会组织等宣传心理健康知识。培训专兼职社会工作者和心理工作者，引入社会力量，为空巢、丧偶、失能、失智老年人，留守妇女儿童，残疾人和计划生育特殊家庭成员提供心理辅导、情绪疏解、悲伤抚慰、家庭关系调适等心理健康服务。

——政府：

1. 充分利用广播、电视、书刊、动漫等形式，广泛运用门户网站、微信、微博、移动客户端等平台，组织创作、播出心理健康宣传教育精品和公益广告，传播自尊自信、乐观向上的现代文明理念和心理健康知识。（中央宣传部、中央网信办、卫生健康委、广电总局按职责分工负责）

2. 依托城乡社区综治中心等综合服务管理机构及设施建立心理咨询（辅导）室或社会工作室（站），配备专兼职心理健康辅导人员或社会工作者，搭建基层心理健康服务平台。整合社会资源，设立市县级未成年人心理健康辅导中心，完善未成年人心理健康辅导网络。培育社会化的心理健康服务机构，鼓励心理咨询专业人员创办社会心理服务机构。通过向社会心理服务机构购买服务等方式，逐步扩大服务覆盖面。（中央政法委、中央文明办、教育部、民政部、卫生健康委按职责分工负责）

3. 加大应用型心理健康工作人员培养力度，推进高等院校开设相关专业。进一步加强心理健康工作人员培养和使用的制度建设，积极设立心理健康服务岗位。支持精神卫生医疗机构能力建设，完善人事薪酬分配制度，体现心理治疗服务的劳务价值。逐步将心理健康工作人员纳入专业技术岗位设置与管理体系，畅通职业发展渠道。（教育部、财政部、人力资源社会保障部、卫生健康委、医保局按职责分工负责）

4. 各级政法、卫生健康部门会同公安、民政、司法行政、残联等单位建立精神卫生综合管理机制，多渠道开展严重精神障碍患者日常发现、登记、随访、危险性评估、服药指导等服务，动员社区组织、患者家属参与居家患者管理服务。建立精神卫生医疗机构、社区康复机构及社会组织、家庭相互衔接的精神障碍社区康复服务体系，加强精神卫生医疗机构对社区康复机构的技术指导。到2030年底，80%以上的县（市、区）开展社区康复服务，在开展精神障碍社区康复的县（市、区），60%以上的居家患者接受社区康复服务。鼓励和引导通过举办精神障碍社区康复机构或通过政府购买服务等方式委托社会组织提供精神卫生社区康复服务。（中央政法委、公安部、民政部、司法部、卫生健康委、中国残联按职责分工负责）

5. 重视并开展心理危机干预和心理援助工作。卫生健康、政法、民政等单位建立和完善心理健康教育、心理热线服务、心理评估、心理咨询、心理治疗、精神科治疗等衔接合作的心理危机干预和心理援助服务模式。将心理危机干预和心理援助纳入各类突发事件应急预案和技术方案，加强心理危机干预和心理援助队伍的专业化、系统化建设。相关部门推动建立为公众提供公益服务的心理援助热线，由专业人员接听，对来电者开展心理健康教育、心理咨询和心理危机干预，降低来电者自杀或自伤的风险。（卫生健康委牵头，中央政法委、公安部、民政部按职责分工负责）

（六）健康环境促进行动

健康环境是人民群众健康的重要保障。影响健康的环境因素不仅包括物理、化学和生物等自然环境因素，还包括社会环境因素。环境污染已成为不容忽视的健康危险因素，与环境污染相关的心血管疾病、呼吸系统疾病和恶性肿瘤等问题日益凸显。我国每年因伤害死亡人数约68万人，约占死亡总人数的7%。目前最为常见的伤害主要有道路交通事故伤害、跌倒、自杀、溺水、中毒等，其所导致的死亡占全部伤害死亡的84%左右。需要继续发挥爱国卫生运动的组织优势，全社会动员，把健康融入城乡规划、建设、治理的全过程，建立国家环境与健康风险评估制度，推进健康城市和健康村镇建设，打造健康环境。

行动目标：

到2022年和2030年，居民饮用水水质达标情况明显改善并持续改善；居民环境与健康素养水平分别达到15%及以上和25%及以上；大力推进城乡生活垃圾分类处理，重点城市基本建成生活垃圾分类处理系统。

提倡积极实施垃圾分类并及时清理，将固体废弃物主动投放到相应的回收地点及设施中；防治室内空气污染，提倡简约绿色装饰，做好室内油烟排风，提高家居环境水平；学校、医院、车站、大型商场、电影院等人员密集的地方应定期开展火灾、地震等自然灾害及突发事件的应急演练；提高自身健康防护意识和能力，学会识别常见的危险标识、化学品安全标签及环境保护图形标志。

——个人和家庭：

1. 提高环境与健康素养。主动学习掌握环境与健康素养基本理念、基本知识和基本技能，遵守生态环境行为规范，提升生态环境保护意识、健康防护意识和能力。

2. 自觉维护环境卫生，抵制环境污染行为。家庭成员养成良好的环境卫生习惯，及时、主动开展家庭环境卫生清理，做到家庭卫生整洁，光线充足、通风良好、厕所卫生。维护社区、单位等环境卫生，改善生活生产环境。积极实施垃圾分类并及时清理，将固体废弃物（废电池、废日光灯管、废水银温度计、过期药品等）主动投放到相应的回收地点及设施中，减少污染物的扩散及对环境的影响。减少烟尘排放，尽量避免垃圾秸秆焚烧，少放或不放烟花爆竹，重污染天气时禁止露天烧烤；发现污染生态环境的行为，及时劝阻或举报。

3. 倡导简约适度、绿色低碳、益于健康的生活方式。优先选择绿色产品，尽量购买耐用品，少购买使用塑料袋、一次性发泡塑料饭盒、塑料管等易造成污染的用品，少购买使用过度包装产品，不跟风购买更新换代快的电子产品，外出自带购物袋、水杯等。适度使用空调，冬季设置温度不高于 20 摄氏度，夏季设置温度不低于 26 摄氏度。及时关闭电器电源，减少待机耗电。坚持低碳出行，优先步行、骑行或公共交通出行，多使用共享交通工具。

4. 关注室（车）内空气污染。尽量购买带有绿色标志的装饰装修材料、家具及节能标识的家电产品。新装修的房间定期通风换气，降低装饰装修材料造成的室内空气污染。烹饪、取暖等提倡使用清洁能源（如气体燃料和电等）。烹饪过程中提倡使用排气扇、抽油烟机等设备。购买和使用符合有害物质限量标准的家用化学品。定期对家中饲养的宠物及宠物用品进行清洁，及时倾倒室内垃圾，避免微生物的滋生。根据天气变化和空气质量适时通风换气，重污染天气时应关闭门窗，减少室外空气污染物进入室内，有条件的建议开启空气净化装置或新风系统。鼓励根据实际需要，选购适宜排量的汽车，不进行非必要的车内装饰，注意通风并及时清洗车用空调系统。

5. 做好户外健康防护。重污染天气时，建议尽量减少户外停留时间，易感人群停止户外活动。如外出，需做好健康防护。

6. 重视道路交通安全。严格遵守交通法规，增强交通出行规则意识、安全意识和文明意识，不疲劳驾驶、超速行驶、酒后驾驶，具备一定的应急处理能力。正确使用安全带，根据儿童年龄、身高和体重合理使用安全座椅，减少交通事故的发生。

7. 预防溺水。建议选择管理规范的游泳场所，不提倡在天然水域游泳，下雨时不宜在室外游泳。建议下水前认真做准备活动，以免下水后发生肌肉痉挛等问题。水中活动时，要避免打闹、跳水等危险行为。避免儿童接近危险水域，儿童游泳时，要有成人带领或有组织地进行。加强看护，不能将儿童单独留在卫生间、浴室、开放的水源边。

——社会：

1. 制定社区健康公约和健康守则等行为规范，大力开展讲卫生、树新风、除陋习活动。加强社区基础设施和生态环境建设，营造设施完备、整洁有序、美丽宜居、安全和谐的社区健康环境。建立固定的健康宣传栏、橱窗等健康教育窗口，设立社区健康自助检测点，配备血压计、血糖仪、腰围尺、体重仪、体重指数（BMI）尺、健康膳食图等，鼓励引导志愿者参与，指导社区居民形成健康生活方式。用人单位充分考虑劳动者健康需要，为劳动者提供健康支持性环境。完善健康家庭标准，将文明健康生活方式以及体重、油、盐、糖、血压、近视等控制情况纳入"五好文明家庭"评选标准，引导家庭成员主动学习掌握必要的健康知识和技能，居家整洁，家庭和睦，提高自我健康管理能力。

2. 企业主动提升环保意识，合理确定环境保护指标目标，建立环保监测制度，并且管理维护好污染治理装置，污染物排放必须符合环保标准。涉及危险化学品的生产、运输、储存、销售、使用、废弃物的处置等，企业要落实安全生产主体责任，强化危险化学品全过程管理。鼓励发展安全、节能、环保的汽车产品。

3. 鼓励企业建立消费品有害物质限量披露及质量安全事故监测和报告制度，提高装饰装修材料、日用化学品、儿童玩具和用品等消费品的安全标准，减少消费品造成的伤害。

4. 公共场所应定期清洗集中空调和新风系统。健身娱乐场所建议安装新风系统或空气净化装置，重污染天气时，应根据人员的情况及时开启净化装置补充新风。公共游泳场所定期消毒、换水，以保证人群在清洁的环境中活动。根据气候、环境在公共场所张贴预防跌倒、触电、溺水等警示标识，减少意外伤害和跌倒致残，预防意外事故所致一氧化碳、氨气、氯气、消毒杀虫剂等中毒。

5. 针对不同人群，编制环境与健康手册，宣传和普及环境与健康基本理念、基本知识和基本技能，分类制定发布环境污染防护指南、公共场所和室内健康环境指南。

6. 经常性对公众进行防灾减灾、突发事件应对知识和技能的传播和培训，提高自救和互救能力。学校、医院等人员密集的地方应定期开展火灾、地震等自然灾害及突发事件的应急演练。

——政府：

1. 制定健康社区、健康单位（企业）、健康学校等健康细胞工程建设规范和评价指标。建立完善健康城乡监测与评价体系，定期组织开展第三方评估，打造卫生城镇升级版。（卫生健康委牵头，教育部、民政部按职责分工负责）

2. 逐步建立环境与健康的调查、监测和风险评估制度。加强与群众健康密切相关的饮用水、空气、土壤等环境健康影响监测与评价，开展环境污染与疾病关系、健康风险预警以及防护干预研究，加强伤害监测网络建设，采取有效措施预防控制环境污染相关疾病。宣传"人与自然和谐共生""人人享有健康环境"理念，普及环境健康知识，营造全社会关心、参与环境健康的良好氛围。（卫生健康委牵头，自然资源部、生态环境部、住房城乡建设部、水利部、农业农村部、市场监管总局、粮食和储备局、林草局等按职责分工负责）

3. 深入开展大气、水、土壤污染防治。修订《中国公民环境与健康素养

（试行）》，开展公民环境与健康素养提升和科普宣传工作。（生态环境部牵头，发展改革委、科技部、工业和信息化部、自然资源部、住房城乡建设部、交通运输部、水利部、农业农村部、卫生健康委等按职责分工负责）

4. 加大饮用水工程设施投入、管理和维护，保障饮用水安全。加强城市公共安全基础设施建设，加大固体废弃物回收设施的投入，加强废弃物分类处置管理。加强城乡公共消防设施建设和维护管理，合理规划和建设应急避难场所，加强应急物资储备体系建设。提高企业、医院、学校、大型商场、文体娱乐场所等人员密集区域防灾抗灾及应对突发事件的能力。完善医疗机构无障碍设施。（发展改革委、生态环境部、住房城乡建设部、水利部、文化和旅游部、卫生健康委、应急部、体育总局等按职责分工负责）

5. 组织实施交通安全生命防护工程，提高交通安全技术标准，加强交通安全隐患治理，减少交通伤害事件的发生。（交通运输部牵头，工业和信息化部、公安部、国家铁路局、民航局等按职责分工负责）

6. 加强装饰装修材料、日用化学品、儿童玩具和用品等消费品的安全性评价，完善产品伤害监测体系，提高相关标准，加强消费品绿色安全认证，建立消费品质量安全事故的强制报告制度，加强召回管理力度，强化重点领域质量安全监管。（市场监管总局牵头，工业和信息化部、住房城乡建设部等按职责分工负责）

7. 以复合污染对健康影响和污染健康防护为重点开展攻关研究，着力研发一批关键核心技术，指导公众做好健康防护。（卫生健康委牵头，科技部、生态环境部、气象局等按职责分工负责）

（七）妇幼健康促进行动

妇幼健康是全民健康的基础。新时期妇幼健康面临新的挑战。出生缺陷不仅严重影响儿童的生命健康和生活质量，而且影响人口健康素质。随着生育政策调整完善，生育需求逐步释放，高危孕产妇比例有所增加，保障母婴安全压力增大。生育全程服务覆盖不广泛，宫颈癌和乳腺癌高发态势仍未扭转，儿童早期发展亟需加强，妇女儿童健康状况在城乡之间、区域之间还存在差异，妇幼健康服务供给能力有待提高。实施妇幼健康促进行动，是保护妇女儿童健康权益，促进妇女儿童全面发展、维护生殖健康的重要举措，有助于从源头和基础上提高国民健康水平。

行动目标：

到2022年和2030年，婴儿死亡率分别控制在7.5‰及以下和5‰及以下；5岁以下儿童死亡率分别控制在9.5‰及以下和6‰及以下；孕产妇死亡率分别下降到18/10万及以下和12/10万及以下；产前筛查率分别达到70%及以上和80%及以上；新生儿遗传代谢性疾病筛查率达到98%及以上；新生儿听力筛查率达到90%及以上；先天性心脏病、唐氏综合征、耳聋、神经管缺陷、地中海贫血等严重出生缺陷得到有效控制；7岁以下儿童健康管理率分别达到85%以上和90%以上；农村适龄妇女宫颈癌和乳腺癌（以下简称"两癌"）筛查覆盖率分别达到80%及以上和90%及以上。

提倡适龄人群主动学习掌握出生缺陷防治和儿童早期发展知识；主动接受婚前医学检查和孕前优生健康检查；倡导0～6个月婴儿纯母乳喂养，为6个月以上婴儿适时合理添加辅食。

——个人和家庭：

1. 积极准备，孕育健康新生命。主动了解妇幼保健和出生缺陷防治知识，充分认识怀孕和分娩是人类繁衍的正常生理过程，建议做到有计划、有准备。积极参加婚前、孕前健康检查，选择最佳的生育年龄，孕前3个月至孕后3个月补充叶酸。预防感染、戒烟戒酒、避免接触有毒有害物质和放射线。

2. 定期产检，保障母婴安全。发现怀孕要尽早到医疗卫生机构建档建册，进行妊娠风险筛查与评估，按照不同风险管理要求主动按时接受孕产期保健服务，掌握孕产期自我保健知识和技能。孕期至少接受5次产前检查（孕早期1次，孕中期2次，孕晚期2次），有异常情况者建议遵医嘱适当增加检查次数，首次产前检查建议做艾滋病、梅毒和乙肝检查，定期接受产前筛查。35岁以上的孕妇属于高龄孕妇，高龄高危孕妇建议及时到有资质的医疗机构接受产前诊断服务。怀孕期间，如果出现不适情况，建议立即去医疗卫生机构就诊。孕妇宜及时住院分娩，提倡自然分娩，减少非医学需要的剖宫产。孕妇宜保证合理膳食，均衡营养，维持合理体重。保持积极心态，放松心情有助于预防孕期和产后抑郁。产后3～7天和42天主动接受社区医生访视，并结合自身情况，选择合适的避孕措施。

3. 科学养育，促进儿童健康成长。强化儿童家长为儿童健康第一责任人的理念，提高儿童家长健康素养。母乳是婴儿理想的天然食物，孩子出生后尽早开始母乳喂养，尽量纯母乳喂养6个月，6个月后逐渐给婴儿补充富含铁的泥糊状食物，1岁以下婴儿不宜食用鲜奶。了解儿童发展特点，理性看待孩子间的差异，尊重每个孩子自身的发展节奏和特点，理解并尊重孩子的情绪和需求，为儿童提供安全、有益、有趣的成长环境。避免儿童因压力过大、缺乏运动、缺乏社交等因素影响大脑发育，妨碍心理成长。发现儿童心理行为问题，不要过于紧张或过分忽视，建议及时向专业人员咨询、求助。避免儿童发生摔伤、烧烫伤、窒息、中毒、触电、溺水、动物抓咬等意外伤害。

4. 加强保健，预防儿童疾病。做好儿童健康管理，按照免疫规划程序进行预防接种。接受苯丙酮尿症、先天性甲状腺功能减低症和听力障碍等新生儿疾病筛查和视力、听力、智力、肢体残疾及孤独症筛查等0~6岁儿童残疾筛查，筛查阳性者需主动接受随访、确诊、治疗和干预。3岁以下儿童应到乡镇卫生院或社区卫生服务中心接受8次健康检查，4~6岁儿童每年应接受一次健康检查。

5. 关爱女性，促进生殖健康。建议女性提高生殖健康意识和能力，主动获取青春期、生育期、更年期和老年期保健相关知识，注意经期卫生，熟悉生殖道感染、乳腺疾病和宫颈癌等妇女常见疾病的症状和预防知识。建议家属加强对特殊时期妇女的心理关怀。掌握避孕方法知情选择，知晓各种避孕方法，了解自己使用的避孕方法的注意事项。认识到促进生殖健康对个人、家庭和社会的影响，增强性道德、性健康、性安全意识，拒绝不安全性行为，避免意外妊娠、过早生育以及性相关疾病传播。

——社会和政府：

1. 完善妇幼健康服务体系，实施妇幼健康和计划生育服务保障工程，以中西部和贫困地区为重点，加强妇幼保健机构基础设施建设，确保省、市、县三级均有1所标准化妇幼保健机构。加强儿科、产科、助产等急需紧缺人才培养，增强岗位吸引力。（卫生健康委牵头，发展改革委、教育部、财政部、人力资源社会保障部按职责分工负责）

2. 加强婚前、孕前、孕产期、新生儿期和儿童期保健工作，推广使用《母子健康手册》，为妇女儿童提供系统、规范的服务。健全出生缺陷防治网络，提高出生缺陷综合防治服务可及性。（卫生健康委负责）

3. 大力普及妇幼健康科学知识，推广婚姻登记、婚前医学检查和生育指导"一站式"服务模式。做好人工流产后避孕服务，规范产后避孕服务，提高免费避孕药具发放服务可及性。加强女职工劳动保护，避免准备怀孕和孕期、哺乳期妇女接触有毒有害物质和放射线。推动建设孕妇休息室、母婴室等设施。（卫生健康委牵头，民政部、全国总工会、全国妇联按职责分工负责）

4. 为拟生育家庭提供科学备孕及生育力评估指导、孕前优生服务，为生育困难的夫妇提供不孕不育诊治，指导科学备孕。落实国家免费孕前优生健康检查，推动城乡居民全覆盖。广泛开展产前筛查，普及产前筛查适宜技术，规范应用高通量基因测序等技术，逐步实现怀孕妇女孕 28 周前在自愿情况下至少接受 1 次产前筛查。在高发省份深入开展地中海贫血防控项目，逐步扩大覆盖范围。对确诊的先天性心脏病、唐氏综合征、神经管缺陷、地中海贫血等严重出生缺陷病例，及时给予医学指导和建议。（卫生健康委牵头，财政部按职责负责）

5. 落实妊娠风险筛查评估、高危专案管理、危急重症救治、孕产妇死亡个案报告和约谈通报 5 项制度，加强危重孕产妇和新生儿救治保障能力建设，健全救治会诊、转诊等机制。孕产妇和新生儿按规定参加基本医疗保险、大病保险，并按规定享受相关待遇，符合条件的可享受医疗救助补助政策。对早产儿进行专案管理，在贫困地区开展新生儿安全等项目。（卫生健康委牵头，发展改革委、财政部、医保局按职责分工负责）

6. 全面开展新生儿疾病筛查，加强筛查阳性病例的随访、确诊、治疗和干预，提高确诊病例治疗率，逐步扩大新生儿疾病筛查病种范围。继续开展先天性结构畸形和遗传代谢病救助项目，聚焦严重多发、可筛可治、技术成熟、预后良好、费用可控的出生缺陷重点病种，开展筛查、诊断、治疗和贫困救助全程服务试点。建立新生儿及儿童致残性疾病和出生缺陷筛查、诊断、干预一体化工作机制。（卫生健康委牵头，财政部、中国残联按职责分工负责）

7. 做实 0～6 岁儿童健康管理，规范开展新生儿访视，指导家长做好新生儿喂养、护理和疾病预防。实施婴幼儿喂养策略，创新爱婴医院管理，将贫困地区儿童营养改善项目覆盖到所有贫困县。引导儿童科学均衡饮食，加强体育锻炼，实现儿童肥胖综合预防和干预。加强托幼机构卫生保健业务指导

和监督工作。（卫生健康委牵头，发展改革委、教育部按职责分工负责）

8. 加强儿童早期发展服务，结合实施基本公共卫生服务项目，推动儿童早期发展均等化，促进儿童早期发展服务进农村、进社区、进家庭，探索适宜农村儿童早期发展的服务内容和模式。提高婴幼儿照护的可及性。完善残疾儿童康复救助制度。加强残疾人专业康复机构、康复医疗机构和基层医疗康复设施、人才队伍建设，健全衔接协作机制，不断提高康复保障水平。（卫生健康委牵头，发展改革委、教育部、财政部、全国妇联、中国残联按职责分工负责）

9. 以贫困地区为重点，逐步扩大农村妇女"两癌"筛查项目覆盖面，继续实施预防艾滋病、梅毒和乙肝母婴传播项目，尽快实现消除艾滋病母婴传播的目标。以肺炎、腹泻、贫血、哮喘、龋齿、视力不良、心理行为问题等为重点，推广儿童疾病综合管理适宜技术。（卫生健康委牵头，财政部、全国妇联按职责分工负责）

10. 在提供妇幼保健服务的医疗机构积极推广应用中医药适宜技术和方法，开展中成药合理使用和培训。扩大中医药在孕育调养、产后康复等方面应用。充分发挥中医药在儿童医疗保健服务中的作用。加强妇女儿童疾病诊疗中西医临床协作，提高疑难病、急危重症诊疗水平。（中医药局牵头，卫生健康委按职责负责）

（八）中小学健康促进行动

中小学生处于成长发育的关键阶段。加强中小学健康促进，增强青少年体质，是促进中小学生健康成长和全面发展的需要。根据2014年中国学生体质与健康调研结果，我国7~18岁城市男生和女生的肥胖检出率分别为11.1%和5.8%，农村男生和女生的肥胖检出率分别为7.7%和4.5%。2018年全国儿童青少年总体近视率为53.6%。其中，6岁儿童为14.5%，小学生为36.0%，初中生为71.6%，高中生为81.0%。中小学生肥胖、近视等健康问题突出。

此外，随着成长发育，中小学生自我意识逐渐增强，认知、情感、意志、个性发展逐渐成熟，人生观、世界观、价值观逐渐形成。因此，在此期间有效保护、积极促进其身心健康成长意义重大。

行动目标：

到 2022 年和 2030 年，国家学生体质健康标准达标优良率分别达到 50%及以上和 60% 及以上；全国儿童青少年总体近视率力争每年降低 0.5 个百分点以上和新发近视率明显下降；小学生近视率下降到 38% 以下；符合要求的中小学体育与健康课程开课率达到 100%；中小学生每天校内体育活动时间不少于 1 小时；学校眼保健操普及率达到 100%；寄宿制中小学校或 600 名学生以上的非寄宿制中小学校配备专职卫生专业技术人员、600 名学生以下的非寄宿制中小学校配备专兼职保健教师或卫生专业技术人员的比例分别达到 70%及以上和 90% 及以上；未配齐卫生专业技术人员的学校应由当地政府统一建立基层医疗卫生机构包片制度，实现中小学校全覆盖；配备专兼职心理健康工作人员的中小学校比例分别达到 80% 以上和 90% 以上；将学生体质健康情况纳入对学校绩效考核，与学校负责人奖惩挂钩，将高中体育科目纳入高中学业水平测试或高考综合评价体系；鼓励高校探索在特殊类型招生中增设体育科目测试。

提倡中小学生每天在校外接触自然光时间 1 小时以上；小学生、初中生、高中生每天睡眠时间分别不少于 10、9、8 个小时；中小学生非学习目的使用电子屏幕产品单次不宜超过 15 分钟，每天累计不宜超过 1 小时；学校鼓励引导学生达到《国家学生体质健康标准》良好及以上水平。

——个人：

1. 科学运动。保证充足的体育活动，减少久坐和视屏（观看电视，使用电脑、手机等）时间。课间休息，要离开座位适量活动。每天累计至少 1 小时中等强度及以上的运动，培养终身运动的习惯。

2. 注意用眼卫生。主动学习掌握科学用眼护眼等健康知识，养成健康用眼习惯。保持正确读写姿势。握笔的指尖离笔尖一寸、胸部离桌子一拳，书本离眼一尺，保持读写坐姿端正。读写要在采光良好、照明充足的环境中进行。白天学习时，充分利用自然光线照明，避免光线直射在桌面上。晚上学习时，同时打开台灯和房间大灯。读写连续用眼时间不宜超过 40 分钟。自觉减少电子屏幕产品使用。避免不良用眼行为，不在走路、吃饭、躺卧时，晃动的车厢内，光线暗弱或阳光直射下看书或使用电子屏幕产品。自我感觉视力发生明显变化时，及时告知家长和教师，尽早到眼科医疗机构检查和治疗。

3. 保持健康体重。学会选择食物和合理搭配食物的生活技能。每天吃早餐，合理选择零食，在两餐之间可选择适量水果、坚果或酸奶等食物作为零食。足量饮水，首选白开水，少喝或不喝含糖饮料。自我监测身高、体重等生长发育指标，及早发现、科学判断是否出现超重、肥胖等健康问题。

4. 了解传染病防控知识，增强体质，预防传染病，特别是预防常见呼吸道传染病。

5. 掌握科学的应对方法，促进心理健康。保持积极向上的健康心理状态，积极参加文体活动和社会实践。了解不良情绪对健康的影响，掌握调控情绪的基本方法。正确认识心理问题，学会积极暗示，适当宣泄，可以通过深呼吸或找朋友倾诉、写日记、画画、踢球等方式，将心中郁积的不良情绪如痛苦、委屈、愤怒等发泄出去，可向父母、老师、朋友等寻求帮助，还可主动接受心理辅导（心理咨询与治疗等）。

6. 合理、安全使用网络，增强对互联网信息的辨别力，主动控制上网时间，抵制网络成瘾。

7. 保证充足的睡眠，不熬夜。科学用耳、注意保护听力。早晚刷牙、饭后漱口，采用正确的刷牙方法，每次刷牙不少于2分钟。发生龋齿及时提醒家长陪同就医。不吸烟，拒吸二手烟，帮助家长戒烟。增强自身安全防范意识，掌握伤害防范的知识与技能，预防交通伤害、校园暴力伤害、溺水、性骚扰性侵害等。远离不安全性行为。不以任何理由尝试毒品。

——家庭：

1. 通过亲子读书、参与讲座等多种方式给予孩子健康知识，以身作则，带动和帮助孩子形成良好健康行为，合理饮食，规律作息，每天锻炼。

2. 注重教养方式方法，既不溺爱孩子，也不粗暴对待孩子。做孩子的倾听者，帮助孩子正确面对问题、处理问题，关注孩子的心理健康。

3. 保障孩子睡眠时间，确保小学生每天睡眠10个小时、初中生9个小时、高中生8个小时，减少孩子近距离用眼和看电子屏幕时间。

4. 营造良好的家庭体育运动氛围，积极引导孩子进行户外活动或体育锻炼，确保孩子每天在校外接触自然光的时间达到1小时以上。鼓励支持孩子参加校外多种形式的体育活动，督促孩子认真完成寒暑假体育作业，使其掌握1~2项体育运动技能，引导孩子养成终身锻炼习惯。

5. 建议家长陪伴孩子时尽量减少使用电子屏幕产品。有意识地控制孩子特别是学龄前儿童使用电子屏幕产品，非学习目的的电子屏幕产品使用单次不宜超过 15 分钟，每天累计不宜超过 1 小时，使用电子屏幕产品学习 30～40 分钟后，建议休息远眺放松 10 分钟，年龄越小，连续使用电子屏幕产品的时间应越短。

6. 切实减轻孩子家庭和校外学业负担，不要盲目参加课外培训、跟风报班，建议根据孩子兴趣爱好合理选择。

7. 保障营养质量。鼓励孩子不挑食、不偏食，根据孩子身体发育情况均衡膳食，避免高糖、高盐、高油等食品的摄入。

8. 随时关注孩子健康状况，发现孩子出现疾病早期征象时，及时咨询专业人员或带其到医疗机构检查。

——学校：

1. 严格依据国家课程方案和课程标准组织安排教学活动，小学一二年级不布置书面家庭作业，三至六年级书面家庭作业完成时间不得超过 60 分钟，初中不得超过 90 分钟，高中阶段也要合理安排作业时间。

2. 全面推进义务教育学校免试就近入学全覆盖。坚决控制义务教育阶段校内统一考试次数，小学一二年级每学期不得超过 1 次，其他年级每学期不得超过 2 次。

3. 改善教学设施和条件，为学生提供符合健康要求的学习环境。加快消除"大班额"现象。每月调整学生座位，每学期对学生课桌椅高度进行个性化调整，使其适应学生生长发育变化。

4. 中小学校要严格组织全体学生每天上下午各做 1 次眼保健操。教师要教会学生掌握正确的执笔姿势，督促学生读写时坐姿端正，监督并随时纠正学生不良读写姿势。教师发现学生出现看不清黑板、经常揉眼睛等迹象时，要了解其视力情况。

5. 强化体育课和课外锻炼，确保中小学生在校时每天 1 小时以上体育活动时间。严格落实国家体育与健康课程标准，确保小学一二年级每周 4 课时，三至六年级和初中每周 3 课时，高中阶段每周 2 课时。中小学校每天安排 30 分钟大课间体育活动。有序组织和督促学生在课间时到室外活动或远眺，防止学生持续疲劳用眼。

6. 根据学校教育的不同阶段，设置相应的体育与健康教育课程，向学生教授健康行为与生活方式、疾病防控、心理健康、生长发育与青春期保健、安全应急与避险等知识，提高学生健康素养，积极利用多种形式对学生和家长开展健康教育。培训培养健康教育教师，开发和拓展健康教育课程资源。

7. 指导学生科学规范使用电子屏幕产品，养成信息化环境下良好的学习和用眼卫生习惯。严禁学生将个人手机、平板电脑等电子屏幕产品带入课堂，带入学校的要进行统一保管。使用电子屏幕产品开展教学时长原则上不超过教学总时长的30%，原则上采用纸质作业。

8. 加强医务室（卫生室、校医院、保健室等）力量，按标准配备校医和必要的设备。加强中小学校重点传染病防治知识宣传和防控工作，严格落实学校入学体检和因病缺勤病因追查及登记制度，减少学校流行性感冒、结核病等传染病聚集性疫情发生。严格落实学生健康体检制度，提醒身体健康状况有问题的学生到医疗机构检查。加强对学生营养管理和营养指导，开展针对学生的营养健康教育，中小学校食堂禁止提供高糖食品，校园内限制销售含糖饮料并避免售卖高盐、高糖及高脂食品，培养健康的饮食行为习惯。

9. 中小学校配备专兼职心理健康工作人员。关心留守儿童、流动儿童心理健康，为学生提供及时的心理干预。

——政府：

1. 研究修订《学校卫生工作条例》和《中小学健康教育指导纲要》等，制定《学校食品安全和营养健康管理规定》等，进一步健全学校体育卫生发展制度和体系。制定健康学校标准，开展健康学校建设。深化学校体育、健康教育教学改革，全国中小学普遍开设体育与健康教育课程。根据学生的成长规律和特点，分阶段确定健康教育内容并纳入评价范围，做到教学计划、教学材料、课时、师资"四到位"，逐步覆盖所有学生。（教育部牵头，卫生健康委等按职责分工负责）

2. 加强现有中小学卫生保健机构建设，按照标准和要求强化人员和设备配备。保障师生在校用餐食品安全和营养健康，加强义务教育学校食堂建设。坚决治理规范校外培训机构，每年对校外培训机构教室采光照明、课桌椅配备、电子屏幕产品等达标情况开展全覆盖专项检查。（教育部牵头，卫生健康委按职责负责）

3. 全面加强全国儿童青少年视力健康及其相关危险因素监测网络、数据收集与信息化建设。组建全国儿童青少年近视防治和视力健康专家队伍，科学指导儿童青少年近视防治和视力健康管理工作。按照采光和照明国家有关标准要求，对学校、托幼机构和校外培训机构教室（教学场所）以"双随机"方式进行抽检、记录并公布。建立基层医疗卫生机构包片联系中小学校制度。（卫生健康委牵头，教育部按职责负责）

4. 积极引导支持社会力量开展各类儿童青少年体育活动，有针对性地开展各类冬（夏）令营、训练营和体育赛事等，吸引儿童青少年广泛参加体育运动。（发展改革委、教育部、体育总局、共青团中央按职责分工负责）

5. 实施网络游戏总量调控，控制新增网络游戏上网运营数量，鼓励研发传播集知识性、教育性、原创性、技能性、趣味性于一体的优秀网络游戏作品，探索符合国情的适龄提示制度，采取措施限制未成年人使用时间。（中央网信办、工业和信息化部、国家新闻出版署按职责分工负责）

6. 完善学生健康体检制度和学生体质健康监测制度。把学校体育工作和学生体质健康状况纳入对地方政府、教育行政部门和学校的考核评价体系，与学校负责人奖惩挂钩。把学生健康知识、急救知识，特别是心肺复苏纳入考试内容，把健康知识、急救知识的掌握程度和体质健康测试情况作为学校学生评优评先、毕业考核和升学的重要指标，将高中体育科目纳入高中学业水平测试或高考综合评价体系，鼓励高校探索在特殊类型招生中增设体育科目测试。（教育部牵头，卫生健康委按职责负责）

（九）职业健康保护行动

我国是世界上劳动人口最多的国家，2017年我国就业人口7.76亿人，占总人口的55.8%，多数劳动者职业生涯超过其生命周期的二分之一。工作场所接触各类危害因素引发的职业健康问题依然严重，职业病防治形势严峻、复杂，新的职业健康危害因素不断出现，疾病和工作压力导致的生理、心理等问题已成为亟待应对的职业健康新挑战。实施职业健康保护行动，强化政府监管职责，督促用人单位落实主体责任，提升职业健康工作水平，有效预防和控制职业病危害，切实保障劳动者职业健康权益，对维护全体劳动者身体健康、促进经济社会持续健康发展至关重要。

行动目标：

到2022年和2030年，劳动工时制度得到全面落实；工伤保险参保人数稳步提升，并于 2030 年实现工伤保险法定人群参保全覆盖；接尘工龄不足 5 年的劳动者新发尘肺病报告例数占年度报告总例数的比例实现明显下降并持续下降；辖区职业健康检查和职业病诊断服务覆盖率分别达到 80% 及以上和 90% 及以上；重点行业的用人单位职业病危害项目申报率达到 90% 及以上；工作场所职业病危害因素检测率达到 85% 及以上，接触职业病危害的劳动者在岗期间职业健康检查率达到 90% 及以上；职业病诊断机构报告率达到 95% 及以上。

提倡重点行业劳动者对本岗位主要危害及防护知识知晓率达到 90% 及以上并持续保持；鼓励各用人单位做好员工健康管理、评选"健康达人"，其中国家机关、学校、医疗卫生机构、国有企业等用人单位应支持员工率先树立健康形象，并给予奖励；对从事长时间、高强度重复用力、快速移动等作业方式以及视屏作业的人员，采取推广先进工艺技术、调整作息时间等措施，预防和控制过度疲劳和工作相关肌肉骨骼系统疾病的发生；采取综合措施降低或消除工作压力。

——劳动者个人：

1. 倡导健康工作方式。积极传播职业健康先进理念和文化。国家机关、学校、医疗卫生机构、国有企业等单位的员工率先树立健康形象，争做"健康达人"。

2. 树立健康意识。积极参加职业健康培训，学习和掌握与职业健康相关的各项制度、标准，了解工作场所存在的危害因素，掌握职业病危害防护知识、岗位操作规程、个人防护用品的正确佩戴和使用方法。

3. 强化法律意识，知法、懂法。遵守职业病防治法律、法规、规章。接触职业病危害的劳动者，定期参加职业健康检查；罹患职业病的劳动者，建议及时诊断、治疗，保护自己的合法权益。

4. 加强劳动过程防护。劳动者在生产环境中长期接触粉尘、化学危害因素、放射性危害因素、物理危害因素、生物危害因素等可能引起相关职业病。建议接触职业病危害因素的劳动者注意各类危害的防护，严格按照操作规程进行作业，并自觉、正确地佩戴个人职业病防护用品。

5. 提升应急处置能力。学习掌握现场急救知识和急性危害的应急处置方法，能够做到正确的自救、互救。

6. 加强防暑降温措施。建议高温作业、高温天气作业等劳动者注意预防中暑。可佩戴隔热面罩和穿着隔热、通风性能良好的防热服，注意使用空调等防暑降温设施进行降温。建议适量补充水、含食盐和水溶性维生素等防暑降温饮料。

7. 长时间伏案低头工作或长期前倾坐姿职业人群的健康保护。应注意通过伸展活动等方式缓解肌肉紧张，避免颈椎病、肩周炎和腰背痛的发生。在伏案工作时，需注意保持正确坐姿，上身挺直；调整椅子的高低，使双脚刚好合适地平踩在地面上。长时间使用电脑的，工作时电脑的仰角应与使用者的视线相对，不宜过分低头或抬头，建议每隔 1~2 小时休息一段时间，向远处眺望，活动腰部和颈部，做眼保健操和工间操。

8. 教师、交通警察、医生、护士等以站姿作业为主的职业人群的健康保护。站立时，建议两腿重心交替使用，防止静脉曲张，建议通过适当走动等方式保持腰部、膝盖放松，促进血液循环；长时间用嗓的，注意补充水分，常备润喉片，预防咽喉炎。

9. 驾驶员等长时间固定体位作业职业人群的健康保护。建议合理安排作业时间，做到规律饮食，定时定量；保持正确的作业姿势，将座位调整至适当的位置，确保腰椎受力适度，并注意减少震动，避免颈椎病、肩周炎、骨质增生、坐骨神经痛等疾病的发生；作业期间注意间歇性休息，减少憋尿，严禁疲劳作业。

——用人单位：

1. 鼓励用人单位为劳动者提供整洁卫生、绿色环保、舒适优美和人性化的工作环境，采取综合预防措施，尽可能减少各类危害因素对劳动者健康的影响，切实保护劳动者的健康权益。倡导用人单位评选"健康达人"，并给予奖励。

2. 鼓励用人单位在适宜场所设置健康小贴士，为单位职工提供免费测量血压、体重、腰围等健康指标的场所和设施，一般情况下，开会时间超过 2 小时安排休息 10~15 分钟。鼓励建立保护劳动者健康的相关制度，如：工间操制度、健身制度、无烟单位制度等。根据用人单位的职工人数和职业健康风险程度，依据有关标准设置医务室、紧急救援站、有毒气体防护站，配备急救箱等装备。

3. 新建、扩建、改建建设项目和技术改造、技术引进项目可能产生职业病危害的，建设单位应当依法依规履行建设项目职业病防护措施"三同时"（即建设项目的职业病防护设施与主体工程同时设计、同时施工、同时投入生产和使用）制度。鼓励用人单位优先采用有利于防治职业病和保护员工健康的新技术、新工艺、新设备、新材料，不得生产、经营、进口和使用国家明令禁止使用的可能产生职业病危害的设备或材料。对长时间、高强度、重复用力、快速移动等作业方式，采取先进工艺技术、调整作息时间等措施，预防和控制过度疲劳和相关疾病发生。采取综合措施降低或消除工作压力，预防和控制其可能产生的不良健康影响。

4. 产生职业病危害的用人单位应加强职业病危害项目申报、日常监测、定期检测与评价，在醒目位置设置公告栏，公布工作场所职业病危害因素检测结果和职业病危害事故应急救援措施等内容，对产生严重职业病危害的作业岗位，应当在其醒目位置，设置警示标识和中文警示说明。

5. 产生职业病危害的用人单位应建立职业病防治管理责任制，健全岗位责任体系，做到责任到位、投入到位、监管到位、防护到位、应急救援到位。用人单位应当根据存在的危害因素，设置或者指定职业卫生管理机构，配备专兼职的职业卫生管理人员，开展职业病防治、职业健康指导和管理工作。

6. 用人单位应建立完善的职业健康监护制度，依法组织劳动者进行职业健康检查，配合开展职业病诊断与鉴定等工作。对女职工定期进行妇科疾病及乳腺疾病的查治。

7. 用人单位应规范劳动用工管理，依法与劳动者签订劳动合同，合同中应明确劳动保护、劳动条件和职业病危害防护、女职工劳动保护及女职工禁忌劳动岗位等内容。用人单位应当保证劳动者休息时间，依法安排劳动者休假，落实女职工产假、产前检查及哺乳时间，杜绝违法加班；要依法按时足额缴纳工伤保险费。鼓励用人单位组建健康指导人员队伍，开展职工健康指导和管理工作。

——政府：

1. 研究修订《中华人民共和国职业病防治法》等法律法规，制修订职业病防治部门规章。梳理、分析、评估现有职业健康标准，以防尘、防毒、防噪声、防辐射为重点，以强制性标准为核心，研究制定、修订出台更严格、有效的国家职业健康标准和措施，完善职业病防治法规标准体系。加强对新型职业危害的研究识别、评价与控制，组织开展相关调查，研究制定规范标准，提出防范措施，适时纳入法定管理，以应对产业转型、技术进步可能产生的职业健康新问题。（卫生健康委牵头，科技部、司法部、市场监管总局按职责分工负责）

2. 研发、推广有利于保护劳动者健康的新技术、新工艺、新设备和新材料。以职业性尘肺病、噪声聋、化学中毒为重点，在矿山、建材、金属冶炼、化工等行业领域开展专项治理。严格源头控制，引导职业病危害严重的用人单位进行技术改造和转型升级。推动各行业协会制订并实施职业健康守则。（卫生健康委牵头，发展改革委、科技部、工业和信息化部、国务院国资委按职责分工负责）

3. 完善职业病防治技术支撑体系，按照区域覆盖、合理配置的原则，加强职业病防治机构建设，做到布局合理、功能健全。设区的市至少有1家医疗卫生机构承担本辖区内职业病诊断工作，县级行政区域原则上至少有1家医疗卫生机构承担本辖区职业健康检查工作。充分发挥各类职业病防治机构在职业健康检查、职业病诊断和治疗康复、职业病危害监测评价、职业健康风险评估等方面的作用，健全分工协作、上下联动的工作机制。加强专业人才队伍建设，鼓励高等院校扩大职业卫生及相关专业招生规模。推动企业职业健康管理队伍建设，提升企业职业健康管理能力。（卫生健康委牵头，发展改革委、教育部、财政部、人力资源社会保障部按职责分工负责）

4. 加强职业健康监管体系建设，健全职业健康监管执法队伍，重点加强县（区）、乡镇（街道）等基层执法力量，加强执法装备建设。加大用人单位监管力度，督促用人单位切实落实职业病防治主体责任。（卫生健康委牵头，发展改革委、财政部按职责分工负责）

5. 以农民工尘肺病为切入点，进一步加强对劳务派遣用工单位职业病防治工作的监督检查，优化职业病诊断程序和服务流程，提高服务质量。对加入工伤保险的尘肺病患者，加大保障力度；对未参加工伤保险的，按规定通过医疗保险、医疗救助等保障其医疗保障合法权益。加强部门间信息共享利用，及时交流用人单位职业病危害、劳动者职业健康和工伤保险等信息数据。（卫生健康委牵头，发展改革委、民政部、人力资源社会保障部、医保局按职

责分工负责）

6. 改进职业病危害项目申报工作，建立统一、高效的监督执法信息管理机制。建立完善工作场所职业病危害因素检测、监测和职业病报告网络。适时开展工作场所职业病危害因素监测和职业病专项调查，系统收集相关信息。开展"互联网＋职业健康"信息化建设，建立职业卫生和放射卫生大数据平台，利用信息化提高监管效率。（卫生健康委牵头，发展改革委、财政部按职责分工负责）

7. 将"健康企业"建设作为健康城市建设的重要内容，逐步拓宽丰富职业健康范围，积极研究将工作压力、肌肉骨骼疾病等新职业病危害纳入保护范围。推进企业依法履行职业病防治等相关法定责任和义务，营造企业健康文化，履行企业社会责任，有效保障劳动者的健康和福祉。（卫生健康委牵头，人力资源社会保障部、国务院国资委、全国总工会、全国妇联按职责分工负责）

（十）老年健康促进行动

我国是世界上老年人口最多的国家。截至 2018 年底，我国 60 岁及以上老年人口约 2.49 亿，占总人口的 17.9%；65 岁及以上人口约 1.67 亿，占总人口的 11.9%。我国老年人整体健康状况不容乐观，近 1.8 亿老年人患有慢性病，患有一种及以上慢性病的比例高达 75%。失能、部分失能老年人约 4000 万。开展老年健康促进行动，对于提高老年人的健康水平、改善老年人生活质量、实现健康老龄化具有重要意义。

行动目标：

到 2022 年和 2030 年，65～74 岁老年人失能发生率有所下降；65 岁及以上人群老年期痴呆患病率增速下降；二级以上综合性医院设老年医学科比例分别达到 50% 及以上和 90% 及以上；三级中医医院设置康复科比例分别达到 75% 和 90%；养老机构以不同形式为入住老年人提供医疗卫生服务比例、医疗机构为老年人提供挂号就医等便利服务绿色通道比例分别达到 100%；加强社区日间照料中心等社区养老机构建设，为居家养老提供依托；逐步建立支持家庭养老的政策体系，支持成年子女和老年父母共同生活，推动夯实居家社区养老服务基础。

提倡老年人知晓健康核心信息；老年人参加定期体检，经常监测呼吸、脉搏、血压、大小便情况，接受家庭医生团队的健康指导；鼓励和支持老年大学、老年活动中心、基层老年协会、有资质的社会组织等为老年人组织开展健康活动；鼓励和支持社会力量参与、兴办居家养老服务机构。

——个人和家庭：

1. 改善营养状况。主动学习老年人膳食知识，精心设计膳食，选择营养食品，保证食物摄入量充足，吃足量的鱼、虾、瘦肉、鸡蛋、牛奶、大豆及豆制品，多晒太阳，适量运动，有意识地预防营养缺乏，延缓肌肉衰减和骨质疏松。老年人的体重指数（BMI）在全人群正常值偏高的一侧为宜，消瘦的老年人可采用多种方法增加食欲和进食量，吃好三餐，合理加餐。消化能力明显降低的老年人宜制作细软食物，少量多餐。

2. 加强体育锻炼。选择与自身体质和健康状况相适应的运动方式，量力而行地进行体育锻炼。在重视有氧运动的同时，重视肌肉力量练习和柔韧性锻炼，适当进行平衡能力锻炼，强健骨骼肌肉系统，预防跌倒。参加运动期间，建议根据身体健康状况及时调整运动量。

3. 参加定期体检。经常监测呼吸、脉搏、血压、大小便情况，发现异常情况及时做好记录，必要时就诊。积极配合家庭医生团队完成健康状况评估、体格检查、辅助检查，了解自身脑、心、肺、胃、肝、肾等主要器官的功能情况，接受家庭医生团队的健康指导。

4. 做好慢病管理。患有慢性病的老年人应树立战胜疾病的信心，配合医生积极治疗，主动向医生咨询慢性病自我管理的知识、技能，并在医生指导下，做好自我管理，延缓病情进展，减少并发症，学习并运用老年人中医饮食调养，改善生活质量。

5. 促进精神健康。了解老年是生命的一个过程，坦然面对老年生活身体和环境的变化。多运动、多用脑、多参与社会交往，通过健康的生活方式延缓衰老、预防精神障碍和心理行为问题。老年人及其家属要了解老年期痴呆等疾病的有关知识，发现可疑症状及时到专业机构检查，做到早发现、早诊断、早治疗。一旦确诊老年人患有精神疾病，家属应注重对患者的关爱和照护，帮助患者积极遵循治疗训练方案。对认知退化严重的老年人，要照顾好其饮食起居，防止走失。

6. 注意安全用药。老年人共病发病率高，且药物代谢、转化、排泄能力下降，容易发生药物不良反应。生病及时就医，在医生指导下用药。主动监测用药情况，记录用药后主观感受和不良反应，复诊时及时向医生反馈。

7. 注重家庭支持。提倡家庭成员学习了解老年人健康维护的相关知识和技能，照顾好其饮食起居，关心关爱老年人心理、身体和行为变化情况，及早发现异常情况，及时安排就诊，并使家居环境保证足够的照明亮度，地面采取防滑措施并保持干燥，在水池旁、马桶旁、浴室安装扶手，预防老年人跌倒。

——社会：

1. 全社会进一步关注和关爱老年人，构建尊老、孝老的社区环境，鼓励老年大学、老年活动中心、基层老年协会、有资质的社会组织等宣传心理健康知识，组织开展有益身心的活动；培训专兼职社会工作者和心理工作者。引入社会力量，为有需要的老年人提供心理辅导、情绪疏解、悲伤抚慰等心理健康服务。

2. 支持社会组织为居家、社区、机构的失能、部分失能老人提供照护和精神慰藉服务。鼓励和支持社会力量参与、兴办居家养老服务。

3. 鼓励和支持科研机构与高新技术企业深度合作，充分运用互联网、物联网、大数据等信息技术手段，开展大型队列研究，研究判定与预测老年健康的指标、标准与方法，研发可穿戴老年人健康支持技术和设备。

4. 鼓励健康服务相关企业结合老年人身心特点，大力开展健康养生、健康体检、咨询管理、体质测定、体育健身、运动康复、健康旅游等多样化服务。

——政府：

1. 开展老年健身、老年保健、老年疾病防治与康复等内容的教育活动。积极宣传适宜老年人的中医养生保健方法。加强老年人自救互救卫生应急技能训练。推广老年期常见疾病的防治适宜技术，开展预防老年人跌倒等干预和健康指导。（卫生健康委牵头，民政部、文化和旅游部、体育总局、中医药局等按职责分工负责）

2. 实施老年人心理健康预防和干预计划，为贫困、空巢、失能、失智、计划生育特殊家庭和高龄独居老年人提供日常关怀和心理支持服务。加强对老年严重精神障碍患者的社区管理和康复治疗，鼓励老年人积极参与社会活

动，促进老年人心理健康。（卫生健康委牵头，中医药局按职责负责）

3. 建立和完善老年健康服务体系。优化老年医疗卫生资源配置，鼓励以城市二级医院转型、新建等多种方式，合理布局，积极发展老年医院、康复医院、护理院等医疗机构。推动二级以上综合医院开设老年医学科，增加老年病床位数量，提高老年人医疗卫生服务的可及性。（发展改革委、卫生健康委按职责分工负责）

4. 强化基层医疗卫生服务网络功能，发挥家庭医生（团队）作用，为老年人提供综合、连续、协同、规范的基本医疗和公共卫生服务。为65岁及以上老年人免费建立健康档案，每年免费提供健康体检。为老年人提供家庭医生签约服务。研究制定上门巡诊、家庭病床的服务标准和操作规范。（民政部、卫生健康委、医保局、中医药局按职责分工负责）

5. 扩大中医药健康管理服务项目的覆盖广度和服务深度，根据老年人不同体质和健康状态提供更多中医养生保健、疾病防治等健康指导。推动中医医院与老年护理院、康复疗养机构等开展合作，推动二级以上中医医院开设老年医学科，增加老年服务资源，提供老年健康服务。（中医药局牵头，卫生健康委按职责负责）

6. 完善医养结合政策，推进医疗卫生与养老服务融合发展，推动发展中医药特色医养结合服务。鼓励养老机构与周边的医疗卫生机构开展多种形式的合作，推动医疗卫生服务延伸至社区、家庭。支持社会力量开办非营利性医养结合服务机构。（卫生健康委牵头，民政部、中医药局按职责分工负责）

7. 全面推进老年医学学科基础研究，提高我国老年医学的科研水平。推行多学科协作诊疗，重视老年综合征和老年综合评估。大力推进老年医学研究中心及创新基地建设，促进医研企共同开展创新性和集成性研究，打造高水平的技术创新与成果转化基地。（科技部、卫生健康委按职责分工负责）

8. 支持高等院校和职业院校开设老年医学相关专业或课程，以老年医学、康复、护理、营养、心理和社会工作等为重点，加快培养适应现代老年医学理念的复合型多层次人才。将老年医学、康复、护理人才作为急需紧缺人才纳入卫生人员培训规划，加强专业技能培训。（教育部、卫生健康委按职责分工负责）

9. 加快提出推开长期护理保险制度试点的指导意见。抓紧研究完善照护服务标准体系，建立健全长期照护等级认定标准、项目内涵、服务标准以及质量评价等行业规范和体制机制。（医保局牵头，卫生健康委按职责负责）

10. 逐步建立完善支持家庭养老的政策体系，支持成年子女与老年父母共同生活。从老年人实际需求出发，强化家庭养老功能，从社区层面整合资源，加强社区日间照料中心等居家养老服务机构、场所和相关服务队伍建设，鼓励为老年人提供上门服务，为居家养老提供依托。弘扬敬老、养老、助老的社会风尚。（民政部牵头，文化和旅游部、卫生健康委按职责分工负责）

11. 优化老年人住、行、医、养等环境，营造安全、便利、舒适、无障碍的老年宜居环境。推进老年人社区和居家适老化改造，支持适老住宅建设。（民政部、住房城乡建设部、交通运输部、卫生健康委按职责分工负责）

12. 鼓励专业技术领域人才延长工作年限，各地制定老年人力资源开发利用专项规划，鼓励引导老年人为社会做更多贡献。发挥老年人优良品行传帮带作用，支持老党员、老专家、老军人、老劳模、老干部开展关心教育下一代活动。鼓励老年人参加志愿服务，繁荣老年文化，做到"老有所为"。（中央组织部、民政部、人力资源社会保障部、退役军人部按职责分工负责）

（十一）心脑血管疾病防治行动

心脑血管疾病具有高患病率、高致残率、高复发率和高死亡率的特点，带来了沉重的社会及经济负担。目前全国现有高血压患者 2.7 亿、脑卒中患者 1300 万、冠心病患者 1100 万。高血压、血脂异常、糖尿病，以及肥胖、吸烟、缺乏体力活动、不健康饮食习惯等是心脑血管疾病主要的且可以改变的危险因素。中国 18 岁及以上居民高血压患病率为 25.2%，血脂异常达到 40.4%，均呈现上升趋势。对这些危险因素采取干预措施不仅能够预防或推迟心脑血管疾病的发生，而且能够和药物治疗协同作用预防心脑血管疾病的复发。

行动目标：

到 2022 年和 2030 年，心脑血管疾病死亡率分别下降到 209.7/10 万及以下和 190.7/10 万及以下；30 岁及以上居民高血压知晓率分别不低于 55% 和 65%；高血压患者规范管理率分别不低于 60% 和 70%；高血压治疗率、控制率持续提高；所有二级及以上医院卒中心均开展静脉溶栓技术；35 岁及以上居民年度血脂检测率不低于 27% 和 35%；乡镇卫生院、社区卫生服务中心提供 6 类以上中医非药物疗法的比例达到 100%，村卫生室提供 4 类以上中医非药物疗法的比例分别达到 70% 和 80%；鼓励开展群众性应急救护培训，取得培训证书的人员比例分别提高到 1% 及以上和 3% 及以上。

提倡居民定期进行健康体检；18 岁及以上成人定期自我监测血压，血压正常高值人群和其他高危人群经常测量血压；40 岁以下血脂正常人群每 2～5 年检测 1 次血脂，40 岁及以上人群至少每年检测 1 次血脂，心脑血管疾病高危人群每 6 个月检测 1 次血脂。

——个人：

1. 知晓个人血压。18 岁及以上成人定期自我监测血压，关注血压变化，控制高血压危险因素。超重或肥胖、高盐饮食、吸烟、长期饮酒、长期精神紧张、体力活动不足者等是高血压的高危人群。建议血压为正常高值者（120～139mmHg/80～89mmHg）及早注意控制以上危险因素。建议血压正常者至少每年测量 1 次血压，高危人群经常测量血压，并接受医务人员的健康指导。

2. 自我血压管理。在未使用降压药物的情况下，非同日 3 次测量收缩压 ≥140mmHg 和（或）舒张压 ≥90mmHg，可诊断为高血压。高血压患者要学会自我健康管理，认真遵医嘱服药，经常测量血压和复诊。

3. 注重合理膳食。建议高血压高危人群及患者注意膳食盐的摄入，每日食盐摄入量不超过 5g，并戒酒，减少摄入富含油脂和高糖的食物，限量食用烹调油。

4. 酌情量力运动。建议心脑血管疾病高危人群（具有心脑血管既往病史或血压异常、血脂异常，或根据世界卫生组织发布的《心血管风险评估和管理指南》判断 10 年心脑血管疾病患病风险 ≥20%）及患者的运动形式根据个人健康和体质确定，考虑进行心脑血管风险评估，全方位考虑运动限度，以大肌肉群参与的有氧耐力运动为主，如健走、慢跑、游泳、太极拳等运动，活动量一般应达到中等强度。

5. 关注并定期进行血脂检测。40 岁以下血脂正常人群，每 2～5 年检测 1 次血脂；40 岁及以上人群至少每年检测 1 次血脂。心脑血管疾病高危人群每 6 个月检测 1 次血脂。

6. 防范脑卒中发生。脑卒中发病率、死亡率的上升与血压升高关系密切，血压越高，脑卒中风险越高。血脂异常与缺血性脑卒中发病率之间存在明显相关性。房颤是引发缺血性脑卒中的重要病因。降低血压，控制血脂，保持健康体重，可降低脑卒中风险。建议房颤患者遵医嘱采用抗凝治疗。

7. 学习掌握心脑血管疾病发病初期正确的自救措施及紧急就医指导。急性心肌梗死疼痛的部位（心前区、胸骨后、剑突下、左肩等）与心绞痛相同，但持续时间较长，程度重，并可伴有恶心、呕吐、出汗等症状，应让病人绝对卧床休息，松解领口，保持室内安静和空气流通。有条件者可立即吸氧，舌下含服硝酸甘油 1 片，同时立即呼叫急救中心，切忌乘公共汽车或扶病人步行去医院。早期脑卒中发病的特点是突然一侧肢体无力或者麻木，突然说话不清或听不懂别人讲话，突然视物旋转、站立不能，一过性视力障碍、眼前发黑，视物模糊，出现难以忍受的头痛，症状逐渐加重或呈持续性，伴有恶心、呕吐。出现这种情况时，应将患者放平，仰卧位，不要枕枕头，头偏向一侧，注意给病人保暖。同时，立即拨打急救电话，尽量快速到达医院。抓住 4 小时的黄金抢救时间窗，接受静脉溶栓治疗，可大幅降低致死率和致残率。

——社会和政府：

1. 鼓励、支持红十字会等社会组织和急救中心等医疗机构开展群众性应急救护培训，普及全民应急救护知识，使公众掌握基本必备的心肺复苏等应急自救互救知识与技能。到 2022 年和 2030 年取得急救培训证书的人员分别达到 1% 和 3%，按照师生 1∶50 的比例对中小学教职人员进行急救员公益培训。完善公共场所急救设施设备配备标准，在学校、机关、企事业单位和机场、车站、港口客运站、大型商场、电影院等人员密集场所配备急救药品、器材和设施，配备自动体外除颤器（AED）。每 5 万人配置 1 辆救护车，缩短急救反应时间，院前医疗急救机构电话 10 秒接听率 100%，提高救护车接报后 5 分钟内的发车率。（卫生健康委牵头，教育部、财政部、中国红十字会总会等按职责分工负责）

2. 全面实施 35 岁以上人群首诊测血压制度。基层医疗卫生机构为辖区 35 岁及以上常住居民中原发性高血压患者提供规范的健康管理服务。乡镇卫生院和社区卫生服务中心应配备血脂检测仪器，扩大心脑血管疾病高危人群筛查干预覆盖面，在医院就诊人群中开展心脑血管疾病机会性筛查。增加高血压检出的设备与场所。（卫生健康委牵头，财政部等按职责分工负责）

3. 推进"三高"（高血压、高血糖、高血脂）共管，开展超重肥胖、血压血糖增高、血脂异常等高危人群的患病风险评估和干预指导，做好高血压、糖尿病、血脂异常的规范化管理。（卫生健康委、中医药局按职责分工负责）

4. 所有市（地）、县依托现有资源建设胸痛中心，形成急性胸痛协同救治网络。继续推进医院卒中中心建设。强化培训、质量控制和督导考核，推广普及适宜技术。（卫生健康委牵头，发展改革委等按职责分工负责）

5. 强化脑卒中、胸痛诊疗相关院前急救设备设施配备，推进完善并发布脑卒中、胸痛"急救地图"。建设医院急诊脑卒中、胸痛绿色通道，实现院前急救与院内急诊的互联互通和有效衔接，提高救治效率。二级及以上医院卒中中心具备开展静脉溶栓的能力，脑卒中筛查与防治基地医院和三级医院卒中中心具备开展动脉取栓的能力。加强卒中中心与基层医疗卫生机构的协作联动，提高基层医疗卫生机构溶栓知识知晓率和应对能力。（卫生健康委牵头，发展改革委、财政部按职责分工负责）

（十二）癌症防治行动

癌症严重危害群众健康。《2017 年中国肿瘤登记年报》显示，我国每年新发癌症病例约 380 万，死亡人数约 229 万，发病率及死亡率呈现逐年上升趋势。随着我国人口老龄化和工业化、城镇化进程不断加快，加之慢性感染、不健康生活方式的广泛流行和环境污染、职业暴露等因素的逐渐累积，我国癌症防控形势仍将十分严峻。国际经验表明，采取积极预防、早期筛查、规范治疗等措施，对于降低癌症的发病率和死亡率具有显著效果。

行动目标：

到 2022 年和 2030 年，总体癌症 5 年生存率分别不低于 43.3% 和 46.6%；癌症防治核心知识知晓率分别不低于 70% 和 80%；高发地区重点癌种早诊率达到 55% 及以上并持续提高；基本实现癌症高危人群定期参加防癌体检。

——个人：

1. 尽早关注癌症预防。癌症的发生是一个多因素、多阶段、复杂渐进的过程，建议每个人尽早学习掌握《癌症防治核心信息及知识要点》，积极预防癌症发生。

2. 践行健康生活方式，戒烟限酒、平衡膳食、科学运动、心情舒畅可以有效降低癌症发生。如：戒烟可降低患肺癌的风险，合理饮食可减少结肠癌、乳腺癌、食管癌、肝癌和胃癌的发生。

3. 减少致癌相关感染。癌症是不传染的，但一些与癌症发生密切相关的细菌（如幽门螺杆菌）、病毒（如人乳头瘤病毒、肝炎病毒、EB病毒等）则是会传染的。通过保持个人卫生和健康生活方式、接种疫苗（如肝炎病毒疫苗、人乳头瘤病毒疫苗）可以避免感染相关的细菌和病毒，从而预防癌症的发生。

4. 定期防癌体检。规范的防癌体检是发现癌症和癌前病变的重要途径。目前的技术手段可以早期发现大部分的常见癌症，如使用胃肠镜可以发现消化道癌，采用醋酸染色肉眼观察/碘染色肉眼观察（VIA/VILI）、宫颈脱落细胞学检查或高危型人乳头瘤病毒（HPV）DNA检测，可以发现宫颈癌，胸部低剂量螺旋CT可以发现肺癌，超声结合钼靶可以发现乳腺癌。建议高危人群选择专业的体检机构进行定期防癌体检，根据个体年龄、既往检查结果等选择合适的体检间隔时间。

5. 密切关注癌症危险信号。如：身体浅表部位出现的异常肿块；体表黑痣和疣等在短期内色泽加深或迅速增大；身体出现哽咽感、疼痛等异常感觉；皮肤或黏膜出现经久不愈的溃疡；持续性消化不良和食欲减退；大便习惯及性状改变或带血；持久性声音嘶哑、干咳、痰中带血；听力异常，流鼻血，头痛；阴道异常出血，特别是接触性出血；无痛性血尿，排尿不畅；不明原因的发热、乏力、进行性体重减轻等。出现上述症状时建议及时就医。

6. 接受规范治疗。癌症患者要到正规医院进行规范化治疗，不要轻信偏方或虚假广告，以免贻误治疗时机。

7. 重视康复治疗。要正视癌症，积极调整身体免疫力，保持良好心理状态，达到病情长期稳定。疼痛是癌症患者最常见、最主要的症状，可以在医生帮助下通过科学的止痛方法积极处理疼痛。

8. 合理膳食营养。癌症患者的食物摄入可参考《恶性肿瘤患者膳食指导》。保持每天适量的谷类食物、豆制品、蔬菜和水果摄入。在胃肠道功能正常的情况下，注意粗细搭配，适当多吃鱼、禽肉、蛋类，减少红肉摄入，对于胃肠道损伤患者，推荐制作软烂细碎的动物性食品。在抗肿瘤治疗期和康复期膳食摄入不足，且在经膳食指导仍不能满足目标需要量时，可积极接受肠内、肠外营养支持治疗。不吃霉变食物，限制烧烤（火烧、炭烧）、腌制和煎炸的动物性食物的摄入。

——社会和政府：

1. 对发病率高、筛查手段和技术方案比较成熟的胃癌、食管癌、结直肠癌、肺癌、宫颈癌、乳腺癌等重点癌症，制定筛查与早诊早治指南。各地根据本地区癌症流行状况，创造条件普遍开展癌症机会性筛查。（卫生健康委牵头，财政部按职责负责）

2. 制定工作场所防癌抗癌指南，开展工作场所致癌职业病危害因素的定期检测、评价和个体防护管理工作。（卫生健康委牵头，全国总工会按职责负责）

3. 制定并推广应用常见癌症诊疗规范和临床路径，创新中医药与现代技术相结合的中医癌症诊疗模式，提高临床疗效。做好患者康复指导、疼痛管理、长期护理、营养和心理支持，提高癌症患者生存质量。重视对癌症晚期患者的管理，推进安宁疗护试点工作。（卫生健康委、中医药局牵头，科技部、民政部按职责分工负责）

4. 开展癌症筛查、诊断、手术、化疗、放疗、介入等诊疗技术人员培训。推进诊疗新技术应用及管理。通过疑难病症诊治能力提升工程，加强中西部地区及基层能力，提高癌症防治同质化水平。（卫生健康委牵头，发展改革委、财政部按职责分工负责）

5. 促进基本医疗保险、大病保险、医疗救助、应急救助、商业健康保险及慈善救助等制度间的互补联动和有效衔接，形成保障合力，切实降低癌症患者就医负担。（民政部、卫生健康委、医保局、银保监会按职责分工负责）

6. 建立完善抗癌药物临床综合评价体系，针对临床急需的抗癌药物，加快审评审批流程。完善医保目录动态调整机制，按规定将符合条件的抗癌药物纳入医保目录。（财政部、卫生健康委、医保局、药监局按职责分工负责）

7. 加强农村贫困人口癌症筛查，继续开展农村贫困人口大病专项救治，针对农村特困人员和低保对象开展食管癌、胃癌、结肠癌、直肠癌、宫颈癌、乳腺癌和肺癌等重点癌症的集中救治。（卫生健康委牵头，民政部、医保局、国务院扶贫办按职责分工负责）

8. 健全死因监测和肿瘤登记报告制度，所有县区开展死因监测和肿瘤登记工作，定期发布国家和省级肿瘤登记报告。搭建国家癌症大数据平台，建成覆盖全国的癌症病例登记系统，开展癌症临床数据分析研究，为癌症诊治提供决策支持。（卫生健康委牵头，发展改革委按职责负责）

9. 在国家科技计划中进一步针对目前癌症防治攻关中亟需解决的薄弱环节加强科技创新部署。在科技创新 2030 重大项目中，强化癌症防治的基础前沿研究、诊治技术和应用示范的全链条部署。充分发挥国家临床医学研究中心及其协同网络在临床研究、成果转化、推广应用方面的引领示范带动作用，持续提升我国癌症防治的整体科技水平。（科技部、卫生健康委等按职责分工负责）

（十三）慢性呼吸系统疾病防治行动

慢性呼吸系统疾病是以慢性阻塞性肺疾病（以下简称慢阻肺）、哮喘等为代表的一系列疾病。我国 40 岁及以上人群慢阻肺患病率为 13.6%，总患病人数近 1 亿。慢阻肺具有高患病率、高致残率、高病死率和高疾病负担的特点，患病周期长、反复急性加重、有多种合并症，严重影响中老年患者的预后和生活质量。我国哮喘患者超过 3000 万人，因病程长、反复发作，导致误工误学，影响儿童生长发育和患者生活质量。慢阻肺最重要的危险因素是吸烟、室内外空气污染物以及职业性粉尘和化学物质的吸入。哮喘的主要危险因素包括遗传性易感因素、环境过敏原的暴露、空气污染、病毒感染等。通过积极控制相关危险因素，可以有效预防慢性呼吸系统疾病的发生发展，显著提高患者预后和生活质量。

行动目标：

到 2022 年和 2030 年，70 岁及以下人群慢性呼吸系统疾病死亡率下降到 9/10 万及以下和 8.1/10 万及以下；40 岁及以上居民慢阻肺知晓率分别达到 15% 及以上和 30% 及以上。40 岁及以上人群或慢性呼吸系统疾病高危人群每年检查肺功能 1 次。

——个人：

1. 关注疾病早期发现。呼吸困难、慢性咳嗽和（或）咳痰是慢阻肺最常见的症状，40 岁及以上人群，长期吸烟、职业粉尘或化学物质暴露等危险因素接触者，有活动后气短或呼吸困难、慢性咳嗽咳痰、反复下呼吸道感染等症状者，建议每年进行 1 次肺功能检测，确认是否已患慢阻肺。哮喘主要表现为反复发作的喘息、气急、胸闷或咳嗽，常在夜间及凌晨发作或加重，建议尽快到医院确诊。

2. 注意危险因素防护。减少烟草暴露，吸烟者尽可能戒烟。加强职业防护，避免与有毒、有害气体及化学物质接触，减少生物燃料（木材、动物粪便、农作物残梗、煤炭等）燃烧所致的室内空气污染，避免大量油烟刺激，室外空气污染严重天气减少外出或做好戴口罩等防护措施。提倡家庭中进行湿式清扫。

3. 注意预防感冒。感冒是慢阻肺、哮喘等慢性呼吸系统疾病急性发作的主要诱因。建议慢性呼吸系统疾病患者和老年人等高危人群主动接种流感疫苗和肺炎球菌疫苗。

4. 加强生活方式干预。建议哮喘和慢阻肺患者注重膳食营养，多吃蔬菜、水果，进行中等量的体力活动，如太极拳、八段锦、走步等，也可以进行腹式呼吸，呼吸操等锻炼，在专业人员指导下积极参与康复治疗。建议积极了解医疗机构提供的"三伏贴"等中医药特色服务。

5. 哮喘患者避免接触过敏原和各种诱发因素。宠物毛发、皮屑是哮喘发病和病情加重的危险因素，建议有哮喘患者的家庭尽量避免饲养宠物。母乳喂养可降低婴幼儿哮喘发病风险。

——社会和政府：

1. 将肺功能检查纳入40岁及以上人群常规体检内容。推行高危人群首诊测量肺功能，发现疑似慢阻肺患者及时提供转诊服务。推动各地为社区卫生服务中心和乡镇卫生院配备肺功能检查仪等设备，做好基层专业人员培训。（卫生健康委牵头，发展改革委、财政部按职责分工负责）

2. 研究将慢阻肺患者健康管理纳入国家基本公共卫生服务项目，落实分级诊疗制度，为慢阻肺高危人群和患者提供筛查干预、诊断、治疗、随访管理、功能康复等全程防治管理服务，提高基层慢阻肺的早诊早治率和规范化管理率。（卫生健康委牵头，财政部按职责负责）

3. 着力提升基层慢性呼吸系统疾病防治能力和水平，加强基层医疗机构相关诊治设备（雾化吸入设施、氧疗设备、无创呼吸机等）和长期治疗管理用药的配备。（卫生健康委牵头，发展改革委、财政部按职责分工负责）

4. 加强科技攻关和成果转化，运用临床综合评价、鼓励相关企业部门研

发等措施，提高新型疫苗、诊断技术、治疗药物的可及性，降低患者经济负担。（科技部、卫生健康委、医保局按职责分工负责）

（十四）糖尿病防治行动

糖尿病是一种常见的内分泌代谢疾病。我国 18 岁以上人群糖尿病患病率从 2002 年的 4.2% 迅速上升至 2012 年的 9.7%，据估算，目前我国糖尿病患者超过 9700 万，糖尿病前期人群约 1.5 亿。糖尿病并发症累及血管、眼、肾、足等多个器官，致残、致死率高，严重影响患者健康，给个人、家庭和社会带来沉重的负担。2 型糖尿病是我国最常见的糖尿病类型。肥胖是 2 型糖尿病的重要危险因素，糖尿病前期人群接受适当的生活方式干预可延迟或预防糖尿病的发生。

行动目标：

到 2022 年和 2030 年，18 岁及以上居民糖尿病知晓率分别达到 50% 及以上和 60% 及以上；糖尿病患者规范管理率分别达到 60% 及以上和 70% 及以上；糖尿病治疗率、糖尿病控制率、糖尿病并发症筛查率持续提高。

提倡 40 岁及以上人群每年至少检测 1 次空腹血糖，糖尿病前期人群每 6 个月检测 1 次空腹或餐后 2 小时血糖。

——个人：

1. 全面了解糖尿病知识，关注个人血糖水平。健康人 40 岁开始每年检测 1 次空腹血糖。具备以下因素之一，即为糖尿病高危人群：超重与肥胖、高血压、血脂异常、糖尿病家族史、妊娠糖尿病史、巨大儿（出生体重 ≥4kg）生育史。6.1mmol/L ≤ 空腹血糖（FBG）＜7.0mmol/L，或 7.8mmol/L ≤ 糖负荷 2 小时血糖（2hPG）＜11.1mmol/L，则为糖调节受损，也称糖尿病前期，属于糖尿病的极高危人群。

2. 糖尿病前期人群可通过饮食控制和科学运动降低发病风险，建议每半年检测 1 次空腹血糖或餐后 2 小时血糖。同时密切关注其他心脑血管危险因素，并给予适当的干预措施。建议超重或肥胖者使体重指数（BMI）达到或接近 24kg/m^2，或体重至少下降 7%，每日饮食总热量至少减少 400~500kcal，饱和脂肪酸摄入占总脂肪酸摄入的 30% 以下，中等强度体力活动至少保持在 150 分钟/周。

3. 糖尿病患者加强健康管理。如出现糖尿病典型症状（"三多一少"即多饮、多食、多尿、体重减轻）且随机血糖≥11.1mmol/L，或空腹血糖≥7.0mmol/L，或糖负荷2小时血糖≥11.1mmol/L，可诊断为糖尿病。建议糖尿病患者定期监测血糖和血脂，控制饮食，科学运动，戒烟限酒，遵医嘱用药，定期进行并发症检查。

4. 注重膳食营养。糖尿病患者的饮食可参照《中国糖尿病膳食指南》，做到：合理饮食，主食定量（摄入量因人而异），建议选择低血糖生成指数（GI）食物，全谷物、杂豆类占主食摄入量的三分之一；建议餐餐有蔬菜，两餐之间适量选择低GI水果；每周不超过4个鸡蛋或每两天1个鸡蛋，不弃蛋黄；奶类豆类天天有，零食加餐可选择少许坚果；烹调注意少油少盐；推荐饮用白开水，不饮酒；进餐定时定量，控制进餐速度，细嚼慢咽。进餐顺序宜为先吃蔬菜、再吃肉类、最后吃主食。

5. 科学运动。糖尿病患者要遵守合适的运动促进健康指导方法并及时作出必要的调整。每周至少有5天，每天半小时以上的中等量运动，适合糖尿病患者的运动有走步、游泳、太极拳、广场舞等。运动时需防止低血糖和跌倒摔伤。不建议老年患者参加剧烈运动。血糖控制极差且伴有急性并发症或严重慢性并发症时，不宜采取运动疗法。

——社会和政府：

1. 承担国家公共卫生服务项目的基层医疗卫生机构应为辖区内35岁及以上常住居民中2型糖尿病患者提供规范的健康管理服务，对2型糖尿病高危人群进行针对性的健康教育。（卫生健康委牵头，财政部按职责负责）

2. 落实糖尿病分级诊疗服务技术规范，鼓励医疗机构为糖尿病患者开展饮食控制指导和运动促进健康指导，对患者开展自我血糖监测和健康管理进行指导。（卫生健康委牵头，体育总局、中医药局按职责分工负责）

3. 促进基层糖尿病及并发症筛查标准化，提高医务人员对糖尿病及其并发症的早期发现、规范化诊疗和治疗能力。及早干预治疗糖尿病视网膜病变、糖尿病伴肾脏损害、糖尿病足等并发症，延缓并发症进展，降低致残率和致死率。（卫生健康委牵头，财政部按职责负责）

4. 依托区域全民健康信息平台，推进"互联网＋公共卫生"服务，充分利用信息技术丰富糖尿病健康管理手段，创新健康服务模式，提高管理效果。（卫生健康委牵头，发展改革委、财政部按职责分工负责）

（十五）传染病及地方病防控行动

近年来，我国传染病疫情总体形势稳中有降，但防控形势依然严峻。性传播成为艾滋病的主要传播途径，疫情逐步由易感染艾滋病危险行为人群向一般人群传播，波及范围广，影响因素复杂，干预难度大；现有慢性乙肝患者约2800万人，慢性丙肝患者约450万，每年新发结核病患者约90万例。包虫病等重点寄生虫病仍然严重威胁流行地区居民的健康。地方病流行区域广、受威胁人口多，40%的县有1种地方病，22%的县有3种以上的地方病。地方病重点地区与贫困地区高度重合，全国832个国家级贫困县中，831个县有碘缺乏病，584个县有饮水型氟中毒、饮茶型地氟病、大骨节病、克山病等，因病致贫、返贫现象突出。加大传染病及地方病防治工作力度是维护人民健康的迫切需要，也是健康扶贫的重要举措。

行动目标：

到2022年和2030年，艾滋病全人群感染率分别控制在0.15%以下和0.2%以下；5岁以下儿童乙型肝炎病毒表面抗原流行率分别控制在1%和0.5%以下；肺结核发病率下降到55/10万以下，并呈持续下降趋势；以乡（镇、街道）为单位，适龄儿童免疫规划疫苗接种率保持在90%以上；法定传染病报告率保持在95%以上；到2020年消除疟疾并持续保持；到2022年有效控制和消除血吸虫病危害，到2030年消除血吸虫病；到2022年70%以上的流行县人群包虫病患病率在1%以下，到2030年所有流行县人群包虫病患病率在1%以下；到2020年持续消除碘缺乏危害；到2022年基本消除燃煤污染型氟砷中毒、大骨节病和克山病危害，有效控制饮水型氟砷中毒、饮茶型地氟病和水源性高碘危害；到2030年保持控制和消除重点地方病，地方病不再成为危害人民健康的重点问题。

提倡负责任和安全的性行为，鼓励使用安全套；咳嗽、打喷嚏时用胳膊或纸巾掩口鼻，正确、文明吐痰；充分认识疫苗对预防疾病的重要作用，积极接种疫苗。

——个人：

1. 提高自我防范意识。主动了解艾滋病、乙肝、丙肝的危害、防治知识和相关政策，抵制卖淫嫖娼、聚众淫乱、吸食毒品等违法犯罪行为，避免和减少易感染艾滋病、乙肝、丙肝的危险行为，不共用针头和针具、剃须刀和牙刷，忠诚于性伴侣，提倡负责任和安全的性行为，鼓励使用安全套。积极参与防治宣传活动，发生易感染危险行为后主动检测，不歧视感染者和患者。

2. 充分认识疫苗对于预防疾病的重要作用。接种乙肝疫苗是预防乙肝最安全有效的措施，医务人员、经常接触血液的人员、托幼机构工作人员、乙肝病毒表面抗原携带者的家庭成员、男性同性恋或有多个性伴侣者和静脉内注射毒品者等，建议接种乙肝疫苗。乙肝病毒表面抗原携带者母亲生育的婴儿，建议在出生 24 小时内（越早越好）接受乙肝免疫球蛋白和乙肝疫苗联合免疫，阻断母婴传播。注意饮食和饮水卫生，可预防甲肝和戊肝病毒感染。

3. 养成良好的卫生习惯。咳嗽、打喷嚏时用胳膊或纸巾掩口鼻，正确、文明吐痰。出现咳嗽、咳痰 2 周以上，或痰中带血等可疑症状时要及时到结核病定点医疗机构就诊。结核病患者要遵医嘱，坚持规律、全程、按时服药，坚持规范治疗后大多数可以治愈。家中有传染性肺结核患者时应采取适当的隔离措施。传染期肺结核患者应尽量避免去公共场所，外出时必须佩戴口罩，避免乘坐密闭交通工具。与传染性肺结核患者接触，或出入有较高传染风险的场所（如医院、结核科门诊等）时，建议佩戴医用防护口罩。

4. 儿童、老年人、慢性病患者的免疫力低、抵抗力弱，是流感的高危人群，建议在流感流行季节前在医生的指导下接种流感疫苗。

5. 饲养者应为犬、猫接种兽用狂犬病疫苗，带犬外出时，要使用犬链或给犬戴上笼嘴，防止咬伤他人。被犬、猫抓伤或咬伤后，应当立即冲洗伤口，并在医生的指导下尽快注射抗狂犬病免疫球蛋白（或血清）和人用狂犬病疫苗。

6. 接触禽畜后要洗手。不与病畜、病禽接触。不加工、不食用病死禽畜，或未经卫生检疫合格的禽畜肉。动物源性传染病病区内不吃生的或未煮熟煮透的禽畜肉，不食用野生动物。发现病死禽畜要及时向畜牧部门报告，并按照要求妥善处理。

7. 讲究个人卫生，做好防护。包虫病流行区居民要做到饭前洗手，家犬定期驱虫，犬粪深埋或焚烧进行无害化处理，染病牲畜内脏深埋不随意丢弃，防止其他动物进食；屠宰人员不随意丢弃牲畜内脏、不用生鲜内脏喂犬。血吸虫病流行区居民避免接触疫水，渔船民下水前做好防护措施；肝吸虫病流行区居民不生食或半生食鱼类、螺类和肉类，不用未经无害化处理的粪便喂鱼和施肥。钩虫病流行区居民避免赤足下水下田，加强防护。黑热病流行区居民使用药浸或长效蚊帐，安装纱门纱窗，减少人蛉接触，防止被叮咬。

8. 远离疾病。建议大骨节病病区居民尽量购买商品粮，不食用自产粮。建议克山病病区居民养成平衡膳食习惯，碘缺乏地区居民食用碘盐，牧区居民饮用低氟砖茶。建议饮水型氟砷中毒地区居民饮用改水后的合格水，做好自家管道维护；燃煤污染型氟砷中毒地区居民要尽量使用清洁能源或改良炉灶。

——社会和政府：

1. 动员社会各界参与艾滋病防治工作，支持社会团体、企业、基金会、有关组织和志愿者开展艾滋病防治宣传、感染者扶贫救助等公益活动，鼓励和支持对易感艾滋病危险行为人群开展动员检测和综合干预、感染者关怀救助等工作。（卫生健康委牵头，中央宣传部、民政部、财政部、中医药局、全国总工会、共青团中央、全国妇联、中国红十字会总会、全国工商联等按职责分工负责）

2. 落实血站血液艾滋病病毒、乙肝病毒、丙肝病毒核酸检测全覆盖，落实预防艾滋病、梅毒和乙肝母婴传播措施全覆盖，落实感染者救治救助政策。综合提高预防艾滋病宣传教育的针对性，提高综合干预的实效性，提高检测咨询的可及性和随访服务的规范性。（卫生健康委牵头，中央宣传部、中央政法委、中央网信办、发展改革委、教育部、工业和信息化部、公安部、民政部、司法部、财政部、交通运输部、农业农村部、文化和旅游部、海关总署、广电总局、药监局等按职责分工负责）

3. 全面实施病毒性肝炎各项防治措施，控制病毒性肝炎及其相关肝癌、肝硬化死亡上升趋势。鼓励有条件的地区对医务人员、经常接触血液的人员、托幼机构工作人员、乙型肝炎病毒表面抗原携带者家庭成员等高风险人群开展乙型肝炎疫苗接种，为食品生产经营从业人员、托幼机构工作人员、集体生活人员等易传播甲型肝炎病毒的重点人群接种甲型肝炎疫苗。（卫生健康委牵头，市场监管总局、药监局按职责负责）

4. 加大重点地区以及学生、老年人、贫困人口等重点人群的筛查力度，强化耐药筛查工作，及时发现结核病患者。实施结核病规范化治疗，提高诊疗水平。加强基层医疗卫生机构结核病患者全疗程健康管理服务。落实结核

病救治保障政策。（卫生健康委牵头，教育部、医保局、国务院扶贫办按职责分工负责）

5. 持续开展流感监测和疫情研判，掌握流感病毒活动水平及流行动态，及时发布预警信息。鼓励有条件地区为 60 岁及以上户籍老人、托幼机构幼儿、在校中小学生和中等专业学校学生免费接种流感疫苗。保障流感疫苗供应。（卫生健康委牵头，教育部、工业和信息化部、药监局按职责分工负责）

6. 开展寄生虫病综合防控工作，加强环境卫生治理，降低农村寄生虫病流行区域人群感染率。在血吸虫病流行区坚持以控制传染源为主的防治策略，强化传染源管控关键措施，落实有螺环境禁牧，在血吸虫病流行区推广、建设无害化厕所和船舶粪便收容器，统筹综合治理阻断措施，压缩钉螺面积，结合河长制湖长制工作严控涉河湖畜禽养殖污染。（卫生健康委牵头，自然资源部、水利部、农业农村部、林草局按职责分工负责）

7. 完善犬只登记管理，加强对宠物饲养者责任约束，提升兽用狂犬病疫苗注射覆盖率。在包虫病流行区域，全面推行家犬拴养，定期开展犬驱虫，做好犬粪深埋、焚烧等无害化处理。开展包虫病人群筛查，对患者给予药物或手术治疗。逐步实行牲畜定点屠宰，加强对屠宰场（点）屠宰家畜的检验检疫，做好病变脏器的无害化处理。（公安部、住房城乡建设部、农业农村部、卫生健康委按职责分工负责）

8. 对饮水型氟砷中毒高发地区，完成改水工程建设；对居住分散、改水成本高的，可结合脱贫攻坚进行搬迁。对饮茶型地氟病高发地区，支持地方政府采取定点生产、财政补贴等措施，降低低氟砖茶价格，推广低氟砖茶。对燃煤型氟砷中毒高发地区，在有条件的地方推广清洁能源，不燃用高氟（砷）的煤，引导群众进行改炉改灶并使用改良炉灶。（国家民委、生态环境部、水利部、卫生健康委、市场监管总局等按职责分工负责）

9. 对大骨节病高发地区，制定针对病区 2~6 岁儿童的专项营养及换粮政策，确保儿童食用非病区粮食。在尊重群众意愿的基础上，将仍有新发病例的病区村进行整体搬迁。（发展改革委、农业农村部、粮食和储备局、国务院扶贫办按职责分工负责）

10. 做好大骨节病、氟骨症等重症患者的救治帮扶，对于符合农村贫困人口条件的患者，按照健康扶贫有关政策要求，加强综合防治和分类救治。对大骨节病、氟骨症等患者进行残疾评定，将符合条件的纳入残疾保障范围和最低生活保障范围。（卫生健康委牵头，民政部、医保局、国务院扶贫办等按职责分工负责）

四、保障措施

（一）加强组织领导

健康中国行动推进委员会（以下简称推进委员会）负责《健康中国行动》的组织实施，统筹政府、社会、个人参与健康中国行动，协调全局性工作，指导各地根据本地实际情况研究制定具体行动方案，研究确定年度工作重点并协调落实，组织开展行动监测评估和考核评价，下设专项行动工作组负责推动落实有关任务。各相关部门通力合作、各负其责。各省（区、市）要将落实本行动纳入重要议事日程，健全领导体制和工作机制，针对本地区威胁居民健康的主要健康问题，研究制定具体行动方案，分阶段、分步骤组织实施，确保各项工作目标如期实现。推动将健康融入所有政策，巩固提升卫生城镇创建，推进健康城市、健康村镇建设，并建成一批示范市（乡村），开展全民运动健身模范市（县）评选，有效整合资源，形成工作合力，确保行动实效。（卫生健康委牵头，教育部、体育总局等按职责分工负责，各省级人民政府分别负责）

（二）开展监测评估

监测评估工作由推进委员会统筹领导，各专项行动工作组负责具体组织实施。在推进委员会的领导下，各专项行动工作组围绕行动提出的目标指标和行动举措，健全指标体系，制定监测评估工作方案。以现有统计数据为基础，完善监测评估体系，依托互联网和大数据，发挥第三方组织作用，对主要倡导性指标和预期性指标、重点任务的实施进度和效果进行年度监测评估。各专项行动工作组根据监测情况每年形成各专项行动实施进展专题报告，推进委员会办公室发挥第三方组织作用，形成总体监测评估报告，经推进委员会同意后上报国务院并通报各有关部门和各省（区、市）党委、政府。在监测评估基础上，适时发布监测评估报告。各省（区、市）按要求开展本地区监测评估。（卫生健康委牵头，财政部、统计局等按职责分工负责，各省级人民政府分别负责）

（三）建立绩效考核评价机制

把《健康中国行动》实施情况作为健康中国建设国家总体考核评价的重要内容，强化各地党委、政府和各有关部门的落实责任。建立督导制度，每年开展一次专项督导。针对主要指标和重要任务，制定考核评价办法，强化对约束性指标的年度考核。建立考核问责机制，对各地区、各部门、各单位等的落实情况进行考核评价，把考评结果作为对各地区、各相关部门绩效考核的重要依据。对考评结果好的地区和部门，予以通报表扬并按照有关规定给予适当奖励；对进度滞后、工作不力的地区和部门，及时约谈并督促整改。各相关责任部门每半年向推进委员会报告工作进展。充分调动社会组织、企业的积极性，发挥行业协（学）会作用，做好专项调查，探索建立第三方考核评价机制。（中央组织部、财政部、卫生健康委等按职责分工负责，各省级人民政府分别负责）

（四）健全支撑体系

在推进委员会的领导下，从相关领域遴选专家，成立国家专家咨询委员会，各省（区、市）成立省级专家咨询委员会，为行动实施提供技术支撑，及时提出行动调整建议，并完善相关指南和技术规范。医疗保障制度要坚持保基本原则，合理确定基本医保待遇标准，使保障水平与经济社会发展水平相适应。从治疗方案标准、评估指标明确的慢性病入手，开展特殊慢性病按人头付费，鼓励医疗机构做好健康管理。促进"互联网＋医疗健康"发展，创新服务模式。加大政府投入力度，强化支持引导，确保行动落实到位。依托社会力量依法成立健康中国行动基金会，为行动重点工作实施提供支持。鼓励金融机构创新产品和服务，推动形成资金来源多元化的保障机制。针对行动实施中的关键技术，结合估，不断增强行动的科学性、有效性和经济性。完善相关法律法规体系，以法治保障健康中国建设任务落实和目标实现。（卫生健康委牵头，发展改革委、科技部、民政部、财政部、人民银行、医保局、银保监会、证监会等按职责分工负责，各省级人民政府分别负责）

（五）加强宣传引导

设立健康中国行动专题网站，大力宣传实施行动、促进全民健康的重大意义、目标任务和重大举措。各有关责任部门要根据本行动要求，编制群众喜闻乐见的解读材料和文艺作品，并以有效方式引导群众了解和掌握，推动个人践行健康生活方式。设立健康形象大使，评选一批"健康达人"，发挥形象大使和"健康达人"的示范引领作用。加强正面宣传、科学引导和典型报道，增强社会的普遍认知，营造良好的社会氛围。高度重视医疗卫生机构和医务人员在行动实施中的重要作用，完善培养培训、服务标准、绩效考核等制度，鼓励引导广大医务人员践行"大卫生、大健康"理念，做好健康促进与教育工作。（卫生健康委牵头，中央宣传部、中央网信办、广电总局、全国总工会、共青团中央、全国妇联等按职责分工负责）

国务院

2019 年 7 月 9 日

健康中国行动组织实施和考核方案

国办发〔2019〕32 号

各省、自治区、直辖市人民政府，国务院各部委、各直属机构：

为贯彻落实《"健康中国 2030"规划纲要》和《国务院关于实施健康中国行动的意见》，完善健康中国建设推进协调机制，保障健康中国行动有效实施，制定本方案。

一、建立健全组织架构

（一）成立健康中国行动推进委员会

依托全国爱国卫生运动委员会，国家层面成立健康中国行动推进委员会（以下简称推进委员会），制定印发《健康中国行动（2019—2030 年）》（以下简称《健康中国行动》），统筹推进组织实施、监测和考核相关工作。

推进委员会主任由国务院分管领导同志担任，副主任由国家卫生健康委主要负责同志、国务院分管副秘书长以及教育、体育等相关部门负责同志担任，秘书长由国务院分管副秘书长、国家卫生健康委负责同志担任，委员由相关部门负责同志、专家、全国人大代表、全国政协委员和社会知名人士等担任。推进委员会办公室设在国家卫生健康委。

推进委员会设立专家咨询委员会，由推进委员会聘请相关领域专家组成，负责为健康中国行动推进实施提供技术支持。

推进委员会下设各专项行动工作组，负责专项行动的具体实施和监测工作。

各省（区、市）可参照国家层面的组织架构，组建或明确推进《健康中国行动》实施的议事协调机构，根据《健康中国行动》要求和本地实际情况研究制定具体行动方案并组织实施。

（二）工作机制

推进委员会根据工作需要定期或不定期召开会议，包括全体会议、主任办公会议和办公室会议。

推进委员会负责研究确定年度工作重点，并协调推进各地区各部门工作落实，及时处理需要跨部门协调解决的问题；建立指标体系，并组织监测和考核；深入开展调查研究，对健康教育和重大疾病预防、治疗、康复、健康促进等提出指导性意见；根据疾病谱变化及医学进步等情况，研究适时调整指标、行动内容；推动成立基金会，形成健康中国建设资金来源多元化的保障机制；运用健康频道、网站、微信、微博、移动客户端以及短视频等媒体方式，加强健康科普和信息传播。

各有关部门要积极研究实施健康中国战略的重大问题，及时制定并落实《健康中国行动》的具体政策措施；提出年度任务建议并按照部署抓好工作落实；做好《健康中国行动》的宣传解读；认真落实全体会议、主任办公会议确定的工作任务和议定事项；互通信息，互相支持，密切配合，形成合力，共同推进健康中国建设各项工作。

二、加强监测评估

（一）监测主体

监测评估工作由推进委员会统筹领导，各专项行动工作组负责具体组织实施，专家咨询委员会提供技术支撑。各省（区、市）按要求制定本地区监测评估办法。

（二）监测内容

以现有统计数据为基础，完善统计监测体系，依托互联网和大数据，对主要指标、重点任务的实施进度进行年度监测。监测主要内容包括：各专项行动主要指标（包括结果性指标、个人和社会倡导性指标、政府工作性指标）的年度完成情况，专项行动目标实现情况，个人、社会和政府各项任务的落实情况。

（三）结果运用

各专项行动工作组根据监测情况每年形成各专项行动实施进展专题报告。推进委员会办公室组织形成总体监测评估报告，经推进委员会同意后上报国务院并通报各省（区、市）党委、政府和各有关部门，适时发布监测评估报告。

三、做好考核工作

（一）考核主体

考核工作由推进委员会统筹领导，推进委员会办公室负责具体组织实施，专家咨询委员会提供技术支撑。各省（区、市）党委和政府结合本地区实际，制定针对下一级党委和政府的考核办法，并细化落实到具体地方和单位。

（二）考核内容

围绕健康中国建设主要目标任务要求，同时兼顾数据的可获得性，建立相对稳定的考核指标框架（见附件）。各省（区、市）在对下一级进行考核时，可根据本地实际情况对考核指标进行调整完善。

2019 年和 2020 年进行试考核，通过两年的探索实践，逐步固定考核指标。要坚持科学考核，注意方式方法，力戒形式主义、官僚主义，不增加基层负担。

（三）结果运用

将主要健康指标纳入各级党委、政府绩效考核指标，综合考核结果经推进委员会审定后通报，作为各省（区、市）、各相关部门党政领导班子和领导干部综合考核评价、干部奖惩使用的重要参考。

国务院办公厅

2019 年 6 月 24 日

附件：

健康中国行动考核指标框架

考核依据	序号	指标	基期水平	2022 年全国目标值
《"健康中国 2030"规划纲要》	1	人均预期寿命（岁）	76.7	77.7
	2	婴儿死亡率（‰）	6.8	≤7.5
	3	5 岁以下儿童死亡率（‰）	9.1	≤9.5
	4	孕产妇死亡率（1/10 万）	19.6	≤18
	5	城乡居民达到《国民体质测定标准》合格以上的人数比例（%）	2014 年为 89.6	≥90.86
	6	居民健康素养水平（%）	14.18	≥22
	7	经常参加体育锻炼人数比例（%）	2014 年为 33.9	≥37
	8	重大慢性病过早死亡率（%）	2015 年为 18.5	≤15.9
	9	每千常住人口执业（助理）医师数（人）	2.44	2.6
	10	个人卫生支出占卫生总费用的比重（%）	28.8	27.5
《健康中国行动》和相关规划文件	11	建立并完善健康科普专家库和资源库，构建健康科普知识发布和传播机制	—	实现
	12	建立医疗机构和医务人员开展健康教育和健康促进的绩效考核机制	—	实现
	13	产前筛查率（%）	61.1	≥70
	14	新生儿遗传代谢性疾病筛查率（%）	97.5	≥98
	15	农村适龄妇女宫颈癌和乳腺癌筛查覆盖率（%）	52.6	≥80
	16	国家学生体质健康标准达标优良率（%）	31.8	≥50
	17	符合要求的中小学体育与健康课程开课率（%）	—	100
	18	中小学生每天校内体育活动时间（小时）	—	≥1
	19	寄宿制中小学校或 600 名学生以上的非寄宿制中小学校配备专职卫生专业技术人员、600 名学生以下的非寄宿制中小学校配备专兼职保健教师或卫生专业技术人员的比例（%）	—	≥70
	20	配备专兼职心理健康工作人员的中小学校比例（%）	—	≥80
	21	接尘工龄不足 5 年的劳动者新发尘肺病报告例数占年度报告总例数比例（%）	—	下降
	22	二级以上综合性医院设老年医学科比例（%）	—	≥50

续 表

考核依据	序号	指标	基期水平	2022 年全国目标值
《健康中国行动》和相关规划文件	23	高血压患者规范管理率（%）	2015 年为 50	≥60
	24	糖尿病患者规范管理率（%）	2015 年为 50	≥60
	25	乡镇卫生院、社区卫生服务中心提供中医非药物疗法的比例（%），村卫生室提供中医非药物疗法的比例（%）	—	100，70
	26	以乡（镇、街道）为单位适龄儿童免疫规划疫苗接种率（%）	90	>90

注：未写明年份的基期水平值均为 2017 年数值。

国务院办公厅关于印发中医药健康服务
发展规划（2015—2020 年）的通知

国办发〔2015〕32 号

各省、自治区、直辖市人民政府，国务院各部委、各直属机构：

《中医药健康服务发展规划（2015—2020 年)》已经国务院同意，现印发给你们，请认真贯彻执行。

国务院办公厅

2015 年 4 月 24 日

中医药健康服务发展规划（2015—2020 年）

中医药（含民族医药）强调整体把握健康状态，注重个体化，突出治未病，临床疗效确切，治疗方式灵活，养生保健作用突出，是我国独具特色的健康服务资源。中医药健康服务是运用中医药理念、方法、技术维护和增进人民群众身心健康的活动，主要包括中医药养生、保健、医疗、康复服务，涉及健康养老、中医药文化、健康旅游等相关服务。充分发挥中医药特色优势，加快发展中医药健康服务，是全面发展中医药事业的必然要求，是促进健康服务业发展的重要任务，对于深化医药卫生体制改革、提升全民健康素质、转变经济发展方式具有重要意义。为贯彻落实《中共中央 国务院关于深化医药卫生体制改革的意见》、《国务院关于扶持和促进中医药事业发展的若干意见》（国发〔2009〕22号）和《国务院关于促进健康服务业发展的若干意见》（国发〔2013〕40号），促进中医药健康服务发展，制定本规划。

一、总体要求

（一）指导思想

以邓小平理论、"三个代表"重要思想、科学发展观为指导，深入贯彻党的十八大和十八届二中、三中、四中全会精神，按照党中央、国务院决策部署，在切实保障人民群众基本医疗卫生服务需求的基础上，全面深化改革，创新服务模式，鼓励多元投资，加快市场培育，充分释放中医药健康服务潜力和活力，充分激发并满足人民群众多层次多样化中医药健康服务需求，推动构建中国特色健康服务体系，提升中医药对国民经济和社会发展的贡献率。

（二）基本原则

以人为本，服务群众。把提升全民健康素质作为中医药健康服务发展的出发点和落脚点，区分基本和非基本中医药健康服务，实现两者协调发展，切实维护人民群众健康权益。

政府引导，市场驱动。强化政府在制度建设、政策引导及行业监管等方面的职责。发挥市场在资源配置中的决定性作用，充分调动社会力量的积极性和创造性，不断增加中医药健康服务供给，提高服务质量和效率。

中医为体，弘扬特色。坚持中医药原创思维，积极应用现代技术方法，提升中医药健康服务能力，彰显中医药特色优势。

深化改革，创新发展。加快科技转化，拓展服务范围，创新服务模式，建立可持续发展的中医药健康服务发展体制机制。

（三）发展目标

到2020年，基本建立中医药健康服务体系，中医药健康服务加快发展，成为我国健康服务业的重要力量和国际竞争力的重要体现，成为推动经济社会转型发展的重要力量。

——中医药健康服务提供能力大幅提升。中医医疗和养生保健服务网络基本健全，中医药健康服务人员素质明显提高，中医药健康服务领域不断拓展，基本适应全社会中医药健康服务需求。

——中医药健康服务技术手段不断创新。以中医药学为主体，融合现代医学及其他学科的技术方法，创新中医药健康服务模式，丰富和发展服务技术。

——中医药健康服务产品种类更加丰富。中医药健康服务相关产品研发、制造与流通规模不断壮大。中药材种植业绿色发展和相关制造产业转型升级明显加快，形成一批具有国际竞争力的中医药企业和产品。

——中医药健康服务发展环境优化完善。中医药健康服务政策基本健全，行业规范与标准体系不断完善，政府监管和行业自律机制更加有效，形成全社会积极支持中医药健康服务发展的良好氛围。

二、重点任务

（一）大力发展中医养生保健服务

支持中医养生保健机构发展。支持社会力量举办规范的中医养生保健机构，培育一批技术成熟、信誉良好的知名中医养生保健服务集团或连锁机构。鼓励中医医疗机构发挥自身技术人才等资源优势，为中医养生保健机构规范发展提供支持。

规范中医养生保健服务。加快制定中医养生保健服务类规范和标准，推进各类机构根据规范和标准提供服务，形成针对不同健康状态人群的中医健康干预方案或指南（服务包）。建立中医健康状态评估方法，丰富中医健康体检服务。推广太极拳、健身气功、导引等中医传统运动，开展药膳食疗。运用云计算、移动互联网、物联网等信息技术开发智能化中医健康服务产品。为居民提供融中医健康监测、咨询评估、养生调理、跟踪管理于一体，高水平、个性化、便捷化的中医养生保健服务。

开展中医特色健康管理。将中医药优势与健康管理结合，以慢性病管理为重点，以治未病理念为核心，探索融健康文化、健康管理、健康保险为一体的中医健康保障模式。加强中医养生保健宣传引导，积极利用新媒体传播中医药养生保健知识，引导人民群众更全面地认识健康，自觉培养健康生活习惯和精神追求。加快制定信息共享和交换的相关规范及标准。鼓励保险公司开发中医药养生保健、治未病保险以及各类医疗保险、疾病保险、护理保险和失能收入损失保险等商业健康保险产品，通过中医健康风险评估、风险干预等方式，提供与商业健康保险产品相结合的疾病预防、健康维护、慢性病管理等中医特色健康管理服务。指导健康体检机构规范开展中医特色健康管理业务。

专栏1：中医养生保健服务建设项目

治未病服务能力建设

在中医医院及有条件的综合医院、妇幼保健院设立治未病中心，开展中医健康体检，提供规范的中医健康干预服务。

中医特色健康管理合作试点

建立健康管理组织与中医医疗、体检、护理等机构合作机制，在社区开展试点，形成中医特色健康管理组织、社区卫生服务中心与家庭、个人多种形式的协调互动。

中医养生保健服务规范建设

加强中医养生保健机构、人员、技术、服务、产品等规范管理，提升服务质量和水平。

（二）加快发展中医医疗服务

鼓励社会力量提供中医医疗服务。建立公立中医医疗机构为主导、非公立中医医疗机构共同发展，基层中医药服务能力突出的中医医疗服务体系。通过加强重点专科建设和人才培养、规范和推进中医师多点执业等措施，支持社会资本举办中医医院、疗养院和中医诊所。鼓励有资质的中医专业技术人员特别是名老中医开办中医诊所，允许药品经营企业举办中医坐堂医诊所。鼓励社会资本举办传统中医诊所。

创新中医医疗机构服务模式。转变中医医院服务模式，推进多种方法综合干预，推动医疗服务从注重疾病治疗转向注重健康维护，发展治未病、康复等服务。支持中医医院输出管理、技术、标准和服务产品，与基层医疗卫生机构组建医疗联合体，鼓励县级中医医院探索开展县乡一体化服务，力争使所有社区卫生服务机构、乡镇卫生院和70%的村卫生室具备中医药服务能力。推动中医门诊部、中医诊所和中医坐堂医诊所规范建设和连锁发展。

专栏2：中医医疗服务体系建设项目

中医专科专病防治体系建设

建立由国家、区域和基层中医专科专病诊疗中心三个层次构成的中医专科专病防治体系。优化诊疗环境，提高服务质量，开展科学研究，发挥技术辐射作用。

基层中医药服务能力建设

在乡镇卫生院、社区卫生服务中心建设中医临床科室集中设置、多种中医药方法和手段综合使用的中医药特色诊疗区，规范中医诊疗设备配备。加强基层医疗卫生机构非中医类医生、乡村医生中医药适宜技术培训。针对部分基层常见病种，推广实施中药验方，规范中药饮片的使用和管理。

非营利性民营中医医院建设

鼓励社会资本举办肛肠、骨伤、妇科、儿科等非营利性中医医院；发展中医特色突出的康复医院、老年病医院、护理院、临终关怀医院等医疗机构。

民族医药特色健康服务发展

支持发展民族医特色专科。支持具备条件的县级以上藏、蒙、维、傣、朝、壮、哈萨克等民族自治地方设置本民族医医院。规范发展民族医药健康服务技术，在基层医疗卫生服务机构推广应用。

（三）支持发展中医特色康复服务

促进中医特色康复服务机构发展。各地根据康复服务资源配置需求，设立中医特色康复医院和疗养院，加强中医医院康复科建设。鼓励社会资本举办中医特色康复服务机构。

拓展中医特色康复服务能力。促进中医技术与康复医学融合，完善康复服务标准及规范。推动各级各类医疗机构开展中医特色康复医疗、训练指导、知识普及、康复护理、辅具服务。建立县级中医医院与社区康复机构双向转诊机制，在社区康复机构推广适宜中医康复技术，提升社区康复服务能力和水平，让群众就近享有规范、便捷、有效的中医特色康复服务。

专栏3：中医特色康复服务能力建设项目

中医特色康复服务能力建设

根据区域卫生规划，加强中医特色康复医院和中医医院康复科服务能力建设。支持县级中医医院指导社区卫生服务中心、乡镇卫生院、残疾人康复中心、工伤康复中心、民政康复机构、特殊教育学校等机构，开展具有中医特色的社区康复服务。

（四）积极发展中医药健康养老服务

发展中医药特色养老机构。鼓励新建以中医药健康养老为主的护理院、疗养院。有条件的养老机构设置以老年病、慢性病防治为主的中医诊室。推动中医医院与老年护理院、康复疗养机构等开展合作。

促进中医药与养老服务结合。二级以上中医医院开设老年病科，增加老年病床数量，开展老年病、慢性病防治和康复护理，为老年人就医提供优先优惠服务。支持养老机构开展融合中医特色健康管理的老年人养生保健、医疗、康复、护理服务。有条件的中医医院开展社区和居家中医药健康养老服务，为老年人建立健康档案，建立医疗契约服务关系，开展上门诊视、健康查体、保健咨询等服务。

专栏4：中医药健康养老服务试点项目

中医药与养老服务结合试点

开展中医药与养老服务结合试点，探索形成中医药与养老服务结合的主要模式和内容。包括：发展中医药健康养老新机构，以改建转型和社会资本投入新建为主，设立以中医药健康养老为主的护理院、疗养院；探索中医医院与养老机构合作新模式，延伸提供社区和居家中医药健康养老服务；创新老年人中医特色健康管理，研究开发多元化多层次的中医药健康管理服务包，发展养老服务新业态；培育中医药健康养老型人才，依托院校、中医医疗预防保健机构建立中医药健康养老服务实训基地，加强老年家政护理人员中医药相关技能培训。

（五）培育发展中医药文化和健康旅游产业

发展中医药文化产业。发掘中医药文化资源，优化中医药文化产业结构。创作科学准确、通俗易懂、贴近生活的中医药文化科普创意产品和文化精品。发展数字出版、移动多媒体、动漫等新兴文化业态，培育知名品牌和企业，逐步形成中医药文化产业链。依据《中国公民中医养生保健素养》开展健康教育。将中医药知识纳入基础教育。借助海外中国文化中心、中医孔子学院等平台，推动中医药文化国际传播。

发展中医药健康旅游。利用中医药文化元素突出的中医医疗机构、中药企业、名胜古迹、博物馆、中华老字号名店以及中药材种植基地、药用植物园、药膳食疗馆等资源，开发中医药特色旅游路线。建设一批中医药特色旅游城镇、度假区、文化街、主题酒店，形成一批与中药科技农业、名贵中药材种植、田园风情生态休闲旅游结合的养生体验和观赏基地。开发中医药特色旅游商品，打造中医药健康旅游品牌。支持举办代表性强、发展潜力大、符合人民群众健康需求的中医药健康服务展览和会议。

专栏5：中医药文化和健康旅游产业发展项目

中医药文化公共设施建设

加强中医药文化全媒体传播与监管评估。建设一批中医药文化科普宣传教育基地。依托现有公园设施，引入中医药健康理念，推出一批融健康养生知识普及、养生保健体验、健康娱乐于一体的中医药文化主题园区。

中医药文化大众传播工程

推进中医中药中国行活动。通过中医药科普宣传周、主题文化节、知识技能竞赛、中医药文化科普巡讲等多种形式，提高公众中医养生保健素养。建设中医药文化科普队伍，深入研究、挖掘、创作中医药文化艺术作品，开展中医药非物质文化遗产传承与传播。

中医药健康旅游示范区建设

发挥中医药健康旅游资源优势，整合区域内医疗机构、中医养生保健机构、养生保健产品生产企业等资源，引入社会力量，打造以中医养生保健服务为核心，融中药材种植、中医医疗服务、中医药健康养老服务为一体的中医药健康旅游示范区。

（六）积极促进中医药健康服务相关支撑产业发展

支持相关健康产品研发、制造和应用。鼓励研制便于操作使用、适于家庭或个人的健康检测、监测产品以及自我保健、功能康复等器械产品。通过对接研发与使用需求，加强产学研医深度协作，提高国际竞争力。发展中医药健康服务产业集群，形成一批具有国际影响力的知名品牌。

促进中药资源可持续发展。大力实施中药材生产质量管理规范（GAP），扩大中药材种植和贸易。促进中药材种植业绿色发展，加快推动中药材优良品种筛选和无公害规范种植，健全中药材行业规范，加强中药资源动态监测与保护，建设中药材追溯系统，打造精品中药材。开展中药资源出口贸易状况监测与调查，保护重要中药资源和生物多样性。

大力发展第三方服务。开展第三方质量和安全检验、检测、认证、评估等服务，培育和发展第三方医疗服务认证、医疗管理服务认证等服务评价模式，建立和完善中医药检验检测体系。发展研发设计服务和成果转化服务。发挥省级药品集中采购平台作用，探索发展中医药电子商务。

专栏6：中医药健康服务相关支撑产业重点项目

协同创新能力建设

以高新技术企业为依托，建设一批中医药健康服务产品研发创新平台，促进产品的研发及转化。

中医药健康产品开发

加强中医诊疗设备、中医健身产品、中药、保健食品研发，重点研发中医健康识别系统、智能中医体检系统、经络健康辨识仪等中医健康辨识、干预设备；探索发展用于中医诊疗的便携式健康数据采集设备，与物联网、移动互联网融合，发展自动化、智能化的中医药健康信息服务。

第三方平台建设

扶持发展第三方检验、检测、认证、评估及相应的咨询服务机构，开展质量检测、服务认证、健康市场调查和咨询服务。支持中医药技术转移机构开展科技成果转化。

> **中药资源动态监测信息化建设**
>
> 提供中药资源和中药材市场动态监测信息。

（七）大力推进中医药服务贸易

吸引境外来华消费。鼓励有条件的非公立中医医院成立国际医疗部或外宾服务部，鼓励社会资本提供多样化服务模式，为境外消费者提供高端中医医疗保健服务。全面推进多层次的中医药国际教育合作，吸引更多海外留学生来华接受学历教育、非学历教育、短期培训和临床实习。整合中医药科研优势资源，为境外机构提供科研外包服务。

推动中医药健康服务走出去。扶持优秀中医药企业和医疗机构到境外开办中医医院、连锁诊所等中医药服务机构，建立和完善境外营销网络。培育一批国际市场开拓能力强的中医药服务企业或企业集团。鼓励中医药院校赴境外办学。鼓励援外项目与中医药健康服务相结合。

专栏7：中医药服务贸易重点项目

中医药服务贸易先行先试

扶持一批市场优势明显、具有发展前景的中医药服务贸易重点项目，建设一批特色突出、能够发挥引领辐射作用的中医药服务贸易骨干企业（机构），创建若干个综合实力强、国际影响力突出的中医药服务贸易重点区域。发展中医药医疗保健、教育培训、科技研发等服务贸易，开发国际市场。

中医药参与"一带一路"建设

遴选可持续发展项目，与丝绸之路经济带、21世纪海上丝绸之路沿线国家开展中医药交流与合作，提升中医药健康服务国际影响力。

民族医药健康产业区

以丝绸之路经济带、中国—东盟（10＋1）、澜沧江—湄公河对话合作机制、大湄公河次区域等区域次区域合作机制为平台，在边境地区建设民族医药产业区，提升民族医医疗、保健、健康旅游、服务贸易等服务能力，提高民族医药及相关产品研发、制造能力。

三、完善政策

（一）放宽市场准入

凡是法律法规没有明令禁入的中医药健康服务领域，都要向社会资本开放，并不断扩大开放领域；凡是对本地资本开放的中医药健康服务领域，都要向外地资本开放。对于社会资本举办仅提供传统中医药服务的传统中医诊所、门诊部，医疗机构设置规划、区域卫生发展规划不作布局限制。允许取得乡村医生执业证书的中医药一技之长人员，在乡镇和村开办只提供经核准的传统中医诊疗服务的传统中医诊所。

（二）加强用地保障

各地依据土地利用总体规划和城乡规划，统筹考虑中医药健康服务发展需要，扩大中医药健康服务用地供给，优先保障非营利性中医药健康服务机构用地。在城镇化建设中，优先安排土地满足中医药健康服务机构的发展需求。按相关规定配置中医药健康服务场所和设施。支持利用以划拨方式取得的存量房产和原有土地兴办中医药健康服务机构，对连续经营 1 年以上、符合划拨用地目录的中医药健康服务项目，可根据规定划拨土地办理用地手续；对不符合划拨用地条件的，可采取协议出让方式办理用地手续。

（三）加大投融资引导力度

政府引导、推动设立由金融和产业资本共同筹资的健康产业投资基金，统筹支持中医药健康服务项目。拓宽中医药健康服务机构及相关产业发展融资渠道，鼓励社会资本投资和运营中医药健康服务项目，新增项目优先考虑社会资本。鼓励中医药企业通过在银行间市场交易商协会注册发行非金融企业债务融资工具融资。积极支持符合条件的中医药健康服务企业上市融资和发行债券。扶持发展中医药健康服务创业投资企业，规范发展股权投资企业。加大对中医药服务贸易的外汇管理支持力度，促进海关通关便利化。鼓励各类创业投资机构和融资担保机构对中医药健康服务领域创新型新业态、小微企业开展业务。

（四）完善财税价格政策

符合条件、提供基本医疗卫生服务的非公立中医医疗机构承担公共卫生服务任务，可以按规定获得财政补助，其专科建设、设备购置、人员培训可由同级政府给予支持。加大科技支持力度，引导关键技术开发及产业化。对参加相关职业培训和职业技能鉴定的人员，符合条件的按规定给予补贴。企业、个人通过公益性社会团体或者县级以上人民政府及其部门向非营利性中医医疗机构的捐赠，按照税法及相关税收政策的规定在税前扣除。完善中医药价格形成机制，非公立中医医疗机构医疗服务价格实行市场调节价。

四、保障措施

（一）加强组织实施

各地区、各有关部门要高度重视，把发展中医药健康服务摆在重要位置，统筹协调，加大投入，创造良好的发展环境。中医药局要发挥牵头作用，制定本规划实施方案，会同各有关部门及时研究解决规划实施中的重要问题，加强规划实施监测评估。发展改革、财政、民政、人力资源社会保障、商务、文化、卫生计生、旅游等部门要各司其职，扎实推动落实本规划。各地区要依据本规划，结合实际，制定本地区中医药健康服务发展规划，细化政策措施，认真抓好落实。

（二）发挥行业组织作用

各地区、各有关部门要支持建立中医药健康服务行业组织，通过行政授权、购买服务等方式，将适宜行业组织行使的职责委托或转移给行业组织，强化服务监管。发挥行业组织在行业咨询、标准制定、行业自律、人才培养和第三方评价等方面的重要作用。

（三）完善标准和监管

以规范服务行为、提高服务质量、提升服务水平为核心，推进中医药健康服务规范和标准制修订工作。对暂不能实行标准化的领域，制定并落实服务承诺、公约、规范。建立标准网上公告制度，发挥标准在发展中医药健康服务中的引领和支撑作用。

建立健全中医药健康服务监管机制，推行属地化管理，重点监管服务质量，严肃查处违法行为。建立不良执业记录制度，将中医药健康服务机构及其从业人员诚信经营和执业情况纳入统一信用信息平台，引导行业自律。在中医药健康服务领域引入认证制度，通过发展规范化、专业化的第三方认证，推进中医药健康服务标准应用，为政府监管提供技术保障和支撑。

专栏8：中医药健康服务标准化项目

中医药健康服务标准制定

制定中医药健康服务机构、人员、服务、技术产品标准，完善中医药健康服务标准体系。推进中医药健康服务标准国际化进程。建立中医药健康服务标准公告制度，加强监测信息定期报告、评价和发布。

中医药健康服务标准应用推广

依托中医药机构，加强中医药健康服务标准应用推广。发挥中医药学术组织、行业协会等社会组织的作用，采取多种形式开展面向专业技术人员的中医药标准应用推广培训，推动中医药标准的有效实施。

中医药服务贸易统计体系建设

制订符合中医药特点的统计方式和统计体系，完善统计信息报送和发布机制。

（四）加快人才培养

推动高校设立健康管理等中医药健康服务相关专业，拓宽中医药健康服务技术技能人才岗位设置，逐步健全中医药健康服务领域相关职业（工种）。促进校企合作办学，着力培养中医临床紧缺人才和中医养生保健等中医药技术技能人才。规范并加快培养具有中医药知识和技能的健康服务从业人员，探索培养中医药健康旅游、中医药科普宣传、中医药服务贸易等复合型人才，促进发展中医药健康服务与落实就业创业相关扶持政策紧密衔接。

改革中医药健康服务技能人员职业资格认证管理方式，推动行业协会、学会有序承接中医药健康服务水平评价类职业资格认定具体工作，建立适应中医药健康服务发展的职业技能鉴定体系。推进职业教育学历证书和职业资格证书"双证书"制度，在符合条件的职业院校设立职业技能鉴定所（站）。

专栏9：中医药健康服务人力资源建设项目

中医药优势特色教育培训

依托现有中医药教育资源，加强中医药健康服务教育培训，培养一批

中医药健康服务相关领域领军（后备）人才、骨干人才和师资。

中医药职业技能培训鉴定体系建设

拓宽中医药健康服务技术技能型人才岗位设置，制定中医药行业特有工种培训职业技能标准，加强中医药行业特有工种培训，推动行业协会、学会有序承接中医药健康服务水平评价类职业资格认定具体工作。

（五）营造良好氛围

加强舆论引导，营造全社会尊重和保护中医药传统知识、重视和促进健康的社会风气。支持广播、电视、报刊、网络等媒体开办专门的节目栏目和版面，开展中医药文化宣传和知识普及活动。弘扬大医精诚理念，加强职业道德建设，不断提升从业人员的职业素质。开展中医药养生保健知识宣传，应当聘请中医药专业人员，遵守国家有关规定，坚持科学精神，任何组织、个人不得对中医药作虚假、夸大宣传，不得以中医药名义谋取不正当利益。依法严厉打击非法行医和虚假宣传中药、保健食品、医疗机构等违法违规行为。

结　语

　　中医治未病工作经过 13 年实践，积累了宝贵的经验，取得了一定的成效。在未来的工作中，紧密结合国务院印发的《关于实施健康中国行动的意见》和《健康中国行动（2019—2030 年）》及其实施和考核方案等文件精神，加快中医"治未病"健康工程建设，充分发挥中医学的优势与特色，必将为实现"健康中国 2030"的目标作出更大的贡献。

附　篇

中医治未病大事记

时间	事件
2007 年 1 月	1 月 11 日，原国务院吴仪副总理首次提出中医"治未病"构想
2007 年	人民日报信息专报对广州、浙江、上海等地应用体质辨识开展治未病进行了报道，原国务院吴仪副总理对此做了批示：请国强同志调研。这份调查报告很有参考价值，专家的建议请你们认真考虑
2007 年 3 月	3 月 30 日，广东省成立首家治未病中心
2007 年 6 月	本课题组编写出版了第一部中医"治未病"专著《中医治未病解读》，提出"养生——治未病的基础；体质——治未病的根本；亚健康——治未病的重点；特殊人群——治未病的关注对象"四要素，初步进行了治未病理论体系的梳理。王国强副主任为本书作序
2007 年 6 月	6 月 24 日，全国中医"治未病"试点工作会议在广州举行
2007 年 8 月	中华中医药学会第五届中医体质学术研讨会在吉林延边举行，会议主题是"中医体质与治未病"
2008 年 1 月	1 月 11 日，上海启动"治未病"健康工程
2008 年 1 月	1 月 16 日，国家中医药管理局下发通知，成立国家中医药管理局"治未病"工作领导小组，组长由时任国家中医药管理局局长王国强同志担任
2008 年 1 月	1 月 25 日，首届"治未病"高峰论坛暨"治未病"健康工程启动仪式在北京钓鱼台国宾馆举行。会上宣布成立国家中医药管理局治未病工作顾问和专家咨询组，顾问组有王永炎、张伯礼等 23 位专家，专家咨询组有王琦等 16 位专家
2008 年 8 月	《"治未病"健康工程实施方案（2008—2010）》出台
2008 年	国家中医药管理局在各地发起举办治未病高峰论坛"体质－脏腑－易发疾病防治"系列专题讲坛，使体质辨识治未病在全国多个单位得到推广应用
2008 年 10 月	第一期"治未病"高峰论坛系列专题讲坛在上海举办，以"体质－肝/胆－易发疾病防治"为主题
2008 年 11 月	第二期"治未病"高峰论坛系列专题讲坛在杭州举办，以"体质－肺/大肠－易发疾病群防治"为主题
2008 年 12 月	第三期"治未病"高峰论坛系列专题讲坛在广州、上海两地举办，以"体质－肾/膀胱－易发疾病防治"为主题
2009 年 1 月	1 月 14 日，第二届"治未病"高峰论坛举行，以"'治未病'——把握健康"为主题
2009 年 5 月	配套新医改方案出台的《国务院关于扶持和促进中医药事业发展的若干意见》明确提出了积极发展中医预防保健服务的要求
2009 年 5 月	第四期"治未病"高峰论坛系列专题讲坛在福州举办，以"体质－心/脑/小肠－易发疾病防治"为主题

时间	事件
2009 年 5 月	国家中医药管理局中医体质辨识重点研究室成立，是全国第一个专门研究中医体质学的重要科研基地和学术交流平台
2009 年 7 月	首届军队"治未病"论坛在青岛举行，王琦教授以"识体质、辨脏腑——综合把握健康状态"为题做大会发言
2009 年 7 月	国家中医药管理局颁布关于积极发展中医预防保健服务的实施意见指出，要制定完善的中医预防保健服务标准与规范
2009 年 7 月	国家中医药管理局颁布实施"治未病"健康工程 2009 年工作计划，指出加强科学技术研究，加快科技成果转化，初步形成治未病服务技术体系
2009 年 8 月	国家中医药管理局颁布中医特色健康保障服务模式服务基本规范（试行），提出三观并用，动态辨识、评估、干预——个体人整体功能状态，宏观体现于个体人的体质的服务准则
2009 年 8 月	国家中医药管理局颁布中医预防保健服务提供平台建设基本规范（试行），将中医体质辨识评估系统列为健康状态辨识及其风险评估设备之一
2009 年 10 月	原卫生部颁布关于促进基本公共卫生服务逐步均等化的意见中，将中医体质辨识纳入健康体检表
2009 年 10 月	10 月 10 日，原卫生部颁布《国家基本公共卫生服务规范（2009 年版）》，在"城乡居民健康档案管理服务规范"中纳入中医体质辨识，是唯一的一项中医体检内容，为中医药进入公共卫生服务领域的历史性突破。国家首期计划建立 3 亿份健康档案
2010 年 1 月	1 月 16 日，第三届"治未病"高峰论坛举行，以"'治未病'——维护提升健康状态"为主题
2011 年 4 月	卫生部颁布国家基本公共卫生服务规范（2011 年版）将中医体质辨识纳入健康体检表
2012 年 1 月	国家中医药管理局颁布区域"治未病"预防保健服务试点工作方案要求突出中医药特色，发挥中医药优势，把满足人民群众对中医预防保健服务的需求作为工作出发点和基准点，坚持高起点、规范化、高质量的原则，加快构建区域性中医预防保健服务体系，为提高全民健康水平服务
2012 年 6 月	6 月 19 日，全国"治未病"预防保健服务试点单位第七次会议召开
2013 年 3 月	国家中医药管理局发布《中医预防保健"治未病"服务科技创新纲要（2013—2020 年）》
2013 年 7 月	国家卫生计生委、国家中医药管理局颁布中医药健康管理服务规范将中医体质辨识作为中老年人健康管理服务的重要组成部分
2013 年 9 月	刘延东副总理对新华社关于"中医体质研究探寻健康管理新途径有效防控慢性病"作了批示：中医药在疾病防控等领域潜力巨大。要采取切实措施，加大宣传推广力度，推进中医药"治未病"方面的作用。国家卫生和计划生育委员会副主任王国强指示：一要认真总结近年来在治未病、中医体质研究等方面所做的工作及新的进展；二要认真梳理开展治未病和相关科研方面存在的困难和问题；三要针对性提出意见和建议；四要继续加大中医预防保健科普知识宣传普及力度

时间	事件
2013 年 9 月	国家中医药管理局颁布区域中医预防保健服务工作指南提出充分发挥中医预防保健特色优势，将中医药服务纳入公共卫生服务项目
2013 年 9 月	国务院颁布关于促进健康服务业发展的若干意见中提出全面发展中医药医疗保健服务。发挥中医医疗预防保健特色优势，提升基层中医药服务能力
2013 年 9 月	国务院颁布关于加快发展养老服务业的若干意见中指出要促进医疗卫生资源进入养老机构、社区和居民家庭。卫生管理部门要支持有条件的养老机构设置医疗机构
2013 年 9 月	国家中医药管理局颁布区域中医预防保健服务工作指南中提出积极发展中医预防保健服务是提高人民群众健康素质和健康水平的重要途径
2013 年 11 月	国家中医药管理局颁布基层"治未病"服务指南（试用稿）中将体质辨识系统纳入健康状态信息管理设备
2014 年 1 月	国家中医药管理局颁布国家中医"治未病"重点专科建设要求（2014 版）指出加强国家中医"治未病"重点专科培育项目建设管理，充分发挥中医药特色优势，规范服务行为，提升服务质量，提高服务效果，增强专科可持续发展能力，制定本要求
2014 年 1 月	国家中医药管理局颁布中医医院"治未病"科建设与管理指南（修订版）将中医体质偏颇人群列为"治未病"科的服务对象
2014 年 3 月 26 日	国务院副总理刘延东主持召开省部级干部医改座谈会，提出注重"治未病"问题
2014 年	中国工程院立项重大咨询研究项目《全民健康与医药卫生事业国家发展战略研究》由樊代明院士担任项目组长。"全民健康事业中医服务体系建设"是该项目八个子课题之一，主要围绕中医治未病和慢病防控体系建设开展研究，由张伯礼院士牵头，于 2014 年 9 月 1 日正式启动。本课题组承担其中的"中医治未病研究"课题
2014 年 3 月	《中医体质辨识与调理师》职业培训项目经国家人力资源和社会保障部中国就业培训技术指导中心立项并批复在全国实施
2014 年 12 月	12 月 18 日，国家中医药发展会议暨"珠江会议"第十六届学术研讨会在广州召开。会议就中医"治未病"健康工程实施的成果、问题，以及如何完善"治未病"理论体系，规范运行机制等展开讨论。国家科技部社会发展司陈传宏司长做了讲话
2015 年 5 月	5 月 7 日，国务院办公厅发布中医药健康服务发展规划（2015—2020 年）（国办发〔2015〕32 号），是我国第一个关于中医药健康服务发展的国家级规划，该规划将治未病工作放到突出重要的位置
2015 年 5 月	5 月 6 日，由中华中医药学会主办的本课题组学术带头人、国医大师王琦教授"九体医学健康计划"报告会在北京中医药大学召开。九体医学健康计划策应精准医学，进一步挖掘中医药在防治慢病和老年病的优势和作用，从而让其更好地为公众健康服务
2015 年 12 月	全国中医药行业高等教育"十三五"创新教材《中医未病学》出版

时间	事件
2015 年 12 月	国家中医药发展会议暨"珠江会议"第十九届学术研讨会在珠海召开。李振吉教授做"中医药防治重大疾病与中医治未病研究报告"，王琦教授做"中国中医治未病发展报告"
2016 年 8 月	在全国卫生与健康大会上，中共中央总书记、国家主席、中央军委主席习近平强调，要着力推动中医药振兴发展，坚持中西医并重，推动中医药和西医药相互补充、协调发展，努力实现中医药健康养生文化的创造性转化、创新性发展
2016 年 9 月	9 月 11 日，由北京中医药大学、中国中医药出版社主办，中华中医药学会中医体质分会、《中医未病学》《中医治未病发展报告》编委会承办的"中医治未病高峰论坛"在京召开。国家中医药管理局人事教育司司长卢国慧，中共中央宣传部新闻局副局长张文祥，中国中医药出版社社长王国辰，中华中医药学会副会长、北京市中医药管理局局长屠志涛，北京中医药大学校长徐安龙等出席会议
2016 年 9 月	9 月 18 日，全国科普日北京主场活动在中国科技馆胜利举办，中央书记处书记刘云山在中医药展区驻足观看，并与国医大师、北京中医药大学终身教授王琦亲切握手。王琦教授向刘云山等国家领导人汇报："今年 8 月 19—20 日全国卫生与健康大会召开，强调了中医药对全国人民健康促进的重要作用，要振兴中医药发展。中医药发展迎来了天时地利人和的历史机遇，中医药要有所作为。'健康中国'将离不开中医药的参与！中医治未病、中医临床诊疗技术、中医体质辨识灯中医药的重要内容。"
2016 年 12 月	国务院颁布中国的中医药（白皮书）提出以人为本，实现中医药成果人民共享
2017 年 1 月	国务院国务院关于印发"十三五"推进基本公共服务均等化规划的通知（国发〔2017〕9 号）提出完善中医医疗服务体系，发挥中医药特色优势，推动中医药传承与创新
2017 年 2 月	国家卫生计生委颁布国家基本公共卫生服务规范（第三版）中增加中医体质判定标准的填表说，强调体质辨识的准确性取决于接受服务者回答问题的准确程度
2017 年 2 月	2 月 14 日，中医体质辨识载入国务院办公厅颁布的《中国防治慢性病中长期规划（2017—2025 年）》
2019 年 6 月	国务院颁布《关于实施健康中国行动的意见》中强调坚持预防为主，倡导健康文明生活方式，预防控制重大疾病
2019 年 6 月	国务院颁布《健康中国行动（2019—2030 年）》提出要推广普及中医养生保健知识和易于掌握的中医养生保健技术和方法
2019 年 7 月	国务院颁布《健康中国行动组织实施和考核方案》要求推进委员会设立专家咨询委员会，由推进委员会聘请相关领域专家组成，负责为健康中国行动推进实施提供技术支持
2009 年 12 月	12 月 5 日，"《中医体质分类与判定》标准的颁布"载入北京市卫生局编著的《健康首都·辉煌 60 年—100 件大事》，书中评价"王琦教授的体质辨识方法成为实施治未病健康工程的重要技术，是中医学发展史上一项新的重要成就"
2015 年 2 月	2 月 23 日，中华中医药学会治未病技术规范讨论会在北京举行，国医大师王琦教授作"关于中医治未病技术标准规范的五点建议"发言

时间	事件
2016 年 3 月	3 月 26 日，世界中医药学会联合会中医治未病专业委员会成立大会暨首届国际中医治未病学术大会在南京举行，国医大师王琦教授作主题报告——"中国中医治未病发展报告"
2017 年 12 月	12 月 29 日，国家中医体质与治未病研究院、"健康中国——全国中医体质与治未病协作创新联盟"成立
2018 年 12 月	12 月 4 日，关于国医大师、北京中医药大学终身教授王琦向国家中医药管理局汇报《落实春兰副总理指示做好中医治未病健康工程升级版的建议》，国家中医药管理局于文明局长等出席会议，听取建议
2019 年 7 月	7 月 19 日，孙春兰在健康中国行动启动仪式上强调：充分发挥中医药治未病优势
2019 年 8 月	王琦院士团队承担国家中医药管理局委托项目"中医治未病服务纳入医保总额付费试点"，开展中医治未病进入医保的可行性研究
2019 年 8 月	王琦院士团队承担国家中医药管理局委托项目"在国家基本公共卫生服务项目中增加治未病服务内容可行性研究"，开展在国家基本公共卫生服务项目中增加治未病服务内容的调研和分析
2019 年 11 月	中共中央、国务院印发了《国家积极应对人口老龄化中长期规划》，规划提出实施中医治未病健康工程
2020 年 5 月	全国人大代表、清华大学医学院讲席教授、中国工程院院士程京两会建议的题目是《建"治未病"国家体系　保人民健康和国家强盛》，建议医疗体系重视祖国数千年传承的医学精华"治未病"，充分发挥中医药的作用
2020 年 5 月	全国政协委员王伟明在两会中建议：运用治未病理论，慢病防控前移至青少年
2020 年 8 月	8 月 28 日，王琦院士团队在山东菏泽组织召开"治未病健康工程实施方案（2020—2022 年）"专家论证会